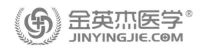

# 口腔执业（含助理）医师资格考试

## 培优笔记

赵庆乐 ◎ 主编

金英杰医学教育研究院 ◎ 组织编写

全国百佳图书出版单位

化学工业出版社

·北京·

图书在版编目（CIP）数据

口腔执业（含助理）医师资格考试培优笔记/赵庆乐主编；金英杰医学教育研究院组织编写. —北京：化学工业出版社，2022.5（2025.4重印）
ISBN 978-7-122-41117-4

Ⅰ.①口… Ⅱ.①赵…②金… Ⅲ.①口腔科学-资格考试-自学参考资料　Ⅳ.①R78

中国版本图书馆CIP数据核字（2022）第055294号

---

责任编辑：杨燕玲　邱飞婵　满孝涵　　　　　　　　装帧设计：关　飞
责任校对：边　涛

出版发行：化学工业出版社（北京市东城区青年湖南街13号　邮政编码100011）
印　　装：河北京平诚乾印刷有限公司
889mm×1194mm　1/16　印张28¼　字数1058千字　2025年4月北京第1版第13次印刷

购书咨询：010-64518888　　　　　　　　　　　　　售后服务：010-64518899
网　　址：http://www.cip.com.cn
凡购买本书，如有缺损质量问题，本社销售中心负责调换。

定　价：128.00元　　　　　　　　　　　　　　　　　　　　　　版权所有　违者必究

# 编写人员名单

**主　　编**　赵庆乐

**副 主 编**　温　桐　苏　静　郭晓华　赵　鑫　乔　颖
　　　　　　郝立辉　杨凯丽　赵　哲　袁　媛　张　健
　　　　　　邓　斌　郭晓娇　吴泽秀　郭　楠　刘宇飞
　　　　　　夏阳丹　李　宁　马文妮　翟丹妮

**编　　者**　赵庆乐　温　桐　苏　静　郭晓华　赵　鑫
　　　　　　乔　颖　郝立辉　杨凯丽　赵　哲　袁　媛
　　　　　　张　健　邓　斌　郭晓娇　吴泽秀　郭　楠
　　　　　　刘宇飞　夏阳丹　李　宁　马文妮　翟丹妮
　　　　　　赵博儿　薛佳昕　闫艺文　詹　星　郭　婧
　　　　　　曲潇雪　韩凤首　汪　洋　朱　海　康怀潮
　　　　　　王一茗　王　恺　陈凤金　赵书怡　陈杨阳
　　　　　　黄晓丹　张国良　武梦洁　元子路　安　欣
　　　　　　王继昆　王　媛　刘　洋　王林未　李　智
　　　　　　王文君　要帅帅　刘冰华　马洪超　张　双
　　　　　　张　翠　刘一锦　许　丽　闫琳翘　崔　彤
　　　　　　王金珠　李　梅　马海荣　刘洋洋　王海燕
　　　　　　王　睿　杨超男　李倩倩　白晓磊　李归平
　　　　　　孟繁强　林子豪　孙　平　姚　丽　邢　丽
　　　　　　依　琳　刘金华　韩志凯　殷潮江　张　乾
　　　　　　王怀升　徐　维　宋　毅　杨丽艳　成美恩
　　　　　　胡静杰　陆艳芳

**组织编写**　金英杰医学教育研究院

# 编写说明

从2017年开始，国家执业（含助理）医师资格考试合格分数线固定不变，而出题难度逐年增加。与此同时，报考人数呈现逐年上升趋势。且近年来，考生学历和专业水平越发提升，考生之间的竞争也越发激烈。所以考生开始纷纷寻求高效的备考方法和配套的学习资料。但是面对着厚厚的教材，很多考生不知从何入手，不知方向、不知考点。对此，金英杰医学教育研究院根据《医师资格考试大纲》的要求和特点，研发了一套"医考四重奏"系列教辅图书，致力于打造助力医考通关、减负的图书。

"医考四重奏"系列教辅图书中的《口腔执业（含助理）医师资格考试培优笔记》，是结合老师多年的培训授课经验，精心研究，打造出的一本考点全面、重点突出、解题思路清晰、高效应试的参考笔记。

**一、聚焦考试大纲，精编高频考点**

本书严格依据最新考试大纲、相关教材，参考口腔执业（含助理）医师资格考试历年真题，权威、全面、精简、高效。因为历年真题是命题的轨迹，而教材是命题的依据，所以我们在充分研究历年真题的基础上，对照最新大纲、医学教材，对每一个知识点进行整理、归纳、精简，让每位考生对考点能够轻松掌握。

**二、资深教师独家编写，体例重点突出**

我们独家特聘行业内拥有多年授课经验的资深教师来主导图书编写。从历年考试中归纳总结出考查规律，将晦涩枯燥的医学知识以表格、图片等形式呈现，力求让考生轻松掌握知识。

金英杰医学教育研究院本着为考生认真负责的态度，在编写过程中力求精益求精，即便如此也难免有疏漏。在广大考生使用本书过程中，如发现不足或错误之处，欢迎大家及时指正。

# 目录

## 口腔组织病理学 / 1

- 第一单元 口腔颌面部的发育 ...... 2
- 第二单元 牙的发育 ...... 6
- 第三单元 牙体组织 ...... 11
- 第四单元 牙周组织 ...... 15
- 第五单元 口腔黏膜 ...... 17
- 第六单元 唾液腺 ...... 19
- 第七单元 牙齿发育异常 ...... 20
- 第八单元 龋病 ...... 21
- 第九单元 牙髓病 ...... 22
- 第十单元 根尖周病 ...... 23
- 第十一单元 牙周组织疾病 ...... 25
- 第十二单元 口腔黏膜病 ...... 26
- 第十三单元 颌骨疾病（助理不考） ...... 28
- 第十四单元 唾液腺疾病 ...... 29
- 第十五单元 口腔颌面部囊肿 ...... 32
- 第十六单元 牙源性肿瘤 ...... 34
- 第十七单元 其他肿瘤和瘤样病变 ...... 36

## 口腔解剖生理学 / 38

- 第一单元 牙体解剖生理学 ...... 39
- 第二单元 𬌗与颌位 ...... 49
- 第三单元 口腔颌面颈部解剖 ...... 55
- 第四单元 口腔生理功能 ...... 73

## 口腔预防医学 / 79

- 第一单元 绪论 ...... 80
- 第二单元 口腔流行病学 ...... 80
- 第三单元 龋病预防 ...... 86
- 第四单元 牙周病预防 ...... 96
- 第五单元 其他口腔疾病的预防 ...... 101

|  |  |  |
|---|---|---|
| 第六单元 | 自我口腔保健方法 | 104 |
| 第七单元 | 口腔健康促进 | 106 |
| 第八单元 | 特定人群的口腔保健 | 107 |
| 第九单元 | 社区口腔卫生服务 | 108 |
| 第十单元 | 口腔医疗保健中的感染与控制 | 109 |

## 牙体牙髓病学 / 113

|  |  |  |
|---|---|---|
| 第一单元 | 龋病 | 114 |
| 第二单元 | 牙发育异常 | 123 |
| 第三单元 | 牙急性损伤 | 126 |
| 第四单元 | 牙慢性损伤 | 128 |
| 第五单元 | 牙本质敏感症 | 131 |
| 第六单元 | 牙髓疾病 | 131 |
| 第七单元 | 根尖周疾病 | 134 |
| 第八单元 | 牙髓炎、根尖周炎的诊断方法 | 134 |
| 第九单元 | 牙髓病、根尖周病的治疗 | 136 |

## 牙周病学 / 143

|  |  |  |
|---|---|---|
| 第一单元 | 概述 | 144 |
| 第二单元 | 牙龈疾病 | 149 |
| 第三单元 | 牙周炎 | 149 |
| 第四单元 | 反映全身疾病的牙周炎（助理不考） | 151 |
| 第五单元 | 牙周炎的伴发病变 | 152 |
| 第六单元 | 牙周病的治疗 | 155 |
| 第七单元 | 种植体周围组织疾病 | 163 |
| 第八单元 | 牙周医学（助理不考） | 164 |
| 第九单元 | 牙周健康与修复治疗的关系（助理不考） | 165 |

## 儿童口腔医学 / 167

|  |  |  |
|---|---|---|
| 第一单元 | 龋病 | 168 |
| 第二单元 | 牙髓病与根尖周病 | 169 |
| 第三单元 | 咬合发育问题 | 171 |
| 第四单元 | 牙发育异常 | 172 |
| 第五单元 | 牙外伤 | 172 |

## 口腔黏膜病学 / 174

|  |  |  |
|---|---|---|
| 第一单元 | 口腔黏膜感染性疾病 | 175 |
| 第二单元 | 口腔黏膜溃疡性疾病 | 177 |

第三单元　口腔斑纹类疾病 …… 179
　　第四单元　唇、舌疾病 …… 181
　　第五单元　口腔黏膜超敏反应性疾病（助理不考）…… 183
　　第六单元　口腔黏膜大疱类疾病（助理不考）…… 184
　　第七单元　艾滋病、性传播疾病的口腔表征（助理不考）…… 184

口腔颌面外科学 / 187

　　第一单元　口腔颌面外科基本知识及基本技术 …… 188
　　第二单元　麻醉与镇痛 …… 195
　　第三单元　牙及牙槽外科 …… 200
　　第四单元　牙种植术 …… 205
　　第五单元　口腔颌面部感染 …… 206
　　第六单元　口腔颌面部创伤 …… 215
　　第七单元　口腔颌面部肿瘤及瘤样病变 …… 220
　　第八单元　唾液腺疾病 …… 225
　　第九单元　颞下颌关节疾病 …… 229
　　第十单元　颌面部神经疾病 …… 232
　　第十一单元　先天性唇裂和腭裂 …… 234
　　第十二单元　牙颌面畸形（助理不考）…… 236
　　第十三单元　口腔颌面部后天畸形和缺损（助理不考）…… 236

口腔修复学 / 239

　　第一单元　修复前的检查与准备 …… 240
　　第二单元　牙体缺损 …… 243
　　第三单元　牙列缺损 …… 256
　　第四单元　牙列缺失 …… 281

口腔颌面部影像学诊断 / 297

生物化学 / 301

药理学 / 311

医学免疫学 / 329

医学微生物学 / 343

医学心理学 / 365

医学伦理学 / 371

卫生法规 / 381

预防医学 / 395

诊断学　内科学　外科学　妇产科学　儿科学 / 400

  第一单元　诊断学·································································401
  第二单元　内科学·································································404
  第三单元　外科学·································································423
  第四单元　妇产科学·······························································431
  第五单元　儿科学·································································436

# 口腔组织病理学

口腔组织病理学属于基础学科,许多考生感觉学习会比较困难,原因是抽象内容居多,记忆点又比较密,但此学科属于专业相关学科,与各个学科都有一定的接壤性,所以我们学起来的必要性会很大,由于它的占分比例又不低,故我们称它和口腔解剖生理学为过关保障,所以大家要集中精力把这两个基础学科攻下,在学习过程中大家只要能做到把图形和记忆点盘活,学起来就会发现基础学科也很有意思,也很好得分!

特殊提示:画图是组织病理学的灵魂,理解记忆是打开组织病理学科的钥匙,大家不要一味追求高精尖的题,往往普通题才是过关主流,基础扎实才是过关的王道!

# 第一单元　口腔颌面部的发育

## 第一节　鳃弓和神经嵴

### 一、鳃弓名称

| 鳃弓 | 名称 |
|---|---|
| 第一对 | 下颌弓 |
| 第二对 | 舌弓 |
| 第三对 | 舌咽弓 |

鳃弓有6对，其余3对无特别的名称。

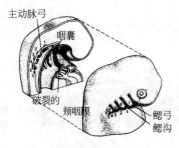

咽囊的结构

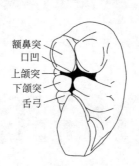

鳃弓与面突

### 二、发育异常

| 异常 | 主要相关异常结构 |
|---|---|
| 颈窦 | 第2鳃弓 |
| 耳前瘘管 | 第1鳃沟和第1、2鳃弓 |

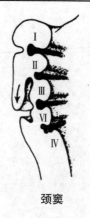

颈窦

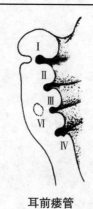

耳前瘘管

### 三、神经嵴

口腔的上皮组织、牙本质、牙髓、牙骨质等都是来源于外胚间充质，不包括牙釉质。

## 第二节　面部的发育

面部的发育来自于第1鳃弓和额鼻突。

## 一、面部发育过程

面部是由下颌突、上颌突、侧鼻突和中鼻突(包括球状突)联合而形成的。

第一时期:增殖期(3周以前)。

第二时期:胚胎期(3~8周)→面部开始发育。

第三时期:胎儿期(9周开始)。

| 时间 | 面突发育过程 | |
|---|---|---|
| 胚胎第3周 | 额鼻突、第一鳃弓 | |
| 胚胎第3周末 | 口咽膜开始破裂 | |
| 胚胎第4周初(24天) | 上颌突 | 口咽膜完全破裂 |
| 胚胎第4周末 | 中鼻突、侧鼻突 | |
| 胚胎第5周 | 球状突(内侧鼻突) | |
| 胚胎第6周和第7周 | 各种致畸因子可形成面部畸形 | |
| 胚胎第8周 | 初具人的面形 | |

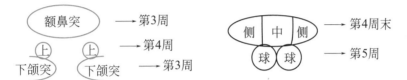

**面部发育示意图**

## 二、原口界限

| 时间 | 原口界限 |
|---|---|
| 第3周 | 上界额鼻突、两侧下颌突、下界心脏膨大 |
| 第24天 | 上界额鼻突、两侧上颌突、下界下颌突 |

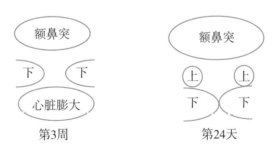

**原口界限**

## 三、面突及其衍生组织

| 起源 | 突起 | 软组织形成物 | 硬组织形成物 |
|---|---|---|---|
| 额鼻突 | 中鼻突(球状突) | 鼻梁、鼻尖、鼻中隔各软组织、上颌切牙牙龈、腭乳头、上唇中部 | 筛骨、犁骨、前颌骨、上颌切牙、鼻骨 |
| | 侧鼻突 | 鼻侧面、鼻翼、部分面颊 | 上颌骨额突、泪骨 |
| 第一鳃弓 | 上颌突 | 上唇、上颌后牙牙龈、部分面颊 | 上颌骨、颧骨、腭骨、上颌磨牙及尖牙 |
| | 下颌突 | 下唇、下颌牙龈、面颊下部 | 下颌骨、下颌牙 |

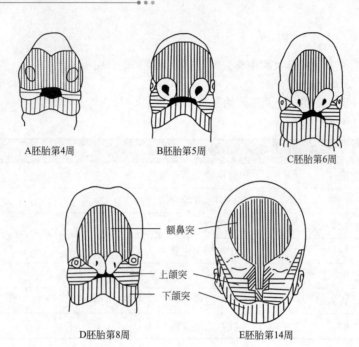

面部的发育

## 四、面部发育异常

在胚胎第 6～第 7 周时，面部各突起如未能正常联合，则形成面部发育异常。

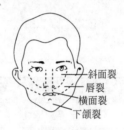

面部发生的部位

### （一）唇裂

| 唇裂 | 成因 |
| --- | --- |
| 单侧唇裂 | 单侧球状突与同侧上颌突未联合或部分联合所致 |
| 双侧唇裂 | 双侧球状突与同侧上颌突未联合或部分联合所致 |
| 正中唇裂 | 两侧球状突之间未联合或部分联合<br>两侧下颌突在中缝处未联合 |

### （二）面裂

| 面裂 | 成因 |
| --- | --- |
| 横面裂 | 上、下颌突未联合或部分联合 |
| 斜面裂 | 上颌突及外侧鼻突未联合 |

# 第三节　腭部的发育

## 一、腭的发育过程

腭的发育来自于前腭突（又叫原腭，来源于中鼻突，不是来源于球状突，球状突仅参与其形成）及侧腭突（又叫继发腭，占主要部分，来源于上颌突）。

| 时间 | 腭部突起发育过程 |
|---|---|
| 胚胎第6周 | 中鼻突形成了前腭突（原腭） |
| 胚胎第7周 | 上颌突自内侧向原口腔内长出侧腭突（继发腭） |
| 胚胎第9周 | 腭突开始融合，方向从中心向四周 |
| 胎儿第3个月 | 腭突完全融合 |

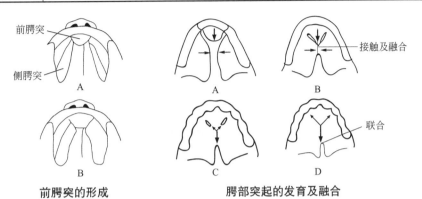

前腭突的形成　　　　腭部突起的发育及融合

## 二、发育异常

| 裂 | 成因 |
|---|---|
| 腭裂（9～12周） | 两个侧腭突之间及其与鼻中隔之间未融合或部分融合 |
| 上颌裂 | 前腭突与上颌突之间未联合或部分联合 |
| 下颌裂 | 两侧下颌突未联合或部分联合 |

# 第四节　舌的发育

## 一、舌的发育过程

| 鳃弓 | 胚胎第4周发育过程 | 胚胎第6周发育过程 |
|---|---|---|
| 第1鳃弓 | 侧舌隆突、奇结节 | 舌前2/3（舌体） |
| 第2鳃弓 | 联合突 | 舌后1/3（舌根） |
| 第3、4鳃弓 | 鳃下隆起 | |

舌体表面覆盖着外胚层上皮，舌根表面覆盖内胚层上皮。

## 二、发育异常

| 异常 | 病因 |
|---|---|
| 异位甲状腺 | 甲状舌管上皮在下行途中如发生停滞形成异位的甲状腺 |
| 甲状舌管囊肿 | 甲状舌管退化后的上皮残留 |
| 菱形舌 | 1. 侧舌隆突未完全掩盖奇结节所形成的一种现象<br>2. 也可能是局限性慢性真菌感染 |
| 分叉舌 | 侧舌隆突未联合 |

# 第五节　唾液腺发育（助理不考）

唾液腺的发育主要是胚胎期间上皮和间充质相互作用的结果。

| 唾液腺 | 时间 | 开口 |
|---|---|---|
| 腮腺 | 胚胎第6周 | 上皮芽最初形成处 |
| | 出生 | 第一乳磨牙对应颊黏膜 |
| | 3~4岁 | 第二乳磨牙对应颊黏膜 |
| | 12岁 | 第一恒磨牙对应颊黏膜 |
| | 成人 | 第二恒磨牙对应颊黏膜 |
| 下颌下腺 | 胚胎第6周末 | — |
| 舌下腺 | 胚胎第7~8周 | 下颌下腺导管外侧 |
| 小唾液腺 | 胎儿第12周 | 口腔黏膜 |

## 第六节 上、下颌骨的发育（助理不考）

### 一、下颌骨

发育自第1鳃弓。

第6周，出现下颌软骨，又叫Mekel软骨，仅起到支架作用，无功能。

第7周，细胞凝聚区分化出成骨细胞、出现膜内骨化，形成最初的下颌骨骨化中心。

第10周，下颌骨体基本形成。

第12周，髁突软骨出现。

第4个月，喙突软骨出现。

### 二、上颌骨

发育自第1鳃弓。

胚胎第8周，鼻囊外侧的上颌带状细胞凝聚区开始骨化。

① 向上形成上颌骨额突并支持眶部。
② 向后形成颧突。
③ 向内形成腭突。
④ 向下形成牙槽突。
⑤ 向前形成上颌的表面组织。

# 第二单元 牙的发育

## 第一节 牙胚的发生和分化

### 一、牙胚

（1）牙胚是由牙板（外胚层）+邻近的外胚间叶组织发育而来。

（2）牙胚的分化 牙胚是牙发育的始基 由成釉器、牙乳头及牙囊三部分组成。

成釉器来源于口腔外胚层（牙胚当中最先形成），牙乳头及牙囊来源于外胚间叶。

| 牙胚结构 | 来源 | 发育牙体结构 |
|---|---|---|
| 成釉器 | 外胚层 | 牙釉质 |
| 牙乳头 | 外胚间充质 | 牙髓、牙本质 |
| 牙囊 | 外胚间充质 | 牙周膜、固有牙槽骨、牙骨质 |

## 二、牙板

在胚胎第 5 周 ➡ 原发性上皮带形成。第 7 周 ➡ 向唇侧形成前庭板。
➡ 向舌侧形成牙板。

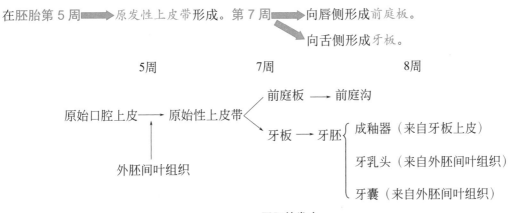

牙胚的发生

## 三、成釉器

成釉器的发育是一个连续的过程，可分为三个时期：蕾状期、帽状期和钟状期。

| 时期 | 时间 | 层次 |
| --- | --- | --- |
| 蕾状期 | 胚胎第 8 周 | 无细胞分层，无功能 |
| 帽状期 | 胚胎第 9～10 周<br>可见支持组织 | 分化为三层：<br>① 外釉上皮<br>② 内釉上皮。具有形成釉质的功能<br>③ 星网状层。营养和缓冲内釉上皮<br>牙胚在帽状期形成：<br>① 乳牙牙胚发生在胚胎第 9～10 周<br>② 恒牙牙胚形成于胚胎的第 4 个月，钙化于出生时 |
| 钟状期 | 胚胎第 11～12 周 | 分化为四层：<br>① 外釉上皮。晚期呈皱褶样排列<br>② 内釉上皮。开始分化为成釉细胞<br>③ 星网状层<br>④ 中间层。内釉上皮与星网状层之间<br>钟状晚期开始形成釉质 |

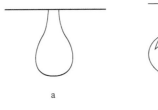 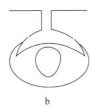 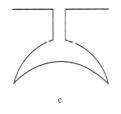

a　　　　　　b　　　　　　c

成釉器的分期

## 四、牙板结局

牙板未变性消失的上皮团块，以上皮岛和上皮团的形式残留于颌骨或牙龈中，形成上皮剩余（Serre 上皮剩余）。有时残留的上皮可成为牙源性肿瘤或囊肿的上皮来源。

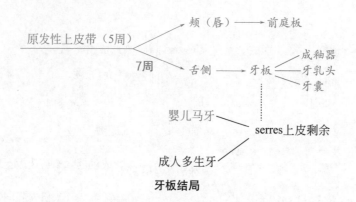

牙板结局

## 第二节 牙体及牙周组织的形成

| 牙齿 | 生长中心 |
| --- | --- |
| 前牙 | 切缘和舌侧隆突的基底膜 |
| 磨牙 | 牙尖 |

牙体及牙周组织的形成过程：牙本质 ⟹ 牙釉质 ⟹ 牙骨质、牙周膜及牙槽骨内壁。

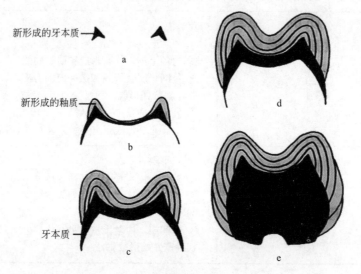

牙本质沉积

### 一、牙本质的形成

① 内釉上皮分化形成成釉细胞，内釉上皮诱导牙乳头分化出成牙本质细胞。
② 最早的牙本质基质即罩牙本质。
③ 牙本质的矿化形式是以球形矿化为主。

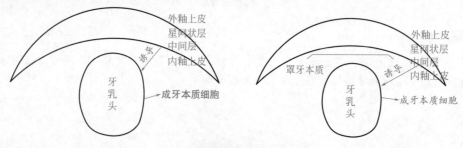

牙本质的形成

## 二、牙釉质的形成

(1) 牙釉质的形成　包括 2 个阶段。

| 阶段 | 时期 | 过程 | 无机物占比 |
| --- | --- | --- | --- |
| 第一阶段 | 分泌期 | 1. 产生基质<br>2. 初矿化 | 30% |
| 第二阶段 | 成熟期 | 釉质进一步矿化（再矿化） | 96% |

(2) 正常情况下每天分泌釉基质的厚度约为 4μm，每两天之间基质的界限即为釉柱横纹。

(3) 成釉细胞　由内釉上皮形成。

(4) 托姆斯突　在釉牙本质界的一端，形成短的圆锥状突起。

(5) 终棒和连接复合体　位于托姆斯突和细胞体之间。

(6) 极性倒置　细胞核远离基底膜。

## 三、牙根的形成及牙周组织的发育

① 釉质发育完成后成釉细胞、中间层细胞和星网状层与外釉上皮细胞结合，形成的一层鳞状上皮覆盖在釉小皮（无结构）上，称为缩余釉上皮（4 层变 1 层），牙颈部将来演化为结合上皮。

② 牙冠即将完成发育时，牙根开始发生，内釉和外釉上皮细胞在颈环处增生，形成上皮根鞘，上皮根鞘和邻近的外胚间叶细胞决定着将来牙根的数量、长度和形态等。上皮根鞘断裂形成了侧支根管。

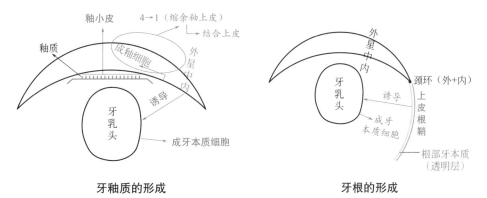

牙釉质的形成　　　　牙根的形成

上皮总结如下。

| 结构 | 来源 | 位置 |
| --- | --- | --- |
| Serre 上皮剩余 | 牙板 | 颌骨或牙龈 |
| 马拉瑟（Malassez）上皮剩余 | 上皮根鞘 | 牙周膜 |
| 缩余釉上皮 | 缩余釉上皮 | 结合上皮 |

| 牙根的形成 | 决定结构 |
| --- | --- |
| 牙尖的数量 | 牙乳头 |
| 牙尖的形态 | 釉结 |
| 牙根的数量 | 上皮隔 |
| 牙根的形态 | 上皮根鞘 |
| 侧支根管 | 上皮根鞘断裂 |

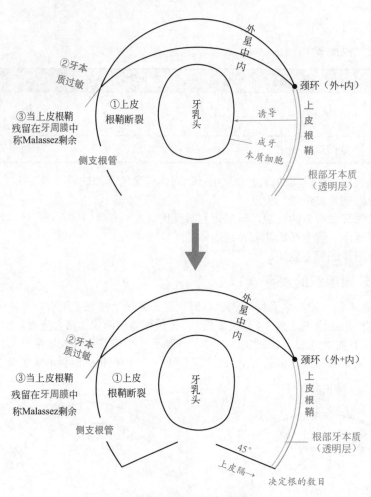

**牙根与牙周支持组织的形成**

# 第三节 牙的萌出和替换

## 一、牙的萌出

包括3个阶段，总结如下：

| 阶段 | 内容 |
| --- | --- |
| 萌出前期 | 在这一时期，牙根尚未开始形成，发育和成长中的牙胚在颌骨中移动，来调整与不断生长的颌骨和邻牙的位置关系，为牙萌出做好准备 |
| 萌出期 | 指发育中的牙在牙冠已经形成、牙根开始发育后向咬合平面移动，穿过骨隐窝和口腔黏膜，出现在口腔中，并达到咬合平面的复杂过程。在牙进入口腔前，牙冠表面覆盖着缩余釉上皮，能保护牙冠在萌出移动中不受损伤 |
| 萌出后期（功能性萌出期） | 该时期从牙到达咬合平面开始直到牙根与牙周发育完成 |

## 二、乳恒牙交替

人类拥有两副牙列：乳牙列和恒牙列。

乳牙从6岁左右，陆续发生生理性脱落，到12岁左右，全部为恒牙代替。乳牙脱落是牙根被吸收，与牙周组织失去联系的结果。

# 第三单元　牙体组织

## 第一节　牙釉质

### 一、理化特性

| 理化特性 | 内容 |
|---|---|
| 厚度 | 牙尖和切缘处最厚，切缘厚2mm，磨牙牙尖厚2.5mm |
| 硬度 | 人体最硬，洛氏硬度296 |
| 颜色 | 矿化程度↑ ⟹ 透明度↑牙本质黄色透过 ⟹ 淡黄色（恒牙）<br>矿化程度↓ ⟹ 透明度↓牙本质黄色不透过 ⟹ 乳白色（乳牙） |

| 牙釉质的成分 | 体积 | 重量 | 组成 |
|---|---|---|---|
| 无机物 | 86% | 96%~97% | 磷灰石晶体 $Ca_{10}(PO_4)_6(OH)_2$ |
| 有机物 | 2% | 1% | 蛋白质（釉原蛋白、非釉原蛋白和蛋白酶）和脂类 |
| 水 | 12% | 3% | — |

### 二、牙釉质的结构特点

| 分类 | 结构 | 特点 | 本质 |
|---|---|---|---|
| 基本结构 | 釉柱 | 细长的钙化柱状结构 | 釉柱直径为4~6μm，近牙本质一端较细，近牙体表面一端较粗 |
| 与牙釉质最初形成时相关的结构 | 釉质牙本质界 | 弧形线的凸面突向牙本质，凹面向着牙釉质 | 增大了釉质和牙本质的接触面 |
| | 釉梭 | 起始于釉牙本质界突入牙釉质内的纺锤状结构 | 成牙本质细胞突起末梢穿过釉牙本质界后被牙釉质包埋而成 |
| | 釉丛 | 起始于釉牙本质界呈草丛状向牙釉质散开 | 釉丛中的有机物含量较高，故被认为是釉质中的薄弱区 |
| | 釉板 | 起自牙釉质表面或窝沟底部，有的止于牙釉质内，有的可深达釉牙本质界 | 釉板内含有较多的有机物，可能成为细菌扩展的途径 |
| 与釉柱排列方向相关的结构 | 直釉 | 外1/3，较直 | 增强牙釉质的强度，以减少牙釉质折裂的机会 |
| | 绞釉 | 内2/3弯曲，在牙尖及切缘处更为明显 | |
| | 施雷格线 | 宽度不等的明暗相间带，分布在釉质厚度的内4/5处 | 釉柱排列方向的改变产生的 |
| | 无釉柱釉质 | 看不到釉柱结构 | 在釉质最内侧，最先形成的釉质和多数乳牙及恒牙表面20~100μm厚 |
| 与釉质周期性生长相关的结构 | 牙釉质生长线 | 呈节律性生长 | 牙釉质发育的间歇线 |
| | 釉面横纹 | 距离为30~100μm | 生长线到达釉质表面 |
| | 新生线 | 乳牙和第一恒磨牙的磨片上 | 婴儿出生时，由于环境及营养的变化，釉质发育一度受到干扰形成 |
| 釉质的表面结构 | 釉小皮 | 覆盖在新萌出牙表面的一层有机薄膜 | 一经咀嚼即易被磨去 |
| | 釉面横纹 | 指牙釉质表面呈平行排列并与牙长轴垂直的浅凹线纹，在牙颈部尤为明显，呈叠瓦状 | 牙釉质生长线到达牙表面的部位 |
| | 托姆斯突凹 | 可在扫描电镜下观察到，是牙釉质表面一些不规则的、大小相近的圆形小凹 | 与成釉细胞托姆斯突的形态相对应 |

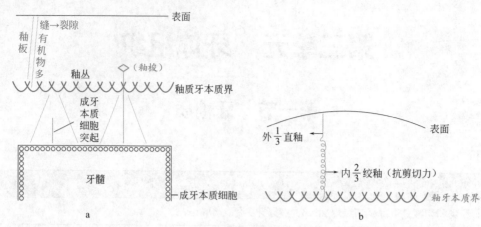

**牙釉质的结构特点**

### 三、釉柱横断面的超微结构特点

| 观察方式 | 特点 |
|---|---|
| 光镜 | 鱼鳞状 |
| 电镜 | 球拍形 |

# 第二节　牙本质

牙本质是构成**牙**主体的硬组织。

## 一、牙本质的结构特点

冠部最外侧叫罩牙本质，根部最外侧叫透明层。

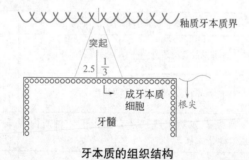

**牙本质的组织结构**

组织学结构如下。

| 组成 | 特点 |
|---|---|
| 牙本质小管 | 放射状在牙尖部及根尖部小管较直；在牙颈部则呈"～"形弯曲，靠近牙髓的一端凸面向着根尖方向；近髓端小管较直径约为2.5μm，近表面约1μm。近髓端和近表面数目比2.5:1 |
| 成牙本质细胞突起 | 起自牙本质近髓腔处，常延伸至牙本质小管近髓端的1/3或1/2 |
| 细胞间质 | Ⅰ型胶原纤维、管周牙本质、管间牙本质、球间牙本质、生长线、托姆斯颗粒层 |

| 组织结构 | 位置 | 特点 |
|---|---|---|
| 管周牙本质 | 围绕成牙本质细胞突起 | 矿化程度高，含胶原纤维少 |
| 管间牙本质 | 管周牙本质之间 | 矿化程度低，含胶原纤维多 |
| 球间牙本质 | 矿质小球之间 | 矿化程度低 |
| 生长线 | 与牙本质小管垂直 | 每天4μm |

续表

| 组织结构 | 位置 | 特点 |
| --- | --- | --- |
| 埃布纳线 | 牙本质生长线 | 约每隔5天的周期性生长线 |
| 欧文线 | — | 发育期间受障碍,形成的加重的生长线 |
| 新生线 | 乳牙和第一恒磨牙 | 属于欧文线 |
| 托姆斯颗粒层 | 根部牙本质透明层内侧 | 一层颗粒状未矿化区 |
| 前期牙本质 | 成牙本质细胞和矿化牙本质之间 | 一层刚形成而尚未矿化的牙本质 |
| 髓周牙本质 | 罩牙本质和透明层内侧 | — |
| 继发性牙本质 | 原发性牙本质内侧 | 牙发育完成后形成的牙本质 |

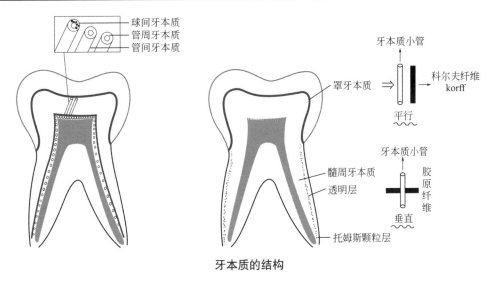

牙本质的结构

① 冠部形成的第一层牙本质为罩牙本质,厚15～20μm；根部为透明层厚5～10μm。
② 最早形成的牙本质 罩牙本质的胶原纤维叫科尔夫纤维,与表面垂直,与小管平行。

## 二、牙本质的反应性变化

| 牙本质反应性改变 | 别名 | 成因 | 特点 |
| --- | --- | --- | --- |
| 修复性牙本质 | 反应性牙本质<br>第三期牙本质 | 病理情况下,在与其相对应的髓腔壁上,新形成一些牙本质 | 牙本质内小管的数目减少,排列不规则,并有明显的弯曲,有的区域甚至没有小管 |
| 透明性牙本质 | 硬化性牙本质 | 牙本质突起变性,矿盐沉积封闭牙本质小管 | 阻挡外界刺激传入牙髓 |
| 死区 | — | 小管内的成牙本质细胞突起逐渐变性分解,小管内充满空气 | 在镜下观察呈黑色 |

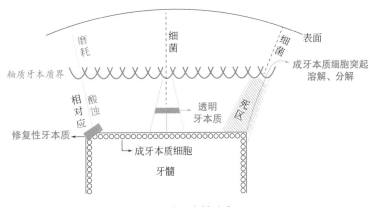

牙本质反应性改变

## 三、牙本质理化特性（助理不考）

| 理化特性 | 内容 |
|---|---|
| 硬度 | 比牙釉质低，比骨高 |
| 颜色 | 淡黄色，有弹性 |

| 牙本质的成分 | 体积 | 重量 | 组成 |
|---|---|---|---|
| 无机物 | 50% | 70% | 羟基磷灰石 |
| 有机物 | 30% | 20% | 胶原蛋白占18%，主要为Ⅰ型胶原 |
| 水 | 20% | 10% | — |

# 第三节 牙髓

| 牙髓组成 | | 牙髓功能 | 临床意义（助理不考） |
|---|---|---|---|
| 细胞 | 成牙本质细胞<br>成纤维细胞（牙髓细胞）<br>巨噬细胞<br>未分化的间充质细胞<br>树突状细胞<br>淋巴细胞<br>血管周细胞<br>施万细胞 | 形成、营养、感觉、防御修复 | 1. 增龄性变化<br>2. 坏死后变色<br>3. 有痛觉、缺乏定位能力<br>4. 受到较弱较慢刺激时，可形成修复性牙本质；受到较强刺激时，发生炎症反应引起剧烈疼痛 |
| 间质 | 胶原纤维：Ⅰ型和Ⅲ型纤维<br>嗜银纤维：Ⅲ型胶原蛋白 | | |
| 血管神经 | 大多数是有髓神经 | | |

| 细胞 | 项目 | 内容 |
|---|---|---|
| 成牙本质细胞 | 位置 | 牙髓周边，紧靠前期牙本质 |
| | 功能 | 形成牙本质 |
| 成纤维细胞 | 层次 | 由外向内：<br>魏尔（Weil）层或乏细胞层<br>多细胞层<br>髓核（固有牙髓） |
| | 功能 | 合成胶原 |

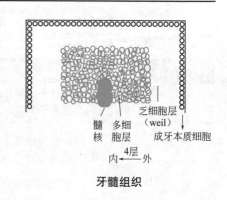

牙髓组织

# 第四节 牙骨质

## 一、牙骨质的类型

| 类型 | 特点 |
|---|---|
| 无细胞无纤维牙骨质 | 覆盖牙釉质的牙骨质，无功能 |
| 无细胞外源性纤维牙骨质 | 含牙周膜穿通纤维的牙骨质 |
| 有细胞固有纤维牙骨质 | 无牙周膜纤维插入的牙骨质，有修复作用 |
| 无细胞固有纤维牙骨质 | 形成于对外力的适应性反应，不含牙骨质细胞 |
| 有细胞混合性分层牙骨质 | 无细胞外源性纤维牙骨质和有细胞固有纤维牙骨质不规则交替沉积而成 |

## 二、牙骨质的组织结构

| 组织结构 | | 特点 |
| --- | --- | --- |
| 细胞间质 | | 由纤维和基质构成。基质主要是蛋白多糖和矿物盐 |
| 细胞 | 无细胞牙骨质 | 紧贴牙本质表面,自牙颈部到近根尖 1/3 处 |
| | 有细胞牙骨质 | 常位于无细胞牙骨质的表面,但在根尖部 1/3 可全部为细胞牙骨质,牙颈部则常常全部为无细胞牙骨质,有细胞牙骨质和无细胞牙骨质也可以交替排列 |
| 釉质牙骨质界 | | ① 约 60% 是牙骨质少许覆盖在釉质表面<br>② 约 30% 是釉质和牙骨质端端相连<br>③ 还有 10% 左右是两者不相连(易发生过敏) |
| 牙本质牙骨质界 | | 光镜下:呈较平坦的界线<br>电镜下:胶原纤维互相缠绕 |

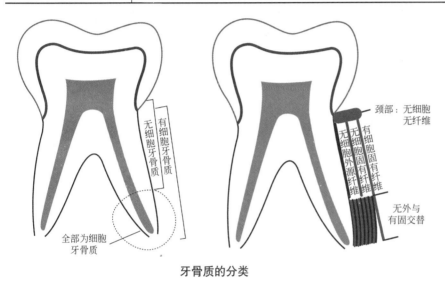

牙骨质的分类

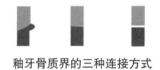

釉牙骨质界的三种连接方式

# 第四单元　牙周组织

## 第一节　牙龈

### 一、牙龈的表面解剖

| 解剖结构 | 特点 |
| --- | --- |
| 游离龈 | 正常龈沟 0.5～3mm |
| 附着龈 | 炎症→点彩消失 |
| 牙间乳头和龈谷 | 不易清洁,易形成菌斑和牙石 |

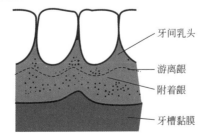

牙龈的表面解剖

## 二、牙龈的结构特点及临床意义

牙龈无黏膜下层。

### (一) 上皮层

| 名称 | 种类 | 角化 | 上皮钉突 |
|---|---|---|---|
| 牙龈上皮 | 复层鳞状上皮 | 有 | 有 |
| 结合上皮 | 复层鳞状上皮 | 无 | 无 |
| 龈谷上皮 | 复层鳞状上皮 | 无 | 有 |
| 龈沟上皮 | 复层鳞状上皮 | 无 | 有 |

### (二) 固有层

| 分组 | 起自 | 止于 | 功能特点 |
|---|---|---|---|
| 龈牙组 | 牙颈部的牙骨质 | 游离龈和附着龈的固有层 | 牵引牙龈附着牙齿，最多 |
| 牙槽龈组 | 牙槽嵴 | 游离龈和附着龈的固有层 | 牵引牙龈附着牙槽嵴 |
| 环形组 | 环形排列 |  | 束缚游离龈紧贴牙面，最细 |
| 牙骨膜组 | 牙颈部牙骨质 | 牙槽突骨密质的表面 | 稳固牙齿 |
| 越隔组 | 牙骨质 | 牙骨质 | 维持牙齿位置，防止分离，只有在邻面 |

# 第二节　牙周膜

## 牙周膜中主纤维分布及细胞种类

### (一) 纤维

| 牙周膜主纤维 | 功能 |
|---|---|
| 牙槽嵴组 | 向牙槽窝内牵引，对抗侧方力，保持牙的直立，邻面缺乏 |
| 水平组 | 维持牙直立状态（最主要） |
| 斜行组 | 数量最多、力量最强，将牙悬吊在牙槽窝内 |
| 根尖组 | 固定牙根尖，保护根尖孔的血管和神经 |
| 根间组 | 防止牙根向冠方移动 |

### (二) 细胞

| 名称 | 特点 |
|---|---|
| 成纤维细胞 | 牙周膜中最多，是功能最主要的细胞，参与胶原蛋白的合成与降解 |
| 成牙骨质细胞 | 分布于近牙骨质处的牙周膜中。其功能是形成牙骨质 |
| 上皮剩余 | 又称 Malassez 上皮剩余，受到炎症刺激时，可增殖或为颌骨囊肿和牙源性肿瘤 |
| 成骨细胞 | 成骨细胞位于新形成的牙槽骨表面 |
| 破骨细胞 | 位于 Howship 陷窝内，其功能是使骨或牙骨质发生吸收 |
| 牙周膜干细胞 | 位于血管周围，是牙周膜的重要细胞成分，具有自我更新及多向分化潜能，能维持牙周组织的稳态，参与牙周组织的再生 |

## 第三节 牙槽骨

### 牙槽骨的结构

牙槽骨按其解剖部位可分为固有牙槽骨、密质骨和松质骨。

| 结构 | 特点 |
|---|---|
| 固有牙槽骨 | 位于牙槽窝内壁，为多孔骨板，也称筛状板。X线片上，固有牙槽骨显示为环绕牙周膜外侧的白色阻射线，故又名硬骨板（只在X线上称），又称束状骨（束骨） |
| 密质骨 | 上颌前牙区厚度＜下颌前牙区；下颌前牙舌侧骨板厚度＜颊侧骨板厚度，后牙区颊侧骨板增厚 |
| 松质骨 | 由骨小梁和骨髓构成。骨髓在年轻时有造血功能，成年时脂肪多，为黄骨髓 |

# 第五单元 口腔黏膜

## 第一节 口腔黏膜的基本结构

### 一、上皮

#### （一）角化上皮

角化的复层鳞状上皮主要由角质细胞构成，由深部至表面可分为四层（基底层、棘层、颗粒层、角化层）。

| 分层 | 特点 |
|---|---|
| 基底层 | 最深部，借基底膜与固有层结缔组织相连。基底细胞与邻近的棘层具有分裂增殖能力，因此被称为生发层 |
| 棘层 | 由体积较大的多边形细胞构成，在上皮中是层次最多的细胞层，常伸出多而小的棘状突起与相邻细胞连接，称为细胞间桥。作用是维持上皮的完整性 |
| 颗粒层 | 2~3层扁平细胞组成，胞质中有嗜碱性透明角质颗粒 |
| 角化层 | 位于表层，角化细胞中胞核完全消失者称为正角化，如果含有浓缩而未消失的细胞核者，称为不全角化 |

#### （二）非角化上皮

由深部至表面可分为基底层、棘层、中间层、表层。

| 分层 | 特点 |
|---|---|
| 基底层 | 细胞与角化上皮相似 |
| 棘层 | 细胞体积较大，细胞间桥不明显 |
| 中间层 | 细胞排列更紧，细胞间隙不明显，为棘层和表层的过渡 |
| 表层 | 有细胞核的扁平细胞 |

#### （三）非角质形成细胞

包括黑色素细胞、朗格汉斯细胞和梅克尔细胞。细胞内没有张力细丝和桥粒，在普通切片中细胞质不着色，所以又称为透明细胞。

| 名称 | 形态 | 分布 | 功能 | 来源 |
|---|---|---|---|---|
| 黑色素细胞 | 树枝状 | 基底层 | 产黑色素 | 神经嵴细胞 |
| 朗格汉斯细胞 | 树枝状 | 主要在棘层 | 与免疫有关 | 造血组织 |
| 梅克尔细胞 | 无树枝状 | 基底层 | 压力感受细胞 | 神经嵴或上皮细胞 |

## 二、口腔黏膜的基本结构

| 基本结构 | 特点 |
|---|---|
| 上皮 | 复层鳞状上皮，分为角化和非角化复层鳞状上皮 |
| 基底膜 | 电镜下基底膜由透明板、密板和网板构成。上皮和基底膜以半桥粒的方式结合在一起 |
| 固有层 | 纤维主要是Ⅰ型胶原纤维 |
| 黏膜下层 | 由疏松结缔组织所构成，内含小唾液腺、较大的血管、淋巴管、神经以及脂肪组织。在牙龈、硬腭的大部分区域和舌背，无黏膜下层 |

# 第二节 口腔黏膜的分类

口腔黏膜根据部位和功能可分为三种类型：咀嚼黏膜（牙龈、硬腭）、被覆黏膜和特殊黏膜（舌背黏膜）。

| 分类 | 分布 | 特点 |
|---|---|---|
| 咀嚼黏膜 | 硬腭、牙龈 | ① 有角化（角化层、颗粒层、棘层、基底层）<br>② 大多无黏膜下层 |
| 被覆黏膜 | 唇、颊、口底、舌腹、软腭 | ① 无角化（表层、中间层、棘层、基底层）<br>② 黏膜下层厚 |
| 特殊黏膜 | 舌背 | ① 有四种乳头、有味蕾<br>② 无黏膜下层 |

（1）唇　唇红有角化（是唯一有角化的被覆黏膜），黏膜下层没有唾液腺和皮脂腺，故易干裂。
（2）颊　在口角后区可见成簇的粟粒状淡黄色小颗粒，即异位皮脂腺，称为福代斯斑。
（3）口底黏膜　口底黏膜较薄，松弛地附着于深层组织上。固有层乳头短，黏膜下层含脂肪组织。
（4）舌腹黏膜　光滑而薄，上皮无角化，结缔组织乳头多而短。黏膜下层不明显。
（5）软腭黏膜　软腭黏膜与硬腭黏膜相延续，色较硬腭深。固有层血管较多，固有层与黏膜下层之间有弹力纤维分隔。黏膜下层含黏液腺。
（6）舌乳头　按其形态可分为以下几种。

| 名称 | 分布与特点 | 生理作用 | 病理状态 |
|---|---|---|---|
| 丝状乳头 | 遍布舌背，舌尖最多；数量最多，个体最小，分布最广 | 无味蕾，构成舌苔 | 地图舌<br>镜面舌 |
| 菌状乳头 | 舌尖和舌侧缘，分散于丝状乳头之间 | 甜味 | 草莓舌 |
| 轮廓乳头 | 界沟前方，约10个，体积最大，数目最少 | 苦味 | 炎症 |
| 叶状乳头 | 舌侧缘后部。退化为5～8条平行排列的皱襞 | 酸味 | 当发炎肿痛时，常被疑为肿瘤而就医 |

# 第三节 口腔黏膜的功能和增龄变化

## 一、口腔黏膜的功能

口腔黏膜最重要的功能是保护作用，主要体现在两方面：一是抵抗咀嚼过程中各种机械外力的损伤，二是限制微生物和毒性物质进入机体。

## 二、口腔黏膜的增龄变化

首先是上皮萎缩变薄，钉突变短。舌背丝状乳头数量减少，表面变得光滑。固有层结缔组织总量减少，成纤维细胞萎缩，胶原纤维裂解，出现玻璃样变。小唾液腺发生明显萎缩，被增生的纤维组织取代。

# 第六单元　唾液腺

唾液腺由实质和间质两部分组成。主要包括腮腺、下颌下腺和舌下腺三腺体，以及分布在口腔黏膜的固有层和黏膜下层的小唾液腺。

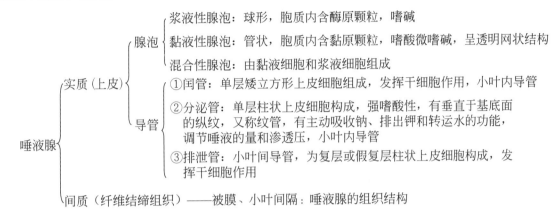

## 第一节　唾液腺的基本结构

### 一、腺泡的基本结构及种类

| 腺泡 | 特点 |
| --- | --- |
| 浆液性腺泡 | 由浆液细胞组成，腺泡呈球状，分泌稀薄的水样分泌物，酶原颗粒，表达 α- 淀粉酶 |
| 黏液性腺泡 | 由黏液细胞组成，腺泡呈管状，分泌黏液，黏原颗粒；光镜下，黏液细胞质透明呈网状结构，微嗜碱性，呈淡蓝色 |
| 混合性腺泡 | 由黏液细胞和浆液细胞共同组成，黏液细胞构成混合性腺泡的大部分，与闰管直接相连。浆液细胞排列成新月形，覆盖于腺泡的盲端表面，称为半月板 |

### 二、唾液腺导管的结构特点

唾液腺导管分为三段，由腺泡端开始依次为闰管、分泌管和排泄管，管径由小到大。

| 导管 | 特点 |
| --- | --- |
| 闰管 | 最细小的终末分支，直接与腺泡相连，可发挥干细胞作用 |
| 分泌管 | 分泌管与闰管相连，管径较粗，细胞基底部有垂直于基底面的纵纹是该管细胞的明显特征，因此又称为纹管。具有主动吸钠、排钾和转运水功能，可调节唾液的量和渗透压 |
| 排泄管 | 排泄管连接分泌管，起始于小叶内，又称为小叶间导管。排泄管也可发挥干细胞作用 |

**肌上皮细胞**位于腺泡和小导管的腺上皮与基膜之间，腺泡和闰管之间，形态扁平，有分枝状突起呈放射状包绕腺泡表面，又称为篮细胞。肌上皮细胞有收缩功能，协助腺泡或导管排出分泌物。通常一个腺泡一个。

**皮脂腺**　唾液腺组织内含有类似皮肤附属器的皮脂腺结构。皮脂腺细胞位于闰管和/或纹管壁内，皮脂腺的分泌方式为全浆分泌，即腺细胞崩解，全部胞质混同其分泌物一起排出，在导管系统与唾液混合。大唾液腺所含皮脂腺的数量不同，在腮腺比较常见，下颌下腺较少，而舌下腺没有。

**结缔组织**　纤维结缔组织包绕腺体形成被膜，伸入腺体内，将腺体分隔成许多腺叶和腺小叶。血管、神经和导管均伴随被膜、叶间或小叶间结缔组织出入腺体。小唾液腺没有被膜。结缔组织中含有浆细胞、成纤维细胞、巨噬细胞和淋巴细胞等。浆细胞能分泌多种免疫球蛋白，主要是 IgA，与腺细胞合成的分泌片结合形成分泌型 IgA，排入口腔，具有免疫作用。

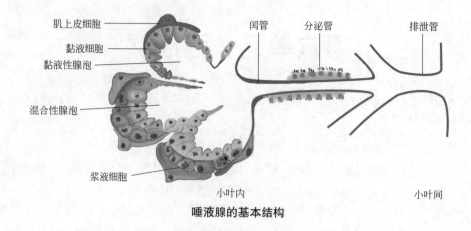
唾液腺的基本结构

## 第二节　各唾液腺的组织学特点

| 特点 | | 大唾液腺 | 小唾液腺 |
|---|---|---|---|
| 纯浆液性 | | 腮腺 | 味腺 |
| 纯黏液性 | | — | 舌腭腺、腭腺、舌后腺 |
| 混合性 | 黏液为主 | 舌下腺 | 唇腺、颊腺、磨牙后腺、舌前腺 |
| | 浆液为主 | 颌下腺 | — |

## 第三节　唾液腺的功能和增龄变化

### 一、唾液腺的功能

主要的功能是产生和分泌唾液。

### 二、唾液腺的增龄与再生性变化

（1）唾液腺的萎缩　唾液腺萎缩以腺泡细胞萎缩为最明显，其次为闰管和分泌管。

（2）唾液腺上皮的化生　嗜酸细胞化生是指由嗜酸细胞取代正常导管和腺泡细胞，嗜酸细胞化生最常见于腮腺。在炎症、结石和潴留囊肿等疾病状态下，导管上皮可被鳞状细胞取代，称为鳞状化生；还可见杯状细胞的数量增加，称杯状细胞化生。

（3）唾液腺的再生　唾液腺实质细胞具有有限的再生能力。

# 第七单元　牙齿发育异常

（1）牙齿发育异常　大致可以分为以下几种。

| 分类 | 常见异常 |
|---|---|
| 牙齿数目和大小异常 | 包括少牙、无牙或多生牙 |
| 牙齿形态异常 | 双生牙、融合牙、结合牙、畸形舌侧尖、畸形中央尖、牙内陷等 |
| 牙齿结构异常 | 牙釉质结构异常、牙本质结构异常、牙骨质结构异常等 |
| 其他的异常 | 牙萌出及脱落异常和牙变色 |

（2）牙釉质形成缺陷症

| 分型 | 特点 |
|---|---|
| 形成不全型 | 基本病变为釉质基质沉积量减少，已形成的基质矿化正常 |
| 成熟不全型 | 釉基质正常形成并开始矿化，但釉质晶体结构出现成熟障碍 |
| 钙化不全型 | 为釉质形成缺陷中最常见的类型，釉基质形成正常但无明显的矿化，分常染色体显性、常染色体隐性两种亚型 |

（3）常见的牙齿发育异常

| 疾病 | | 病理改变 | 常见于 | 特点 | 形态 |
|---|---|---|---|---|---|
| 牙釉质发育不全 | 氟牙症 | 釉质表层过度矿化，深层矿化不良，釉柱间有机物增多，釉质牙本质界弧形更加明显 | 恒牙列多见 | 耐酸不耐磨，很少发生龋坏 | 白垩色斑点，无光泽黄褐色斑点 |
| | 先天性梅毒牙 | 母婴感染，梅毒螺旋体，釉质发育不全 | 恒1 | 切缘新月形凹陷 | 哈钦森切牙 |
| | | | 恒6 | 牙尖缩窄，咬合面直径小于牙颈部直径，颗粒状釉质球团，呈桑葚状 | 桑葚磨牙 |
| 病理性色素沉着 | 四环素牙 | 沿牙本质生长线沉着于牙本质内 | 乳牙变色 | 胚胎29周至胎儿出生 | 萌出时呈亮黄色，颜色变深，呈灰色或棕色，终生存在 |
| | | | 恒牙变色 | 出生至8岁 | |
| 牙本质发育不全 | 牙本质形成缺陷Ⅱ型 | 罩牙本质正常，牙本质小管数量减少，紊乱。釉牙本质界呈直线，易剥脱。釉质结构正常 | 常染色体显性遗传病萌出外形正常 | | 乳光的琥珀样外观（遗传性乳光牙本质） |

（4）畸形中央尖、畸形舌侧窝、牙中牙形成原因为成釉器的卷曲变形。

# 第八单元　龋病

## 一、釉质龋

（1）牙釉质龋　按其发生的部位可分为平滑面龋和窝沟龋。
（2）早期牙釉质龋　病损呈三角形，顶朝向釉牙本质界，淡棕黄色。
（3）典型的病变　由里及表可分为四层，透明层、暗层、病损体部、表层。

| 分层 | 特点 | 孔隙容积（正常0.1%） |
|---|---|---|
| 透明层 | 由脱矿产生，在病损的最前沿 | 1% |
| 暗层 | 暗黑色，脱矿和再矿化同时存在 | 2%~4% |
| 病损体部 | 脱矿最严重，是釉质龋病变的主要部分 | 5%~25% |
| 表层 | 因脱矿和再矿化（唾液）而相对完整 | 5% |

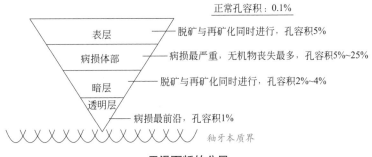

平滑面龋的分层

## 二、牙本质龋

镜下改变由里及表可分为下列四层：透明层、脱矿层、细菌侵入层、坏死崩解层。

| 分层 | 特点 |
|---|---|
| 透明层 | 最深层、最早出现的改变，无细菌，脂肪变性，矿物盐沉积，病损最前沿 |
| 脱矿层 | 酸导致脱矿，但尚无细菌进入，有死区存在，与再矿化并存 |
| 细菌侵入层 | 细菌侵入，小管扩张呈串珠状，可看到坏死灶和裂隙，脱矿层和细菌侵入层统称软化牙本质，临床上制备洞形时应彻底清除 |
| 坏死崩解层 | 最表层，完全破坏崩解 |

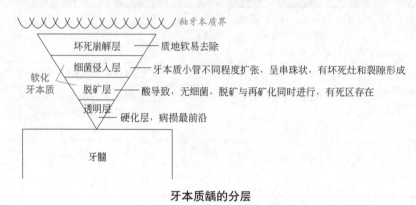

牙本质龋的分层

## 三、牙骨质龋

牙骨质龋好发于老年人。引起牙骨质龋的细菌常沿着穿通纤维的方向侵入，并沿着牙骨质生长线向四周扩展，使牙骨质表层再矿化，表层下脱矿，有机物分解。

# 第九单元　牙髓病

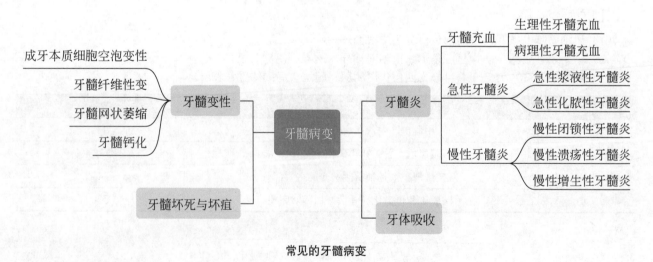

常见的牙髓病变

## 一、急性牙髓炎

| 急性牙髓炎 | 病理特点 |
|---|---|
| 急性浆液性牙髓炎（早期） | 血管扩张充血，通透性增加，少量中性粒细胞渗出，纤维蛋白渗出，成牙本质细胞变性坏死 |
| 急性化脓性牙髓炎（晚期） | 牙髓中有大量的中性粒细胞浸润，牙髓组织溶解、液化坏死、形成脓肿，热痛冷缓解 |

## 二、慢性牙髓炎

根据牙髓腔是否穿通将慢性牙髓炎分为慢性闭锁性牙髓炎和慢性溃疡性牙髓炎和慢性增生性牙髓炎（牙髓息肉）。

| 慢性牙髓炎 | 特点 | 组织病理 |
| --- | --- | --- |
| 慢性闭锁性牙髓炎 | 未暴露牙髓，大量中性粒细胞，有胶原纤维包绕 | 肉芽组织 |
| 慢性溃疡性牙髓炎 | 穿髓孔较大，暴露的牙髓表面有溃疡、坏死形成 | |
| 慢性增生性牙髓炎 | 穿髓孔极大，表现为牙髓息肉。牙髓息肉分为2种。<br>1. 溃疡型——息肉表面无上皮，有溃疡，探诊易出血<br>2. 上皮型——息肉表面覆盖鳞状上皮，探诊不易出血 | |

## 三、牙髓变性

（1）牙髓钙化　指牙髓组织有营养不良或组织变性，钙盐沉积。有以下2种形式。
① 髓石形成➡多见于髓室，为钙化团块。
② 弥散性钙化➡常见于根髓。
（2）成牙本质细胞空泡变性　镜下见稻草束样改变。

# 第十单元　根尖周病

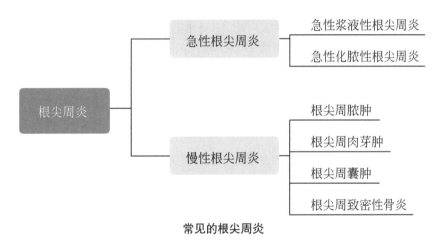

常见的根尖周炎

## 第一节　急性根尖周炎

### 一、病因

① 牙髓炎。
② 牙周感染。
③ 慢性根尖周炎急性发作。

### 二、常见疾病

① 急性浆液性根尖周炎。浆液渗出，组织水肿。
② 急性化脓性根尖周炎。有大量中性粒细胞游出血管，形成小脓肿。

### 三、化脓性根尖周炎的排脓途径

① 经黏膜下或皮下排脓，此为最常见的排脓途径。
② 通过根管自龋洞至口腔，因其对周围组织破坏较小，故为理想的排脓途径。
③ 沿牙周膜自龈沟或牙周袋排脓，多见于乳牙及有深牙周袋的牙。

# 第二节 慢性根尖周炎

慢性根尖周炎常见类型是慢性根尖周脓肿、根尖周肉芽肿和根尖周囊肿三种类型。

## 一、慢性根尖周脓肿

慢性根尖脓肿又称慢性牙槽脓肿,根面粗糙不平,表面有脓性分泌,病变可分为无瘘型和有瘘型。肉芽组织的外周包绕着纤维结缔组织。肉芽中央为坏死液化形成脓肿。

镜下:巨噬细胞、浆细胞、淋巴细胞、中性粒细胞、新生的血管。

X线片:边界模糊,不规则透射影,周围骨质呈云雾状。

上皮来源:malassez上皮剩余、肉芽肿内的上皮、口腔黏膜或皮肤上皮经瘘管口长入。

## 二、根尖周肉芽肿(最常见)

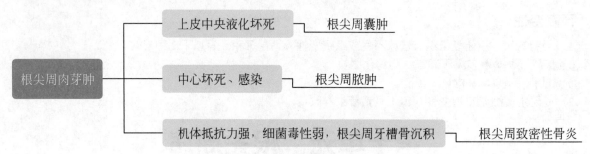

**根尖周肉芽肿的病理变化**

表现为以炎症为主的增生,有肉芽组织形成,周围有纤维组织包绕。

镜下:巨噬细胞、浆细胞、淋巴细胞、少量中性粒细胞,泡沫细胞(巨噬细胞吞脂质)。胆固醇晶体被溶解呈针状裂隙。

上皮可能来源于:
① Malassez上皮剩余(最常见)。
② 经瘘管口长入的口腔黏膜上皮或皮肤上皮。
③ 牙周袋上皮。
④ 呼吸道上皮,这种情况见于病变与上颌窦或鼻腔相通的病例。

## 三、根尖周囊肿

根尖周囊肿是颌骨内最常见的牙源性囊肿。相关牙拔除后,若其根尖炎症未作适当处理而继发囊肿,则称为残余囊肿。

上皮性根尖周肉芽肿向根尖周囊肿的转化可通过以下方式。
① 增生的上皮团、中心部分由于营养障碍,液化变性,渗透压增高吸引周围组织液,使发展为囊肿(中央液化)。
② 增生上皮被覆脓腔,当炎症减轻后变为囊肿。
③ 被增生上皮包裹的炎性肉芽组织也可发生退变、液化,形成囊肿。

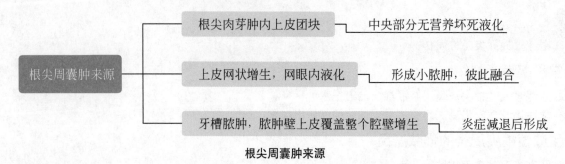

**根尖周囊肿来源**

## 四、致密性骨炎

常见于后牙,修复力强的表现。

慢性根尖周炎特点的总结如下。

| 慢性根尖周炎 | 特点 |
|---|---|
| 慢性根尖脓肿 | 中央为坏死液化组织和大量中性粒细胞，脓肿周围为炎性肉芽组织 |
| 根尖肉芽肿 | 根尖部为肉芽组织内含泡沫细胞，含铁血黄素和胆固醇晶体沉积 |
| 根尖周囊肿 | 囊壁有含铁血红素细胞、胆固醇晶体，囊腔内含棕黄色透明囊液，囊液含胆固醇结晶、透明小体 |

# 第十一单元　牙周组织疾病

## 第一节　牙龈病

### 一、慢性龈炎（边缘性龈炎）

炎症局限于游离龈和龈乳头。沟内上皮的下方可见中性粒细胞浸润，再下方为大量的淋巴细胞（主要为T淋巴细胞）。胶原纤维大多变性或丧失，会出现反应性增生。

（1）炎症水肿型　发红，肿胀光亮，松软，点彩消失，易出血。结缔组织水肿，炎细胞浸润，毛细血管增生、扩张、充血。

（2）纤维增生型　牙龈缘肿胀，坚实，形成假性牙周袋，纤维结缔组织增生成束，毛细血管增生不明显。

| 慢性牙龈炎 | 临表 | 病理 |
|---|---|---|
| 炎症水肿型 | 龈缘红肿、光亮、松软，易出血 | 组织水肿，毛细血管增生，大量中性粒细胞及慢性炎症细胞浸润 |
| 纤维增生型 | 龈缘肿胀、坚实，不易出血 | 纤维组织增生成束，伴慢性炎细胞浸润 |

（3）龈增生　纤维结缔组织增生、纤维增生。

### 二、剥脱性龈病损

剥脱性龈病损不是一个单独的疾病，是牙龈的发红及脱屑样病变。镜下分为疱型（天疱疮、类天疱疮）和苔藓型（扁平苔藓、红斑狼疮）。

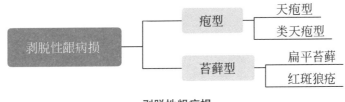

剥脱性龈病损

## 第二节　牙周炎

病理变化为：龈牙结合上皮破坏，牙周袋形成，牙槽骨吸收。
慢性牙周炎的发展过程如下。

| 慢性牙周炎 | 病理 | 表现 |
|---|---|---|
| 始发期 | 大量中性粒细胞浸润，牙龈胶原纤维开始破坏（2～4天） | 急性渗出性炎症 |
| 早期病变 | T淋巴细胞，胶原纤维破坏丧失60%～70%，结合上皮开始增生（3周或更长时间） | 牙龈炎 |

| 慢性牙周炎 | 病理 | 表现 |
|---|---|---|
| 病损确立期 | B淋巴细胞也增生，浆细胞浸润 | 较浅的牙周袋，无牙槽骨吸收破坏，是治疗的关键时期（可逆） |
| 进展期 | 破骨细胞活跃 | 深牙周袋，牙槽骨发生吸收、破坏 |

活动期牙周炎加重，静止期修复。

# 第十二单元　口腔黏膜病

## 第一节　口腔黏膜病基本病理变化

### 一、过度角化和角化不良

| 基本病理变化 | 特点 |
|---|---|
| 过度正角化 | 细胞核消失，常伴有颗粒层明显和棘层增厚 |
| 过度不全角化 | 细胞核未分解消失，粒层增厚不明显 |
| 角化不良 | 也称错角化，棘层或基底层内出现个别细胞或一群细胞发生角化，有良性和恶性之分，恶性可发展为癌 |

### 二、上皮异常增生

| 上皮组织结构及成熟过程异常 | 上皮细胞形态的非典型性 |
|---|---|
| 上皮层次紊乱 | 细胞核大小不一 |
| 基底细胞极性丧失 | 细胞核形态异常 |
| 滴状钉突 | 细胞大小不一 |
| 核分裂象增加 | 细胞形态异常 |
| 浅层核分裂象 | 核质比例增加 |
| 单个细胞成熟前角化（错角化） | 异常核分裂象 |
| 钉突内出现角化珠 | 核仁增大、数量增加 |
| 细胞间黏附下降 | 核深染 |

### 三、基底细胞空泡性变及液化

细胞内水分增多，胞体肿大、液化，致使基底细胞排列不整齐、消失，基底膜不清，此种病变常见于扁平苔藓和红斑狼疮。

### 四、疱

黏膜或皮肤内贮存液体形成疱。直径超过5mm为大疱；直径小于1～3mm为小疱；若小的水疱集成簇，称疱疹。

| 疱 | 常见病 |
|---|---|
| 棘层内疱（上皮内疱） | 天疱疮，病毒性水疱 |
| 基层下疱（上皮下疱） | 良性类天疱疮、多形渗出性红斑 |

## 五、糜烂和溃疡

（1）糜烂　上皮浅层破坏，而未侵犯上皮全层时称为糜烂，糜烂面愈合后不遗留瘢痕。

（2）溃疡　黏膜或皮肤因炎性坏死组织的崩解和脱落所形成的缺损称为溃疡，浅溃疡无瘢痕。深溃疡（累及黏膜下层）有瘢痕。

## 六、棘层松解

细胞间桥溶解，在棘层形成裂隙或疱。常见于天疱疮。

## 七、斑

斑是黏膜和皮肤颜色异常，范围局限，大小不等，不高起，不变厚，没有硬度改变。

红色斑：为黏膜固有层血管增生、扩张及充血。

# 第二节　常见的口腔黏膜病

## 一、口腔白斑

常见于中年男性，吸烟者。

白斑只有伴有异常增生时才是癌前病变。

病理变化：①过度正角化或过度不全角化；②粒层明显；③棘层增厚；④基底层清晰；⑤上皮钉突伸长、肥厚，排列整齐；⑥固有层和黏膜下层有少量炎细胞（淋巴细胞、浆细胞）浸润；⑦可伴有上皮异常增生。

## 二、口腔扁平苔藓（OLP）

病理变化：①白色条纹不全角化或黏膜区发红无角化；②棘层多数增生，少数萎缩；③上皮钉突不规则延长，少数呈锯齿状；④基底层液化变性形成上皮下疱（诊断标志）；⑤固有层淋巴细胞浸润带（不达到黏膜下层）；⑥上皮棘层、基底层、固有层可见胶样小体（Civatte 小体，嗜酸性）。

## 三、慢性盘状红斑狼疮（DLE）

病理变化：①上皮过度角化或不全角化，角质栓塞；②粒层明显、棘层变薄；③基底细胞液化变性；④毛细血管玻璃样变，毛细血管扩张，管周淋巴结浸润（诊断标志）；⑤胶原蛋白发生变性、纤维水肿、断裂；⑥上皮基底区有翠绿荧光带，又称之为狼疮带。

## 四、口腔红斑

口腔黏膜出现鲜红色，天鹅绒样斑块。

分类：均质型（原位癌）；间杂型；颗粒型（原位癌，或已突破基底膜的浸润癌，少数为上皮异常增生）。红斑易癌变，不少红斑已经是原位癌。

病理变化：①上皮萎缩；②上皮异常增生；③原位癌；④早期浸润癌；⑤结缔血管扩充。

## 五、天疱疮（助理不考）

病理变化：自身免疫性疾病，有周缘扩展现象、尼氏征阳性；病理特征为棘层松解和上皮内疱形成。天疱疮细胞（又称 Tzanck 细胞）没有细胞间桥，细胞肿胀呈圆形，核染色深，常有胞质晕环绕着核周围。免疫蛋白沉积主要为 IgA 或 IgG、IgM。

## 六、良性黏膜类天疱疮（助理不考）

病理变化：上皮松解，基层下疱。翠绿色的荧光带沿基底膜区伸展。

## 七、口腔黏膜下纤维化（助理不考）

临床早期出现疱、溃疡，后期黏膜变白、硬，触诊有纤维条索，张口受限。病因不明，可能与嚼槟榔等有关。

病理变化：口腔黏膜下纤维化属于癌前状态，固有层结缔组织胶原纤维玻璃样变（纤维变性）。

## 八、念珠菌病（助理不考）

病理变化：角化层或者上皮外 1/3 见到菌丝、孢子，PAS 染色为强阳性。棘层增生，角化层内有微小脓肿。

## 九、肉芽肿性唇炎

病理变化：上皮下结缔组织内有弥漫性或灶性炎症细胞浸润，主要见于血管周围，有上皮样细胞、淋巴细胞及浆细胞呈结节样聚集，有时结节内有多核巨细胞（上皮、淋、浆、巨），在结节中心部位无干酪样坏死。

# 第三节 艾滋病的口腔表现（助理不考）

艾滋病的口腔表现：毛状白斑（棘层 1/3 可见气球样细胞，大量 EB 病毒颗粒）、念珠菌病、HIV 龈炎或 HIV 坏死性龈炎、HIV 牙周炎、Kaposi 肉瘤，非霍奇金淋巴瘤。

常见口腔黏膜病理及艾滋病口腔表现的总结如下。

| 常见疾病 | 总结 |
| --- | --- |
| 白斑 | 上皮增生，粒层明显，棘层增厚 |
| 扁平苔藓 | 固有层淋巴细胞浸润带、基底层液化变性，形成上皮下疱、胶样小体、上皮钉突不规则延长，少数呈锯齿状 |
| 慢性盘状红斑狼疮 | 上皮萎缩，基底细胞液化变性。毛细血管扩张，管周淋巴结浸润、胶原蛋白发生变性，纤维水肿、断裂。上皮基底区有翠绿荧光带，又称狼疮带。唇红、白色放射状条纹、蝴蝶斑、角质栓塞，上皮下疱 |
| 红斑 | 天鹅绒样的红斑、上皮萎缩，可能是原位癌、早期浸润癌 |
| 天疱疮 | 棘层松解和上皮内疱形成。临床有周缘扩展现象（轻挑皮剥）、尼氏征阳性（刺激成疱脱皮） |
| 良性黏膜类天疱疮 | 上皮松解，基层下疱。翠绿色的荧光带沿基底膜区伸展 |
| 念珠菌病 | 微小脓肿、菌丝 PAS 阳性染色 |
| 口腔黏膜下纤维化 | 属于癌前状态，固有层结缔组织胶原纤维玻璃样变（纤维变性）触诊有纤维条索，张口受限 |
| 肉芽肿性唇炎 | 有上皮样细胞、淋巴细胞及浆细胞呈结节样聚集，有时结节内有多核巨细胞 |
| 艾滋病的口腔表现 | 口腔念珠菌病、口腔毛状白斑、HIV 牙龈炎、HIV 牙周炎、口腔 Kaposi 肉瘤、非霍奇金淋巴瘤 |

# 第十三单元 颌骨疾病（助理不考）

## 第一节 颌骨骨髓炎

| 疾病 | 病理表现 |
| --- | --- |
| 急性化脓性骨髓炎 | 大量的中性粒细胞浸润、形成死骨 |
| 慢性化脓性骨髓炎 | 窦道流脓经久不愈，大量死骨形成 |
| 慢性骨髓炎伴增生性骨膜炎（Garré 骨髓炎） | 反应性新骨形成，双层骨皮质，无化脓及死骨形成 |
| 慢性局灶性硬化性骨髓炎（致密性骨炎） | 无死骨，骨小梁不规则，其厚度和数量增加 |
| 结核性骨髓炎 | 结核性肉芽肿，上皮样、朗格汉斯巨细胞；结节中心常见干酪样坏死，有时可见死骨形成 |
| 放射性骨髓炎 | 主要病变：骨的变性和坏死 |

急性化脓性颌骨骨髓炎是以金黄色葡萄球菌和链球菌感染的化脓性炎症。

# 第二节 颌骨的非肿瘤性疾病

## 一、骨纤维结构不良（骨纤维异常增殖症）

以单骨性骨纤维结构不良多见，X线表现为毛玻璃样改变。纤维结构不良是一种具有遗传学基础的散发性骨疾病，可分为单骨性和多骨性，还可作为 McCune-Albright 综合征的表征之一。

镜下：疏松的细胞性纤维组织代替了正常的骨组织，形成形态不一的幼稚骨小梁，这些幼稚的骨小梁中间缺乏连接，没有层板结构，类似 C、O、V、W 等英文字母的形态，骨小梁周围缺乏成排成骨细胞。

## 二、朗格汉斯组织细胞增生症

又称组织细胞增生症X。可表现为骨嗜酸性肉芽肿、汉-许-克病及莱特勒-西韦病（勒雪病）

| 比较项目 | 骨嗜酸性肉芽肿 | 汉-许-克病 | 莱特勒-西韦病（勒雪病） |
|---|---|---|---|
| 播散性 | 慢性局限性 | 慢性播散性 | 急性播散性 |
| 好发人群 | 好发于儿童、青少年 | 好发儿童，3岁以上 | 3岁以内婴幼儿 |
| 好发部位 | 多发于骨内、颅骨、下颌骨、肋骨，口腔多侵犯颌骨和牙龈 | 多骨性、骨外病变 | 不仅骨病变，还有内脏病变 |
| 临床特征 | 常见牙龈肿痛、颌骨中大和牙松动 | 三大特征：颅骨损伤、突眼、尿崩 | — |
| 病理变化 | X线：溶骨 | 颅骨不规则穿凿样破坏 | 骨质明显破坏 |
|  | 嗜酸性粒细胞多见 | 大量泡沫细胞 | 大量朗格汉斯细胞（明细胞） |

## 三、巨细胞肉芽肿

巨细胞肉芽肿及其他常见的颌骨的非肿瘤性疾病的病理表现比较如下。

| 疾病 | | 病理表现 |
|---|---|---|
| 骨纤维结构不良 | | 细胞性纤维组织替代正常骨，可有化生性骨小梁或骨形成 |
| 朗格汉斯细胞组织细胞增生症 | 嗜酸性肉芽肿 | 慢性局限型、嗜酸性粒细胞最多见 |
|  | 汉-许-克病 | 慢性播散型、大量泡沫细胞 |
|  | 勒雪病 | 急性播散性、大量朗格汉斯细胞 |
| 巨细胞肉芽肿 | | 病变由纤维结缔组织构成，其中含有多核巨细胞 |

# 第十四单元 唾液腺疾病

## 第一节 唾液腺非肿瘤性疾病（助理不考）

### 一、慢性唾液腺炎

（1）慢性唾液腺炎 唾液腺主导管呈腊肠状，末梢导管呈点球状扩张。镜下：唾液腺导管扩张，可见淋巴滤泡；腺泡萎缩、消失，被增生的纤维结缔组织取代。

（2）慢性复发性腮腺炎 主要见于3～6岁儿童及中年女性，单侧或双侧腮腺反复肿胀，导管口有胶冻样脓液。造影：末梢导管点状或斑片状扩张；镜下：导管囊状扩张，可见淋巴滤泡，腺泡萎缩。

（3）慢性硬化性下颌下腺炎（Küttner瘤） 慢性进行性炎症性疾病，伴有纤维化和无痛性肿胀；导管口有黏稠的脓性分泌物；造影：腺泡消失和导管扩张；导管周围纤维化，结缔组织增生，并伴有玻璃样变性；腺泡萎缩被淋巴细胞取代，鳞状化生。含IgG4阳性浆细胞。

### 二、IgG4相关唾液腺炎

良性病变。好发于腭部，多位于软硬腭交界处。黏膜表面形成火山口样溃疡，深达骨面，骨组织不破坏。

病程6～8周，可自愈。

镜下：假上皮瘤样增生，腺小叶坏死，鳞状细胞化生，化生的鳞状细胞形态较一致，无核异形性或间变。溃疡中心坏死，周围黏膜充血。腺泡壁溶解消失，黏液外溢形成黏液池。腺导管上皮鳞状化生，形成大小不等的上皮岛。

### 三、淋巴上皮性唾液腺炎

主要临床表现为慢性唾液腺炎、眼干、口干、伴有类风湿关节炎。40岁以上的中年女性多见。

诊断：唇腺活检。造影：主导管扩张边缘不整，羽毛状或花边状，末梢导管呈点状、球状或腔状。

镜下：从小叶中心开始，形成淋巴滤泡，腺泡消失，小叶外形轮廓仍保留。腺小叶内缺乏纤维结缔组织修复。

常见唾液腺非肿瘤疾病的病理表现比较如下。

| 疾病 | 病理表现 |
| --- | --- |
| 慢性唾液腺炎 | 淋巴细胞和浆细胞浸润 |
| 慢性复发性腮腺炎 | 病因不明的反复腮腺肿胀，小叶内导管囊状扩张 |
| 慢性硬化性下颌下腺炎 | 导管周围纤维化，玻璃样变性 |
| IgG4相关唾液腺炎 | 腺小叶坏死，鳞状化生 |
| 淋巴上皮性唾液腺炎 | 病变从小叶中心开始，腺小叶缺乏结缔组织修复 |

## 第二节 唾液腺肿瘤

### 一、免疫组织化学在唾液腺肿瘤中的应用价值（助理不考）

常用于唾液腺肿瘤鉴别诊断的免疫组织化学技术如下。
① Calponin、S-100蛋白、肌动蛋白、肌球蛋白　肌上皮细胞肿瘤的鉴别。
② 细胞角蛋白　未分化癌与恶性淋巴瘤和其他肉瘤的鉴别。
③ CEA和甲状腺球蛋白　原发腮腺腺癌和转移性甲状腺癌的鉴别。
④ 线粒体　大嗜酸性粒细胞分化的肿瘤的鉴别。
⑤ 淀粉酶　腺泡细胞癌与其他透明细胞性肿瘤的鉴别。

### 二、多形性腺瘤（混合瘤）（最常见）

① 大唾液腺中以腮腺（80%）最多见，小唾液腺以腭部最多见。肿瘤无痛生长缓慢，扪诊呈结节状，可活动。部分可见囊腔形成，囊腔内含透明黏液，见浅蓝色透明的软骨样组织或黄色角化物。
② 病理改变　结构的多形性（腺上皮、肌上皮、黏液软骨样组织）。
③ 来源　闰管或闰管储备细胞。

### 三、沃辛瘤

① 沃辛瘤又称腺淋巴瘤、淋巴乳头状囊腺瘤。
② 是良性肿瘤，位于腮腺下极。
③ 细胞构成　上皮、淋巴样组织（速记口诀：上皮淋巴在我心）。

### 四、基底细胞腺瘤

75%发生于腮腺，上唇多见。由基底样细胞肿瘤细胞构成，缺乏黏液软骨样成分。临床表现为生长缓慢的无痛性肿物。周围组织呈栅栏状排列。

### 五、恶性多形性腺瘤（多形性腺瘤癌变）

最典型的临床表现为长期存在的肿块生长突然加快。最常见：低分化腺癌。

癌变按侵袭性分类如下。

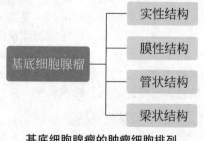

基底细胞腺瘤的肿瘤细胞排列

（1）非侵袭性癌　多形性腺瘤内。
（2）微侵袭性癌　侵入包膜外 4～6mm。
（3）浸润性癌　侵入周围＞6mm，常发生远处转移（淋巴结、肺和骨）。

## 六、腺泡细胞癌

腺泡细胞癌是唾液腺恶性上皮性肿瘤，含微嗜碱性酶原颗粒。

病理改变：镜下见肿瘤实质细胞有非特异性腺样细胞、透明细胞、空泡性细胞、闰管样细胞、腺泡样细胞。肿瘤细胞排列为以下四种组织类型。

① 实体型（50%）。
② 微囊型（30%）。
③ 滤泡型（15%）。
④ 乳头囊状型（5%）。

## 七、黏液表皮样癌

黏液表皮样癌是唾液腺肿瘤中最为常见的恶性肿瘤，其发病率在唾液腺癌中居首位。

女性比男性多见，腮腺和腭部最为多见。黏液表皮样癌分为以下三种类型。

| 分化程度 | 恶性程度 | 特点 |
| --- | --- | --- |
| 高分化者 | 低度恶性 | 黏液细胞＋表皮样细胞50%以上 |
| 中分化者 | 中度恶性 | 黏液细胞介于10%～50% |
| 低分化者 | 高度恶性 | 黏液细胞低于10% |

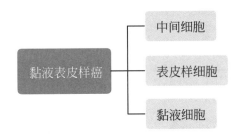

**黏液表皮样癌的肿瘤实质构成**

## 八、腺样囊性癌（圆柱瘤）

腺样囊性癌早期可侵及神经；以腮腺和腭腺多发。

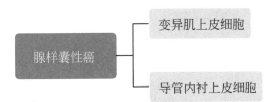

**腺样囊性癌的肿瘤实质构成**

根据肿瘤细胞类型和排列方式分为以下三种组织类型。

| 组织类型 | 病理表现 |
| --- | --- |
| 腺性（筛状）型 | 经典型；筛孔藕断面，筛孔内充满嗜酸或嗜碱性黏液样物质 |
| 管状型 | 小管状或条索状 |
| 实性型 | 大小不等的上皮团，预后差 |

## 九、多形性恶性腺瘤（终末导管癌、小叶癌）

主要发生于小唾液腺，约60%发生于腭部。

多形性恶性腺瘤的特征如下。
① 细胞形态一致性　肌上皮细胞、导管上皮细胞。
② 组织结构的多样性　小叶状、乳头状或乳头囊状、筛状、条索状、小导管样。
③ 浸润性生长、低转移潜能。

## 十、分泌性癌

是一种低度恶性的唾液腺肿瘤，形态学上相似于乳腺分泌性癌，曾被称为乳腺样分泌性癌。通常发生于成年人，平均年龄46.5岁，无性别差异。好发于腮腺，其次是小唾液腺和下颌下腺。

光镜观察，肿瘤表现为纤维间隔分隔成小叶结构。肿瘤细胞圆形或椭圆形，胞质弱嗜酸性或透明，呈颗粒、空泡或泡沫状外观，核分裂象罕见。肿瘤细胞排列成微囊、管状和实体结构；微囊和管腔内含有大量的泡状分泌物。免疫组织化学染色，肿瘤细胞呈乳球蛋白阳性；分子遗传学上，常出现ETV6-NTRK3基因融合。

唾液腺肿瘤的特点总结：唾液腺肿瘤主要来源于闰管和排泄管的储备细胞。

| 疾病 | 病理表现 |
| --- | --- |
| 多形性腺瘤 | 上皮导管样结构、黏液样区域、软骨样区域 |
| 腺样囊性癌 | 神经浸润早，分为：筛状、管状、实性型 |
| 黏液表皮样癌 | 黏液细胞、表皮样细胞、中间细胞 |
| 腺淋巴瘤腺 | 上皮和淋巴样间质→嗜伊红颗粒 |
| 恶性多形性腺瘤 | 多形性腺瘤含有恶性成分 |
| 基底细胞腺瘤 | 细胞为基底样细胞，排列成实性、梁状、管状和膜性结构 |
| 腺泡细胞癌 | 镜下见：肿瘤实质细胞有腺泡样细胞、闰管样细胞、空泡样细胞、透明细胞和非特异性腺样细胞。细胞内含微嗜碱性酶原颗粒。肿瘤细胞排列为四种组织类型，即实体型、微囊型、滤泡型和乳头囊状型 |

# 第十五单元　口腔颌面部囊肿

囊肿是非脓肿性病理性囊腔，常由纤维结缔组织囊壁包绕，大多数有上皮衬里，少数没有上皮衬里（假性囊肿，外渗性囊肿）。

## 第一节　牙源性囊肿

牙源性囊肿的衬里上皮来源于牙源性上皮剩余，主要有以下几种。

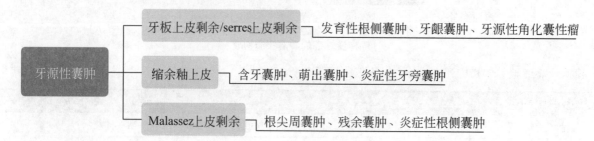

### 一、含牙囊肿和萌出囊肿

含牙囊肿又称滤泡囊肿，位于软组织时，称为萌出囊肿；下颌第三磨牙区最常见。囊腔内一定含有一个牙齿（严格说是一个未萌牙的牙冠），囊壁附着于牙颈部，即釉牙骨质界，囊内含淡黄色透明液体；上皮衬里很薄，无角化。

## 二、根尖周囊肿

属于炎症性囊肿，炎症浸润细胞主要为淋巴细胞、浆细胞、大量中性粒细胞以及泡沫状吞噬细胞。囊腔面内衬上皮为无角化的复层鳞状上皮，可见含铁血黄素和胆固醇结晶裂隙和透明小体。组织来源多为 Malassez 上皮剩余。

## 三、牙源性角化囊肿

（1）来源于牙板上皮剩余，Serres 上皮剩余。
① 衬里上皮较薄，5～8 层细胞组成，一般无上皮钉突。
② 上皮表面呈波浪状或皱褶状。
③ 棘细胞层较薄，常呈细胞内水肿。
④ 基底细胞呈栅栏状排列远离基底膜（同成釉细胞瘤）。
⑤ 纤维组织囊壁内有时可见微小的子囊和（或）上皮岛。
⑥ 合并感染时，增厚的囊壁内有大量炎症细胞浸润，上皮可发生不规则增生，出现上皮钉突，角化消失。
（2）导致高复发的五种原因
① 囊壁薄、难摘。
② 残留上皮具有高增殖能力。
③ 囊壁内含有微小子囊或卫星囊。
④ 生长具有局部侵袭性。
⑤ 口腔黏膜上皮的基底细胞增殖。

# 第二节　非牙源性囊肿

## 一、鼻腭管囊肿

来源于鼻腭管上皮剩余。临床表现为腭中缝前部肿胀，结缔组织囊壁内可见血管神经。

## 二、鼻唇（鼻牙槽）囊肿

发生于牙槽突表面近鼻孔基部软组织内。镜下见囊壁呈皱褶状，衬里上皮为无纤毛假复层柱状上皮，含杯状细胞。

## 三、鳃裂囊肿（颈部淋巴上皮囊）

常位于胸锁乳突肌上 1/3 前缘。囊腔内含有黄绿色或棕色清亮液体，或含浓稠胶样、黏液样物。纤维囊壁内含有大量淋巴样组织并形成淋巴滤泡。
注：第一鳃裂囊壁缺乏淋巴样组织。

## 四、甲状舌管囊肿

囊肿常位于颈部中线或近中线处，以甲状舌骨区发生者最多见，有波动感。能随吞咽上下活动，囊内容物为清亮、黏液样物质，囊壁内可见甲状腺或黏液腺组织。

## 五、黏液囊肿

常发生于下唇黏膜，浅在者病变表面呈淡蓝色，易复发。黏液囊肿分为以下两种。

| 黏液囊肿 | 病因 | 特点 |
| --- | --- | --- |
| 外渗性 | 外伤 | 无衬里上皮 |
| 潴留性 | 阻塞 | 有衬里上皮，复层立方上皮 |

## 六、舌下囊肿（蛤蟆肿）

囊肿表面黏膜呈淡蓝色，发生于舌下区，主要是外渗性黏液囊肿。

非牙源性囊肿总结如下。

| 名称 | 好发部位 | 组织起源 | 囊肿衬覆上皮类型 |
|---|---|---|---|
| 鼻腭管（切牙管）囊肿（助理不考） | 切牙管的下段、切牙乳头的软组织内 | 鼻腭管上皮剩余 | 变异较大，可以是复层鳞状上皮，含黏液细胞的假复层纤毛柱状上皮，单独或联合存在，囊壁内可有神经血管 |
| 鼻唇（鼻牙槽）囊肿（助理不考） | 牙槽突表面近鼻孔基部软组织内 | 胚胎性鼻泪管剩余或成熟管的下前部发生 | 一般为无纤毛的假复层柱状上皮，含黏液细胞和杯状细胞。也可见复层鳞状上皮或立方上皮 |
| 球状上颌囊肿 | 上颌23牙根之间 | 未定 | 多为复层鳞状上皮和（或）纤毛柱状上皮（邻牙活髓倒梨状） |
| 鳃裂囊肿 | 胸锁乳突肌上1/3前缘 | 鳃裂或咽囊的上皮剩余 | 复层鳞状上皮，也可含一些假复层柱状上皮 |
| 甲状舌管囊肿 | 甲状舌骨区最多见 | 甲状腺舌导管残余上皮 | 假复层柱状上皮，可有纤毛。有时衬以复层鳞状上皮或呈现二者的过渡形态 |
| 黏液囊肿 | 下唇黏膜 | 涎腺导管 | 1. 外渗性　没有上皮衬里<br>2. 潴留性　假复层或双层柱状或立方状上皮细胞 |

# 第十六单元　牙源性肿瘤

## 第一节　良性牙源性肿瘤

### 一、成釉细胞瘤

成釉细胞瘤生长具有局部侵袭性（临界瘤），是最常见（占牙源性肿瘤60%以上）的良性上皮性肿瘤。
成釉细胞瘤有4种变异型：实性或多囊型、骨外或外周型、促结缔组织增生型、单囊型。
典型实性成釉细胞瘤的上皮岛或条索由以下两种细胞成分构成。
瘤巢周边——立方或柱状细胞，核呈栅栏状排列并远离基底膜。
瘤巢中央——呈多角形或星形，类似于星网状层细胞。

| 成釉细胞瘤 | 分型 | 特点 |
|---|---|---|
| 实性或多囊型（经典的骨内型） | 滤泡型 | 肿瘤形成孤立性上皮岛，极性倒置 |
| | 丛状型 | 肿瘤上皮增殖呈网状连接的上皮条索，间质囊性变 |
| | 棘皮瘤型 | 肿瘤上皮岛内呈现广泛的鳞状化生，有时见角化珠 |
| | 颗粒细胞型 | 肿瘤上皮细胞有颗粒样变性，胞质充满嗜酸性颗粒 |
| | 基底细胞型 | 肿瘤上皮密集成团，呈树枝状 |
| | 角化型 | 肿瘤内出现广泛角化（罕见） |
| 骨外或外周型 | | 牙龈或牙槽黏膜，不复发 |
| 促结缔组织增生型 | | 结缔组织显著增生，胶原丰富，排列成扭曲的束状，可见玻璃样变 |
| 单囊型 | Ⅰ型 | 单纯囊性型，囊壁仅见上皮衬里 |
| | Ⅱ型 | 伴囊腔内瘤结节增殖，瘤结节多呈丛状型成釉细胞瘤 |
| | Ⅲ型 | 肿瘤的纤维囊壁内有肿瘤浸润岛，可伴或不伴囊膜内瘤结节增殖，囊壁可见上皮下玻璃样变或透明带 |

## 二、牙源性钙化上皮瘤（Pindborg 瘤）

肿瘤组织内常见一种圆形嗜酸性均质物质，分布于细胞之间，特殊染色（刚果红染色、硫代黄色 T）证实为淀粉样物质。淀粉样物质内常发生钙化，钙化物呈同心圆沉积。

## 三、牙源性钙化囊性瘤

含影细胞（钙囊影），影细胞不着色。

## 四、牙源性腺样瘤

10～19 岁女性多见，好发于上颌尖牙区（上 3）。
镜下见肿瘤上皮可形成以下不同结构。
① 结节状实性细胞巢，玫瑰花样结构。
② 腺管样结构。
③ 梁状或筛状结构。
④ 多边形、嗜酸性鳞状细胞组成的小结节。

## 五、成釉细胞纤维瘤

上皮和间叶组织同时增生，不伴有牙釉质和牙本质的形成，是一种混合性的牙源性肿瘤。

## 六、牙瘤（错构瘤）

| 牙瘤 | 特点 |
| --- | --- |
| 混合性牙瘤 | 排列紊乱、相互混杂的牙釉质、牙本质、牙骨质和牙髓所构成，无典型排列的牙结构 |
| 组合性牙瘤 | 排列有序的牙釉质、牙本质、牙骨质和牙髓所组成，如同正常牙的排列方式 |

## 七、牙源性黏液瘤

瘤细胞间含大量淡蓝色的黏液基质。

## 八、成牙骨质细胞瘤

良性，可形成牙骨质，与一颗牙根相连。

## 九、骨化纤维瘤

好发于下颌，界限清晰，由于常伴硬组织形成，病变中央区域常见不透光区；可见钙化点，含大量胶原纤维，骨小梁周围有成骨细胞。

牙源性肿瘤肿瘤总结如下。

| 牙源性肿瘤 | 特点 |
| --- | --- |
| 牙源性钙化囊性瘤 | 含影细胞，影细胞不着色（钙囊影） |
| 牙源性腺样瘤 | 好发于上颌尖牙区，可形成玫瑰花样结构、管状和腺状结构等 |
| 牙源性钙化上皮瘤（Pindborg） | 常见嗜酸性物质淀粉样物质，同心圆排列 |
| 牙瘤 | 包括组合性牙瘤、混合性牙瘤 |
| 成釉细胞瘤 | 滤泡型和丛状型是常见的分型 |
| 良性成牙骨质细胞瘤 | 以形成牙骨质样组织为特点，与一颗牙根相连 |
| 牙源性黏液瘤 | 瘤细胞间有大量淡蓝色黏液基质 |
| 成釉细胞纤维瘤 | 上皮和间叶组织同时增生 |
| 成釉细胞癌 | 此瘤多非典型核分裂 |
| 骨化纤维瘤 | 大量胶原纤维构成，排列呈漩涡状 |

## 第二节 恶性牙源性肿瘤

**成釉细胞癌的病理变化**
（1）成釉细胞癌——原发型　肿瘤在整体上表现成细胞瘤的组织学特点，细胞具有恶性特点，如细胞多形性、核分裂、局部坏死、神经周浸润及核深染。
（2）成釉细胞癌——继发型（去分化）　由先存的良性成釉细胞瘤发展而来的成釉细胞癌。
（3）转移性（恶性）成釉细胞瘤　是指具有良性组织学表现，但发生转移的成釉细胞瘤，其"恶性"主要表现在临床行为，而不在组织学特点。

# 第十七单元　其他肿瘤和瘤样病变

## 第一节　良性肿瘤及瘤样病变（助理不考）

### 一、乳头状瘤

（1）鳞状细胞乳头状瘤和寻常疣　最常见的部位是腭、唇、舌和牙龈黏膜。病变为外生性，增生的复层鳞状上皮呈指状突起，其中心为血管结缔组织支持。
（2）尖锐湿疣　通常为6、11、16、18型人乳头瘤病毒感染。凹空细胞团较鳞状细胞乳头状瘤更常见，通常是一个明显的特征。

### 二、牙龈瘤

（1）不是真性肿瘤　牙龈瘤术后有复发倾向，主要原因是局部菌斑和结石除去不全和（或）手术切除不完全。
（2）牙龈瘤分类　主要分为以下三种。

| 牙龈瘤 | 特点 |
| --- | --- |
| 血管性龈瘤 | 血管内皮细胞增生呈实性片块或条索，小血管或大的薄壁血管增多 |
| 纤维性龈瘤 | 肉芽组织和成熟的胶原纤维束组成 |
| 巨细胞性龈瘤 | 间质内含有多核破骨细胞样细胞，巨细胞数量多 |

### 三、血管瘤

婴儿血管瘤有三个明显的发展阶段。

| 婴儿血管瘤发展阶段 | 特点 |
| --- | --- |
| 增生期 | 丰硕的增生性内皮细胞构成明确的、无包膜的团块状小叶，有外皮细胞参与，中央形成含红细胞的小腔隙；血管腔隙常不明显，细胞增生活跃，可伴炎症反应 |
| 退化期 | 管腔增大明显，毛细血管和静脉样血管混合存在；早期血管数量明显增加，逐渐减少，出现纤维性组织分隔 |
| 末期 | 整个病变均为纤维和（或）脂肪背景，肥大细胞数量与正常皮肤相似；血管壁增厚，玻璃样变 |

## 第二节　口腔黏膜癌

### 一、鳞状细胞癌

是具有不同程度鳞状分化的上皮性侵袭性的肿瘤，有早期广泛的淋巴结转移，舌黏膜最多。主要病理变化为异常增生的上皮细胞突破基底膜，浸润性生长，形成细胞间桥和不同程度角化蛋白（大量角化珠）。

鳞状细胞癌分为以下三级。

| 分级 | 角化程度 | 间桥 | 细胞和胞核的多形性 | 细胞分裂 |
|---|---|---|---|---|
| 一级（高分化） | 明显 | 显著 | 不明显 | 少 |
| 二级（中分化） | 较少 | 不显著 | 较明显 | 较多 |
| 三级（低分化） | 少见 | 极少见 | 明显 | 常见 |

## 二、疣状癌（助理不考）

为高分化鳞癌，以**外生性、疣状缓慢生长、边缘推压**为特点。呈推进式侵犯间质，不浸润边缘，有棒状乳头突起。局部侵蚀，彻底切除不易复发，一般不转移。

**杂交瘤**：疣状癌中含有鳞状细胞癌病灶。1/5 的肿瘤与鳞状细胞癌共存。

## 三、恶性黑色素瘤（助理不考）

恶性黑色素瘤以位于上皮-结缔组织交界处的非典型黑色素细胞为特点，具有交界活性，向表面侵犯。头颈部黑色素瘤中，50% 来源于口腔，约 80% 开始于腭部、上颌牙槽或牙龈黏膜。

口腔黑色素瘤由片状或岛状的上皮样黑色素细胞构成，排列成器官样或腺泡样，胞质染色浅，核大、核仁明显，有时呈浆细胞样。预后不良，平均存活时间为 2 年，5 年存活率为 20% 左右。

## 四、恶性淋巴瘤（助理不考）

绝大多数为**非霍奇金淋巴瘤**，其中 85% 以上是成熟的 B 细胞肿瘤。口腔颌面部常见有以下三种淋巴瘤。

| 疾病 | 细胞 | 生长方式 | 部位 | 特点 | 典型表现 |
|---|---|---|---|---|---|
| 弥漫性大 B 细胞淋巴瘤 | 大 B 淋巴样细胞 | 弥漫性浸润 | 结内结外 | 迅速长大的肿块 | 正常的淋巴结结构或结外组织被弥漫的淋巴组织取代 |
| 黏膜相关淋巴组织结外边缘区 B 细胞淋巴瘤（MALT 淋巴瘤） | 形态多样的小 B 细胞 | 可有边缘带 | 结外 | 对放疗敏感；扩散缓慢 | 肿瘤细胞可位于反应性滤泡的边缘带，典型的边缘带 B 细胞是小到中等细胞；伴有上皮细胞嗜碱性变 |
| 结外 NK/T 细胞淋巴瘤，鼻型 | 小、中、大或间变细胞 | 弥散性浸润 | 结外 | 血管浸润和破坏、显著坏死 | 发生在鼻部的肿瘤，表现鼻阻、鼻出血出现凝固性坏死和凋亡小体 |

# 口腔解剖生理学

口腔解剖生理学属于基础学科,这部分内容记忆内容比较多,许多考生因为不接触临床,所以感觉记忆困难,甚至有放弃的想法,但此学科属于专业相关学科,与各个学科都有一定的接壤性,所以我们学习此学科的必要性很大。由于它的占分比不低,我们将它和口腔组织病理称之为过关保障,所以大家要集中精力把这两个基础学科攻下。在学习过程中大家只要能把图表和记忆点盘活,就会发现基础学科也很有意思,也很好得分!

# 第一单元　牙体解剖生理学

## 第一节　牙的演化

（1）各类牙的特点

| 特点 | 内容 |
| --- | --- |
| 牙附着于颌骨的方式 | 端生牙、侧生牙、槽生牙 |
| 牙列替换的次数 | 多牙列、双牙列 |
| 牙体外形 | 同形牙、异形牙 |

（2）牙演化的特点
牙数：多——少。
牙根：无——有。
牙列：多牙列——双牙列。
形态：同形牙——异形牙。
位置：分散——集中（上、下颌骨）。
附着颌骨方式：端生牙——侧生牙——槽生牙。

## 第二节　牙体解剖的一般概念

（1）牙的组成　从牙体外部形态观察，牙体由三部分构成。

| 分界 | 颈缘 | 龈缘 |
| --- | --- | --- |
| 牙冠 | 解剖牙冠（牙体外层被牙釉质覆盖的牙冠） | 临床牙冠（牙体暴露于口腔的部分） |
| 牙根 | 解剖牙根（牙体外层由牙骨质覆盖的部分） | 临床牙根（口腔内不能看见的部分） |
| 牙颈 | 颈线、颈缘、颈曲线 | — |

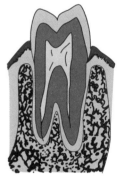

牙的组成——剖面观

（2）牙体的组织　从纵剖面观察，牙体的组织包括3硬1软。

| 组成 | 位置 | 特点 |
| --- | --- | --- |
| 牙釉质 | 牙冠外层最坚硬的组织 | 切缘2mm，牙尖2.5mm，乳牙0.5～1mm |
| 牙骨质 | 牙根表层硬组织 | — |
| 牙本质 | 牙齿的主体 | 保护牙髓，支持牙釉质和牙骨质 |
| 牙髓 | 髓腔中的结缔组织 | 唯一软组织，具有营养、感觉、防御、修复功能 |

（3）牙的分类
① 根据牙的形态和功能分类

| 类型 | 位置 | 数目 | 功能 |
| --- | --- | --- | --- |
| 切牙 | 口腔前部 | 8颗 | 切割食物 |
| 尖牙 | 口角处 | 4颗 | 穿刺、撕裂食物 |
| 前磨牙（双尖牙） | 尖牙与磨牙之间（口角远中） | 8颗 | 协助尖牙和磨牙行使功能 |
| 磨牙 | 前磨牙的远中（牙弓后段） | 12颗 | 捣碎、磨细食物 |

② 根据牙在口腔内存在的时间分类

| 类型 | 萌出时间 | 全部萌出 | 存留时间 |
|---|---|---|---|
| 乳牙 | 6个月左右 | 2岁半左右 | 最短5～6年，最长10年左右 |
| 恒牙 | 6岁左右 | 12～13岁 | — |

③ 根据牙在口腔内的位置分类

| 类型 | 位置 | 包含 |
|---|---|---|
| 前牙 | 口角（尖牙和第一前磨牙之间）之前 | 切牙和尖牙 |
| 后牙 | 口角之后 | 前磨牙和磨牙 |

（4）牙的功能（无清洁口腔功能）
① 咀嚼。
② 辅助发音和言语。
③ 保持面部形态协调美观。

（5）牙位记录法

| 记录法 | 特点 |
|---|---|
| 部位记录法 | 最常用，分为上下左右四区，恒牙以阿拉伯数字1～8依次代表，乳牙以罗马数字Ⅰ～Ⅴ依次代表 |
| Palmer记录系统 | 恒牙记录同部位记录法；乳牙以英语字母A～E |
| 通用编码系统 | 恒牙为从1分区开始到4分区的1～32，乳牙为从1分区到4分区的A～T |
| 国际牙科联合会系统（FDI） | 为恒牙四分区1、2、3、4基础上加具体牙位，乳牙四分区为5、6、7、8，再加上具体的牙位 |

（6）出龈　牙胚破龈而出的现象。
萌出：指从牙冠出龈至上下牙达到咬合接触的全过程。牙萌出的时间是指出龈的时间。

（7）牙萌出的生理特点
① 时间与顺序：在一定时间内，按一定顺序先后萌出。
② 左右对称萌出：中线左右同颌的同名牙几乎同时萌出。
③ 下颌早于上颌：下颌牙的萌出要比上颌的同名牙早。
④ 一般情况下，女性早于男性。
⑤ 从出龈至咬合接触时间为1.5月到2.5月左右。

（8）牙萌出的顺序
乳牙：Ⅰ—Ⅱ—Ⅳ—Ⅲ—Ⅴ
恒牙：上颌 6124357 或 6124537
　　　下颌 6123457 或 6124357

（9）最早、最晚萌出的乳恒牙

| 类型 | 牙位 |
|---|---|
| 最早萌出的乳牙 | 下颌乳中切牙 |
| 最晚萌出的乳牙 | 上颌第二乳磨牙 |
| 最早萌出的恒牙 | 下颌第一磨牙 |
| 最晚萌出的恒牙 | 上、下颌第三磨牙 |

（10）牙体解剖的应用名词

| 应用名词 | 特点 |
| --- | --- |
| 中线 | 将颅面部左右两等分的一条假想线，中线将牙弓分成左右对称的两部分 |
| 牙体长轴 | 沿冠根方向通过牙体中心的一条假想线 |
| 接触区 | 相邻两牙邻面接触的部位 |
| 线角 | 牙冠上两面相交处所成的角 |
| 点角 | 牙冠上三面相交所成的角 |
| 外形高点 | 牙冠各轴面上最突出的部分 |
| 牙体三等分 | 常将牙轴面在一个方向分为三个等份来描述 |

（11）牙冠各面的命名　唇面（La）、舌面（L）、颊面（B）、近中面（M）、远中面（D）、𬌗面（O）、切嵴（I）、腭面（P）。

（12）牙冠的解剖标志

① 突起部分

| 解剖标志 | 特点 |
| --- | --- |
| 牙尖 | 牙冠表面近似锥体形突出成尖的部分称牙尖，常位于尖牙切端、后牙𬌗面上 |
| 结节 | 牙釉质过分钙化所形成的圆形的隆突，随着牙的磨耗逐渐消失 |
| 舌隆突 | 前牙舌面近颈1/3处的半月形隆突起，称舌隆突，是前牙的重要解剖特征之一 |
| 嵴 | 牙釉质的长线形隆起 |

不同部位的嵴，有不同的名称。

| 解剖标志 | 特点 |
| --- | --- |
| 切嵴 | 切牙切端舌侧长条形的釉质隆起 |
| 边缘嵴 | 前牙舌窝的近远中边缘及后牙𬌗面边缘的长条形釉质隆起 |
| 牙尖嵴 | 从牙尖顶端斜向近、远中的嵴 |
| 三角嵴 | 为从后牙牙尖顶端伸向𬌗面的细长形釉质隆起 |
| 横嵴（下颌第一前磨牙） | 两相对牙尖的三角嵴相连，且横过𬌗面的牙釉质隆起 |
| 斜嵴（上颌第一磨牙） | 𬌗面上两斜对牙尖的三角嵴相连而成斜嵴 |
| 轴嵴 | 在轴面上，从牙尖顶端伸向牙颈部的纵行釉质隆起 |
| 颈嵴 | 牙冠的唇面或颊面上，沿颈缘部位的微显突起的牙釉质隆起 |

② 凹陷部分

| 解剖标志 | 特点 |
| --- | --- |
| 窝 | 为前牙舌面和后牙𬌗面上不规则的凹陷，如舌窝、中央窝 |
| 发育沟 | 为牙生长发育时，两个生长叶相连所形成的明显而有规则的浅沟 |
| 副沟 | 除发育沟以外的任何沟，都称为副沟，其形态不规则 |
| 裂 | 钙化不全的沟称为裂，为龋病的好发部位 |
| 点隙 | 3条或3条以上的发育沟的汇合处或某些发育沟的末端形成的点状凹陷 |

③ 斜面。组成牙尖的各面，称为斜面。两斜面相交成嵴，四斜面相交则组成牙尖的顶。

④ 生长叶。牙发育的钙化中心称为生长叶（4～5个），其融合处为发育沟。

# 第三节 牙体外形及生理意义

① 所有牙唇颊侧外形高点位于颈 1/3，除了上颌 3 位于颈、中 1/3。
② 所有前牙舌侧外形高点在颈 1/3，所有后牙舌侧外形高点在中 1/3。
③ 所有牙尖均偏近中，除了上 4 颊尖。
④ 所有牙根都偏远中。

## 一、切牙组

| 特点 | 牙位 | | | |
|---|---|---|---|---|
| — | 上1（体积最大） | 下1（最小，难分左右） | 上2 | 下2 |
| 唇面 | 近中直角，远中圆钝，两条纵行浅的发育沟，三个切缘结节 | 近远中缘长度相近 | 近中锐角 远中钝角 | 比下颌中切牙稍宽 |
| 舌面 | 小于唇面 | — | 舌窝深 | — |
| 邻面 | 近中接触区靠近切角 远中接触区离切角稍远 | — | — | — |
| 切嵴 | 牙体长轴唇侧（侧面观） | 靠近牙体长轴 | — | — |
| 牙根 | 大、圆三角形、唇侧＞舌侧 冠根比接近 1∶1 | 扁根，葫芦形 | 卵圆形 | 扁根 |

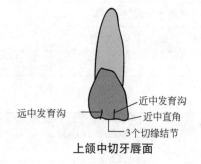

上颌中切牙唇面

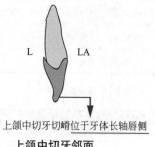

上颌中切牙邻面

## 二、尖牙组

| 特点 | 牙位 | |
|---|---|---|
| — | 上3（牙根最长） | 下3（窄长）|
| 唇面 | 圆五边形，近远中斜缘相交90度角，外形高点颈、中 1/3 交界处，唇轴嵴明显 | 近远中斜缘相交钝角，1∶2 近中缘长直 |
| 舌面 | 舌轴嵴明显 | 窝、发育沟不如上颌尖牙明显 |
| 邻面 | 近中接触区靠近切角，远中接触区距切角稍远 | — |
| 牙尖 | 四嵴四斜面，牙尖顶偏近中 | 窄长 |
| 牙根 | 大、圆三角形，冠根比例 1∶2 | 牙冠与根的近中缘呈直线 |

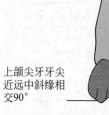

上颌尖牙牙尖近远中斜缘相交90°

上颌尖牙唇面

## 三、前磨牙组

| 特点 | 牙位 | | | |
|---|---|---|---|---|
| — | 上4（前磨牙中体积最大） | 下4 | 上5 | 下5（方圆形）|
| 颊面 | 颊尖略偏远中 | 颊颈嵴突出 | — | 颊面与舌面约相等 |
| 舌面 | — | 颊面 1/2，近中舌沟 | — | — |
| 邻面 | 近中面有近中沟 | — | — | — |
| 𬌗面 | 六边形，颊尖大，舌尖小，中央窝，中央沟 | 横嵴、近中窝小（三角形）远中窝大 | 中央沟浅 | 两尖型：发育沟为 H、U 形 三尖型：发育沟为 Y 形 |
| 牙根 | 根中或根尖分为两根 | 扁根，单根居多 | | |

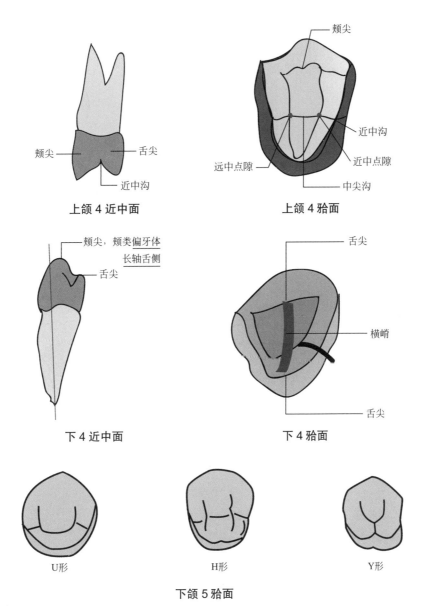

下颌 5 殆面

## 四、磨牙组

| 特点 | 牙位 | | | |
|---|---|---|---|---|
| — | 上 6（上颌体积最大） | 下 6（下颌体积最大） | 上 7 | 下 7 |
| 颊面 | 两个颊尖，一条颊沟 | 三尖、两条颊沟 | — | — |
| 舌面 | 可见卡氏尖 | 两舌尖、舌沟 | — | — |
| 邻面 | 近中殆 1/3 偏颊侧<br>远中殆 1/3 与中 1/3 交界处 | 殆缘偏颊侧 | — | — |
| 殆面 | 4 尖：近舌＞近颊＞远颊＞远舌<br>斜嵴：近舌＋远颊<br>3 发育沟：近中沟、颊、远中舌<br>殆面的中部凹陷成窝，主要的窝有 3 个：中央窝、近中窝和远中窝。中央窝较大；远中窝较小，又称远中三角窝；近中窝又称近中三角窝。 | 5 尖：远中尖最小<br>远中颊三角嵴最长，远中尖三角嵴最短<br>5 条发育沟：颊沟、近中沟、舌沟、远中沟、远中颊沟——中央窝、远中窝、近中窝<br>3 点隙：近中、中央、远中点隙<br>（快速记忆：553） | 近中舌尖比例比上六大，斜嵴不如上六明显 | 殆面发育沟"田"字形，发育沟"十"字形 |
| 牙根 | 三根，腭根最大最圆 | 近远中向扁根 | — | — |

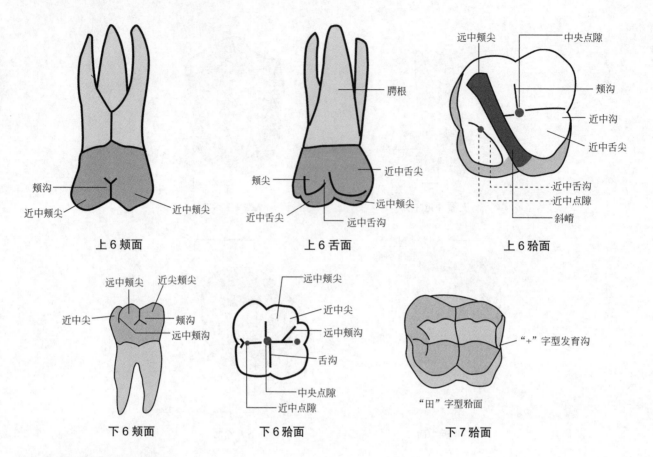

## 五、恒牙临床应用解剖

### （一）切牙
① 上颌切牙位于牙弓前部，易受创伤，缺损后对发音和美观有直接影响。
② 上颌切牙邻面接触区和上颌侧切牙舌窝顶点为龋病的好发部位。
③ 下颌切牙不易发生龋齿，但舌面近颈部往往有牙垢、牙石沉积（牙周病）。
④ 上颌中切牙拔除时可用旋转力，下颌切牙拔除时不可用旋转力。
⑤ 上颌侧切牙外形常有变异（牙内陷）或先天缺失。

### （二）尖牙
尖牙有支撑口角的作用。各面光滑，发生龋齿的机会少。通常是口内留存时间最长的牙，修复时多用作基牙，上颌尖牙拔除时可用旋转力。

### （三）前磨牙
① 上4、5拔除时主要使用摇力。
② 下颌前磨牙常用作判断颏孔位置的标志。
③ 前磨牙面中央窝内，可能出现畸形中央尖，常因磨耗而穿髓，以下颌第二前磨牙多见。

### （四）磨牙
① 第一磨牙萌出最早，窝、沟、点隙多，易龋坏。
② 上颌第二磨牙牙冠相对的颊黏膜有腮腺管口。
③ 上颌第三磨牙也是临床寻找腭大孔的标志。

### （五）牙体接触区总结

| | |
|---|---|
| 上下前牙接触区 | 近中面接触区→切 1/3 距切角近 |
| | 远中面接触区→切 1/3 距切角远 |
| | 下 1 近远中接触区均在→切 1/3 靠近切角 |

| | 续表 |
|---|---|
| 上下前磨牙接触区 | 近、远中接触区→𬌗缘偏颊侧 |
| 下6接触区 | 近中接触区→𬌗1/3的颊侧1/3处 |
| | 远中接触区→𬌗1/3的中1/3处 |
| 上6接触区 | 近中接触区→𬌗1/3与颊1/3、中1/3交界 |
| | 远中接触区→𬌗1/3的中1/3处 |

## 六、乳牙外形及临床应用解剖

### （一）乳前牙
① 宽冠窄根是乳前牙的特点。
② 上颌乳中切牙 宽冠宽根，根尖向唇侧弯曲，根长约为冠长的2倍。
③ 上颌乳尖牙 牙尖偏远中，与恒尖牙相反。

### （二）乳前磨牙
① 上颌第一乳磨牙牙根 细长，三根分叉大，根干较短。
② 下颌第一乳磨牙牙冠形态上不同于任何恒牙（四不像），三个三角形。

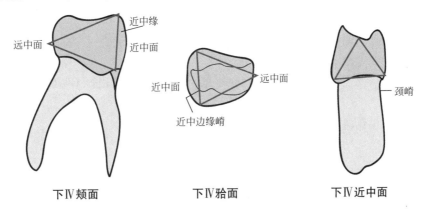

③ 第二乳磨牙 在口内存留时间最长的乳牙，10年左右。
a. 第二乳磨牙的牙冠短小，色乳白。
b. 第二乳磨牙的牙冠颈部明显缩小，颈嵴较突，牙冠由颈部向𬌗方缩小。
c. 下颌第二乳磨牙的近中颊尖、远中颊尖及远中尖的大小约相等，而下颌第一恒磨牙此三尖中，以远中尖最小。
d. 第二乳磨牙根干短，牙根向外张开。
e. 第二乳磨牙与第一恒磨牙形态相似。

### （三）乳牙和恒牙的鉴别

| 特点＼牙位 | 恒牙 | 乳牙 |
|---|---|---|
| 体积 | 大，磨牙体积以第一磨牙最大 | 小，乳磨牙体积以第一乳磨牙较小 |
| 颜色 | 乳白色偏黄 | 乳白色偏青白 |
| 颈嵴 | — | 颈嵴突起明显 |
| 冠根界 | — | 冠根分明 |
| 牙根 | 根干较长，根分叉小 | 根干短，根分叉大 |

### （四）牙冠形态的生理意义
（1）切端与𬌗面的生理意义 提高咀嚼效率。

(2)唇、颊、舌面突度的生理意义

| 牙冠形态 | 意义 |
| --- | --- |
| 正常突度 | 生理性按摩 |
| 突度过小 | 创伤性萎缩 |
| 突度多大 | 失用性萎缩 |
| 颈 1/3 突度 | 扩张龈缘 |

(3)邻面突度的生理意义　牙冠借助邻面突度相互接触,可防止食物嵌塞;同时使邻牙相互支持,相互依靠,以分散咬合压力,有利于牙的稳固。

(4)楔状隙(外展隙)的生理意义　正常接触区周围呈"V"字形的空隙,在唇(颊)、舌侧和切方、𬌗方作为食物的溢出道。在排溢过程中食物摩擦牙的邻面,使牙冠邻面保持清洁,防止龋病和龈炎。在龈方者称为邻间隙,被牙龈乳头充填,可保护牙槽骨,不使食物残渣存积。

## 第四节　髓腔形态及应用解剖

### 一、髓腔形态

#### (一)髓腔的解剖标志

髓腔:位于牙体的中部,有一个与牙体外形相似但又显著缩小的空腔。

髓角:髓室向牙尖方向突起呈角状的部分。

根管口:髓室与根管移行处,后牙的根管口明显可见,前牙因髓室和根管无明显界限(上3最不明显)。

#### (二)根管系统

根管最狭窄处不在根尖孔,而是距根尖孔约 1mm 处。

四型:单管型、双管型、单双管型、三管型。

#### (三)侧副根管

| 侧副根管 | 特点 |
| --- | --- |
| 管间侧支 | 相邻根管间的交通支,根中 1/3 多 |
| 根管侧支 | 根管的细小分支,与根管接近垂直,其开口称为侧孔。根尖 1/3 多 |
| 根尖分歧 | 根管在根尖发出的细小分支,此时主根管仍存在(侧孔) |
| 根尖分叉 | 根管在根尖发出的细小分支,主根管不存在(侧孔) |
| 副根管 | 发自髓室底至根分叉的管道(磨牙),副根管通向牙周膜的孔称为副孔 |

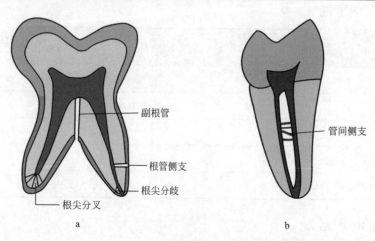

侧副根管

## 二、髓腔的增龄性变化及临床意义

**髓腔的增龄变化**

（1）乳牙的髓腔从相对比例看比恒牙大，髓角高，根尖孔大。

（2）青少年恒牙的髓腔比老年者大，表现为髓室大、髓角高、根管粗、根尖孔大。

（3）老年人　髓腔内壁有继发性牙本质向心性沉积，髓腔的体积逐渐缩小，髓角变低平，根管变细，根尖孔窄小。髓室顶降低，髓室底升高。

（4）继发性牙本质沉积方式

① 上颌前牙。主要沉积在髓室舌侧壁，其次为髓室顶。

② 磨牙。主要沉积在髓室底，其次为髓室顶和侧壁。

## 三、恒牙髓腔形态

### （一）前牙的髓腔形态

前牙的髓腔特点：单根管，髓室和根管之间没有明显的界线。

| 特点＼牙位 | 上颌切牙 | 下颌切牙 |
|---|---|---|
| 唇舌剖面观 | 梭形，颈缘处最大；尖：牙冠中 1/3 处 | 唇舌径颈缘最大 |
| 近远中剖面观 | 三角形，髓室顶接近牙冠中 1/3 处 | 髓室顶接近冠中 1/3，唇舌径：根中 1/3 开始变细，窄长三角形 |
| 横剖面观 | 根颈横剖面圆三角形<br>唇侧比舌侧宽，位居剖面的中央略偏唇侧 | 颈部横剖面：唇舌径＞近远中径<br>根中横剖面：椭圆或圆形<br>可见唇、舌向两根管 |
| 唇舌剖面观 | 唇舌径：颈缘最大，根尖 1/3 变窄，根尖孔显著缩小 | 唇舌径最大：冠颈及根颈 1/3 或 1/2 |
| 近远中剖面观 | 近切端及根尖：细小<br>唇舌径＞近远中径 | 髓角钝，接近冠中 1/3 |
| 横剖面观 | 根径横剖面：椭圆形 | 与上颌尖牙相似，较小 |

| 下颌前牙唇舌双根管的概率 | |
|---|---|
| 下颌中切牙 | 4% |
| 下颌侧切牙 | 10% |
| 下颌尖牙 | 4% |

### （二）前磨牙的髓腔形态

（1）上颌前磨牙的髓腔形态　髓室似立方形，颊舌径＞近远中径。髓室顶中部凸向髓腔，最凸处约与颈缘平齐。

| 特点＼牙位 | 上颌第一前磨牙 | 上颌第二前磨牙 |
|---|---|---|
| 颊舌剖面观 | 颊侧髓角高尖，接近牙冠中 1/3<br>舌侧髓角较低，接近冠颈 1/3 | 颊舌厚度却较大，近远中宽度较窄<br>颊舌髓角均较短 |
| 近远中剖面观 | 与尖牙相似 | 与尖牙相似 |
| 横剖面观 | 肾形 | 椭圆形 |

上颌第一前磨牙和上颌第二前磨牙的根管类型如下。

| 牙位 | 单双管型 | 单管 | 双管 |
|---|---|---|---|
| 上颌第一前磨牙 | 28% | 7% | 65% |
| 上颌第二前磨牙 | 41% | 48% | 11% |

（2）下颌前磨牙的髓腔形态

| 特点＼牙位 | 下颌第一前磨牙 | 下颌第二前磨牙 |
|---|---|---|
| 颊舌剖面观 | 单根管：83%；双根管：17%<br>颊侧髓角高位于牙冠中 1/3<br>舌侧髓角矮小：冠颈 1/3 | 颊、舌两髓角<br>位于牙冠的颈 1/3 |
| 近远中剖面观 | 形似尖牙，窄小 | 较长 |
| 横剖面观 | 椭圆形、圆形 | 圆形 |

### （三）磨牙的髓腔形态

（1）上颌磨牙髓室大呈立方形，根管数目多而细，髓室和根管分界明显，2～3个或更多的根管口。颊舌径＞近远中径＞髓室高度（2mm）。

| 特点＼牙位 | 上颌第一磨牙 | 上颌第二磨牙 |
|---|---|---|
| 颊舌剖面观 | 近中颊侧髓角、近中舌侧髓角位于牙冠中 1/3；髓室顶最凹处：颈缘<br>髓室底位于颈缘龈方约 2mm 处 | 同上颌第一磨牙 |
| 近远中剖面观 | 近中颊髓角高于远中颊髓角 | 近中颊髓角高于远中颊髓角 |
| 横剖面观 | 舌侧根管口大而圆；远颊根管口较圆，近颊根管口较扁 | 3～4 个根管 |

MB2 概率：第一磨牙中：63%，第二磨牙：30%。

（2）下颌磨牙髓室呈矮立方形，近远中径＞颊舌径＞髓室高度（1mm），髓室底距根分叉的距离为 2mm。

| 特点＼牙位 | 下颌第一磨牙 | 下颌第二磨牙 |
|---|---|---|
| 颊舌剖面观 | 舌侧髓角高于颊侧髓角 | 与第一磨牙相似，但略小些 |
| 近远中剖面观 | 近舌髓角：牙冠中 1/3<br>髓室顶最凹处：颈缘<br>髓室顶和髓室底之间相距约 1mm | — |
| 横剖面观 | 近远中径大于颊舌径 | 颊侧 1 个 C 字形单根管比例约为 31% |

| 牙位 | 近中根双管概率 | 远中根双管概率 |
|---|---|---|
| 下颌第一磨牙 | 87% | 40% |
| 下颌第二磨牙 | 64% | 18% |

### （四）乳牙髓腔的特点及临床意义

相对来讲乳牙的髓腔较恒牙者大，表现为**髓室大、髓壁薄、髓角高、髓室顶和髓角多位于冠中部，根管粗、根尖孔亦大，根管斜度大**。

乳牙根在替牙前 3～4 年即开始吸收，治疗时慎勿将吸收穿透的髓室底误认为是根管口。

# 第二单元　殆与颌位

## 第一节　殆的生长发育（助理不考）

### 一、建殆的动力平衡及影响因素

| 前后方向动力平衡 | 内外（颊舌）方向动力平衡 | 上下方向动力平衡 |
|---|---|---|
| 向前的动力：咀嚼肌（咬肌、颞肌、翼内肌、翼外肌）和舌肌<br>向后的动力：主要来自唇和颊肌 | 上、下牙列内侧有舌肌的力量，外侧有唇、颊肌的力量 | 上、下牙列密切而稳定的咬合接触关系 |

注意：没有左右的动力平衡。

### 二、殆的发育阶段及影响因素

约在婴儿第 6 个月时乳牙萌出，开始建殆，经过三个发育阶段：乳牙殆，替牙殆，恒牙殆。

在出生后第一年中，此时下颌以前后向运动为主，侧方运动较少。

（1）乳牙殆特征　完整的乳牙殆约在 2 岁半时建成，并形成稳定的乳牙关系。从 2 岁半至 6 岁左右属乳牙时期。以 4 岁为界，将乳牙殆分为早期和晚期。

① 2.5～4 岁期间的特征。牙排列紧密而无明显间隙；切缘及殆面尚无显著磨耗

乳牙位置较正，覆殆较深，覆盖较小，曲线不明显；上、下颌第二乳磨牙的远中面彼此相齐，成一垂直平面称为齐平末端（远中殆）

② 4～6 岁期间的特征。排列不紧密，前牙间隙逐渐形成，牙的切缘及殆面产生显著磨耗。下颌第二乳磨牙移至上颌第二乳磨牙的稍前方；随下颌升支发育，暂时性深覆殆减小。

乳牙列期间有一个生理现象称之为灵长类间隙：存在于上颌乳尖牙的近中，下颌乳尖牙的远中。

（2）替牙殆特征　正常情况下，从 6～12 岁，皆属替牙殆。

替牙殆期的特点常表现为暂时性错殆，此类错殆在殆的发育过程中常可自行调整为正常。

| 常见的暂时性错殆 |
|---|
| 上唇系带位置过低 |
| 上中切牙间隙：待侧切牙继续萌出，间隙逐渐消失 |
| 上中切牙、侧切牙冠偏远中 |
| 暂时性前牙拥挤 |
| 暂时性远中殆 |
| 暂时性深覆殆 |

## 第二节　牙列

### 一、牙列形态、牙排列特点和生理意义

#### （一）牙列形态可概括地分为三种基本类型

| 类型 | 特点 |
|---|---|
| 尖圆型 | 上颌牙列自侧切牙起就开始向后弯曲 |
| 椭圆型 | 弓形牙列自上颌侧切牙的远中开始，向后逐渐弯曲 |
| 方圆型 | 弓形牙列从尖牙的远中才开始弯曲向后 |

（1）牙列长度的测量　以左、右侧最后一颗牙远中最突点间连线为底线，由中切牙近中接触点向底线作垂线为牙列的总长度。

（2）牙列宽度的测量　左、右侧第二磨牙颊面间最宽的距离。

根据国内研究结果，国人上下恒牙列的长度和宽度均呈正相关关系。

上颌牙列宽约55mm，长约50mm；

下颌牙列宽约52mm，长约41mm。

（3）Terra 牙列指数 = $\dfrac{牙列宽度}{牙列长度} \times 100\%$

（4）鼻翼耳屏线　从一侧鼻翼中点到同侧耳屏中点的假想连线，该线与𬌗平面平行，与眶耳平面的交角约为15°，牙列缺失后，常参考该线来确定𬌗平面，以及恢复牙列和咬合关系。

（5）Balkwill 角　从髁突中心到下颌中切牙近中邻接点连线，与𬌗平面所构成的夹角，正常夹角为26°。

（6）眶耳平面　由眶下缘最低点到外耳孔上缘连成的平面。当人端坐，头直立时，此平面与水平面平行。

（7）面部三等分　自发迹至眉间点，眉间点至鼻底，鼻底至颏下点的三段距离大致相等。

（8）面部协调关系

① 唇齿舌关系　下颌姿势位时，上切牙在上唇下缘下约1mm，下前牙与下唇上缘平齐。嘴微张时，上切牙在上唇下显露2mm。

② 牙型、牙弓型与面型的关系　三者通常相互协调，即在个体发育中表现一致。

（9）Monson 球面　下颌牙弓𬌗面是以眉间点为中心，以4英寸（10.16cm）为半径的球面一部分，并且上颌补偿曲线也是这球面的一部分，说明牙弓𬌗面形态是曲面而不是平面形态。

（10）修复学𬌗平面　从上颌中切牙的近中邻接点到双侧上颌第一磨牙的近中颊尖顶所构成的假想平面。

（11）解剖学𬌗平面　从下颌中切牙的近中邻接点到双侧最后一个磨牙的远中颊尖顶所构成的假想平面。

（12）Bolton 指数　反映了上、下颌牙弓之间的协调程度（牙齿大小协调性）。

（13）全牙比　包括第一磨牙在内下颌12个牙与上颌12个牙近远中径总和之比。

（14）前牙比　从尖牙到尖牙6个下颌前牙与6个上颌前牙近远中径总量之比。

## （二）牙排列特点

牙的倾斜度有两个方向：近远中向和唇（颊）舌向。

（1）牙体近远中向的倾斜规律

上颌顺序排列：2>3>1。

下颌顺序排列：3>2>1。

（2）牙体唇（颊）舌向的倾斜规律　口内所有牙齿在这个方向的倾斜度有三种情况。

① 牙体长轴的冠部向唇、颊侧倾斜。

② 向舌侧倾斜。

（3）较正

| 牙位 | 倾斜规律 |
| --- | --- |
| 上颌切牙与上颌切牙 | 向唇侧倾斜 |
| 上颌3、4、5、6与下颌3、6 | 较正 |
| 上颌7、8 | 向颊侧倾斜 |
| 下颌前磨牙以及下颌第二三磨牙 | 向舌侧倾斜 |

## 二、𬌗曲线

| 𬌗曲线 | | 特点 |
| --- | --- | --- |
| 纵𬌗曲线 | 下颌<br>（SPee 曲线） | 连接下颌切牙的切嵴、尖牙的牙尖以及前磨牙、磨牙的颊尖所形成的一条凹向上的曲线<br>该曲线在切牙段较平，自尖牙起向后则逐渐降低，于第一磨牙远颊尖处为最低点，而后第二、第三磨牙处又逐渐升高 |
| | 上颌<br>（补偿曲线） | 一条凸向下的曲线<br>由切牙至第一磨牙近颊尖段较平直，从第一磨牙的远颊尖至最后磨牙的远颊尖段则逐渐向上弯曲，此弯曲段曲线亦称为补偿曲线 |

续表

| 殆曲线 | | 特点 |
|---|---|---|
| 横殆曲线（Wilson 曲线） | 上颌 | 连接两侧同名磨牙的颊尖、舌尖形成一条凸向下的曲线，称横殆曲线 |
| | 下颌 | 凹向上 |

注意：随着磨耗，上颌功能尖被磨得低于非功能尖，此时连成的上颌形成的是凹向下的曲线，称为反横殆曲线。

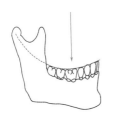
下颌牙列的纵殆曲线
（SPee 曲线）

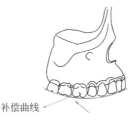
上颌牙列的纵殆曲线

Wilson 曲线

SPee 曲线的曲度：连接最后磨牙远中颊尖与该侧中切牙近中切点的走线，与 SPee 曲线最低点之间的垂直距离一般在 1.5mm 以下。

## 第三节 殆

### 一、牙尖交错殆及其特征

牙尖交错殆（ICO）：是指上、下颌牙牙尖相互交错咬合，达到最广泛、最紧密的接触关系。

当牙尖交错殆的下颌位置对于颅骨处于正中时，又可称为正中殆。

| ICO 正常标志 | 特点 |
|---|---|
| 中线对正 | 上下牙列的中线对正，并与上唇系带和人中一致 |
| 一牙对二牙 | 除下 1 和上 8（最后磨牙）外，全牙列最广泛、密切的接触 |
| 上下尖牙接触关系 | 上 3 牙尖顶对下 3 的远中唇斜面及唇侧远中缘 |
| 第一磨牙接触关系 | 上 6 近颊尖对下 6 的颊面沟 |

注意：只和邻牙近中面接触的是中切牙。只和邻牙远中面接触的是第三磨牙。

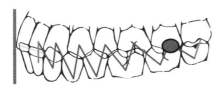
中线对正

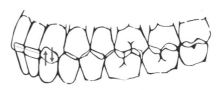
上下尖牙接触关系

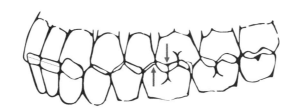
第一磨牙接触关系

牙尖交错𬌗属于牙对牙的关系，其特点及生理意义如下。

（1）上下颌牙齿为尖窝相对的交错咬合关系　这种接触的意义在于以下三点。

① 有利于咀嚼。

② 可使𬌗力分散。

③ 个别缺牙短时间内不致发生移位现象。

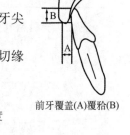

前牙覆盖(A)覆𬌗(B)

（2）上下颌牙弓间存在着覆盖与覆𬌗关系　由于上颌牙弓较下颌牙弓为大，因而在牙尖交错时呈现覆盖与覆𬌗关系。

① 覆盖。指牙尖交错𬌗时上颌牙盖过下颌牙的水平距离。如在前牙，即指上颌切牙切缘到下颌切牙唇面的水平距离。

*记忆技巧：瓶盖（平盖）。*

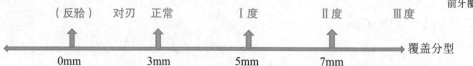

② 覆𬌗。指牙尖交错𬌗时上颌牙盖过下颌牙唇、颊面的垂直距离。

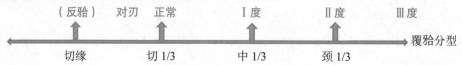

③ 后牙的𬌗关系。a. 后牙反𬌗，牙尖交错𬌗时下后牙的颊尖咬在上后牙颊尖的颊侧；b. 锁𬌗，牙尖交错𬌗时上后牙的舌尖咬在下后牙颊尖的颊侧；c. 反锁𬌗，牙尖交错𬌗时下后牙的舌尖咬在上后牙颊尖的颊侧。

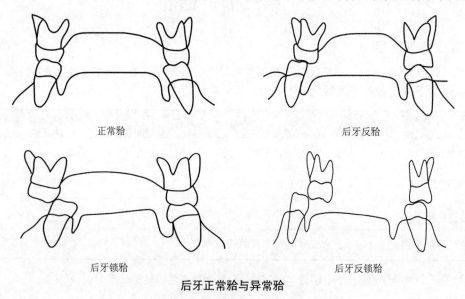

后牙正常𬌗与异常𬌗

④ 覆盖、覆𬌗的生理意义。a. 保持接触关系，从而有利于提高咀嚼效能。b. 覆盖、覆𬌗的存在，使唇、颊侧软组织和舌得到保护，而不致咬伤。

⑤ 切道与切道斜度：一般说来，切道斜度的大小与覆盖呈反变关系，与覆𬌗呈正变关系。

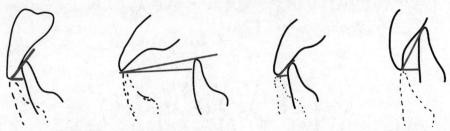

随着覆盖增加，切导斜度减小　　　随着覆𬌗增加，切导斜度减小

*记忆技巧：盖饭（与覆盖成反比），正颌（与覆𬌗呈正比）。*

（3）上、下颌第一磨牙关系　常利用牙尖交错𬌗时上下颌第一恒磨牙的关系作为判定类型的指标。

| 上、下颌第一磨牙关系中 | 特点 |
|---|---|
| 中性𬌗：安氏Ⅰ类 | 上6的近中颊尖正对着下6的颊沟，全口其余牙有异常 |
| 远中𬌗：安氏Ⅱ类 | 上6的近中颊尖咬合在下6的颊沟的近中 |
| 近中𬌗：安氏Ⅲ类 | 上6的近中颊尖咬合在下6颊沟的远中 |

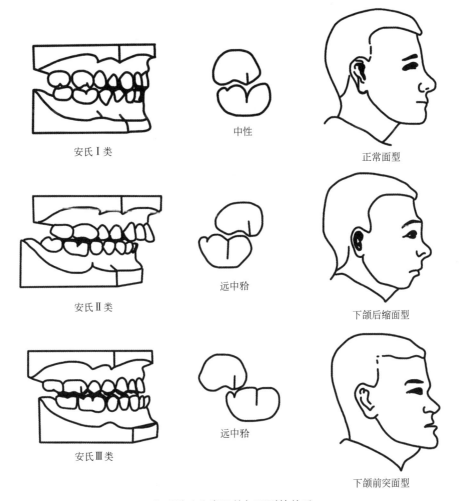

**安氏错𬌗分类及其与面型的关系**

记忆技巧：上颌不动，下颌往近中跑就是近中错𬌗，往远中跑就是远中错𬌗，故只背中性𬌗。

## 二、前伸𬌗和侧方𬌗的特征

### （一）前伸𬌗

在前伸咬合的过程中，最重要和最易重复的是对刃𬌗。自然牙列对刃𬌗的特点是正常情况下，当前牙切缘相对时，后牙无接触或轻接触。

### （二）侧方𬌗

正常的自然牙列工作侧咬合接触有两种类型：尖牙保护𬌗和组牙功能𬌗。年轻人多为尖牙保护𬌗。

## 三、𬌗的临床意义

平衡𬌗分类：根据上下颌牙齿在正中和非正中咬合接触的情况可分为双侧平衡𬌗与单侧平衡𬌗。

双侧平衡𬌗对于全口义齿非常重要。

## 四、面部结构的关系

（1）鼻翼耳屏线　从一侧鼻翼中点到同侧耳屏中点的假想连线，该线与𬌗平面近乎平行，与眶耳平面的交角约为15度，牙列缺失后，常参考该线来确定𬌗平面，以及恢复牙列和咬合关系。

（2）眶耳平面　从眼眶下缘与外耳道上缘连成的平面，与地面（水平面）平行，与𬌗平面呈15°。

（3）Balkwill角　从髁突中心到下颌中切牙近中邻接点连线，与𬌗平面所构成的夹角，正常夹角为26°。

（4）Balkwill等边三角形　从两侧髁突中心点及下颌中切牙的近中切角的接触点相连，构成一个等边三角形，其边长为10.16cm。

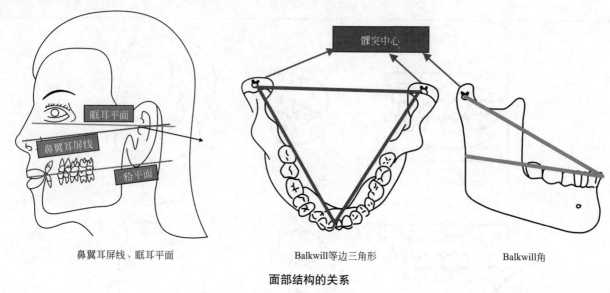

面部结构的关系

## 第四节　𬌗位

有重复性，又有临床意义的有三种𬌗位（牙尖交错位、后退接触位、下颌姿势位）和正中关系位。

### 一、下颌姿势位（MPP）

下颌姿势位：曾称为息止𬌗位。当口腔在不咀嚼、不吞咽、不说话的时候，下颌处于休息状态，上下颌牙弓自然分开，从后向前保持着一个楔形间隙，称之为息止𬌗间隙，为1～3mm。此时下颌所处的位置，称为下颌姿势位。

### 二、牙尖交错位（ICP）

牙尖交错𬌗时下颌骨的位置称牙尖交错位，也称牙位。当牙尖交错𬌗位于正中时（可称为正中𬌗时），也称为正中𬌗位。

### 三、正中关系位与后退接触位（RCP）

（1）后退接触位　从牙尖交错位下颌可以向后移动约1mm，此时前牙不接触，只有后牙牙尖斜面部分接触，髁突位于关节窝中的功能最后位置，从此位置开始下颌可以做侧向运动，下颌的这个位置称为后退接触位（RCP）。基于颞下颌关节韧带有一定的可让性，因此才存在后退接触位。

（2）正中关系位　它是一个稳定而可重复性的位置，髁突在正中关系位时，又称为铰链位，下颌依此为轴可做18～25mm转动（切点测量），为铰链开闭口运动，称为正中关系范围。

### 四、三种𬌗位间的关系

（1）后退接触位（正中关系位）与牙尖交错位的关系

①协调关系。有两种情况。a. 有10%的人RCP与ICP为同一位置。b. 由ICP保持牙接触向后退达到RCP；或者确定正中关系（后退接触位）后能自如地直向前滑动到ICP（如有偏斜不超过0.5mm），其滑动距离多在0.5～1.0mm，这一距离称为长正中。

人群中两位者占90%。属生理性关系。

②非协调关系。这属功能障碍性关系。

（2）下颌姿势位与牙尖交错位的关系

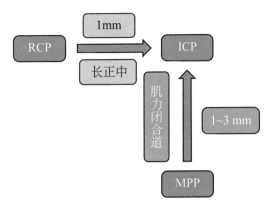

三种颌位间的关系

### 五、前伸颌位与侧颌位

（1）前伸颌位　对刃咬合时下颌的位置，正常时下前牙接触而后牙不接触。
（2）侧方颌位　下颌向一侧运动时所达到的下颌位置。
（3）正常　工作侧为尖牙保护𬌗或组牙功能𬌗；非工作侧则无咬合接触。

# 第三单元　口腔颌面颈部解剖

## 第一节　颌面部骨

### 一、上颌骨的解剖特点及生理意义

#### （一）外形特点

一体四突。
（1）四突　额突、颧突、腭突、牙槽突。
① 额突。与额骨、鼻骨和泪骨相接。
② 上颌牙槽突 + 腭骨水平部 ➡ 腭大孔。
腭大孔位置：上颌第三磨牙腭侧牙槽嵴顶至腭中缝连线的中点。
表面标志：上颌第三磨牙腭侧牙龈缘至腭中缝连线的中外 1/3 交点上，在硬腭后缘前约 0.5cm 处。
（2）一体　上颌体。
① 前面（脸面）。眶下孔、尖牙窝。a. 眶下孔。解剖位置：眶下缘中点下方约 0.5cm 处。体表位置：鼻尖与睑外侧连线的中点。后、上、外通入眶下管。b. 尖牙窝。位置：前磨牙根尖上方（眶下孔的下方）。
② 后面（颞下面）。a. 颧牙槽嵴；b. 上颌结节；c. 牙槽孔。
③ 上面（眶面）。眶下管，长 1.5cm。
④ 内面（鼻面）。上颌窦裂孔向前下方的沟 + 蝶骨翼突 + 腭骨垂直部 ➡ 翼腭管。

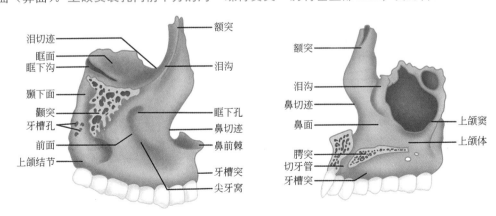

上颌骨（前外侧侧面）　　上颌骨（内侧侧面）

## （二）结构特点

(1) 牙槽突名词解释

①牙槽骨：包绕牙根周围的骨质，也叫牙槽突。

②牙槽窝：牙槽骨容纳牙根的部分。

③牙槽嵴：牙槽窝的游离缘。

④牙槽间隔：两牙之间的骨质。

⑤牙根间隔：两牙根之间的骨质。

(2) 上颌窦与牙根尖的关系　上颌第一磨牙根尖距上颌窦底壁最近，上颌7次之，5、8次之（6758）。

(3) 上颌骨的支柱结构

①尖牙支柱（鼻额支柱）。主要承受尖牙区的咀嚼压力。

②颧突支柱。主要承受第一磨牙区的咀嚼压力。

③翼突支柱（翼上颌支柱）。主要承受磨牙区的咀嚼压力。

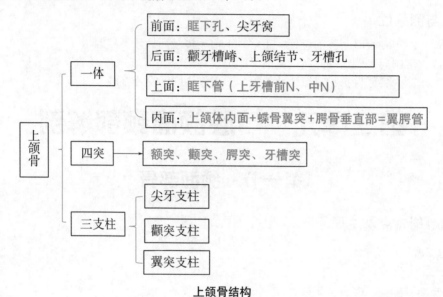

**上颌骨结构**

## 二、下颌骨的解剖特点及其生理意义

下颌骨是颌面部骨中唯一能活动的骨。

### 外形特点

分为水平部和垂直部，水平部称为下颌体，垂直部称为下颌支。

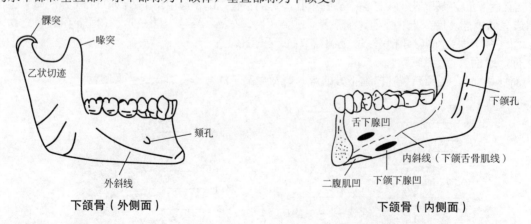

下颌骨（外侧面）　　　　　下颌骨（内侧面）

**1. 下颌体（水平部）**

(1) 外侧面　①正中联合；②颏结节；③颏孔；④外斜线。

(2) 内侧面　①上、下颏棘；②内斜线（下颌舌骨线）；③舌下腺窝；④下颌下腺窝；⑤二腹肌窝。

**2. 下颌支（垂直部）**

(1) 上端　①喙突——有颞肌和咬肌附着；②髁突（关节突）；③下颌切迹（乙状切迹）。

(2) 内侧面 ①下颌孔；②下颌小舌——蝶下颌韧带附着；③下颌隆突：由前向后——颊神经——舌神经——下牙槽神经；④下颌神经沟；⑤下颌舌骨沟。

(3) 与下颌角相关结构 下颌支后缘与下颌体下缘相连接处称下颌角。

下颌角的内面有翼肌粗隆 ➡ 翼内肌

外面有咬肌粗隆 ➡ 咬肌

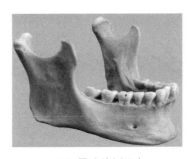
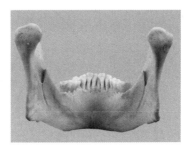

下颌骨（外侧面）　　　　　　下颌骨（内侧面）

### 3. 内部结构

下颌管（下颌神经管）距离前缘较后缘近；距离下颌体下缘近；距离内板较外板近。与下颌磨牙根尖特别是**下颌第三磨牙根尖**较近。

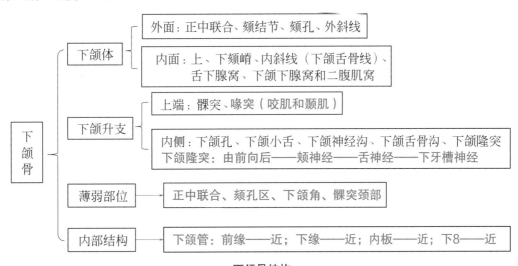

下颌骨结构

### 4. 薄弱部位

(1) 正中联合。
(2) 颏孔区。
(3) 下颌角。
(4) 髁突颈部。

## 三、腭骨

腭骨为左右对称的"L"型骨板。分为水平部、垂直部，及三个突起结构。

(1) 水平部。
(2) 垂直部 翼腭沟 + 上颌体内面的沟 + 蝶骨翼突前面的沟 ➡ 翼腭管。
(3) 垂直部上缘有蝶突和眶突。在水平部与垂直部的连接处有锥突，为翼内肌的起始处。

## 四、舌骨（助理不考）

(1) 舌骨体。
(2) 舌骨大角。
(3) 舌骨小角。
(4) 二腹肌中间腱附着于舌骨体和舌骨大角交界处。

# 第二节 颞下颌关节

## 一、颞下颌关节的组成及结构特点

颞下颌关节由五部分组成：颞骨关节面、下颌骨髁突、关节盘、关节囊和关节韧带。

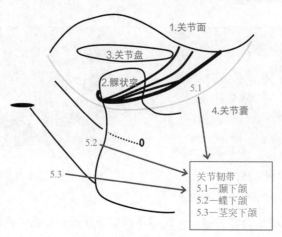

关节盘矢状面示意图

**1. 颞骨关节面**
（1）关节窝。
（2）关节结节　后斜面是功能面。

**2. 下颌骨髁突**
（1）呈椭圆形，内外径长，前后径短。
（2）前斜面小，为功能面。

**3. 关节盘**　从前到后分为五部

| 关节盘组成成分 | 厚度及部位 | 特征 |
| --- | --- | --- |
| 前伸部 | 颞前附着<br>下颌前附着 | — |
| 前带 | 2mm | — |
| 中间带 | 最薄处1mm | 没有血管神经、好发穿孔 |
| 后带 | 3mm | 最厚 |
| 双板区 | 颞后附着<br>下颌后附着 | 最好发穿孔 |

**4. 关节囊、关节间隙**
（1）上腔　大而松。
（2）下腔　小而紧。

**5. 关节韧带**　每侧三条，即颞下颌韧带、茎突下颌韧带和蝶下颌韧带。
（1）颞下颌韧带　可防止髁突向外侧脱位。
（2）茎突下颌韧带　可限制下颌过度前伸。
（3）蝶下颌韧带　防止张口过大，同时具有保护神经血管的作用。

## 二、颞下颌关节的运动

下颌运动通常归纳为开闭颌运动、前后运动及侧方运动三种基本形式，通过颞下颌关节的转动和滑动来实现。
（1）单纯转动　主要发生在关节下腔，又称铰链运动。这种运动可以一直持续到切牙处的张口度达到约18～25mm。
（2）单纯滑动　主要发生在关节上腔，前伸运动时双侧颞下颌关节进行单纯滑动。
（3）滑动兼转动　通常认为从牙尖交错位开始的开口运动，即为滑动兼转动。

| 运动 | | 运动轴心 |
|---|---|---|
| 小开口 | | 转动——髁突 |
| 大开口 | | 滑动——下颌孔；转动——髁突 |
| 最大开口 | | 转动——髁突 |
| 前伸运动 | | 滑动——下颌孔 |
| 侧方运动 | 工作侧 | 转动——髁突 |
| | 非工作侧 | 滑动——下颌孔 |
| 后牙咬物 | 工作侧 | 滑动——下颌孔 |
| | 非工作侧 | 转动——髁突 |

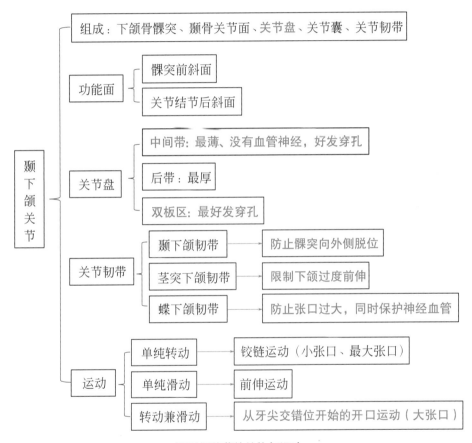

颞下颌关节的结构与运动

# 第三节 口腔面颈部肌

口腔面颈部肌主要包括颌面颈部的表情肌、咀嚼肌、颈部肌以及口腔内的舌、腭、咽、喉部肌。

## 一、表情肌 均受面神经支配

### （一）唇周围肌
**1. 口轮匝肌**
（1）深层 颊肌唇部。
（2）功能 闭唇。
**2. 唇周围肌上组**（了解包括什么）
（1）笑肌
（2）颧肌（颧大肌）

（3）颧小肌（颧头）
（4）提上唇肌（眶下头） } 上唇方肌
（5）提上唇鼻翼肌（内眦头）
（6）提口角肌

### 3.唇周围肌下组（了解包括什么）
（1）三角肌（降口角肌）
（2）下唇方肌 又称降下唇肌
（3）颏肌
（4）功能 颏肌使下唇靠近牙龈并前伸下唇。

## （二）颊肌——呈四边形

（1）其上份纤维进入下唇；下份纤维进入上唇，产生交叉。其最上及最下份纤维不交叉，分别进入上下唇。
（2）功能 使颊贴近牙列参与咀嚼及吸吮，牵拉口角向后。

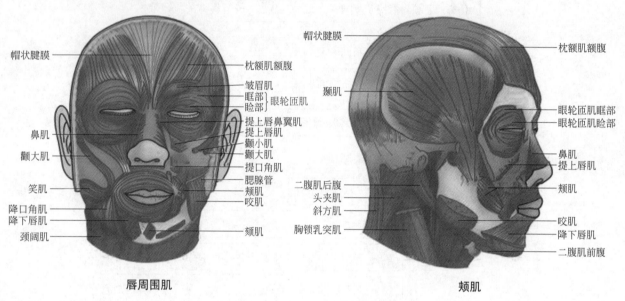

唇周围肌　　　　　　　　　　颊肌

# 二、舌、腭肌

## （一）舌肌（助理不考）

为横纹肌，分为舌内肌和舌外肌。
（1）舌内肌 收缩时改变舌的形态。
（2）舌外肌 收缩时改变舌的位置。

## （二）腭肌

腭部肌位于软腭内，共5对。
（1）腭帆提肌
（2）腭帆张肌 开大咽鼓管，没有腭咽闭合的作用。
（3）腭舌肌。
（4）腭咽肌。
（5）腭垂肌 又称悬雍垂肌。

| 名称 | 作用 |
| --- | --- |
| 腭帆提肌 | 使软腭上提及咽侧壁向内移动 |
| 腭帆张肌 | 开大咽鼓管，没有腭咽闭合的作用 |
| 腭舌肌 | 上提舌根，下降腭帆，缩小咽门 |
| 腭咽肌 | 下降软腭，上提咽喉，缩小咽门 |
| 腭垂肌（悬雍垂肌） | 使腭垂偏向一侧 |

## 三、咀嚼肌

### （一）咬肌（闭口肌群）

| 分层 | 起于 | 止于 |
|---|---|---|
| 浅层 | 上颌骨颧突、颧弓下缘前2/3 | 下颌角和下颌支外面的下半部 |
| 中层 | 颧弓前2/3的深面及后1/3的下缘 | 下颌支的中份 |
| 深层 | 颧弓深面 | 下颌支的上部和喙突 |

功能：双侧收缩**上提下颌骨**并使下颌骨微向前伸，单侧收缩**使下颌向收缩侧运动**。

### （二）颞肌（闭口肌群）

| 名称 | 起于 | 止于 |
|---|---|---|
| 颞肌 | 颞窝及颞深筋膜的深面，通过颧弓深面 | 喙突及下颌支前缘直至第三磨牙远中 |

功能：双侧收缩**上提下颌骨，使下颌向后运动**。单侧收缩**使下颌向收缩侧运动**；颞肌后部肌是翼外肌的拮抗肌。

### （三）翼内肌（闭口肌群）

| 分层 | 起于 | 止于 | 功能 |
|---|---|---|---|
| 深头 | 翼外板的内侧面和腭骨锥突 | 下颌角内侧面及翼肌粗隆 | 上提下颌骨<br>下颌前伸<br>侧方运动 |
| 浅头 | 腭骨锥突和上颌结节 | | |
| 上头 | 蝶骨大翼的颞下面和颞下嵴 | 髁突颈部的关节翼肌窝、关节囊和关节盘 | 下降下颌骨<br>使下颌骨向前运动 |
| 下头 | 翼外板的外侧面 | | |

### （四）翼外肌（开口肌群）

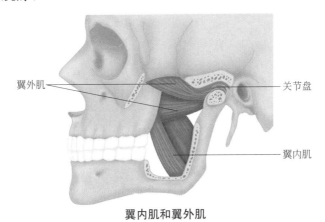

翼内肌和翼外肌

## 四、颈部肌

### （一）颈浅肌群
（1）颈阔肌　作用——协助降下颌骨和向下牵引下唇于口角；
（2）胸锁乳突肌　作用——维持头的端正姿势。一侧收缩，使头向同侧倾斜；同侧同时收缩，使头后仰。

### （二）舌骨上肌群
主要作用是降下颌作用。
（1）二腹肌。
（2）下颌舌骨肌。
（3）颏舌骨肌。
（4）茎突舌骨肌　功能——牵引舌骨向后上，是颏舌骨肌的拮抗肌。

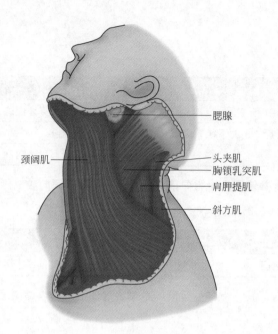

颈浅肌群

## （三）舌骨下肌群（助理不考）

胸骨舌骨肌、肩胛舌骨肌、胸骨甲状肌、甲状舌骨肌。

## （四）口颌系统肌链构成及其临床意义（助理不考）

(1) 肌链构成

① 水平肌链。

② 垂直肌链。

③ 姿态肌链。

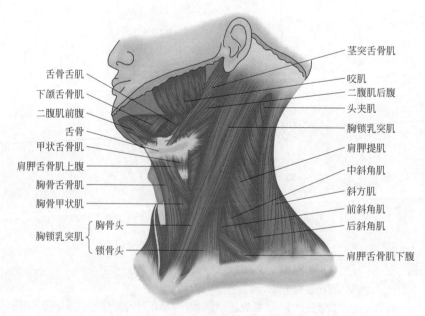

颈部肌肉

(2) 临床意义

① 唇裂、巨舌症破坏了水平肌链。

② 腭裂破坏了垂直肌链。

③ 斜颈病人破坏了姿态肌链。

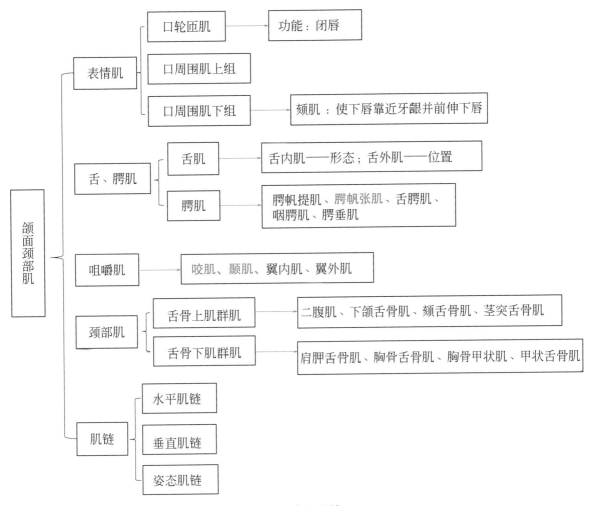

颌面颈部肌总结

# 第四节 血管

## 一、颈内、外动脉的主要分支与分布

面颈部的血液供应主要来源于颈总动脉和锁骨下动脉；颈总动脉在约平甲状软骨上缘处分为颈内动脉和颈外动脉。

### （一）颈内动脉

是脑、眶内结构和额鼻部血供的主要动脉。

### （二）颈外动脉

分为上颌动脉与颞浅动脉两终支。主要分支有以下几种。

（1）**甲状腺上动脉** 在舌骨大角稍下方。

（2）**舌动脉** 平舌骨大角尖处。

分支：舌深动脉、舌下动脉、舌背动脉。

（3）**面动脉（颌外动脉）** 舌骨大角的稍上方。

① 下唇动脉。

② 上唇动脉。

③ 内眦动脉。

④ 颏下动脉。

⑤ 腭升动脉。

当颜面中下区域损伤出血较多时，可压迫咬肌前缘下颌骨体外的面动脉。
（4）上颌动脉（颌内动脉）　髁突颈部的后内方，经翼上颌裂进入翼腭窝。

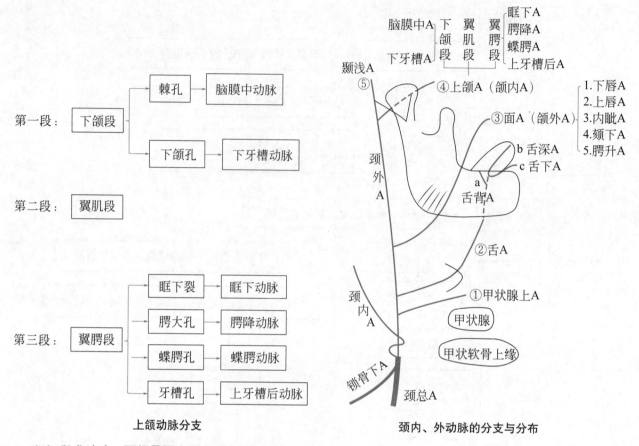

上颌动脉分支　　　　　　　颈内、外动脉的分支与分布

（5）颞浅动脉　下颌骨髁突颈平面发出；为颈外动脉的另一终末支。

### （三）颈内、外动脉的鉴别（重点）

（1）位置　颈内动脉初在颈外动脉的后外侧，继而转至其后内侧。
（2）分支　颈内动脉无分支，颈外动脉一系列分支。
（3）搏动　暂时阻断颈外动脉，同时触摸颞浅动脉或面动脉，如无搏动，即可证实所阻的是颈外动脉。

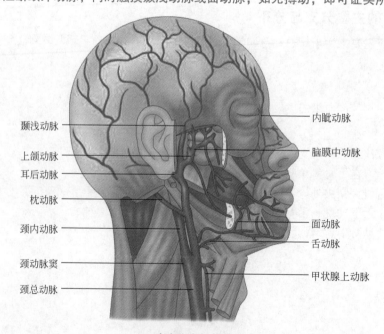

动脉分支与分布

## 二、颌面部、颈部主要静脉的回流途径与范围

口腔颌面部的静脉分为浅静脉和深静脉。

**1. 口腔颌面部浅静脉**
（1）面静脉（面前静脉）。
（2）颞浅静脉。

**2. 口腔颌面部深静脉（注意汇合）**
（1）翼丛 又称翼静脉丛，与颅内、外静脉有广泛的交通。
（2）上颌静脉（颌内静脉） 位于颞下窝内，起始于翼丛后端。

上颌静脉 + 颞浅静脉 = 面后静脉（下颌后静脉）
面后静脉前支 + 面静脉（面前静脉）= 面总静脉
面后静脉后支 + 耳后静脉 = 颈外静脉

（3）下颌后静脉。

**3. 翼丛与颅内的交通** 通过以下三条通道与颅内海绵窦相交通。
（1）卵圆孔网 又称卵圆孔静脉丛。
（2）破裂孔导血管。
（3）眼静脉。

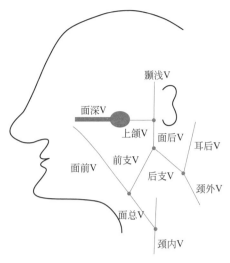

颌面部、颈部静脉回流途径

# 第五节 神经

## 一、三叉神经的分支及分布

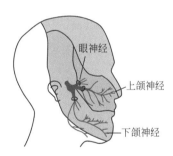

神经分支与分布

有三条分支，分别称为眼神经、上颌神经和下颌神经。
（1）眼神经——感觉神经——眶上裂。
（2）上颌神经——感觉神经——圆孔——翼腭窝。

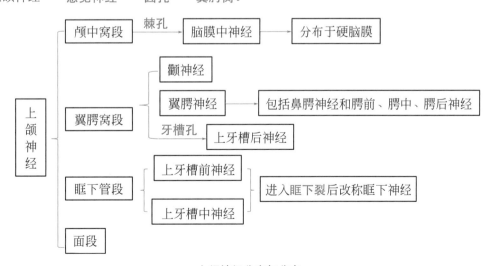

上颌神经分支与分布

（3）下颌神经——混合性神经——卵圆孔——颞下窝。

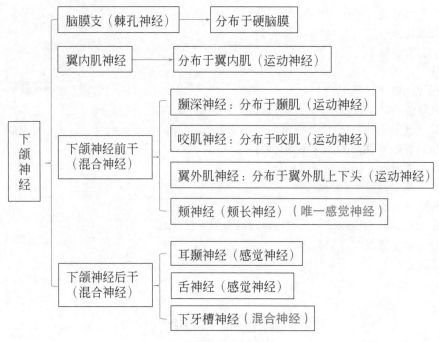

下颌神经分支与分布

（4）上下颌神经在口腔里的分布

| | 神经名称 | 分布部位 |
|---|---|---|
| 上颌神经 | 鼻腭神经 | 1⊥1 的牙髓和 321⊥123 的腭侧黏骨膜和牙龈 |
| | 腭前神经 | 8~3⊥3~8 的腭侧黏骨膜及牙龈 |
| | 上牙槽后神经 | 87⊥78 以及 6⊥6 的腭根和远中颊根、牙周膜、牙槽骨和颊侧牙龈 |
| | 上牙槽中神经 | 54⊥45 以及 6⊥6 的近中颊根、牙周膜、牙槽骨和颊侧牙龈 |
| | 上牙槽前神经 | 321⊥123 的牙髓及其牙周膜、牙槽骨、唇侧牙龈 |
| 下颌神经 | 颊神经 | 8~5⊤5~8 颊侧牙龈、颊部皮肤黏膜 |
| | 舌神经 | 8~1⊤1~8 舌侧牙龈、口底及舌前 2/3 的黏膜、舌下腺和下颌下腺 |
| | 下牙槽神经 | 8~1⊤1~8 的牙髓及其牙周膜、牙槽骨 |
| | 颏神经 | 4~1⊤1~4 的唇颊侧牙龈及下唇黏膜、皮肤及颏部皮肤 |

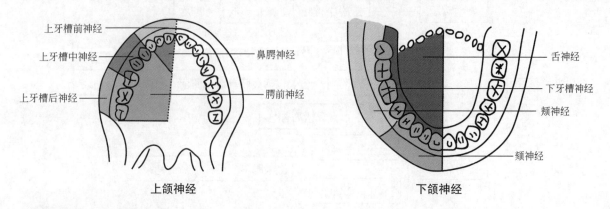

上颌神经　　　　　　　下颌神经

## 二、面神经的分支与分布

面神经为混合性神经，含有三种纤维，即运动纤维、副交感纤维和味觉纤维。

面神经经茎乳孔出颅。以茎乳孔为界，可将面神经分为面神经管段和颅外段。

(1) 面神经管段的分支
(2) 颅外段的分支　面神经出茎乳孔后，在乳突尖端上方约 1cm 处，在距皮肤表面 2～3cm 向前外形成五组分支，由上至下依次为颞支、颧支、颊支、下颌缘支、颈支。

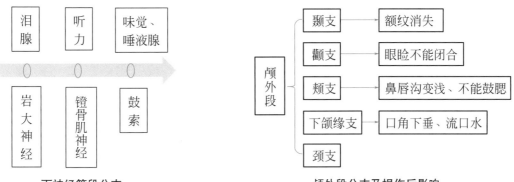

面神经管段分支　　　　　　　　　颅外段分支及损伤后影响

补充：

面神经颞支经髁突浅面或前缘距耳屏前 10～15mm，出腮腺上缘。面神经颞支经耳垂下缘与眼外眦连线出腮腺。

颊支：位于腮腺导管上方 1cm 的称为上颊支，位于导管下方 1cm 的称为下颊支。

面神经从茎乳孔到开始分支的这一段，称为面神经主干，长 1.5～2cm。

### 三、舌咽神经、舌下神经主要分布

(1) 舌咽神经——混合性神经（运动、副交感、感觉、味觉纤维）。
主要分布于咽、颈动脉窦、颈动脉体、舌后 1/3 一般感觉和味觉、腭扁桃体等。
(2) 舌下神经——运动神经。

## 第六节　口腔局部解剖

### 一、口腔境界及表面标志

#### （一）口腔境界

上下牙列、牙龈和牙槽骨弓将口腔分为两部分。
(1) 口腔前庭——牙列的唇颊侧部分。
(2) 固有口腔——牙列的舌侧部分。

#### （二）口腔的表面解剖标志

(1) 口腔前庭沟（唇、颊龈沟）。
(2) 上、下唇系带。
(3) 颊系带。
(4) 腮腺乳头　在平对上颌第二磨牙牙冠的颊黏膜上，有一乳头状突起，腮腺导管开口于此。
(5) 磨牙后区　由磨牙后三角和磨牙后垫组成。
(6) 翼下颌皱襞　其深面有翼下颌韧带。
(7) 颊脂垫尖　下牙槽神经麻醉进针点。

### 二、唇的解剖结构特点及临床意义

#### （一）唇的境界

口裂将唇分为上唇和下唇。

#### （二）唇的表面标志

口角：口裂的两端，其正常位置相当于尖牙和第一前磨牙之间。

#### （三）唇的结构

由外向内分为五层（无皮下组织注意层次）：皮肤、浅筋膜、肌层、黏膜下层、黏膜。

## （四）唇的血液供应与淋巴回流

血液供应：主要来自面动脉分支的上下唇动脉，静脉血经面静脉回流。

淋巴回流：上下唇外侧部淋巴管——下颌下淋巴结。

上唇淋巴管——耳前淋巴结或颈深上淋巴结。

唇中部淋巴管——颏下淋巴结。

下唇中线或近中线的淋巴管——可相互交叉至对侧的下颌下淋巴结。

下颌唇外1/3的淋巴结——颏孔——下颌骨，下唇癌可能扩散至下颌骨。

## 三、颊的解剖结构特点及临床意义

颊的结构由外向内分为六层。

（1）皮肤。

（2）皮下组织　有颊脂垫，并有神经、血管穿行。

（3）颊筋膜。

（4）颊肌。

（5）黏膜下层　含有黏液腺。

（6）黏膜　有腮腺导管口。

## 四、腭的解剖结构特点及临床意义

### （一）硬腭的表面标志

| 表面标志 | 特点 |
| --- | --- |
| 腭大孔 | 硬腭后缘前方约0.5cm处，约相当于腭中缝至上颌第三磨牙龈缘之外中1/3处 |
| 蝶骨翼突钩 | 上颌第三磨牙后内侧1～1.5cm左右处黏膜下 |

### （二）软腭的表面标志——软腭占腭的后1/3。

腭小凹在软腭前端中线两侧的黏膜上，左右各有一对称的小凹陷，为硬腭后缘的标志。

### （三）硬腭软组织的特点

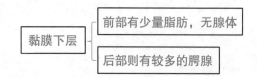

### （四）软腭内的五对腭肌（特点是重点）

| 腭肌 | 特点 |
| --- | --- |
| 腭帆张肌 | 紧张腭帆，开大咽鼓管 |
| 腭帆提肌 | 使软腭上提，咽侧壁向内侧运动 |
| 舌腭肌 | 下降腭帆，紧缩咽峡 |
| 咽腭肌 | 上提咽喉，向前牵引咽腭弓，并使两侧腭咽弓接近 |
| 悬雍垂肌（腭垂肌） | 上提悬雍垂（腭垂） |

补充：腭垂、腭舌弓、舌根共同围成咽门。

## 五、舌的解剖结构特点、淋巴回流特点

### （一）上面（舌背）

舌前2/3分布有四种舌乳头

| 舌乳头 | 特点 |
| --- | --- |
| 丝状乳头 | 数量多，分布于舌体上面，司一般感觉 |
| 菌状乳头 | 散在分布于丝状乳头之间，司味觉 |

续表

| 舌乳头 | 特点 |
|---|---|
| 轮廓乳头 | 一般为7～9个，排列于界沟前方，司味觉 |
| 叶状乳头 | 为5～8条并列皱襞，位于舌侧缘后部，司味觉 |

舌后1/3黏膜无舌乳头，但有许多结节状淋巴组织，称舌扁桃体。

### （二）下面（舌腹）

下颌下腺导管及舌下腺导管的共同开口。

舌腹黏膜下层：从内向外——舌深动脉、舌神经、舌深静脉。

### （三）肌层

**1. 舌的层次**　自上而下——舌背黏膜层、舌肌、舌腹黏膜下层、舌腹黏膜层

**2. 舌内肌和舌外肌**

| 肌层 | 组成 | 功能 |
|---|---|---|
| 舌内肌<br>（收缩时改变舌的形态） | 舌上纵肌 | 使舌头缩短 |
| | 舌下纵肌 | |
| | 舌横肌 | 使舌头伸长 |
| | 舌垂直肌 | 使舌头变宽 |
| 舌外肌 | 颏舌肌、舌骨舌肌、茎突舌肌及腭舌肌 | 收缩时改变舌的位置 |

### （四）舌的神经支配

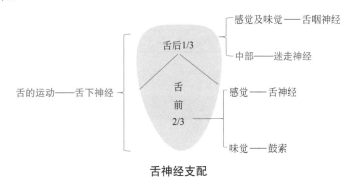

舌神经支配

### （五）舌的淋巴管引流（熟记）

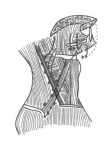

舌的淋巴管引流

舌尖淋巴管 ─┬─ 大部分至颏下淋巴结
　　　　　　└─ 小部分至颈肩胛舌骨肌淋巴结

舌根淋巴管 ──→ 汇入两侧颈深上淋巴结

补充：愈近舌尖 ──→ 注入所在部位愈低
　　　愈近舌根 ──→ 注入所在部位愈高

### （六）舌下区的解剖结构特点及临床意义

舌下区的内容物：舌下腺及下颌下腺深部；下颌下腺导管及舌神经；舌下神经及其伴行静脉；舌下动脉。

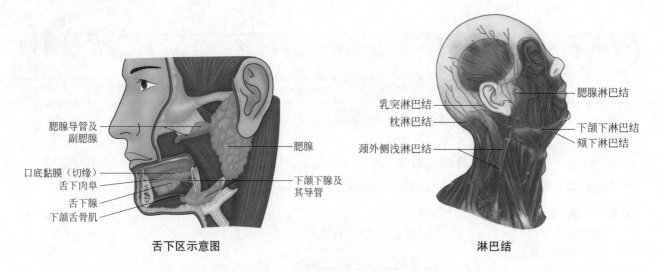

舌下区示意图　　　　　　　　　淋巴结

# 第七节　颌面部局部解剖

## 一、颌面部表面标志及软组织结构特点

### （一）表面解剖标志

| 解剖标志 | 特点 |
| --- | --- |
| 眶下孔 | 位于眶下缘中点下约0.5cm处<br>体表投影：自鼻尖至睑外侧联合连线的中点 |
| 颏孔 | 下5或下4、5之间的下方，下颌体上、下缘中点微上方，距正中线2～3cm |
| 腮腺导管的体表投影 | 为耳垂至鼻翼与口角之间中点连线的中1/3处 |
| 面神经出茎乳孔的位置 | 成人位于乳突前缘中点或乳突尖端上方约1cm处，距皮肤2～3cm |

### （二）美容角（助理不考）

| 解剖标志 | 特点 | 正常范围 |
| --- | --- | --- |
| 额颈角 | 颈点至颏下点、眉间点至颏前点 | 85° |
| 鼻额角 | 鼻根点与眉间点和鼻尖点连线 | 125°～135° |
| 鼻面角 | 眉间点至颏前点、鼻尖至鼻根点 | 36°～40° |
| 鼻唇角 | 鼻小柱与上唇 | 90°～100° |
| 鼻颏角 | 鼻尖至鼻根点和颏前点连线 | 120°～132° |
| 颏颈角 | 颈点至颏下点、眉间点至颏前点 | 85° |

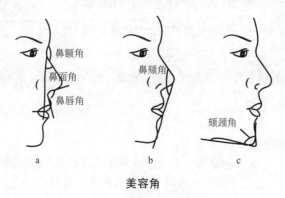

美容角

### （三）皮纹

皱纹线分为重力性皱纹线和动力性皱纹线。

Langer 线是指皮肤皱纹的排列方向是与皮肤真皮内胶原纤维的排列方向一致（手术线）。

## 二、腮腺咬肌区的解剖结构特点

（1）腮腺咬肌区的层次与内容

| 层次 | 特点 |
|---|---|
| 皮肤 | — |
| 皮下组织 | 内含颈阔肌上部 |
| 腮腺咬肌筋膜：形成腮腺鞘 | 1. 浅层致密，深层薄弱<br>2. 鞘与腺体结合紧密，并发出许多间隔伸入腺体<br>3. 鞘的上部与外耳道紧密相连，并发出索状纤维束伸入外耳道前下壁软骨部的裂隙（Santorini 裂隙） |

（2）腮腺　临床上以面神经主干和分支平面为界，将腮腺分为浅、深两叶。

（3）腮腺与神经血管关系密切，其中，穿经腮腺的主要神经血管由浅入深为面神经、下颌后静脉及颈外动脉等，根据腮腺内血管神经的走向，可将其分为纵行和横行两组。

纵行组➡️为颞浅动静脉、耳颞神经、下颌后静脉及颈外动脉
横行组➡️为面神经、上颌动静脉及面横动脉

① 腮腺浅叶上缘神经血管排列从后向前依次为：颞浅 V、耳颞 N、颞浅 A、面 N 颞支、颧支。

② 腮腺浅叶前缘神经血管排列从上向下依次为：面横 A、面 N 颧支、面 N 上颊支、腮腺管、面 N 下颊支、下颌缘支。

③ 腮腺浅叶下端神经血管排列从前向后依次为：面 N 下颌缘支、面 N 颈支、下颌后 V。

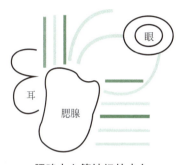

腮腺内血管神经的走向

（4）腮腺深叶的神经血管　为颈内动、静脉，第Ⅸ～Ⅻ对脑神经（"腮腺床"）。

## 三、面侧深区的解剖结构特点

（1）面侧深区的内容（熟记）　翼丛、上颌动脉、翼外肌、下颌神经及其分支。
记忆技巧：一上一下

（2）翼外肌　视为面侧深区的一把钥匙。

| 翼外肌 | 面侧深区的特点 |
|---|---|
| 翼外肌的浅面 | 翼丛和上颌动脉 |
| 翼外肌的深面 | 下颌神经及其分支 |
| 翼外肌上缘 | 颞深前后神经和咬肌神经穿出 |
| 翼外肌两头之间 | 有上颌动脉穿入和颊神经穿出 |
| 翼外肌下缘 | 有舌神经和下牙槽神经穿出 |

## 四、主要蜂窝组织间隙的境界及连通（助理不考）

（1）翼下颌间隙（翼颌间隙）　间隙内主要有舌神经、下牙槽神经和下牙槽动、静脉通过。可经颅底血管神经通颅内。

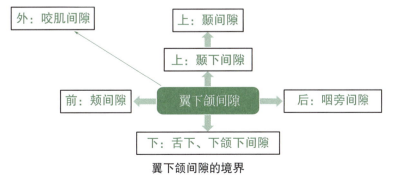

翼下颌间隙的境界

(2)翼腭间隙（翼腭窝） 内界——腭骨垂直板。间隙内主要有上颌神经、蝶腭神经节、上颌动脉及其分支。

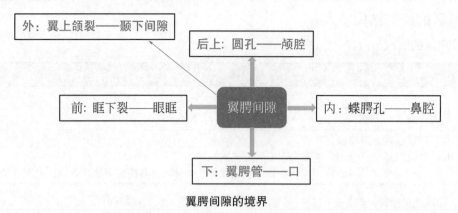

翼腭间隙的境界

# 第八节 颈部局部解剖（助理不考）

## 一、颈部分区与颈筋膜的层次结构

### （一）颈部境界与分区

前部以胸锁乳突肌的前、后缘为界，每侧分为三部：颈前三角、胸锁乳突肌区和颈后三角。

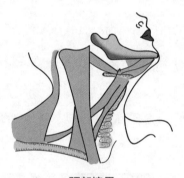

颈部境界

### （二）颈筋膜的层次结构

| 分层 | 特点 |
| --- | --- |
| 颈浅筋膜 | 包绕颈部，颈阔肌在此层内 |
| 颈深筋膜浅层 | 形成完整的封套包绕颈部，除颈阔肌和浅层的脉管、神经外 |
| 颈深筋膜中层 | 颈深筋膜浅层 + 中 = 颈白线 |
| 颈脏器筋膜 | 包被颈部脏器；壁层包于全部脏器的外围并形成颈鞘 |
| 椎前筋膜（颈深筋膜深层） | 椎前肌和斜角肌 |

## 二、下颌下三角的解剖结构特点

### （一）下颌下三角的内容

（1）下颌下腺 为主要内容物。
（2）下颌下淋巴结。
（3）面静脉。
（4）面动脉。
（5）舌神经、下颌下腺导管和舌下神经。

补充：舌骨舌肌的浅面，自上而下依次排列：①舌神经。②下颌下腺导管。③舌下神经。

## （二）舌神经与下颌下腺导管关系（熟记）

关系密切，从解剖关系上可作以下鉴别。

| 舌神经 | 关系 |
| --- | --- |
| 联系 | 舌神经连于下颌下神经节，导管则直接发自下颌下腺 |
| 位置 | 在舌骨舌肌表面，舌神经位于导管的上方 |
| 形态 | 舌神经比下颌下腺导管粗而略扁，且坚韧 |

## 三、气管颈段的解剖及其临床应用

在气管颈段第2～4气管软骨环的前方有甲状腺峡部横过。

**临床行气管切开时注意**（熟知理解）

① 采取头正中后仰位，以免伤及颈总动脉，并使气管位置变浅。
② 一般在第3～5气管软骨环的范围内切开。

## 四、颈动脉三角内容和毗邻

（记忆技巧：三动、两静、两神经、一肌肉）
① 颈总动脉、颈内动脉和颈外动脉。
② 颈内静脉、面总静脉。
③ 舌下神经、喉上神经。
④ 二腹肌后腹。

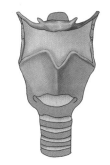

气管软骨环

# 第四单元　口腔生理功能

## 第一节　下颌运动

### 一、下颌运动的形式、范围及意义

1.**下颌运动的形式**　开闭口运动、前后运动和侧方运动三种基本形式。

| 运动的形式 | 特点 |
| --- | --- |
| 单纯转动 | 小开口（从后退接触位开始，下切牙向后下方运动18～25mm）<br>最大张口（至关节结节的前下方，若继续开口，髁突可又表现为单纯转动） |
| 单纯滑动 | 下颌前伸运动<br>（注：如果前牙为深覆殆，下颌前伸时必须先做小开颌运动，然后才能做前伸运动，这时的前伸运动则是转动和滑动相结合的混合运动） |
| 转动兼滑动 | 1. ICP或MPP起始的张口<br>2. 下颌侧方运动，工作侧转动，非工作侧滑动<br>3. 后牙咬物，工作侧滑动，非工作侧转动 |

2. 下颌运动的范围及意义

| 范围 | 意义 |
| --- | --- |
| 边缘运动 | 下颌向各方向所能做的最大范围的运动。最大前伸运动8～10mm |
| 叩齿运动 | 习惯性小开闭口运动，无意识进行 |
| 咀嚼运动 | 下颌的功能运动 |

## 二、下颌运动的制约因素

| 制约因素 | 特点 |
| --- | --- |
| 右侧颞下颌关节 | 双侧颞下颌关节为解剖因素是难以改变的 |
| 左侧颞下颌关节 | |
| 𬌗 | 𬌗因素可在一定范围内人为地加以调整（决定因素） |
| 神经肌肉 | 最重要的因素 |

## 三、下颌运动的记录方法

| 记录方法 | 特点 |
| --- | --- |
| 直接观测 | 开口度（正常40～60mm，小于40mm为开口受限）<br>开口型（下颌直向下，记录为呈"↓"）<br>下颌前伸和侧方运动 |
| 机械描记法 | 哥特式弓描记、机械式髁突运动描记 |
| 电子仪器记录法 | 切点描记、髁点描记 |

## 四、下颌运动的神经传导通路（助理不考）

（1）下颌运动感觉传入路径（浅感觉、深感觉）
三叉神经半月神经节→三叉神经感觉核→对侧丘脑外侧核→中央后回下部
（2）下颌运动的传出路径
中央前回下部→三叉神经运动核→咀嚼肌
下颌运动的协调受锥体外系纹状体的苍白球和小脑的影响。

# 第二节　咀嚼运动

## 一、咀嚼运动的过程和类型

### （一）一般将咀嚼运动归纳为切割、压碎和磨细三个基本阶段

（1）前牙𬌗运动循环的功能阶段　下颌自前伸，经切牙对刃，滑回至牙尖交错位为前牙的一次切割运动。
（2）后牙𬌗运动循环　循环始于下颌由牙尖交错位向下向外（向工作侧），继而上升，使工作侧上下颌后牙的同名牙尖彼此相对，然后下颌后牙颊尖的颊斜面，沿上颌后牙颊尖的舌斜面向舌侧滑行，返回牙尖交错位。下颌后牙颊尖舌斜面从中央窝沿上后牙舌尖颊斜面向舌侧继续滑行，约至其一半处而分离。

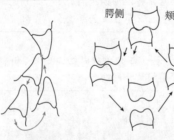

前牙𬌗运动　　后牙𬌗运动

### （二）咀嚼运动的类型

| 类型 | 特点 |
| --- | --- |
| 双侧交替咀嚼 | 约占78%，人类最常用的咀嚼方式 |
| 单侧及前伸咀嚼 | 约占12%，以软食为主的人或由于正常型为牙齿、牙周异常所干扰者，多属此类 |
| 双侧（同时）咀嚼 | 约占10%～2%，全口义齿患者常有这种咀嚼方式 |

## 二、咀嚼周期及咀嚼效率

### （一）咀嚼周期

| 咀嚼周期 | 特点 |
| --- | --- |
| 轨迹图形 | 似滴泪水形、8字形 |
| 时间变化 | 快（开口）→慢（最大开口）→快（闭口）→慢（咬合接触） |
| | 一个咀嚼周期所需时间平均为0.875s，其中咬合接触时间平均为0.2s，两者间之比约为4∶1 |
| | 在咀嚼周期中时程最长的阶段是开口时相，最短的阶段是咬合接触 |

### （二）咀嚼效率

（1）定义　机体在一定时间内，对定量食物嚼细的程度，称为咀嚼效率。
（2）方法
① 筛分称重法（花生米4g，咀嚼20s）。
② 吸光度法（2g烤杏仁，咀嚼20s）。
③ 比色法（苋菜红溶液）。
（3）影响咀嚼效率的因素
① 牙齿的功能性接触面积（最主要）。
② 缺牙的位置。
③ 牙周组织。
④ 颞下颌关节疾病。
⑤ 口腔内软硬组织缺损、手术或外伤等后遗症，均可影响咀嚼功能。
⑥ 全身的健康状态。
⑦ 其他因素。过度疲劳、精神紧张和不良咀嚼习惯（不包括性别）。

## 三、咀嚼运动中的生物力与肌肉活动

### 1.咀嚼运动中的生物力

| 生物力 | 特点 |
| --- | --- |
| 咀嚼肌力 | 为咀嚼肌所能发挥的最大力，也称咀嚼力<br>与肌肉横截面积有关<br>颞肌＞咬肌＞翼内肌 |
| 𬌗力 | 指上、下牙咬合时，牙齿所承受的实际咀嚼力量，又称为咀嚼压力<br>第一磨牙＞第二磨牙＞第三磨牙＞第二前磨牙＞第一前磨牙＞尖牙＞中切牙＞侧切牙 |
| 最大𬌗力 | 为牙周组织所能耐受的最大𬌗力<br>日常咀嚼食物所需力为3～30kgf，为最大𬌗力的一半 |
| 牙周储备力 | 也称为牙周潜力，是牙缺失后的义齿修复的基础 |

### 2.咀嚼运动中的肌肉活动

（1）切咬运动　第Ⅲ类杠杆，费力杠杆；阻力臂长于动力臂，机械效能低，切咬食物时，前牙切咬食物为重点，颞下颌关节为支点，提下颌肌群以咬肌和颞肌为主要动力点，越向前，牙齿承受咀嚼力越小，有利维护狭小单根前牙和牙周组织健康。
（2）侧方咀嚼运动　第Ⅱ类杠杆，省力杠杆，动力臂长于阻力臂，机械效能增加。
当研磨食物的后阶段下颌接近牙尖交错位时，则同时可存在第Ⅱ类和第Ⅲ类杠杆作用。

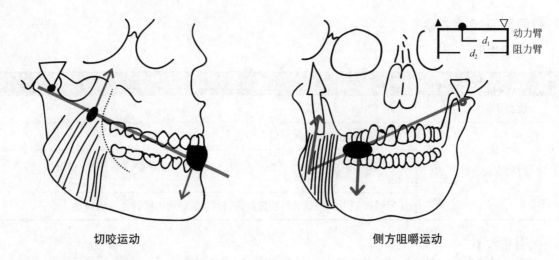

| 切咬运动 | 侧方咀嚼运动 |

### 四、咀嚼时牙的动度与磨耗

**1. 咀嚼时牙的动度** 咀嚼时,牙齿具有轻微的动度,牙的生理动度有一定范围。1牛顿的作用下,垂直方向的移位量是 0.02mm。

500gf 的水平力所致的牙齿动度如下。

| 类型 | 牙齿动度 |
| --- | --- |
| 切牙 | 0.1～0.12mm |
| 前磨牙 | 0.08～0.1mm |
| 磨牙 | 0.04～0.08mm |
| 尖牙 | 0.05～0.09mm |

**2. 磨耗与磨损** 磨耗是生理现象,磨损指牙齿表面与外物机械摩擦而产生的牙体组织损耗。

**3. 磨耗的生理意义**
① 有利于平衡𬌗的建立。
② 降低牙尖高度,减少侧向力。
③ 协调临床冠根比例。

### 五、唇、舌、颊、腭在咀嚼运动中的作用(助理不考)

**1. 唇**
① 唇有丰富的感受器对温度和触觉敏感,可防止不适宜的食物进入口腔。
② 帮助转动食物。
③ 防止食物或饮料从口腔溢出。

**2. 舌**
① 搅拌食物。
② 辨认食物中有无可致创伤的物质。
③ 压挤食物。

**3. 颊**
① 当其松弛时——容纳更多食物。
② 当收缩时——推送食物。

**4. 腭** 与舌共同挤压食物,硬腭对触觉甚为敏感,能辨别食物粗糙的程度。

## 第三节 吞咽功能(助理不考)

### 一、吞咽的过程

每人每天吞咽2400次。

根据食团在吞咽时所经过的解剖部位，将吞咽过程分为三期。
（1）口腔阶段（食团由口腔至咽）　随意动作。
（2）咽腔阶段（食团由咽至食管上段）　急速反射动作，用时 0.1s，此时暂停呼吸。
（3）食管阶段（食团由食管下行至胃）　蠕动波。

## 二、吞咽相关考点

① 从吞咽开始至食物到达贲门所需的时间与食物的性状及人的体位有关，**液体食物需 3～4s，糊状食物约需 5s，固体食物较慢需 6～8s，通常不超过 15s**。

② 咀嚼时——呼吸持续不中断；吞咽时——呼吸中断。

③ 通常认为鼻呼吸比例≤70%，或≤75% 时，则认为口呼吸。

# 第四节　唾液功能

## 一、唾液的相关考点

| 唾液 | 特点 |
| --- | --- |
| 唾液的性质和成分 | 比重为 1.004～1.009，pH 值平均为 6.75<br>唾液中水分约占 99.4%，固体物质约占 0.6%<br>（有机物约占 0.4%，无机物约占 0.2%）<br>唾液中的有机物主要为**黏蛋白** |
| 唾液的分泌和调节 | 正常成人每天唾液的分泌量为 1000～1500mL。在无任何刺激的情况下，唾液的基础分泌为每分钟 0.5mL<br>**分泌量：**<br>腮腺占 22%～30%（对于进食等刺激的反应大于下颌下腺）<br>下颌下腺最大：60%～65%（静止时分泌量最大）<br>腮腺和下颌下腺占 90%，舌下腺占 2%～4% |

## 二、唾液的作用

| 作用 | 原理 |
| --- | --- |
| 消化作用 | 淀粉酶 |
| 溶酶作用 | 使食物中的有味物质，先溶解与唾液 |
| 清洁作用 | 唾液的**流动性** |
| 稀释和缓冲作用 | 稀释，**碳酸氢盐**缓冲 |
| 杀菌和抗菌作用 | **溶菌酶，硫氰酸盐，SIgA** |
| 黏附和固位作用 | 唾液的黏着力 |
| 缩短凝血时间的作用 | 血液:唾液=1:2 时，凝血时间最短 |
| 排泄作用 | 血液中的异常或过量成分，常可通过唾液排出 |
| 其他作用 | — |

# 第五节　口腔感觉

口腔一般感觉的敏感性依次为：痛觉＞压觉＞冷觉＞温觉。

## 一、口腔颌面部痛觉（感受器为游离神经末梢）

（1）与第二磨牙相对的颊黏膜区有触点而无痛点，自颊侧前膜中央至口角的一段带状区痛觉较迟钝，称为**无痛区**（亦称为 Kiesows zone）。

（2）牙龈缘处痛觉最为敏感。
（3）牙髓及牙周膜的痛觉感受器密度从高到低依次的部位为前牙、前磨牙、磨牙。

## 二、口腔黏膜温度觉、触觉及压觉

（1）温度觉包括冷觉与热觉。上唇黏膜皮肤移行部为55～60℃，口腔黏膜为60～65℃。
（2）鲁菲尼（Ruffini）是热感受器，克劳斯（Krause）是冷感受器。
（3）口腔黏膜各部对触压觉的敏感度不同　最敏感者为舌尖、唇及硬腭前部；较迟钝者为颊、舌背和牙龈。
（4）触觉及压觉　引起黏膜触压觉的感受器主要有4种（记忆方法：两个M、牙周膜和触觉本体感受器）。
① Meissner 触觉小体。散布于舌尖和唇部。
② Meckel 环层小体。分布于口腔黏膜及唇部。
③ 牙周膜本体感受器。分布在牙周膜内。
④ 游离神经末梢。不仅能感受痛觉刺激，也参与接受触觉和本体感觉等刺激。

## 三、牙周本体觉（助理不考）

分布在牙周膜内，能感受牙体受力的大小、方向等感觉，舌尖最敏感，颊部最不敏感。
牙周本体觉感受器有以下几种。
（1）梭形末梢　分布于牙周膜内是牙周本体感觉的主要感受器。
（2）游离神经末梢　既感受痛觉刺激，也参与本体感觉等。
（3）Ruffini 末梢　分布于根尖周围，属于机械感受器，参与本体感觉。
（4）环状末梢　分布在牙周膜中央区，功能尚不清楚。

## 四、味觉（助理不考）

（1）味觉感受器　主要是味蕾。
（2）基本味觉　酸、甜、苦、咸。
（3）舌尖（菌状乳头）甜敏感，舌侧（叶状乳头）缘酸敏感，舌根（轮廓乳头）苦敏感，全舌咸敏感，腭部主要酸苦味，比舌敏感。
（4）辣是一种痛觉，不是味觉。
（5）影响味觉的因素　50岁左右味觉功能下降，食物在20～30℃时，味觉的敏感性最高。

# 口腔预防医学

口腔预防医学大家会感觉有些陌生,需要理解记忆的内容比较多。由于此科目占分相对较多,只要掌握正确的方法可以迅速提高分数,而且分析历年执业医师和执业助理医师考试,口腔预防医学的分值逐年升高,所以大家要集中精力把口腔预防医学的知识点攻下。大家不要一味追求高精尖的题,往往普通题才是过关主流,基础扎实才是过关的王道!

# 第一单元　绪论

## 一、口腔预防医学的概念

口腔预防医学"通过有组织的社会努力，预防口腔疾病，维护口腔健康及提高生命质量"研究口腔疾病的发生、发展及分布规律，以及影响口腔健康的各种因素及其预防措施和对策，达到预防口腔疾病、促进口腔健康及提高生活质量的目的。

## 二、口腔预防医学主要研究对象——人群

口腔预防医学构成的基本要素：研究群体的口腔疾病患病情况、群体预防措施和个人预防保健方法。

## 三、三级预防的原则

1. **一级预防**　又称病因预防，是预防医学的最终奋斗目标，其主要的任务是针对疾病发生的生物、物理、化学、心理及社会因素采取预防措施，消除致病因素，防止各种致病因素对人体的危害，如口腔健康教育、口腔卫生指导、控制牙菌斑的措施、氟化物的应用、饮食控制、封闭窝沟、保护牙髓。

2. **二级预防**　又称临床前期预防，即在疾病发生的前期做到早期发现、早期诊断和早期治疗即"三早"。以控制疾病的发展和恶化，对于传染病，除了"三早"，还需做到疫情早报告以及患者早隔离，即"五早"。如定期口腔健康检查、高风险人群的发现和早期龋齿充填等。

3. **第三级预防**　又称临床预防，对已患某些疾病者，应采取及时、有效的治疗和康复措施，使患者尽量恢复生活和劳动能力，能参加社会活动并延长寿命。如牙列缺损和缺失的修复等。

# 第二单元　口腔流行病学

## 第一节　概述

（1）口腔流行病学的概念　不用于直接指导临床。
（2）口腔流行病学的作用
① 描述人群口腔健康与疾病的分布状态。
② 研究口腔疾病的病因和影响流行的因素。
③ 研究疾病预防措施并评价其效果。
④ 监测口腔疾病流行趋势。
⑤ 为制订口腔卫生保健规划提供依据。
（3）横断面调查是描述性口腔流行病学最常用的方法。

## 第二节　口腔流行病学的方法（助理不考）

### 一、描述性流行病学

描述性流行病学是流行病学中最常用的一种研究方法，提出病因假设。

| 分类 | 定义 | 举例 |
| --- | --- | --- |
| 横断面研究（最常用） | 又称现况调查，某一特定时点上（较短的时间内）的情况 | 我国进行的第四次全国口腔流行病学抽样调查（一个时间点） |
| 纵向研究 | 又称"疾病监测"，即在某种情况下在一个人群中随着时间推移的自然动态变化，也就是定期随访 | 对一小学生龋病发病情况进行定期检查（有一段时间）。动态的观察疾病演变情况 |
| 常规资料分析 | 又称历史资料分析，即对已有的资料或者疾病监测记录做分析或总结 | 研究该市若干医院近5年的病历资料（研究的是资料） |

## 二、分析性流行病学

分析性流行病学，验证病因假设。它包括病例-对照研究和群组研究

| 项目 | 病例-对照研究（由果到因） | 群组研究（由因到果） |
| --- | --- | --- |
| 定义 | 用于探讨病因、相关因素对于疾病发生的影响。时间上是先"果"后"因"的回顾性研究 | 又称队列研究，将特定人群按其是否暴露于某因素分为两组，追踪观察一定时间，比较两组的发病率，以检验该因素与某疾病联系的假设。在时间上是先有"因"，后有"果"，属前瞻性研究 |
| 常用于 | 适合研究一些病程较长的慢性病和一些比较少见的疾病，尤其适合那些原因未明疾病的研究 | — |
| 特点 | 优点：观察时间短、需要研究的对象少<br>缺点：准确性较低 | 优点：研究结果准确度高，可以获得不同暴露强度与疾病的关系<br>缺点：对慢性病需要大量的人力物力 |
| 举例 | 口腔癌患者病因回顾 | 暴露病因观察结果，如嚼槟榔对于口腔癌的影响 |

## 三、实验流行病学

实验流行病学两个重要特点：一是有干预措施；二是设立对照组。是一种前瞻性研究。
主要用途如下。
① 验证病因假设。
② 预防措施的效果与安全性评价。
③ 评新药、新方法、新制剂的效果与安全性评价。
④ 成本效果评价、成本效益分析。

| 项目 | 内容 |
| --- | --- |
| 根据不同的研究目的和研究对象分类 | ① 现场实验<br>② 社区干预实验（是临床试验和现场试验的扩展）<br>③ 临床试验（对象为患者或健康人） |
| 试验方法 | ① 开放试验<br>② 盲法试验　分为单盲、双盲或三盲 |
| 试验步骤 | ① 明确试验的目的<br>② 确定试验现场<br>③ 确定试验对象<br>④ 确定试验样本量<br>⑤ 确定试验组与对照组　临床试验应遵循三个原则：随机、对照与盲法<br>⑥ 开放试验与盲法试验，盲法试验又可分为单盲、双盲或三盲。其中双盲法比较常用<br>⑦ 措施标准化，应制订统一的措施、方法与标准<br>⑧ 确定试验观察期限，如氟防龋效果观察，至少应持续2年，一般为2～3年。牙周病预防措施的效果观察可以6周到18个月，主要是根据实验的目的决定 |

⑤ 实验流行病学是在严格控制的实验条件下进行的，所以验证假设的可信度更高。

# 第三节　口腔健康状况调查

口腔健康状况调查是口腔流行病学中最常用的一种方法是一种横断面调查。

## 一、调查目的及内容设计

口腔健康状况调查的目的如下。
① 查明口腔疾病在特定时间内的发生频率和分布特征及其流行规律。
② 了解和分析影响口腔健康的有关因素。
③ 为探索病因、建立和验证病因假设提供依据。
④ 选择预防保健措施和评价预防保健措施的效果。
⑤ 评估治疗与人力需要。

调查项目即调查涉及口腔健康状况的主要内容，这应根据调查目的来确定。

| 分类 | 一般项目 | 健康状况项目 | 问卷调查项目 |
|---|---|---|---|
| 作用 | 用于调查后的统计分析 | 用于统计分析和信息管理 | 口腔相关情况 |
| 内容 | 一般情况，如：姓名、性别、年龄、职业、民族、籍贯、文化程度、经济状况、宗教信仰、出生地区、居住年限等 | 最常用的调查项目如龋病、牙周病、牙列状况等，其它如氟牙症、釉质发育不全、口腔黏膜状况、颞下颌关节状况 | 主要包括口腔卫生知识、态度与信念，行为与实践。如：个人口腔卫生、刷牙与牙刷、牙膏选择、刷牙习惯、龋病与牙周病、预防意识与就医行为 |

## 二、指数和标准

| 分类 | 内容 |
|---|---|
| 冠龋的诊断标准 | 用CPI探针探到牙的窝沟或光滑面有底部发软的病损，釉质有潜在损害或沟壁软化者 |
| 根龋的诊断标准 | 用CPI探针在牙根面探及软的或皮革样的损害 |
| 改良CPI指数 | 牙龈出血和牙周袋深度 |
| Dean指数 | 氟牙症损害、分类依据 |
| DMFT、DMFS | 龋病指数 |

## 三、调查方法

### （一）普查

普查是指在特定时间范围内，一般为1~2天或1~2周，对特定人群中的每一个成员进行的调查或检查，又称全面调查。普查的应查率要求在95%以上。

| 优缺点 | 内容 |
|---|---|
| 优点 | 能发现调查人群中的全部病例并给予及时治疗，或用作项目开发的依据。还能普及医学知识 |
| 缺点 | 调查需要的工作量大，成本太高，其次就是漏查率太高 |

### （二）抽样调查

被抽到的人群称为样本人群。省时间、省劳力和省经费，且所得资料同样具有代表性。

| 方法 | 分类标准 | 举例 |
|---|---|---|
| 单纯随机抽样 | 随机按照概率抽样 | 抽签、随机数字 |
| 系统抽样又称间隔抽样、机械抽样 | 先编号，再随机抽取第一个调查对象，然后再按一定间隔随机抽样 | — |
| 分层抽样 | 分层类别有年龄、性别、居住地、文化程度、经济条件 | 将总体分成若干个"层"，再用随机方式抽取 |
| 整群抽样 | 整群为抽样单位 | 随机抽取若干群为调查单位 |
| 多级抽样又称多阶段抽样 | 在进行大规模调查时，常把抽样过程分为几个阶段 | 每个阶段可采用单纯随机抽样，也可将以上各种方法结合起来使用 |

### （三）捷径调查

代表性的指数年龄组的人群（5，12，15，35~44，65~74岁）。

### （四）试点调查

又称预调查。WHO推荐先对有代表性的1~2个年龄组少数人群进行调查，**通常为12岁组**，加另一个年龄组。

## 四、样本含量

样本含量大小会影响调查效果，含量小则抽样误差大，不易获得能说明问题的结果；含量太大则造成浪费。现况调查样本含量估计常用以下公式（熟记）：$N=k \times Q/P$。

$N$ 为受检人数，$P$ 为某病预期现患率，$Q=1-P$。$k$ 值根据研究项目的允许误差大小而确定。

| 误差率 | $k$ 值 |
| --- | --- |
| 当允许误差为 10%（$0.1P$）时 | $k=400$ |
| 当允许误差为 15%（$0.15P$）时 | $k=178$ |
| 当允许误差为 20%（$0.2P$）时 | $k=100$ |

## 五、误差及预防方法

影响口腔健康调查结果真实性的因素主要有随机误差（random error）和偏倚（偏性，bias）。随机误差是在抽样调查过程中产生的变异，不能完全避免，但可测量其大小，并能通过抽样设计和扩大样本量来加以控制，可以做到减少抽样误差。偏倚则是一种错误，现将常见的偏倚种类和控制方法介绍如下（理解记忆）。

| 分类 | 原因 |
| --- | --- |
| 选择性偏倚 | 随意选择（不是随机选择），不是按照抽样设计的方案进行 |
| 无应答偏倚 | 实际就是漏查 |
| 信息偏倚 | ① 因检查器械等造成的测量偏倚（器械环境有问题）<br>防止方法：使用标准器械，保持稳定环境<br>② 因调查对象引起的偏倚（检查对象不靠谱），分为回忆偏倚与报告偏倚<br>防止方法：尽可能地回忆目标，对象转移法，间接询问法<br>③ 因检查者引起的偏倚原因　a.检查者之间偏性；b.检查者本身偏性<br>防止方法　a.疾病的诊断标准要准确；b.调查前要认真培训，对于诊断标准要统一认识；c.调查前要做标准一致性试验（无须多次） |

记忆口诀：回忆偏倚记不住，报告偏倚是骗人。
标准一致性试验的 Kappa 值与可靠度的关系如下。

| Kappa 值 | 可靠度 |
| --- | --- |
| 0～0.40 | 不合格 |
| 0.41～0.60 | 中 |
| 0.61～0.80 | 优 |
| 0.81～1.0 | 完全可靠 |

## 六、数据整理和统计

### 1. 数据整理方法

（1）核对　首先是对所有数据进行认真核对。
（2）分组　就是把调查资料按照一定的特性或程度进行归类。
（3）计算　资料分组后，就可以清点每组中的频数。

### 2. 统计指标（熟记）

| 统计指标 | 作用 |
| --- | --- |
| 平均数 | 反映一组性质相同的观察值的平均水平或集中趋势，常用于分析计量资料 |
| 标准差 | 一组观察值之间的变异程度，即离散度 |
| 标准误 | 标准误是用来表示抽样误差的大小 |
| 率 | 率是用来说明某种现象发生的频率或强度，百分比 |
| 构成比 | 构成比是用来说明某事物内部各构成部分所占的比重，百分比 |
| 可信区间 | 在抽样调查中其样本均数呈或近似正态分布 |

3. 统计分析

| P 值 | 意义 |
| --- | --- |
| $P>0.05$ | 统计学无显著意义 |
| $0.05 \geqslant P >0.02$ | 统计学有显著意义 |
| $P \leqslant 0.01$ | 统计学高度显著意义 |

# 第四节 口腔健康问卷调查（助理不考）

## 一、问卷调查的内容

（1）研究对象的属性　即调查对象的基本特征。
（2）口腔健康知识、态度和行为。
① 知识。特定口腔健康问题的了解。
② 态度。对于口腔健康各方面的看法和观念。
③ 行为。个人卫生习惯、饮食习惯、就医行为。
（3）口腔健康相关生活质量　反应口腔疾病及其防治对人们的生理功能、心理功能及其社会功能等方面的综合评估指标。

## 二、问卷结构

（1）首页。
（2）题目　问卷的核心部分，由问题、答案和编码三部分组成。
（3）联结部分。
① 指导语。
② 过渡语。
③ 结束语。

## 三、问卷设计

（1）问卷设计的原则。
（2）问卷设计的步骤　一般将简单、容易回答的问题放在前面，难度较大的、敏感的问题放在后面。
（3）问题的设计　问题的结构口腔医学研究中多以封闭型问题为主。
（4）答案设计　程度式答案应按一定顺序排列且对称。包括很同意、同意、无所谓、不同意、很不同意。

## 四、调查方式

最常使用的问卷调查方式有自填式和访谈式两大类。

## 五、质量控制

信度同义词是一致性、可重复性。
效度是有效性、准确性或真实性。

## 六、问卷回收率

高回收率的常用方法如下。
① 版面设计简洁、美观且容易阅读。
② 问卷问题数量合适且容易回答，最好采用打钩、画圈等选择形式。
③ 争取权威机构的支持。
④ 让调查对象事先对研究的目的和意义有所准备，从而更愿意接受调查。
⑤ 方便调查对象。
⑥ 注意调查员的培训。
⑦ 赠送纪念品。

# 第五节 口腔临床试验方法（助理不考）

## 一、定义

① 临床试验是指以人体作为观察对象，以临床为研究场所，临床试验的试验对象是人体。
② 临床试验三个基本原则，即随机、对照和盲法。

## 二、基本分类

历史性对照研究、非随机同期对照试验、随机对照试验。
交叉设计临床试验、序贯临床试验。

## 三、临床试验设计

（1）选择研究对象 有统一的评价指标、统一的纳入标准和统一的排除标准。
评价指标原则：**客观性、实用性、特异性、敏感性、重复性**。
常用评价指标：各种率以及各种平均数（患病率、龋均等）。
纳入标准：标准定太高，不易找到研究对象。标准定太低，又会影响研究结果。
排除标准：依从性差、有过敏反应、孕妇，均要排除。
考虑到有中途退出，丢失试验数据，所以一般还需要增加10%的样本量。
（2）设立对照组 对照是临床试验的原则之一。
（3）随机化分组

| 分组 | 内容 |
|---|---|
| 完全随机化分组 | 先将受试者编号，再用抽签或随机数字的方法分组<br>适合于一些主要干扰因素在受试者之间的分布比较均匀的样本人群 |
| 区段随机化分组 | 根据受试者进入临床试验的时序分为若干个区段，再对每个区段随机化分组<br>适合临床特点，根据患者陆续就医的情况，将患者按就医先后分成不同区段，然后在每组随机分配，可提高研究效率 |
| 分层随机化分组 | 先根据干扰因素或受试者的临床特征分层，然后再在每层随机化分组<br>适合于受试者之间干扰因素分布不均衡时，可以消除干扰因素对预后的影响 |

（4）控制干预措施质量
① 统一的干预方案。
② 保证依从性的措施。
③ 避免沾染和干扰。
（5）注意医学伦理问题 临床试验应该遵循赫尔辛基宣言。
（6）盲法试验

| 方法 | 内容 |
|---|---|
| 非盲 | 不管是试验者还是受试者都知道试验的分组情况 |
| 单盲 | 仅试验者知道分组情况，受试者不知道自己属于试验组还是对照组 |
| 双盲 | 试验者和受试者都不知道分组结果，这是临床试验用得最多的盲法设计 |

（7）确定临床试验周期 氟防龋至少应持续2年，一般为2～3年。牙周病预防措施观察：6周～18个月。
（8）临床试验结果的评价
① 设计层面评价。
② 测量层面评价。
③ 文献分析层面评价。
（9）对照组的种类

| 项目 | 内容 |
|---|---|
| 阳性对照 | 以标准方法或常规方法作为对照组，以新方法或需要研究的方法作为试验组 |
| 阴性对照 | 对照组使用的方法除了试验组的研究因素外，其他部分均与试验组相同 |
| 空白对照 | 对照组不使用任何措施。临床试验一般不采用空白对照，因为它违反盲法原则。但在某些情况下，盲法试验无法进行，如手术等 |

# 第三单元　龋病预防

## 第一节　龋病流行病学

### 一、龋病常用指数（熟记）

记录龋病患病状况常用的指数有龋失补指数（DMF index）、龋均、龋面均、患病率、龋病发病率与无龋率、根龋指数，分述如下。

| 龋病常用指数 | 公式 | 注意事项 |
|---|---|---|
| 恒牙龋失补牙指数（DMFT）<br>恒牙龋失补牙面指数（DMFS） | "龋"即已龋坏尚未充填的牙<br>"失"指因龋丧失的牙<br>"补"指因龋已做充填的牙<br>DMFS更加细分了项目，<br>因龋失一颗前牙4个面，后牙5个面 | 失牙的标准是<br>30岁以上者，不再区分是龋病还是牙周病导致的失牙 |
| 乳牙龋、失、补牙指数（dmft）<br>乳牙龋、失、补牙面指数（dmfs） | | 失牙的标准是<br>9岁以下的儿童，丧失了不该脱落的乳牙即为龋失 |
| 龋均 | $龋均 = \dfrac{龋失补牙数之和}{受检人数}$ | 龋均<br>反映受检人群龋病的严重程度，记录人群中每人口腔中龋失补牙的平均数 |
| 龋面均<br>（更灵敏） | $龋面均 = \dfrac{龋失补面数之和}{受检人数}$ | 反映受检人群龋病的严重程度 |
| 患龋率 | $患龋率 = \dfrac{患龋病人数}{受检人数} \times 100\%$ | 在某一时间某一人群中患龋病的频率，故常以百分数表示 |
| 龋病发病率<br>这一指标在口腔流行病学中应用最为广泛 | $发病率 = \dfrac{发生新龋的人数}{受检人数} \times 100\%$ | 龋病发病率通常是指至少在一年时间内，某人群新发生龋病的频率 |
| 无龋率：<br>主要用来表示一个地区的口腔健康水平和预防措施的成果 | $无龋率 = \dfrac{该年龄组全无龋的人数}{受检年龄组人数} \times 100\%$ | 全口牙列均无龋的人数占全部受检人数的百分率 |
| 根龋指数<br>（RCI） | $根龋指数 = \dfrac{根面龋数}{牙龈退缩的牙面数} \times 100\%$ | 多见于牙龈退缩后，发生在牙根面的龋和因牙根面龋而做的充填 |

### 二、流行特征及其影响因素

（1）流行特征　地区分布、时间分布，人群分布。

① 地区分布。世界卫生组织规定龋病的患病水平，以12岁龋均作为衡量标准（熟记）。

WHO龋病流行程度的评价指标（35~44岁、12岁）如下。

**35～44 岁**

| 龋均 | 等级 |
| --- | --- |
| 0～4.9 | 很低 |
| 5.0～8.9 | 低 |
| 9.0～13.9 | 中 |
| >13.9 | 高 |

**12 岁**

| 龋均（DMFT） | 等级 |
| --- | --- |
| 0.1～1.1 | 很低 |
| 1.2～2.6 | 低 |
| 2.7～4.4 | 中 |
| 4.5～6.5 | 高 |
| 6.6 以上 | 很高 |

② 时间分布。西方发达国家，20 世纪 70 年代患龋率逐渐下降；患龋率的下降跟预防保健工作的推进密不可分，比如：含氟牙膏，氟化水源的广泛应用对龋病患病率的下降起了重要的作用。相反一些发展中国家，生活水平提高糖摄入量增加预防保健跟不上，后期预防保健工作开展比较好患龋率下降，所以是先上升后下降。

③ 人群分布

| 分类 | 龋病发病率 |
| --- | --- |
| 年龄 | 婴幼儿：26～32 个月患龋率直线上升<br>乳牙：3 岁上升，5～8 岁达到高峰<br>恒牙：12～15 岁易感期，50 岁以后根面龋上升 |
| 性别 | 乳牙：男略多于女<br>恒牙：女略多于男 |
| 地区 | 发达国家下降，农村高于城市<br>发展中国家上升，城市高于农村 |
| 民族 | 各不相同，彝族最高，回族最低 |

（2）影响龋病流行的因素（社会经济因素、氟的摄入量，饮食习惯，家族影响）

| 社会经济因素 | 龋病流行的重要影响因素 |
| --- | --- |
| 氟摄入量 | 人体氟的主要来源是饮水，患龋率一般与水氟浓度呈负相关<br>水氟浓度在 0.6～0.8 ppm 时，龋均及患龋率最低 |
| 饮食习惯 | 流行病学研究表明，糖的摄入量、摄入频率及糖加工的形式与龋病有密切关系 |
| 家族影响 | 父亲母亲如果是龋病易患者，子女也常常是龋病的易感者 |

（3）DMFT"龋"即已龋坏尚未充填的牙"失"指因龋丧失的牙，"补"指因龋已做充填的牙，其中失牙标准 30 岁以上，9 岁以下。

（4）龋面均比龋均灵敏

| 龋均（DMFT） | 等级 |
| --- | --- |
| 0.1～1.1 | 很低 |
| 1.2～2.6 | 低 |
| 2.7～4.4 | 中 |
| 4.5～6.5 | 高 |
| 6.6 以上 | 很高 |

快速记忆：表格中有三个数字比较好记：1.1、4.4、6.6，再加 2.6、6.5。

（5）龋病流行特征　地区分布、时间分布、人群分布。

（6）影响龋病流行的因素　社会经济因素、氟摄入量、饮食习惯、家族影响。

## 第二节　龋病预测与早期诊断（助理不考）

### 一、龋病预测

#### 1. 易感因素预测

（1）患龋经历　儿童既往的患龋经历，可以作为乳牙或者恒牙未来患龋情况的预测指标，有乳牙龋的儿童患恒牙龋的可能性是无乳牙龋儿童的 3 倍。

乳牙根尖周感染引起的恒牙釉质发育不全称特纳牙。

（2）致龋微生物　变形链球菌和乳杆菌数量的变化常作为患龋人群危险因素预测的指标。

（3）唾液　唾液的缓冲能力、流率、唾液的氟水平（唾液中含有氟离子）。

（4）全身健康状况　某些全身性疾病改变了机体的抵抗力，可导致龋病。比如：舍格伦综合征或头颈部肿瘤或长期用药导致的唾液分泌量减少。

（5）社会行为　这个预测指标对儿童和老年人的龋预测较为有效。社会经济学因素：家庭收入、家庭背景、母亲教育程度、移民背景，口腔保健措施实施情况。正确的口腔保健措施可以预防龋病。

#### 2. 实验室预测

以致龋菌及酸性产物为指标，检测龋发生危险因素的试验称为龋活性试验。

目前较为成熟的致龋菌检测方法如下。

| 方法 | 内容 | 标准 |
| --- | --- | --- |
| Dentocult SM 试验 DSM | 观察唾液中每毫升菌落形成单位（CFU/Ml）的变性链球菌数最来判断龋的活性 | 分四级：<br>变链（蓝色）<br>"0 和 1" <$10^5$<br>"2" <$10^5$～$10^6$<br>"3" >$10^6$<br>"3" 为高龋的活性 |
| DentoculeLB 试验 DLB | 主要观察乳杆菌在唾液的数量 | >10000/mL（$10^4$CFU/mL）为高龋的活性 |
| Cariostat 试验 | 检测牙表面菌斑内产酸菌的产酸能力 | 蓝紫色（−）<br>绿色（+）<br>黄绿色（++）<br>黄色（+++）<br>（++）培养管内 pH 5.0～5.5 为危险龋活性，（+++）为明显龋活性 |
| Dentobuff Strip 试验 DS | 了解唾液的缓冲能力 | 试条从黄变为蓝色表示 pH>6.0<br>说明唾液有缓冲能力 |
| 刃天青纸片法 | 用颜色显色法，观察唾液内变形链球菌的数量 | 纸片<br>蓝色（−）<br>紫蓝色（+）<br>红紫色（++）<br>粉色（+++）<br>白色（++++）<br>粉色（+++）以上为龋活跃 |
| 定量 PCR 方法 | 用定量 PCR 检测受检者唾液内变性链球菌的数量判读龋的活性 | — |

## 二、龋活性试验（记忆方法）

Dentocult SM 试验：DSM 观察唾液中每毫升菌落形成单位（CFU/Ml）的变性链球菌数最来判断龋的活性（M）。

DentoculeLB 试验 DLB 主要观察乳杆菌在唾液的数量（B）。

Cariostat 试验 检测牙表面菌斑内产酸菌的产酸能力（C）。

Dentobuff Strip 试验：DS 了解唾液的缓冲能力，流量（S）。

刃天青纸片法：用颜色显色法观察唾液内变形链球菌的数量，粉色（+++）以上为龋活跃。

定量 PCR 方法：用定量 PCR 检测受检者唾液内变性链球菌的数量来判断龋的活性。

# 第三节 龋病的分级预防和方法

## 一、龋病的三级预防

| | 内容 | 举例 |
|---|---|---|
| 一级预防 | ① 口腔健康教育与指导<br>② 控制消除危险因素，合理应用防龋方法 | 宣传教育、氟化物防龋措施，**窝沟封闭、防龋涂料** |
| 二级预防 | 即"三早"：早发现，早诊断，早治疗<br>传染病"五早"：早发现，早诊断，早报告，早隔离 | 定期检查，X 线片等**辅助诊断**，在检查诊断基础上做早期充填 |
| 三级预防 | ① 防止龋的并发症<br>② 恢复功能 | 龋病引起的牙髓炎、根尖周炎，颌骨骨髓炎<br>不能保留患牙的及时拔除<br>牙列缺损、缺失及时修复<br>恢复正常口腔功能 保持身体健康 |

## 二、龋病的预防方法

| 项目 | 内容 |
|---|---|
| 牙菌斑的控制 | 机械法：刷牙、牙线的使用、牙膏、牙间隙刷等 |
| | 化学方法：氯己定（洗必泰）、三氯羟苯醚、硼砂溶液 |
| | 植物提取法：五倍子，金银花、两面针、三七及茶叶等 |
| | 生物学方法：（抗菌斑附着剂）酶类、茶多酚、甲壳胺 |
| | 替代疗法：毒力缺陷株取代野生株的方法 |
| | 免疫方法：疫苗是主动免疫 |
| 控制糖的摄入量<br>使用糖的代用品 | 蔗糖最致龋，外来糖（游离糖）危害大 |
| | 进食频率，频率越高越容易致龋 |
| | 糖的来源：游离糖来源于零食、软饮料、餐桌上的糖 |
| | 糖代用品<br>如山梨醇、甘露醇、木糖醇等可使致龋菌的葡聚糖产生减少<br>高甜度代用品：甜叶菊糖（比蔗糖甜 20～400 倍）<br>低甜度代用品：山梨醇、木糖醇、甘露醇 |
| 增强牙的抗龋能力 | 加强孕期及婴幼儿、儿童、青少年的保健 |
| | 激光防龋：形成玻璃样的物质，减少脱矿，抑制细菌的生长 |
| 定期口腔检查 | 学龄前儿童 3～6 月，学龄儿童 6 月，成人 6～12 月 |

# 第四节 氟化物与牙健康

## 一、人体氟的来源与代谢

### （一）人体氟的来源

| 项目 | 内容 |
|---|---|
| 来源 | 饮水：人体氟主要来自饮水占65%，成人饮水每日2500～3000mL<br>食物：人体氟25%来自食物，食物中含氟量最高的是鱼、植物是茶<br>空气：燃煤污染等其他可能的氟来源 |
| 总摄入量 | 氟的适用摄入值和安全摄入量：每千克体重每天摄氟值为0.05～0.07mg |

### （二）人体氟的代谢

**1. 人体氟的吸收**

| 项目 | 内容 |
|---|---|
| 吸收率和程度 | 大多数水溶性氟化物被机体摄取后，迅速被吸收，在几分钟内血浆氟浓度可明显上升，30min为半吸收期<br>30～60min内达到高峰 |
| 吸收机制及部位 | 氟的吸收是一个简单被动扩散过程 |
| 食物和其他含氟制品中的氟吸收 | 食物中的氟吸收取决于膳食中无机氟的溶解度与钙含量，正常时自膳食吸收约80%的氟，如果加入钙或铝化合物则明显减少至50% |
| 影响氟吸收的因素 | 氟化物的溶解度可决定其吸收率的高低<br>可溶性氟化物如氟化钠，几乎100%被吸收<br>不溶性的氟化物如氟化钙吸收率只有37%～54%<br>胃的pH影响吸收的速率、胃酸越多吸收快 |

**2. 人体氟的分布**

| 项目 | 内容 |
|---|---|
| 血液 | 人体血液中含有结合的有机氟与游离的无机氟两种形式<br>血浆游离氟一般0.01～0.02mg/L<br>75%的血氟存在于血浆中 |
| 乳汁 | 乳汁氟的含量很低，为血浆氟的1/2<br>氟化物可通过胎盘，胎儿血氟水平约为母体血的75%，说明胎盘只有部分屏障作用 |
| 软组织 | 脑的氟含量最低，**氟不易通过血脑屏障**，指甲氟与发氟与氟摄入有关。指甲氟可用作确定接受过量氟的一个指标，长期沉积一次可以检出 |
| 骨骼和牙齿 | 成人体内含氟量约为2克。<br>**氟是钙化组织的亲和剂，机体内约99%的氟沉积在钙化组织中**<br>氟以氟磷灰石或羟基氟磷灰石的形式与骨晶体相结合<br>氟与骨的结合是可逆的，蓄积在骨松质中的氟还可以释放到血液中<br>牙釉质氟主要集聚在表层，表层比深层高5～10倍 |
| 唾液和菌斑 | 唾液中的氟浓度低于血浆氟浓度，约为血浆氟的2/3，发挥防龋作用是十分有效的 |

**3. 人体氟的排泄** 肾脏是排泄氟的主要途径。

一般成人摄氟量40%～60%由尿排出，肾的氟清除率与尿PH和流速呈正比。

在摄入氟最初4h最快，3～4h排出氟20%～30%。24h可以排出摄入氟的50%。

其他排氟途径：粪便排出12.6%～19.5%；汗腺排出7%～10%微量由泪液、头发、指甲排除。

## 二、氟化物防龋机制

| 机制 | 结果 |
| --- | --- |
| 氟化物干扰糖酵解降低釉质溶解度和促进釉质再矿化 | 阻止致龋菌代谢糖所产生的酸 |
| 影响牙体形态 | 牙形态改变可以说明适当氟化可使牙的抵抗力增强 |
| 对微生物的作用 | ①抑制与细菌糖酵解和细胞氧化有关的酶<br>②抑制细菌摄入葡萄糖<br>③抑制细菌产酸<br>④干扰细菌、菌斑在牙面上黏附<br>⑤较高浓度的氟化物有杀灭致龋菌和其他细菌的作用 |

## 三、氟化物毒性作用——适量有益，过量有害

### （一）急性氟中毒（进入消化道）

（1）氟化物中毒阈值 5mgF/kg。一次大量误服氟化物，主要症状恶心、呕吐、腹泻，甚至肠道出血等。重者引起心肝肾器质性损害以致昏迷，患者通常在 4h 内死亡或好转。这时期很关键。

（2）抢救措施　催吐、洗胃、口服或静脉注射钙剂，补糖，补液以及对症治疗。最简单易行的现场抢救措施之一是迅速给患者补充大量牛奶。

### （二）慢性氟中毒

长期摄入过量的氟可以引起慢性氟中毒，主要是氟牙症和氟骨症。

| 氟牙症 | 氟骨症 |
| --- | --- |
| （1）氟骨症主要表现　饮水氟浓度达 3mg/L 以上可形成氟骨症，氟骨症骨质硬化骨旁软组织骨化<br>（2）地方性氟中毒　包括饮水型中毒、生活燃煤污染型中毒<br>（3）氟中毒机体受损程度主要取决摄入氟的剂量<br>（4）饮水氟浓度达到 3mg/L 可产生骨症<br>（5）工业氟中毒　每日达 20～80mg 持续 10～20 年，骨中氟导致骨硬化症 | 氟牙症是一种特殊的釉质发育不全，是地方性慢性氟中毒最早出现的体征<br>（1）多发生在恒牙乳牙较少（胎盘具有部分屏障作用）<br>（2）出生后至出生在高氟区居住多年可使全口牙受侵害<br>（3）岁前生活在高氟区仅累及前牙和第一恒磨牙<br>（4）6 岁以后再去高氟区生活不会出现氟牙症<br>（5）釉质和牙本质变脆耐磨性差耐酸增强 |

（1）氟牙症　又称氟斑牙或斑釉症，是在牙发育矿化时期机体摄入过量的氟所引起的一种特殊的釉质发育不全，是地方性慢性氟中毒的一种突出表现。

Dean 氟牙症分类标准如下。

| 项目 | 内容 |
| --- | --- |
| 正常　0 | 有光泽 |
| 可疑　0.5 | 釉质透明度轻度改变，偶见白色斑点 |
| 很轻度　1 | 白色不透明区 <25% |
| 轻度　2 | 白色不透明区 <50% |
| 中度　3 | 棕色染色 |
| 重度　4 | 棕染＋实质缺损 |

（2）Dean 规定社区氟牙症指数公共卫生意义

| 项目 | 内容 |
| --- | --- |
| 阴性 | 0.1～0.4 |
| 边缘性 | 0.4～0.6 |
| 轻度 | 0.6～1.0 |

| 项目 | 内容 |
|---|---|
| 中度 | 1.0~2.0 |
| 重度 | 2.0~3.0 |
| 极重度 | 3.0~4.0 |

氟牙症指数为0.75，属于轻度流行地区，应采取除氟措施。
（3）氟牙症的预防和治疗方法

| 预防 | 不摄入过量的氟 |
|---|---|
| 治疗 | 无实质性缺损：前牙脱色法；后牙不予处理<br>有实质性缺损：前牙光固化复合树脂修复，重者贴面、甲冠；后牙影响咀嚼功能者，可采取充填法或金属全冠修复 |

## 四、氟化物防龋全身应用
### 自来水氟化

| 项目 | | 内容 |
|---|---|---|
| 自来水氟化 | 优点 | 安全、有效、经济、公平 |
| | 原则 | 饮水氟化：适宜浓度0.7~1mg/L。水氟浓度在0.6~0.8mg/L时，患龋率和龋均最低，氟牙症发生率也低。低于0.5mg/L考虑加氟，超过1.5mg/L，氟牙症指数超过1，考虑减氟。学校饮水氟化浓度可以为自来水氟适宜浓度的4.5倍 |
| | 防龋原则 | 饮用氟化水越早效果越好<br>饮水氟化防龋效果恒牙优于乳牙<br>从儿童开始一直饮用氟化水，效果可持续到中年和老年人<br>对光滑面龋效果优于点隙窝沟龋<br>错位牙和牙间接触不良减少<br>牙矿化程度更好，牙釉质更有光泽，釉质矿化不全和非氟斑牙减少 |
| | 不足 | 有一定的浪费，没有自来水供给的地区无法实施，只是预防措施一部分，不能完全消灭龋病 |
| 氟片 | | 主要为氟化钠，0.25mg和0.5mg两种不同的含氟量<br>口服氟片适用于未能实施其他全身性用氟防龋的低氟区<br>每次处方氟化钠总剂量不得超过120mg<br>可获得全身和局部的双重作用，咀嚼氟片后半小时不能漱口 |
| 氟滴剂 | | 每滴含氟离子0.125mg适用于2岁以下的幼儿。使用氟滴剂半小时不能漱口，使用氟滴剂可使患龋率降低40% |
| 食盐氟化 | | 适用于没有开展饮水氟化或没有自来水的低氟区，食盐氟化浓度为90~350mg/kg |
| 牛奶氟化 | | 每天饮用牛奶氟化，降低乳牙龋40%~53%，恒牙龋44%~89% |

## 五、氟化物防龋局部应用

| 项目 | 内容 |
|---|---|
| 含氟牙膏 | 目前大多数市售牙膏含氟量为1000~1100/kg<br>1. 6岁以上的儿童和成人，每天用1000mg/kg牙膏刷牙2次每次1g<br>2. 3~6岁儿童每次用"豌豆"大小，同时在家长监督指导下使用<br>3. 饮水氟含量过高或地方氟病流行地区6岁以下不推荐使用含氟牙膏<br>用含氟牙膏可使龋病患病率降低24%、含氟牙膏广泛应用是工业国家龋病患病率大幅降低的主要原因之一 |

续表

| 项目 | 内容 |
|---|---|
| 含氟牙膏 | 氟化钠牙膏：<br>含氟化钠浓度 0.24%<br>PH 接近中性，一般比较稳定没有使牙染色的缺点<br>氟化钠不能用碳酸钙或磷酸钙<br><br>单氟磷酸钠牙膏：<br>含单氟磷酸钠（$Na_2PO_3F$）浓度 0.76%<br>与多种摩擦剂相容性好<br>对牙不染色 PH 接近中性比较稳定<br><br>氟化亚锡牙膏：<br>防龋同时具有抑菌和抗过敏功能<br>代表性产品：0.4% 氟化亚锡，避免与磷酸氟钙配方<br>缺点：有效期短每次都需要新鲜配制，使牙染色，有金属异味<br>氟化亚锡不能与磷酸氢钙配方 |
| 含氟漱口液 | 有约 26% 防龋效果，一般使用：中性或酸性氟化钠（NaF）<br>① 0.2% NaF（900mg/L）每周一次，0.05% NaF（230mg/L）每天一次<br>② 5～6 岁儿童每次用 5mL；6 岁以上儿童每次用 10mL |
| 含氟涂料 | 含氟涂料需定期使用，一般一年 2 次，易患龋人群，一年可用 2～4 次<br>含氟涂料的防龋效果可达 38%，不用严格隔湿<br>缺点：牙变色，接触性过敏，牙龈出血禁用 |
| 含氟凝胶 | 专业人员使用 APF 凝胶含氟浓度为 1.23%，个人使用 APF 凝胶含氟浓度为 0.5%<br>使用方法：<br>① 选择合适托盘<br>② 患者身体坐正不要后仰以免凝胶流入咽部<br>③ 使用吸唾液器在口内保留 1～4min 取出<br>④ 半小时不漱口和进食，每年至少使用两次<br>优点：<br>① 可以一次处理全口牙<br>② 操作简单、花费时间短<br>③ 可被大多数儿童接受<br>缺点：<br>① 对胃肠道刺激，引起恶性呕吐反应<br>② 使用后血浆尿氟浓度较高<br>③ 操作过程需使用吸唾液器 |
| 含氟泡沫 | 24% 防龋效果，含氟用量只有含氟凝胶 1/5～1/4，使用方法同含氟凝胶 |

（1）人体氟的来源　饮水、食物、空气。
（2）人体氟的代谢
① 人体氟的吸收。水溶性的氟吸收速度快。氟的吸收是一个简单被动扩散过程。
② 人体氟的分布。血液、乳汁、软组织、骨骼和牙齿、唾液和菌斑。
③ 人体氟的排泄。肾脏是排泄氟的主要途径，可检测尿液 40%～60% 由尿排出。
（3）全身用氟方法　饮水，氟片、氟滴剂、氟化食盐、氟化牛奶。
（4）局部用氟方法　氟化物牙膏、氟化漱口水、含氟涂料、含氟凝胶、含氟泡沫。

# 第五节　窝沟封闭

## 一、定义

窝沟封闭术又称点隙窝沟封闭术，是指不去除牙体组织在𬌗面、颊面、舌面、点隙裂沟涂布一层粘结性树脂保护釉质不受细菌代谢产物侵蚀，达到预防龋病发生的一种有效防龋方法。

窝沟封闭使用的高分子材料，称为窝沟封闭剂。

## 二、窝沟封闭术的临床应用（必考）

| | |
|---|---|
| 适应证 | ① 深的窝沟，特别是可以插入或卡住探针的（可疑龋）<br>② 对侧同名牙患龋或有患龋倾向的牙齿<br>③ 一般牙萌出后4年之内，牙萌出达咬合平面，适宜做窝沟封闭<br>④ 乳磨牙：3～4岁；第一恒磨牙：6～7岁；第二恒磨牙 11～13 岁 |
| 非适应证 | ① 𬌗面无深的窝沟点隙、自洁作用好<br>② 患较多邻面龋损者<br>③ 牙萌出4年以上未患龋<br>④ 患者不合作，不能配合正常操作<br>⑤ 已做充填的牙<br>⑥ 牙尚未完全萌出，牙龈覆盖 |

## 三、酸蚀剂

| | |
|---|---|
| 主要成分 | 磷酸 |
| 浓度 | 30%～40% |
| 酸蚀时间 | 恒牙：30s；乳牙：60s |
| 机理（目的） | 使牙釉质表面产生微孔结构，增大牙与树脂的黏附面积，树脂材料即可渗入微孔结构，形成树脂突，与牙釉质机械地锁结起来<br>完整的树脂-牙釉质界面，阻止细菌在沟裂定居、繁殖 |
| 酸蚀牙釉质面形态 | 蜂窝状、鱼鳞状、花斑状 |

## 四、窝沟封闭剂

| | | | |
|---|---|---|---|
| 组成 | 树脂基质：主要成分，广泛使用双酚A-甲基丙烯酸缩水甘油酯<br>稀释剂：一定量活性单体，降低树脂黏度，一般有甲基丙烯酸甲酯<br>辅助剂：溶剂、填料、氟化物、涂料等<br>引发剂：自凝引发剂与光固引发剂 | | |
| 类型<br>封闭剂依照固化类型可以分为光固化与自凝固化两种 | 第一代紫外光固化 | 第二代化学固化 | 第三代可见光固化 |
| | 365nm 紫外光固化封闭剂，五年保留 19.3%<br>深层不易固化，固化时间长 | 过氧化苯甲酰（BPO）和芳香胺<br>一般时间 1～2min<br>优点：无需特殊设备，花费少<br>缺点：调拌技术要求高，涂布时间受控制。化学固化五年保留率64.7% | 常用光源为 430～490nm<br>可见光固化五年保留率83.8%<br>保留率最高<br>优点：操作方便，固化后表面光滑<br>缺点：需要特殊设备 |

## 五、窝沟封闭的操作步骤（六大步骤）

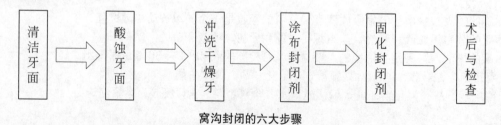

**窝沟封闭的六大步骤**

| 各个步骤重点内容 | |
|---|---|
| 清洁牙面 | 清洁剂不含油质、不含氟、不能过于精细可用尖锐探针清除 |
| 酸蚀 | 酸蚀剂：30%～50%磷酸<br>酸蚀面积：一般为牙尖斜面的2/3<br>酸蚀时间：恒牙20～30s，乳牙60s<br>酸蚀目的：酸蚀后牙面呈白垩色，镜下可见呈蜂窝状、鱼鳞状、花瓣状，增加了粘结面积<br>注意事项：酸蚀剂不能涂布到软组织上，酸蚀后不能被唾液污染，不能反复擦拭 |
| 冲洗和干燥 | 用不含磷酸的酸蚀剂冲洗时间：10～15s<br>用含磷酸的凝胶状酸蚀剂冲洗时间：20～30s<br>酸蚀后呈白色雾状<br>污染后重新酸蚀 |
| 涂布封闭剂 | 从深窝沟开始涂布、排除气泡，涂布后不要再污染和搅动 |
| 固化 | 自凝封闭剂涂布1～2min后可自行固化<br>光固化光源：430～490nm可见光<br>照射距离：约离牙尖1mm<br>照射时间：20～40s，照射面积大于涂布面积 |
| 检查 | 用探针全面检查固化程度，粘接情况，有无气泡，有无遗漏，有无高点（无填料不用调咬殆）<br>定期复查时间（3月、半年或1年），脱落重做封闭 |

## 六、窝沟封闭效果评价

封闭剂保留率＝封闭剂保留的牙数/已封闭的总牙数×100%

龋降低相对有效率＝(对照组龋齿数－试验组龋齿数)/对照组龋齿数×100%

龋降低实际有效率＝(对照组龋齿数－试验组龋齿数)/已封闭的总牙数×100%

（1）窝沟封闭适宜年龄　乳磨牙：3～4岁；第一恒磨牙：6～7岁；第二恒磨牙11～13岁。记忆技巧：3+4=6+7=11。

（2）窝沟封闭剂主要组成成分树脂基质　主要成分，广泛使用双酚A-甲基丙烯酸缩水甘油酯。记忆技巧：双A。

（3）窝沟封闭定期复查时间（3月、6个月或1年）。记忆技巧：361。

# 第六节　预防性树脂充填

## 一、预防性树脂充填的概念

预防性树脂充填（PRR）即对小的窝沟龋和窝沟可疑龋进行树脂充填术。预防性树脂充填方法仅去除窝沟处的病变牙釉质或牙本质，根据龋损的大小，采用酸蚀技术和树脂材料充填龋洞并在牙面上涂一层封闭剂，这是一种窝沟封闭与窝沟龋充填相结合的预防性措施。

## 二、预防性树脂充填的特点、适应证和分类

| 项目 | 内容 |
|---|---|
| 特点 | 仅去除窝沟处的病变牙釉质或牙本质<br>酸蚀技术合树脂材料充填<br>窝沟封闭与窝沟龋充填相结合<br>不采用传统的预防性扩展<br>保留更多健康牙体组织，减少了漏隙产生 |
| 适应证 | 沟窝有龋损能卡住探针<br>深的沟窝点隙有患龋倾向，可能发生龋坏<br>沟裂有早期龋迹象，牙釉质浑浊或呈白垩色 |
| 分类 | 类型A：用最小号圆钻去除脱牙矿釉质，用不含填料的封闭剂充填<br>类型B：用小号或中号圆钻去除龋坏组织，通常用稀释的树脂材料充填<br>类型C：用中号或大号圆钻去除龋坏组织，氢氧化钙垫底加复合树脂材料充填 |

### 三、预防性树脂操作步骤

① 用手机去除点隙窝沟龋坏组织，圆钻大小依龋坏范围而定，不做预防性扩展。
② 清洁牙面，彻底冲洗干燥、隔湿。
③ C 型酸蚀前将暴露的牙本质用氢氧化钙垫底。
④ 酸蚀𬌗面及窝洞。
⑤ A 型仅用封闭剂涂布𬌗面窝沟及窝洞。
B 型用流动树脂材料或加有填料的封闭剂充填，固化后在𬌗面上涂布一层封闭剂。
C 型在窝洞内涂布一层牙釉质粘接剂后用后牙复合树脂充填。
⑥ 术后检查充填及固化情况，有无漏涂、咬𬌗是否过高等。

## 第七节　非创伤性修复治疗

### 一、定义

ART 是手动器械去除龋坏组织，然后用黏结、耐压和耐磨性能较好的新型玻璃离子材料充填龋洞的一种方法。

**优点**：不需电动牙科设备，去处牙体组织少，玻璃离子化学粘结可持续释放氟离子起到持续防龋作用。

### 二、适应证

（1）恒牙和乳牙的中小龋洞，能允许最小的挖器进入。
（2）无牙髓暴露、无可疑牙髓炎。

### 三、工具

（1）挖匙　去除软的腐质，清洁窝洞，挖匙一般分三号，小号的直径：0.6～1.0mm；中号的直径：1.5mm；大号的直径：2.0mm。
（2）树脂条和 T 形带　用于恢复牙的邻间外形，前者用于恒牙，后者用于乳牙。
（3）木楔　用于放入邻面固定树脂条，使材料不压入牙颈防悬突，应用软木制成。

### 四、操作步骤

（1）备洞　使用棉卷隔湿保持干燥，确定龋损大小。接近髓腔的牙本质应保留，避免牙髓暴露。
（2）清洁　处理剂清洁窝洞，用（10%）弱聚丙烯酸棉球或小海绵球一滴涂布全部窝洞 10s，立即冲洗两次。如窝洞被血及唾液污染，及时止血、冲洗并干燥用棉卷隔湿再涂处理剂。
（3）混合与调拌　粉液比例得当，调拌应在 20～30s 内完成，尽快将调拌好的材料放入洞内，充填应在材料失去光泽之前进行，如果材料已经失去光泽变干不能使用，应重新调拌。
（4）充填　在充填材料失去光泽之前，将戴手套的手指涂少许凡士林放在其上向龋洞内紧压，使玻璃离子进入新洞内，当材料不再有黏性后再移开手指（约 30s）。器械去除多余材料，使用凡士林覆盖玻璃离子表面，维持充填物干燥时间 30s。充填后用咬合纸检查咬合情况，如咬合高用器械去除多余材料，调整到正常咬合，再涂一层凡士林。最后让患者漱口并嘱患者 1h 内不要进食。

**优点**：不需电动牙科设备，可以用简单器械清洁窝洞，再用（10%）弱聚丙烯酸棉球或小海绵球一滴涂布全部窝洞 10s，调拌玻璃离子应在 20～30s 内完成，在充填材料失去光泽之前，可以戴手套涂少许凡士林指压充填，1h 内不要进食。

# 第四单元　牙周病预防

## 第一节　牙周病流行情况

### 一、牙周健康指数

#### （一）简化口腔卫生指数（OHI-S）

（1）OHI-S 只检查 6 颗牙面　11、16、26、31 的唇（颊）面，36、46 的舌面。

（2）OHI-S 简化口腔卫生指数　包括简化软垢指数（DI-S）+ 简化牙石指数（CI-S）。
（3）可用于个人，主要用于人群口腔卫生状况评价。

### （二）Turesky 改良的 Q-H 菌斑指数

（1）1962 年 Quigley 和 Hein 提出 0～5 级菌斑指数。
（2）检查指定的 6 颗牙　16、21、24、36、41、44 称为指数牙。

### （三）菌斑指数（PLI）

1964 年，Silness 和 Loe 提出 PLI。
（1）根据牙面菌斑的厚度记分不根据菌斑覆盖面积记分。
（2）用于评价口腔卫生状况和衡量牙周病防治效果。
（3）检查每颗牙 4 个面　近中颊面 + 正中颊面 + 远中颊面 + 舌面。

### （四）牙龈指数

（1）牙龈指数（GI）　1967 年，Silness 和 Loe 修订。
（2）GI 只观察牙龈情况、检查牙龈颜色、质的改变及出血倾向。
（3）检查全口牙或选定牙　近中唇（颊）乳头 + 正中唇（颊）缘 + 远中唇（颊）乳头 + 舌侧龈缘。

### （五）龈沟出血指数（SBI）

1971 年，Muhleman 和 Son 提出。
（1）SBI 检查龈沟出血指数前，一般不能检查改良菌斑指数。
（2）观察牙龈颜色、牙龈形状、牙龈出血情况。

### （六）牙龈出血指数

1975 年，Ainamo 和 Bay 提出 GBI。
检查每个牙的唇颊面：近中、正中、远中 3 个点 + 舌腭正中 4 个点。

### （七）改良社区牙周指数（改良 CPI）检查及记录

改良社区牙周指数是一种操作简便、重复性好、适合大规模口腔流行病学调查的牙周健康状况检查方法。

**1. 检查器械**

改良社区牙周指数检查器械使用世界卫生组织推荐的 CPI 探针。探针前端为一小球，直径为 0.5mm，在距顶端 3.5～5.5mm 处为黑色涂抹的区域，距顶端 8.5mm 和 11.5mm 处有两条环线。

CPI 探针的作用：
（1）检查牙龈出血情况　探针小球可避免探针头部过于尖锐刺伤牙龈组织，导致出血而误诊为龈炎。
（2）探测牙龈沟或牙周袋的深度　探针在 3.5mm 和 5.5mm 处的刻度便于测定牙周袋深度。

**2. 检查方法**

改良 CPI 检查须检查全部牙齿。检查牙龈出血和牙周袋深度两项内容。

改良 CPI 检查以探诊为主，结合视诊。检查时以改良握笔式握持 CPI 探针，以无名指做支点，支于受检牙附近的硬组织之上。将探针轻缓地插入龈沟或牙周袋内，探针与牙长轴平行，紧贴牙根。沿齿齿唇（颊）、舌（腭）面龈沟或牙周袋，从远中向近中短距离轻轻上下提插移动探针，查看牙龈出血情况，并根据探针上的刻度观察牙周袋深度。

CPI 探针使用时所用的力不超过 20gf，过分用力会引起患者疼痛，有时还会刺破牙龈。未满 15 岁者，为避免萌出过程中产生的假性牙周袋，只检查牙龈出血，不检查牙周袋深度。

## 二、评分标准

**1. 简化口腔卫生指数**　包含简化软垢指数和简化牙石指数。
（1）简化软垢指数（DI-S）　记分标准 0～3。
0= 牙面上无软垢。
1= 软垢覆盖面积占牙面 1/3 以下。
2= 软垢覆盖面积占牙面 1/3 与 2/3 之间。
3= 软垢覆盖面积占牙面 2/3 以上。
（2）简化牙石指数（CI-S）　记分标准 0～3。
0= 龈上、龈下无牙石。
1= 龈上牙石覆盖面积占牙面 1/3 以下。

2= 龈上牙石覆盖面积占牙面 1/3 与 2/3 之间，或牙颈部有散在龈下牙石。

3= 龈上牙石覆盖面积占牙面 2/3 以上，或牙颈都有连续且厚的龈下牙石。

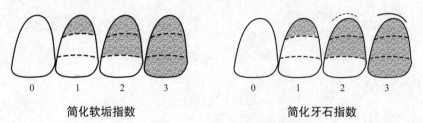

简化软垢指数　　简化牙石指数

**2. Turesky 改良的 Q-H 菌斑指数**　记分标准 0～5。

0= 牙面无菌斑。

1= 牙颈部龈缘处有散在的点状菌斑。

2= 牙颈部菌斑宽度不超过 1mm。

3= 牙颈部菌斑覆盖宽度超过 1mm 但在牙面 1/3 以下。

4= 菌斑覆盖面积占牙面 1/3 与 2/3 之间。

5= 菌斑覆盖面积占牙面 2/3 以上。

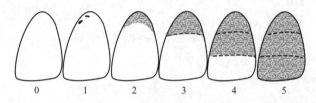

Turesky 改良的 Q-H 的菌斑指数

**3. 菌斑指数（PLI）**　记分标准 0～3。

0= 龈缘区菌斑。

1= 龈缘区牙面有薄的菌斑，但视诊看不见，用探针刮牙面可见菌斑。

2= 龈缘或邻面可见中等菌斑。

3= 龈缘或龈沟内或邻面有大量软垢。

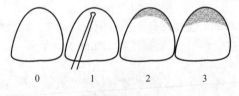

菌斑指数（PLI）

**4. 牙龈指数（GI）**　记分标准 0～3。

0= 牙龈健康。

1= 牙龈轻度炎症，牙龈颜色轻度改变，轻度水肿，探诊不出血。

2= 牙龈中等炎症，牙龈色红，水肿光亮，探诊出血。

3= 牙龈严重炎症，牙龈明显红肿或溃疡，并自动出血倾向。

**5. 龈沟出血指数（SBI）**　记分标准 0～5。

0= 龈缘和龈乳头外观健康，轻探龈沟不出血。

1= 龈缘和龈乳头轻度炎症，轻探龈沟不出血。

2= 牙龈轻度炎症，颜色改变，无肿胀水肿，探诊点状出血。

3= 牙龈中度炎症，颜色改变，轻度水肿，探诊出血，血溢龈沟内。

4= 牙龈重度炎症，颜色改变，明显水肿，探诊出血，血溢出龈沟。

5= 牙龈颜色改变，明显肿胀，有时溃疡，探诊出血或自动出血。

**6. 牙龈出血指数（GBI）**　记分标准 0～1。

0= 探针后牙龈不出血。

1= 探针后牙龈出血。

**7. 改良社区牙周指数（改良 CPI）记分标准**

（1）牙龈出血记分

0= 牙龈健康

1= 探诊后出血

9= 除外

X= 牙齿缺失

（2）牙周袋记分

0= 袋深不超过 3mm

1= 袋深在 4～5mm

2= 袋深在 6mm 或以上

9= 除外

X= 牙齿缺失

**8. 简化口腔卫生指数（OHI-S）** 检查部位记忆法。11、31、4 个 6，其中两个下 6 查舌面。

**9. 软垢指数和牙石指数** 评分标准两者都有根据面积计分，记忆法是以 1/3 和 2/3 为分界；另外，牙石还需参考牙颈部牙石量来计分。

**10. 菌斑指数（PLI）** 按照厚度计分标准记忆法 123 计分标准分别是少中多。

**11. Q-H 菌斑指数的 Turesky 改良法** 检查牙位的记忆法。一三有 6，二四 41（一三象限是 6，二四象限是 4 和 1）。

**12. 龈沟出血指数（SBI）** 计分标准记忆法。1 点状，2345 点、线（龈沟内）、溢（出龈沟）、自动。

# 第二节　牙周病的分级预防

## 牙周病的三级预防

**1. 一级预防** 病因层面，初级预防。

健康教育和指导，口腔卫生习惯，刷牙，提高抗病能力，定期保健，定期口腔检查，去除不良修复体，维护口腔健康。控制菌斑，牙刷牙线，膳食营养。

**2. 二级预防** 早发现，早诊断，早治疗。

X 线、洁治、根面平整、牙周手术，治疗与牙周病有关的其他口腔病损，拔除不能保留的患牙。

**3. 三级预防** 修复，阻止功能障碍。

修复缺牙牙槽嵴，维持疗效，治疗全身性疾病如糖尿病，血液病，营养缺乏症，增强牙周抵抗力。

| 一级预防 | | 二级预防 | | 三级预防 |
| --- | --- | --- | --- | --- |
| 促进健康 | 特殊性防护措施 | 早期诊断治疗 | 防止功能障碍 | 康复 |
| 健康教育 | 训练控制菌斑方法 | 定期口腔检查 定期 X 线检查 | 治疗牙周脓肿 | 修复丧失的牙槽嵴和缺失牙，改善美观和功能 |
| 启发患者的主观能动性 | 有效的口腔卫生措施，刷牙、牙线、牙间清洁器 | 促进早期牙周损害的治疗、消除牙周袋 | 袋内刮治和根面平整 | — |
| 定期口腔检查 | 去除不良修复体 | 促进所有牙周损害的治疗（包括洁治） | 牙周手术治疗 | — |
| 口腔卫生训练 | 纠正不良习惯 | 治疗与牙周病有关的其他口腔病损 | 牙周固定 | — |
| 足够的营养 | 恢复牙龈组织的正常颜色、形态、韧性 | — | 拔除不能保留的患牙 | — |
| 饮食调节 | 平衡咬合 | — | — | — |
| 健康的生活条件 | — | — | — | — |

**4. 牙周病对比龋病的三级预防**
（1）龋病的定期口腔检查属于二级预防，牙周病属于一级预防。
（2）龋病导致的根管治疗属于三级预防，牙周病导致的逆行性牙髓炎的根管治疗属于二级预防。
（3）龋病导致的拔牙属于三级预防，牙周病导致的Ⅲ度松动牙的拔除属于二级预防。

# 第三节　控制菌斑

## 一、菌斑显示剂

显示菌斑剂型常用：溶液＋片剂。
常用菌斑染色剂如下。
① 2%碱性品红。
② 2%～5%藻红。
③ 酒石黄。
④ 1.0%～2.5%孔雀绿。
⑤ 荧光素钠——特殊蓝光显黄色，日光下不显色。
菌斑显示剂牙面滞留1min，漱口。
菌斑百分率＝有菌斑牙面总数/受检牙面总数。
菌斑百分率在20%以下：认为菌斑基本被控制。
菌斑百分率为≤10%：菌斑控制良好。

## 二、机械性控制菌斑措施

（1）刷牙　机械性去除菌斑最常用最有效的方法。单纯刷牙通常只能清除口内50%左右的菌斑。
（2）牙线　20～25cm做线圈，或30～40cm缠绕中指进行清洁。注意不要遗漏最后一颗牙远中面。
（3）牙签　用于清洁邻面和根分叉区。
要求：足够硬度，韧性，表面光滑，无毛刺，横断面扁圆形三角形为佳。
使用方法：45°进入牙间隙，牙签尖端指向𬌗面，紧贴邻面牙颈部，向𬌗方剔起。
（4）牙间隙刷　用于牙龈乳头丧失的邻间区，以及暴露的根分叉区和排列不整齐的牙邻面。

## 三、化学性控制菌斑措施

### （一）氯己定

（1）0.12%～0.2%氯己定　商品名：洗必泰；化学名：双氯苯双胍己烷。
（2）二价阳离子表面活性剂，常以葡萄糖酸洗必泰的形式使用。
（3）氯己定抗菌作用机制
① 减少唾液中能吸附到牙面的细菌数量。
② 与唾液酸性糖蛋白的酸性基团结合，抑制获得性膜和菌斑的形成。
③ 与釉质结合，阻碍唾液细菌对牙面的吸附。
④ 与$Ca^{2+}$竞争，改变菌斑细菌的内聚力。
（4）氯己定的副作用
① 使牙、修复体、舌背发生染色。
② 味苦。
③ 对口腔黏膜有轻度刺激作用。
（5）氯己定抑制菌斑形成和控制龈炎，平均达到60%。
① 每天2次，每次10mL，每次1min：减少菌斑45%～61%。
② 每天2次，每次10mL，每次1min：减少龈炎27%～67%。

### （二）酚类化合物

又称香精油，主要用作漱口剂。
（1）主要成分　麝香草酚，薄荷醇，甲基水杨酸盐。
（2）每天使用2次　平均降低菌斑形成和龈炎指数35%。

(3) 控制菌斑机制　能清除菌斑的内毒素，降低菌斑的毒性。

### （三）季铵化合物
季铵化合物是一组阳离子表面活性剂。
（1）能杀灭 $G^+$ 细菌 $G^-$ 细菌，特别是对 $G^+$ 有较强的杀灭作用。
（2）一般浓度为 0.05%。
（3）长期使用有牙染色、烧灼感等不良反应。
（4）控制菌斑机制，影响细胞膜的渗透性，最终细胞内容物丧失。

### （四）氟化亚锡（$SnF_2$）
（1）$SnF_2$ 是活性较高的抗菌剂，用 1.64% 的 $SnF_2$ 做龈下冲洗，能抑制龈下菌斑并能延缓牙周再感染。
（2）控制菌斑机制　活性高的抗菌剂，影响细胞的生长和代谢，抑制菌斑形成。

### （五）三氯氢苯醚
（1）抗微生物主要作用部位　细菌的细胞浆膜。
（2）控制菌斑机制　抑制多种革兰氏阳性与阴性细菌。

### （六）血根碱——抗菌作用（对 6 株水产病原菌有抑制作用）
（1）菌斑显示片剂可嘱患者将药片放入口中左右侧共咀嚼 1min，再用舌舔至牙的颊舌面，然后漱口，菌斑可被染色。
（2）菌斑染色剂中不包括龙胆紫。
（3）当氯己定与氟化亚锡一起用于预防项目时，应在用洗必泰液含漱后 30～60min 再用氟化亚锡，以防止作用相互抵消。

# 第五单元　其他口腔疾病的预防

## 第一节　口腔癌

### 一、口腔癌
（1）WHO 分类　口腔癌与咽癌归为一类，称为口咽癌。
（2）我国舌、颊、牙龈、腭癌最常见。

### 二、口腔癌的危险因素

#### 1. 不良生活方式
（1）吸烟，每天吸 10～19 支，口腔癌的危险度上升 6.0；每天吸 20 支以上，口腔癌的危险度上升 7.7；每天吸 40 支以上，口腔癌的危险度上升 12.4。
（2）饮酒加吸烟口腔癌的危险性增加 2.5 倍。
（3）嚼槟榔：口腔癌（颊癌）的危险性增加 7 倍。
（4）饮食因素　饮食和血清中维生素 A 含量低，增加患口腔癌风险。

#### 2. 生物因素
（1）光辐射：波长 320～400nm 的光辐射是引起皮肤癌的主要原因。
（2）核辐射。
（3）生物因素：①口腔感染与局部刺激：慢性、反复刺激和感染；口腔卫生不良；尖锐牙尖；不良修复体。②病毒与梅毒：疱疹病毒（HSV）和人乳头状瘤病毒（HPV），24% 梅毒患者患口腔癌。

### 三、口腔癌警告标志
（1）口腔内的溃疡，2 周以上尚未愈合。
（2）口腔黏膜有白色、红色和发暗的斑。
（3）口腔与颈部有不正常的肿胀和淋巴结肿大。
（4）口腔反复出血，出血原因不明。
（5）面部、口腔、咽部和颈部有不明原因的麻木与疼痛。

## 四、定期检查提高口腔癌的治疗率

（1）癌瘤 2cm 无转移　增加 5 年的生存率。
（2）癌瘤 2cm 以下无转移　5 年生存率提高 2 倍。
（3）癌瘤 1cm 以下无转移　5 年生存率提高 3 倍。

# 第二节　酸蚀症

## 一、酸蚀症

无细菌参与下一种慢性的、病理性的牙体硬组织丧失。

## 二、危险因素

（1）内源性酸　主要是胃酸。常见疾病如下。
① 胃食管反流性疾病。持续性反酸，慢性呕吐。
② 受神经、心理影响的胃肠道紊乱。
③ 内分泌紊乱、长期酗酒、药物不良反应。
（2）外源性酸
① 饮食因素。水果、果汁、碳酸饮料。
② 药物因素。维生素 C 片剂、铁补剂、阿司匹林、治疗哮喘的药物。
③ 环境因素。酸性工作环境（工业三大强酸：盐酸、硝酸、硫酸）。

## 三、预防

① 加强口腔健康教育。
② 治疗可引起牙酸蚀症的疾病。
③ 减少饮食中的酸对牙的侵蚀。
④ 避免酸性环境中与酸的接触，工作在酸性环境佩戴防酸口罩。
⑤ 增强牙对酸的抵抗力，无糖口香糖促进唾液分泌发挥缓冲作用、含氟牙膏、含氟漱口水。
⑥ 改变不良的饮食习惯及口腔卫生习惯，餐中食用酸性食物和饮品、餐后喝牛奶中和食物中的酸、使用软毛牙刷采用正确方法。

# 第三节　牙外伤

## 一、危险因素

**1. 摔倒、碰撞**　摔倒、碰撞以及物体撞击到牙是发生牙外伤最常见的原因。
**2. 交通意外伤害。**
**3. 运动损伤**　体育运动是发生牙外伤的主要原因之一。
**4. 暴力**　暴力常导致上颌和面部的损伤。
**5. 行为因素**　喜欢冒险的儿童往往更易发生牙外伤。

## 二、预防

**1. 增强保健意识**　预防牙外伤，首先要提高公众，特别是学校师生、家长对牙外伤的认知水平，增强防护意识。
**2. 加强环境保护。**
**3. 护牙托**　多用乙烯-醋酸乙烯酯共聚物（EVA）制作而成，EVA 具有良好的缓冲、抗震、隔热、防潮、抗化学腐蚀等优点，且无毒、无臭、不吸水，韧性良好，使其能够有效缓解硬物撞击应力，目前被广泛用于制作护牙托。
（1）护牙托的作用
① 保护牙齿和口内其他组织，如牙龈颊和唇。
② 防止颌骨骨折，特别是保护颞下颌关节。

③ 预防外力对颅脑的冲击伤害，降低脑震荡发生的可能。
④ 增强运动员的安全感。
（2）护牙托分为三类
① 预成类是固位及防护效果欠佳的成品护牙托。
② 口内成型类是具有一定固位及防护功能的半成品护牙托。
③ 个别制作类是由牙医根据需保护者的牙齿模型进行加工制作的护牙托，其固位及防护效果最佳，是目前应用比较多的一种类型。

## 第四节　错𬌗畸形

### 一、危险因素

包括遗传因素和环境因素。

### 二、流行特征

（1）地区分布　各国和各地区的调查结果难以比较。
（2）年龄分布　从乳牙全部萌出到恒牙全部萌出，错𬌗畸形的患病率随年龄增长而升高。
（3）性别分布　在男女性别之间无显著差异，男女均可患病。

### 三、错𬌗畸形的预防

（1）妊娠期的预防　注意均衡膳食，营养充足；有风疹等及时诊治；避免放射线照射等。
（2）婴儿期的预防
① 提倡母乳喂养。
② 人工喂养时要注意姿势、奶瓶的位置、人工奶头的开口和穿孔的大小。
③ 婴儿期还应注意睡眠姿势。
（3）乳牙列期的牙列发育与咬合管理
（4）替牙列期的牙列发育异常与咬合管理

## 第五节　牙本质敏感

### 一、危险因素

① 磨损；② 酸蚀；③ 牙龈退缩。

### 二、流行特征

（1）地区分布　农村人群的患病率要高于城市人群。
（2）年龄分布　患病率根据年龄不同而不同，基本上随年龄增长而增加。
（3）性别分布　根据不同国家的调查，牙本质敏感好发于女性。

### 三、预防

① 建立餐后漱口的习惯。
② 减少酸性食物和饮料的摄入。
③ 进食酸性食物和饮料后，即刻漱口，1小时后再刷牙。
④ 选择合格的牙刷、正确的刷牙，避免用力过大。
⑤ 有牙周疾病、夜牙症、牙齿过度磨耗等相关疾病的患者及时诊治。
⑥ 有内源性酸来源的患者，建议治疗全身疾病。

### 四、评价方法

温度测试、冷空气喷吹、探针探测和压力测试。
较常用：电子压力敏感探诊记数和Schiff冷空气敏感指数。

## 第六节 口臭的预防

### 一、分型
① 可分为真性口臭、假性口臭以及口臭恐惧症。
② 真性口臭分为生理性口臭和病理性口臭。
③ 病理性口臭分为口源性口臭和非口源性口臭。
④ 口源性口臭占口臭的 80%～90%，主要由厌氧菌引起，口臭气味的主要成分是硫化氢、甲基硫醇。

### 二、口臭测定
① 目前最好的诊断和探测口臭的方法：气相色谱检测。
测定口臭的金标准：配有火焰光度检测仪的气相色谱。
② 感觉测定法。
③ 细菌分析法。

### 三、测定前对患者和检查者要求
① 检测前三周避免使用抗生素。
② 检测前 48 小时不吃含有大蒜、洋葱和香料的食物。
③ 检测前 12 小时禁食、禁饮、禁止抽烟并禁止刷牙和使用口腔清洁剂。
④ 检查者要有正常的嗅觉且评价前要禁止喝酒和使用芳香型化妆品。

### 四、预防
①漱口；②刷牙；③舌清洁；④牙线；⑤及时治疗口腔疾病。

# 第六单元　自我口腔保健方法

### 一、牙刷
（1）牙刷的特点
① 刷头小。
② 刷毛 10～12 束长，3～4 束宽，直径 0.20mm 以下。
③ 刷毛较软，长度适当，顶端磨圆钝。
④ 刷柄长度（160～180mm）、宽度适中，防滑设计。
（2）牙刷的种类和特点
① 刷头的形状和大小。便于进入口腔内难刷部位。
② 刷毛。优质尼龙丝，细软，吸水性差，回弹力好，易洗涤和干燥，无味，毛端磨圆钝。
③ 刷柄。硬度，强度，不易弯曲与折断，防潮，不吸收水分，易干燥，便于握持，不易滑脱或转动。
（3）牙刷的保管
① 刷头干燥。
② 将刷头向上放在口杯内，每人一把以防止疾病交叉感染，至少 3 个月换一把牙刷。

### 二、牙膏
牙膏的物理作用——摩擦作用。

#### （一）牙膏基本成分及作用
（1）摩擦剂（20%～60%，最多）　成分：碳酸钙、焦磷酸钙、不溶性偏磷酸钠、磷酸二氢钙、含水氧化铝、二氧化硅、硅酸盐。
（2）洁净剂（1%～2%）　又称发泡剂，为表面活化剂。
① 成分。肥皂、月桂醇硫酸钠、N-十二烷基氨酸钠、椰子单酸甘油酯磺酸钠。
② 作用。降低表面张力，穿通松解表面沉积物与色素，乳化软垢。
（3）润湿剂（20%～40%）

① 成分。甘油（丙三醇）、聚乙二醇、山梨醇。
② 作用。保持湿润，防止接触空气硬化。
（4）胶黏剂（1%～2%）
① 成分。有机亲水胶体、羧甲基纤维素钠、合成纤维素衍生物、藻酸盐。
② 作用。防止存储期间固体与液体分离保持均质性。
（5）防腐剂（2%～3%）
① 成分。乙醇、苯甲酸盐、二氯化酚、三氯羟苯醚（玉洁纯、三氯生）。
② 作用。防止细菌生长，延长存储期限。
（6）甜味剂（0.1%～0.5%）
① 成分。薄荷、山梨醇、甘油。
② 作用。改善口感，便于人们接受。
（7）水（20%～40%） 作用：溶剂。

### （二）功效牙膏

（1）含氟牙膏 有防龋功能。
（2）抗牙本质过敏牙膏
① 以可溶性钾盐为主，硝酸钾、氯化钾。
② 通过堵塞牙本质小管阻隔外界刺激。氟化亚锡、乙酸锶、Novamin、磷硅酸钙钠、精氨酸。
（3）增白牙膏 美白作用。增白牙膏主要通过摩擦剂和化学制剂（氧化物，过氧化氢或过氧化脲）发挥美白作用，以去除外源性色素为主，从而清洁洁白牙齿。
（4）药物牙膏 氯己定牙膏、含氟牙膏、柠檬酸牙膏、氯化锶牙膏（注：不包括氟化钠牙膏）。

## 三、刷牙方法

### （一）水平颤动拂刷法（改良Bass刷牙法、龈沟法）

（1）一种有效清除龈沟内牙面菌斑的刷牙方法。
（2）刷毛与牙长轴约成45°角，2～3颗牙为一组。
（3）水平颤动主要去除牙颈部龈沟内的菌斑，拂刷主要清除唇颊舌腭面的菌斑。

### （二）圆弧刷牙法（Fones刷牙法）

最容易为年幼儿童学习理解和掌握。

### （三）刷牙注意事项

（1）每组刷1～3颗牙，每个部位5～10次。
（2）2min内去除菌斑80%，至少刷牙2min。
（3）至少每天应刷牙2次，睡前刷牙更重要。
（4）不易刷到区域，用牙线、牙间刷补充刷牙。

## 四、漱口

漱口作用如下。
（1）防龋作用 氟化物漱口液（0.05%～0.2%氟化钠漱口液）。一般含氟漱口液使用的氟化物，主要是氟化钠。
（2）抑菌作用 精油、三氯生、茶多酚、西吡氯铵。
（3）止痛作用 0.5%普鲁卡因漱口液对口腔溃疡有止痛作用。
（4）美白作用 含焦磷酸盐、六偏磷酸钠、过氧化氢。

## 五、牙间隙清洁

（1）牙线 清洁邻面间隙、牙龈乳头处。
（2）牙签 清洁牙龈退缩、根面暴露、邻面间隙较大部位。
（3）牙间隙刷 清洁刷牙难以达到的邻面牙菌斑。

## 六、抗菌斑附着剂

（1）包括 茶多酚、甲壳胺。
（2）阻止菌斑在牙表面附着，吸附凝集口腔内细菌（甲壳胺作用）。

（3）阻止菌斑堆积，具有解吸附功能。
（4）牙膏的成分记忆
① 摩擦剂。硅钙铝钠盐。
② 洁净剂。肥皂十二，椰子月桂。
③ 润湿剂。三个醇（甘油-丙三醇、山梨醇、聚乙二醇）。
④ 胶黏剂。纤维素和藻酸盐。
（5）龈沟法刷牙用力过大容易损伤龈沟。
（6）漱口是最常用的清洁口腔的方法，但漱口不能代替刷牙。
（7）0.05%～0.2%氟化钠含漱液（0.05%每天一次，0.2%每周一次）。
（8）牙间冲洗器不能去除邻面菌斑。

# 第七单元 口腔健康促进

## 一、口腔健康促进的内涵

（1）1981年WHO制订的口腔健康标准是"牙齿清洁、无龋洞、无疼痛感，牙龈颜色正常、无出血现象"。
（2）2007年世界卫生组织提出口腔疾病是一个严重的公共卫生问题，需要积极防治。口腔健康包括：无口腔颌面部慢性疼痛、口咽癌、口腔溃疡、先天性缺陷如唇腭裂、牙周（牙龈）病、龋病、牙齿丧失以及影响口腔的其他疾病和功能紊乱。

## 二、口腔健康教育

| 项目 | 内容 |
| --- | --- |
| 方法 | （1）大众传媒 大众传媒的优点是覆盖面大，能较快地吸引公众注意力，使之集中到有待解决的口腔健康问题上来<br>（2）社区活动 城市街道、农村乡镇和社会团体与单位（企业、学校、机关）的有组织活动，使人们提高对口腔健康的认识，引起兴趣，产生强烈愿望，强化口腔健康服务资源的利用<br>（3）小型讨论会 社区座谈会、专家研讨会、专题讨论会、听取群众意见会等<br>（4）个别交谈 口腔专业人员就口腔健康问题与预防保健问题与就诊患者、单位领导、儿童家长、社区保健人员等进行交谈、讨论 |
| 评价 | （1）口腔健康意识的变化<br>（2）口腔健康知识的变化（促进行为改变不可缺少的因素）<br>（3）对口腔健康问题所持态度的变化<br>（4）口腔健康行为的变化 |

## 三、口腔健康促进（助理不考）

| 项目 | 内容 |
| --- | --- |
| 组成 | 口腔健康教育（核心部分）、口腔疾病预防和口腔健康保护，三者互相联系相互促进<br>卫生行政领导起着决定性作用，各级医务人员起主导作用，相辅相成，缺一不可 |
| 途径 | （1）全民途径 如自来水氟化项目中获得预防龋病的益处<br>（2）共同危险因素控制途径 许多不利于健康的因素，如不健康的饮食习惯、卫生习惯、吸烟、酗酒以及压力等不仅是口腔健康的危险因素，也是其他慢性病的危险因素<br>（3）高危人群途径 如对有深窝沟的适龄儿童开展窝沟封闭预防龋齿 |
| 任务 | （1）制定危险因素预防政策<br>（2）制定有效的、有相关部门承诺的政策<br>（3）加强国际国内和各级部门间的合作<br>（4）在口腔健康促进行动中协调政府、社会团体和个人的行动<br>（5）组织社区口腔健康促进示范项目 |
| 计划 | 确立口腔健康目标 |

| 口腔健康教育与促进方法途径对比 ||
|---|---|
| 教育 | 促进 |
| 大众传媒：通过网络、报刊等传播 | 行政干预、经济支持、组织保证 |
| 社区活动：街道、社会团体、单位的有组织活动 | 全民途径（水加氟） |
| 小型讨论会：社区座谈、专家研讨 | 共同危险因素控制途径 |
| 个别交谈：与就诊患者、儿童家长交谈，椅旁教育 | 高危人群途径（窝沟封闭） |

| 口腔健康教育与促进任务对比 ||
|---|---|
| 教育 | 促进 |
| 提高社会人群口腔预防保健的知识水平 | 制定危险因素预防政策 |
| 深化口腔健康教育内容 | 制定有效的、有相关部门承诺的政策 |
| 引起社会各方人员对口腔健康问题的关注 | 加强国际国内和各级部门间的合作 |
| 争取各级行政领导与卫生行政领导的支持 | 协调政府、社会团体和个人的行动 |
| 传递最新的科学信息 | 组织社区口腔健康促进示范项目 |

# 第八单元 特定人群的口腔保健

| 项目 | 内容 |
|---|---|
| 妊娠期妇女 | （1）避免不良刺激，慎重用药　妊娠12周药物致畸最敏感的时期<br>（2）口腔就诊时机<br>前3个月：仅限急症处理，不可X线照射，避免致畸<br>4~6个月：治疗最佳时期，可照X线，避免照射盆腔、腹部<br>后3个月：尽可能避免口腔治疗，保守治疗为主，避免早产 |
| 婴儿期<br>4周到1岁 | 婴儿期常见的口腔问题：<br>（1）鹅口疮<br>（2）马牙子<br>① 保持口腔清洁。牙萌出后，婴儿6个月左右第一颗乳牙萌出时，用纱布和指套牙刷<br>② 避免致龋菌早期定植：19~31个月之间，医学上称为"感染窗口期"<br>③ 预防早期婴幼儿龋（ECC）<br>④ 关注颌面部生长发育<br>⑤ 首次口腔检查：第一颗乳牙萌出后6个月内 |
| 幼儿期 | （1）养成良好口腔清洁习惯（2岁以下帮助刷牙）<br>（2）培养良好饮食习惯（1岁以上停止奶瓶喂养及夜奶）<br>（3）适量补充氟化物（局部：含氟涂料；全身：氟片、氟滴剂）<br>（4）定期检查与治疗乳牙龋（1岁以后半年检查一次，熟悉口腔科环境）<br>（5）预防乳牙外伤（家长加强监护，外伤多松动，处理考虑恒牙胚情况） |
| 学龄儿童<br>学龄前期<br>3~6岁<br>学龄期<br>6~12岁<br>青少年期12~18岁 | （1）3~6岁，培养良好的口腔卫生习惯<br>（2）及时治疗乳牙龋，发挥正常咀嚼功能<br>（3）保护第一恒磨牙，应终身保持牙列的完整和健康<br>（4）戒除口腔不良习惯<br>（5）积极治疗牙龈炎，有效刷牙去除牙菌斑<br>（6）预防牙外伤，可佩戴护牙托。7~9岁是学龄儿童牙外伤的高峰期 |
| 老年人<br>60岁作为人口进入<br>老年阶段的分界线 | 老年人常见口腔问题一般包括龋病、牙龈退缩和根面龋、牙周病、牙和牙列缺损及缺失、口腔黏膜病和口腔癌、口腔卫生差和治疗率低<br>（1）老年人提高自我口腔保健能力<br>（2）注重个人口腔卫生　①刷牙和漱口；②使用间隙刷、牙签、牙线 |

| 项目 | 内容 |
|---|---|
| 老年人<br>60岁作为人口进入老年阶段的分界线 | (3) 定期进行口腔检查，一般至少应一年检查一次<br>(4) 及时修复缺失牙　修复缺失牙一般在拔牙后2～3个月后进行 |
| 残疾人 | 残疾人靠帮助，需要家庭，医务工作者，社会共同配合<br>(1) 帮助残疾儿童根据具体情况，选择合理方法，采用合适的体位，张口困难的可以采用压舌板帮助操作<br>(2) 残疾人应该选择合理的保健用品。可使用电动牙刷，合理使用其他工具<br>(3) 采用合理方法，提高口腔保健服务，应用氟化物，窝沟封闭，减少糖的摄入，定期口腔检查 |

| 特定人群 | 保健特点 |
|---|---|
| 婴幼儿期 | 以无龋及完全保持牙龈健康口腔健康的目标 |
| 儿童3～6岁 | 培养儿童建立口腔卫生习惯，掌握刷牙方法 |
| 中小学生 | 龋病好发阶段，预防第一恒磨牙龋坏 |
| 老年人 | 维持最基本的口腔功能状态，尽可能康复口腔功能 |
| 残疾人 | 以帮助刷牙、洁牙的方式保持口腔卫生 |
| 妊娠期妇女 | 处理口腔隐患，避免发生口腔急症<br>使孕妇了解婴幼儿口腔保健的特点 |

# 第九单元　社区口腔卫生服务

## 社区口腔卫生服务概述

| 项目 | 内容 |
|---|---|
| 特点 | ① 以健康为中心<br>② 以人群为对象<br>③ 以家庭为单位<br>④ 以基层卫生保健为主要内容<br>⑤ 提供综合服务<br>⑥ 提供协调性服务<br>⑦ 提供可及性服务 |
| 要素 | ① 有相对固定的人群<br>② 有一定的地域范围<br>③ 有必需的生活服务设施<br>④ 特有的文化背景、生活方式和认同意识<br>⑤ 相应的生活制度和管理机构 |
| 基本原则 | ① 坚持为社区居民服务的宗旨<br>② 坚持政府领导<br>③ 坚持预防为主<br>④ 坚持以区域卫生规划为指导<br>⑤ 坚持因地制宜 |
| 内容 | 社区口腔健康教育<br>**社区口腔预防**<br>社区口腔医疗<br>社区口腔保健<br>社区口腔康复<br>社区口腔卫生信息管理<br>社区口腔疾病预防和治疗适宜技术包括： |

| 项目 | 内容 |
|---|---|
| 内容 | 局部使用氟化物、窝沟封闭、预防性树脂充填、非创伤性修复治疗、洁牙等<br>社区口腔卫生服务的基本内容是相互联系、有机结合在一起的，是包括上述内容的综合性、连续性、整体性、协调性的服务 |

社区口腔卫生服务与口腔临床医疗服务是有明显区别的（理解）。

| | 社区 | 临床 |
|---|---|---|
| 关系 | 专业团队对社区人群 | 个人对个人 |
| 重点 | 预防 | 治疗 |
| 方法 | 社会与流行病学调查、统计、分析 | 采集病史、口腔检查、诊断 |
| 措施 | 公共预防与干预 | 个别处理 |
| 人员 | 专业人员与非专业人员 | 医师与辅助人员 |
| 目标 | 提高群体口腔健康水平 | 恢复个别患者口腔健康与功能 |
| 投入 | 以尽可能少的花费，获得尽可能大的社会效益 | 通常花费昂贵、社会效益最小 |
| 理念 | 符合人人平等，人人健康的理想 | 难以达到社会平等的要求 |
| 态度 | 人人主动参加、全社会参与 | 个人被动参加 |

# 第十单元　口腔医疗保健中的感染与控制

## 第一节　口腔医疗保健中的感染传播

**1. 感染传播需要三个环节**　感染源、传播途径、易感人群。

**2. 感染源**

（1）患者和病原体的携带者。

（2）污染的环境。

（3）污染的口腔医疗器械。

**3. 传播途径**

（1）接触传播　①直接接触：血液或其他血液污染的体液直接传播；②间接接触：通过接触被污染的物品而造成的传播，常见医护人员污染的手。

（2）飞沫传播　飞沫核（>5μm），是一种近距离（1m以内）传播。

（3）空气传播　飞沫核（≤5μm）、菌尘来传播的方式。

**4. 易感人群**　对某种疾病或传染病缺乏免疫力的人群。

**5. AIDS 与 HIV 感染的口腔常见病损**

（1）口腔念珠菌病。

（2）口腔毛状白斑。

（3）卡波济氏肉瘤。

（4）非霍奇金淋巴瘤。

**6. 乙型肝炎**

（1）口腔科医生最危险，也是最常见的病毒感染。

（2）耐热病毒，在95℃时要5min。

（3）在工作台表面可存活几周。

（4）传播途径　接触传播。①直接接触：血液、唾液、龈沟液。②间接接触：被污染的环境。

**7. 结核杆菌**　传播途径是空气传播，咳嗽、打喷嚏、大声说话形成微滴核。

**8. 梅毒**　分为获得性和先天性两类，接触传播，原发的硬疳和继发的皮肤病损都可成为感染源。接触感染者的血液可引起疾病传染，梅毒螺旋体在体外生存时间短，容易为消毒剂所杀灭。

9. 在口腔医疗保健中可能由接触和呼吸传染的主要疾病

(1) 由接触传播的微生物及疾病如下。

| 微生物 | 疾病 |
| --- | --- |
| 乙肝病毒 | 病毒性肝炎 |
| 丙肝病毒 | 病毒性肝炎 |
| 丁肝病毒 | 病毒性肝炎 |
| 单纯疱疹病毒Ⅰ型 | 疱疹 |
| 单纯疱疹病毒Ⅱ型 | 疱疹 |
| 人类免疫缺陷病毒 HIV | 艾滋病 |
| 淋病双球菌 | 淋病 |
| 梅毒螺旋体 | 梅毒 |
| 铜绿假单胞菌 | 化脓感染 |
| 金黄色葡萄球菌/白色 | 化脓感染 |
| 破伤风杆菌 | 破伤风 |

(2) 经由空气传染的微生物及疾病如下。

| 微生物 | 疾病 |
| --- | --- |
| 水痘病毒 | 水痘 |
| 麻疹病毒 | 麻疹 |
| 风疹病毒 | 风疹 |
| 流行性腮腺炎病毒 | 流行性腮腺炎 |
| 流感病毒 | 流感 |
| 腺病毒 | 儿童呼吸道感染 |
| 结核杆菌 | 结核 |
| 化脓性链球菌 | 化脓性感染 |

## 第二节 感染控制的措施与方法

### 一、患者健康检查与评估

口腔软组织检查：对感染疾病早期口腔表征进行识别，对待患者"一致对待"原则。

### 二、患者防护

为患者提供眼罩和胸巾。

### 三、医务人员防护

① 所有结核菌素试验阴性以及乙肝血清学指标阴性的口腔医务人员都应该进行疫苗接种。
② 女性医务工作者特别预防风疹病毒，预防受孕后胎儿畸形和流产。
③ 医务人员个人防护用品包括手套、口罩、防护眼镜和面罩、工作服和工作帽。
④ 采用手卫生措施，是最重要、最简单、最经济的措施。

### 四、环境防护

(一) 环境分区

1. 口腔诊疗区域

(1) 清洁区域 如容器内的材料、X 线片、患者的病历、牙医助手的工作台、材料瓶、医护人员的洗手池等。

（2）污染区域  主要包括综合治疗台的支架桌、痰盂、吸唾系统、手机头、灯光手柄和开关等。

2. **器械处理区**  按照工作要求分为：回收清洗区、保养包装区、灭菌区、物品存放区。

### （二）屏障防护技术
采用屏障保护技术的优点：既保持了物体表面的清洁又节省了时间。

### （三）环境消毒
1. **空气消毒**
（1）臭氧消毒  浓度≥20mg/m³，消毒时间≥30min，相对湿度RH≥70%。
（2）紫外线消毒  照射时间应＞30min。
（3）化学消毒剂或中草药消毒剂进行喷雾或熏蒸消毒方式。常用的有0.5%～1.0%的过氧乙酸水溶液熏蒸，或过氧化氢喷雾。

2. **地面消毒**  地面通常采用湿式清扫，可用清水扫除，每日1～2次。当通常采用含有效氯500mg/L的消毒液或0.2%的过氧乙酸溶液拖地或喷洒地面。

3. **墙面消毒**  高度一般为2～2.5m高。

4. **表面消毒**  包括病历夹、门把手、水龙头、门窗、洗手池、卫生间、便池等物体表面。

## 五、口腔器械设备的消毒与灭菌

### （一）口腔器械分类

| 项目 | 内容 |
| --- | --- |
| 高度危险器械 | 接触患者口腔伤口、血液、破损黏膜或进入口腔无菌组织或穿破口腔软组织进入骨组织或牙齿内部的各类口腔器械 |
| 中度危险器械 | 仅接触完整的黏膜或破损的皮肤，而不进入无菌组织器官的口腔器械 |
| 低度危险器械 | 不接触患者口腔或间接接触患者口腔 |

| 危险级别 | 口腔器械分类（重要） | | 消毒灭菌水平 | 存储要求 |
| --- | --- | --- | --- | --- |
| 高度危险器械 | 拔牙器械 | 拔牙钳、牙挺、牙龈分离器、牙根分离器械、凿、口腔颌面外科车针 | 灭菌 | 保持包装及标签完好无损，储存于无菌状态。如有破损或已打开未使用或超过使用期限，须重新进行包装与灭菌处理才能使用 |
| | 牙周治疗器械 | 牙洁治器、刮治器、超声工作尖 | | |
| | 根管治疗器械 | 根管扩大针、各类根管锉、各类扩孔钻、根管充填器等 | | |
| | 口腔种植牙用手术器械 | | | |
| | 其他器械 | 口腔手机、车针、排龈器、加压器、刮匙、电刀头、牙周探针等 | | |
| 中度危险器械 | 检查器械 | 口镜、镊子、器械盘等 | 灭菌或高水平消毒 | 用带盖的容器盛放装于清洁区域，并定期对容器进行消毒 |
| | 正畸用器械 | 正畸钳、带环推子、取带环钳子、全冠剪 | | |
| | 修复用器械 | 去冠器、拆冠钳、印模托盘、垂直距离测量尺等 | | |
| | 各类充填器 | 银汞合金输送器 | | |
| | 其他器械 | 手机、卡局式注射器、舌唇颊牵引器、三用枪头、成形器、开口器、拉钩、橡皮障夹钳、橡皮夹、金属反光板、拉钩、挂钩等 | | |
| 低度危险器械 | 调刀 | 模型雕刻刀、蜡刀、钢调刀等 | 中低度水平消毒 | 保持清洁、干燥 |

### （二）清洗、消毒与灭菌

1. **清洗**
（1）手工清洗：对于无机器清洗或复杂物品的清洗。
（2）清洗机清洗：有全自动、半自动清洗器和专用设备清洗器。
（3）超声波清洗：结构复杂、缝隙多的器械应当采用，去除医疗器械内小的碎屑。
（4）清洗后干燥温度：金属类70～90℃；塑料类65～75℃。

**2. 消毒** 指清除或杀灭物品上的致病微生物，使之达到无害化处理。

消毒根据消毒原理分为物理消毒法、化学消毒法、综合消毒法。根据消毒水平分为高效消毒法、中效消毒法、低效消毒法。

| 分类 | 作用 | 常用方法 |
| --- | --- | --- |
| 高效消毒方法 | 可杀灭一切致病性微生物的消毒方法，对芽孢也有一定的杀灭作用 | 紫外线、含氯消毒剂、臭氧 |
| 中效消毒方法 | 可杀灭和去除细菌芽孢以外的各种致病性微生物的消毒方法 | 超声波、碘类消毒剂、醇类、酚类消毒剂 |
| 低效消毒方法 | 只能杀灭细菌繁殖体、亲脂病毒的化学消毒剂和通风散气、冲洗等机械除菌法 | 氯己定，中草药消毒剂和汞、银、铜等金属离子消毒剂 |

**3. 灭菌** 指杀灭物品上的一切致病和非致病微生物，包括芽孢，使之达到无菌程度。

（1）包装 纸塑袋、纸袋密封包装，其密封宽度≥6mm，包内器械距包装袋封口处≥2.5cm。

（2）灭菌方法 ①压力蒸汽灭菌；②干热消毒灭菌；③环氧乙烷气体灭菌；④氧化乙烯灭菌系统；⑤低温过氧化氢等离子灭菌系统。**其中先进行抽真空的压力蒸汽灭菌法是目前口腔领域首选和最有效的灭菌方法。**

| 灭菌法 | | 分级 |
| --- | --- | --- |
| 预真空高温高压灭菌法（132℃） | 可分3级 | N级：灭菌前没有抽真空<br>S级：灭菌前抽1次真空<br>B级：灭菌前抽3次真空（效果最好） |

（3）灭菌效果的监测 工艺监测、化学指示监测和生物指示监测三种方法。

**4. 选择消毒灭菌方法的原则** 根据消毒物品的性质选择消毒方法。

| 项目 | 内容 |
| --- | --- |
| 压力蒸气灭菌 | 耐高温、耐湿度的物品和器材 |
| 干热灭菌 | 耐高温的玻璃器材、油剂类和干粉类 |
| 环氧乙烷或低温蒸气甲醛气体消毒、灭菌 | 不耐热、不耐湿，以及贵重物品 |
| 浸泡灭菌 | 注意防腐 |

### （三）特殊仪器设备的消毒与灭菌

**1. 手机**

（1）手机灭菌方法 预真空高温高压灭菌法是目前对牙科手机最有效的灭菌方法。

（2）手机灭菌常规程序为 清洗消毒、养护注油、打包封口、预真空高温高压灭菌及灭菌效果监测。注油是养护手机的最佳方式。

**2. 口腔综合治疗台水路（DUWL）**

（1）治疗台水路闲置时保持水路干燥 不使用按清除键，冲洗2min，排净水。

（2）冲洗水路 开诊前冲洗2min，治疗后冲洗30s。

（3）尖锐性损伤性废物应放于专门的利器容器内，容器内的废物不能超过2/3。

## 六、医疗废物处理

医疗废物的类型及处理方式如下。

| 项目 | 内容 |
| --- | --- |
| 范围 | 感染性、病理性、损伤性、药物性、化学性废物 |
| 处理 | 分类收集：<br>黑色袋，生活废物<br>黄色袋，医疗废物<br>红色袋，放射性废物<br>尖锐性损伤性废物应放于专门的利器容器内，容器内的废物不能超过2/3 |

# 牙体牙髓病学

# 第一单元 龋病

## 第一节 定义

**龋病的定义**

龋病是在以细菌为主的多种因素作用下,牙齿硬组织发生的慢性、进行性破坏的一种疾病。
(1) 病因角度　牙齿硬组织的细菌感染性疾病
(2) 龋病基本变化　无机物脱矿和有机物分解

## 第二节 龋病的病因和发病机制

### 一、龋病病因

#### (一) 牙菌斑和致龋细菌

1. **牙菌斑**　由细菌(菌斑容量的60%~70%)、基质和水组成。
基质 ⟹ 唾液糖蛋白和细菌的胞外聚合物组成。
平滑面菌斑:①菌斑-牙界面层;②中间层;③菌斑表层。
牙菌斑的形成分为三个阶段:获得性膜的形成和细菌初期聚集;细菌迅速生长繁殖;菌斑成熟。

2. **常见的致龋细菌**

| 菌名 | 致病性 |
|---|---|
| 变形链球菌 | 冠部龋和根部龋最主要的致龋菌 |
| 血链球菌 | 最早在牙面定居 |
| 轻链球菌 | 牙菌斑中最常分离到的细菌 |
| 乳杆菌属 | 加速龋病的发展,是龋病进展的结果 |
| 放线菌属 | 黏性放线菌促进变形链球菌定殖于根面<br>龈下菌群和根面龋的牙菌斑中最常分离 |

#### (二) 饮食因素(碳水化合物,氟化物,磷酸盐)

| 致龋 | 特点 | 防龋 | 特点 |
|---|---|---|---|
| 碳水化合物(糖) | 致龋力从高到低:蔗、葡、果、麦、乳、淀粉、山、木,高甜替代品:甜叶菊糖 | 氟化物 | 抗酸不抗磨<br>促进脱矿物质的再矿化 |
| | 进食频率越高,致龋力越强 | 磷酸盐 | 抑菌、缓冲菌斑内的pH值 |
| | 物理性状和摄入方式:经口摄入才能致龋。精细的、黏稠的含糖食物更易致龋 | | |

#### (三) 宿主因素

主要包括牙、唾液和机体全身情况。

1. **牙**
(1) 好发牙位

| 分类 | 好发牙位 |
|---|---|
| 乳牙列 | 下颌第二乳磨牙(最易),乳下前牙(最少) |
| 恒牙列 | 下颌第一磨牙(最多),下前牙(最少) |

（2）好发部位

| 牙位 | 龋病好发部位 |
|---|---|
| 下颌第一磨牙 | 咬合面（O）、颊面（B）、近中面（M）、远中面（D）和舌面（L） |
| 上颌第一磨牙 | 咬合面（O）、近中面（M）、腭面（P）、颊面（B）和远中面（D） |
| 上颌侧切牙 | 舌面（L）、唇面（La） |

**2. 唾液** 对维持口腔正常 pH，保持牙面完整性和促进已脱矿牙硬组织的再矿化方面有重要影响。唾液腺分泌减少的患者（舍格伦综合征和头颈部放疗后）易发生猖獗龋和急性龋。

**3. 机体全身状态**

### （四）时间
龋病发病的每一过程都需要一定的时间才能完成。

## 二、发病机制

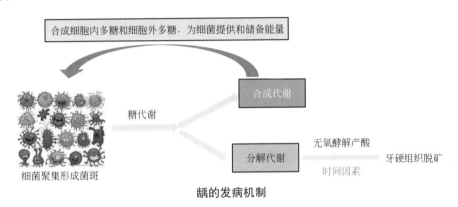

龋的发病机制

## 三、龋的病因学说

- 化学细菌学说
- 蛋白溶解学说
- 蛋白溶解-螯合学说
- 龋病病因的四联因素理论
- 广义龋病生态学假说：包括以下三个阶段
  - 动态稳定阶段
  - 产酸阶段
  - 耐酸阶段

## 四、牙髓-牙本质复合体

| 洞底剩余牙本质厚度（RDT） | 牙髓反应 |
|---|---|
| ≥2mm | 牙髓无不良反应 |
| 0.5～1mm | 牙髓轻度反应，少许反应性牙本质形成 |
| 0.25～0.5mm | 牙髓反应明显，较多反应性牙本质形成 |
| ≤0.25mm | 牙髓炎症严重，可出现化脓性病灶并找到细菌，反应性牙本质少，刺激性牙本质较多 |

# 第三节 龋病的分类

## 一、按发病情况和进展速度分类（熟记）

- 急性龋（湿性龋）➡ 快、软、湿润、易挖除
- 猖獗龋：不易患龋的下前牙也患龋。常见于放射治疗患者/舍格伦综合征患者等
- 慢性龋（干性龋）➡ 慢，呈黑褐色，病变组织较干硬
- 静止龋 龋病生长环境受到破坏，龋病不再发展，探诊光滑坚硬，呈浅碟状。

## 二、按损害的解剖部位分类

- 点隙窝沟龋 ➡ 发生在牙的点隙沟裂处的龋（临床最多见）
- 平滑面龋 ➡ 邻面是其最好发部位
- 根面龋 ➡ 主要发生在中老年人和牙周病患者。多围绕牙颈部

## 三、按病变深度分类（临床最常用的分类方法）

根据病变深度可分为浅龋、中龋和深龋。

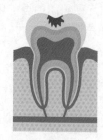
浅龋（牙釉质龋）

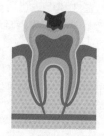
中龋（牙本质浅龋）

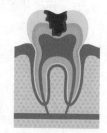
深龋（牙本质深龋）

## 四、根据病变的发生与既往牙体治疗的关系分类

- 原发龋 ➡ 未经治疗的牙齿上发生的龋坏
- 继发龋 ➡ 治疗后，充填物或修复体边缘的牙体组织上或材料接触的洞壁、洞底发生的龋坏（检查：X线片）
  - 原因：充填体或修复体边缘与牙体组织不密合
  - 充填体或修复体边缘或洞缘牙体组织破损
  - 腐质未去净
- 再发龋 ➡ 经过治疗的牙齿其他部位新发生的龋坏

# 第四节　浅龋、中龋和深龋的临床表现

注意：所有龋病的温度测试结果一定正常。

| 名称 | 病变部位 | 症状 |
|---|---|---|
| 浅龋 | 平滑面（釉质）<br>浅龋无明显自觉症状 | 白垩色或棕褐色，探诊粗糙、质软<br>邻面龋：早期诊断用𬌗翼片 |
| | 窝沟（牙釉质） | 卡探针，最早期白垩色，逐渐发展到墨浸状 |
| | 根面浅龋（牙骨质） | 棕色，探诊粗糙、质软 |
| 中龋 | 牙本质浅层 | 冷热酸甜刺激敏感，刺激去除后症状立即消失<br>X线显示为远髓 |
| 深龋 | 牙本质中层或深层 | 食物嵌塞痛，刺激入洞痛，无自发性疼痛<br>X线显示为近髓 |

# 第五节　诊断和鉴别诊断

## 一、浅龋鉴别

| 疾病 | 浅龋 | 釉质发育不全 | 氟牙症 |
|---|---|---|---|
| 颜色 | 牙面上白垩色或黄褐色 | 白垩色损害 | 白垩色至深褐色 |
| 好发部位 | 窝沟 | 单个或一组牙 | 多数牙，对称<br>高氟地区生活史 |
| 质地 | 软而粗糙 | 硬而光滑 | 硬而光滑 |

## 二、深龋鉴别

|  | 深龋 | 可复性牙髓炎 | 慢性闭锁性牙髓炎 |
| --- | --- | --- | --- |
| 疼痛症状 | 冷、热刺激敏感<br>无自发痛 | 冷、热刺激敏感<br>无自发痛 | 冷、热刺激敏感<br>有自发痛史 |
| 温度测试 | 正常<br>冰水入洞引起疼痛 | 一过性敏感 | 迟钝<br>疼痛反应程度重、持续时间长久 |
| 叩痛 | 无 | 无 | 可有轻度叩痛 |

# 第六节 治疗

## 一、非手术治疗

### （一）药物疗法（化学疗法）

适应证
（1）恒牙早期釉质龋，尚未形成龋洞。
（2）乳前牙邻面浅龋及乳磨牙咬合面广泛性浅龋（大而浅）1年内将被替换的。
（3）静止龋。

| 成分 | 主要药物 | 特点 |
| --- | --- | --- |
| 非腐蚀性<br>氟 | 75%氟化钠甘油糊剂、<br>8%氟化亚锡溶液、<br>酸性磷酸氟化钠（APF）溶液、<br>含氟凝胶及含氟涂料等 | 对软组织无腐蚀性，不使牙变色，前后牙均可使用 |
| 腐蚀性<br>银 | 10%硝酸银和氨硝酸银<br>只用于乳牙和后牙 | 前牙不可用<br>牙颈部不可用<br>不配合儿童不可用 |

### （二）再矿化疗法

1. 适应证
（1）光滑面早期釉质龋，即龋斑（白垩斑或褐斑）。
（2）龋易感者可作预防用。
2. 再矿化液组成　主要含有不同比例的钙、磷和氟（pH值调至7）。

## 二、银汞合金充填术

### （一）窝洞的设计

1. 窝洞分类
（1）G.V.Black分类：根据龋损所在牙面的部位，从治疗的观点出发（考虑的材料是银汞充填），分为5类。
Ⅰ类洞：所有牙面发育点隙裂沟的龋损所制备的窝洞。磨牙牙合面洞最典型。（注意：最常考上前牙腭面洞）
Ⅱ类洞：后牙邻面的龋损所制备的窝洞。
Ⅲ类洞：前牙邻面未损伤切角的龋损所制备的窝洞。
Ⅳ类洞：前牙邻面并损伤切角的龋损所制备的窝洞。
Ⅴ类洞：所有牙齿的颊（唇）、舌（腭）面近龈1/3牙面的龋损所制备的窝洞。

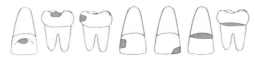

洞形分类

（2）按洞形涉及的牙面数分类
单面洞：只累及1个牙面。

双面洞（复面洞）：累及2个牙面并连为一个整体。

复杂洞：累及2个以上牙面并连为一个整体。

**2. 窝洞命名** 以英文字母命名（简写必须熟记）。

颊面B，舌面L，𬌗面O，远中面D，近中面M，唇面La，切端I，腭侧P。

**3. 窝洞结构**

（1）洞壁 侧壁和髓壁（洞底覆盖牙髓的洞壁）；轴壁：与牙体长轴平行的髓壁。

（2）洞角 两壁相交构成线角；三壁相交构成点角。

（3）洞缘 洞侧壁与牙面相交构成洞的边缘。又称为洞缘角或洞面角。

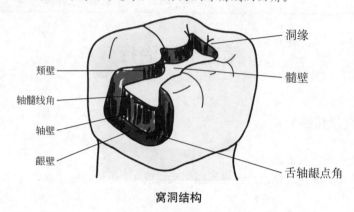

窝洞结构

**4. 抗力形设计** 使充填体和余留牙承受正常咬合力而不破裂的特定形态。

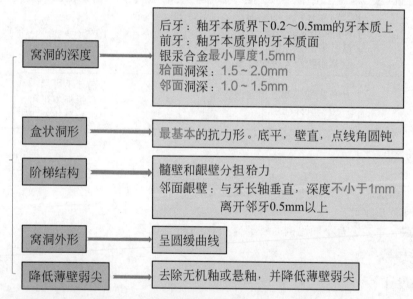

**5. 固位形的设计** 使充填体不移位、不脱落的特定形状。

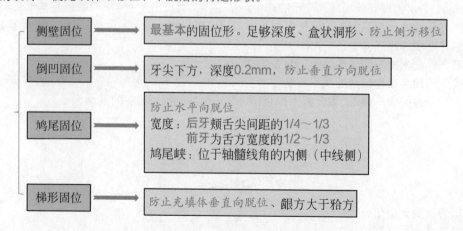

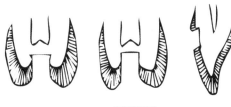 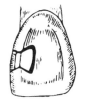  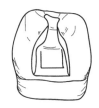

倒凹固位　　　　　　　　鸠尾固位　　　　　梯形固位

### （二）窝洞的制备原则
（1）去净龋坏组织　去除感染，保留脱矿层。标准：牙本质的硬度和着色。
（2）保护牙髓组织　锋利器械间断操作、用水冷却、不向髓腔方向加压，熟悉解剖结构。
（3）尽量保留健康牙体组织。
（4）注意患者全身状况。

### （三）窝洞隔湿和干燥
最常用的为棉卷隔湿；最理想的为橡皮障隔离。

### （四）窝洞充填
**1. 垫底**
（1）单层垫底
洞底距髓腔的牙本质厚度大于 1mm。
聚羧酸锌粘固粉——首选单层垫底材料。
磷酸锌——因其牙髓刺激性，一般不用于活髓牙垫底。
（2）双层垫底
洞底距髓腔的牙本质厚度小于 1mm。
第一层：氧化锌丁香油粘固粉（最理想，厚度小于 1mm）。
第二层：磷酸锌粘固粉。

**2. 银汞合金充填**
（1）适应证　主要用于后牙Ⅰ类洞，Ⅱ类洞的充填。
（2）禁忌证　牙冠有劈裂可能的牙体缺损（如隐裂）；汞过敏者。
（3）银汞充填步骤

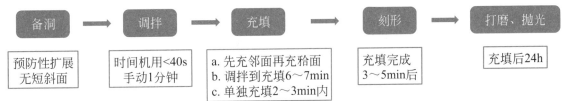

## 三、牙体缺损直接粘接修复术
### （一）粘接剂与粘接机制
**1. 釉质的粘接**

| 项目 | 内容 |
|---|---|
| 酸蚀剂 | 30%～50% 的磷酸 |
| 粘接剂 | 低黏度疏水性树脂：双酚 A- 甲基丙烯酸缩水甘油酯（Bis-GMA） |
| 酸蚀作用 | 酸蚀刻的作用<br>① 暴露釉质新鲜层，增加釉质表面可湿性和表面自由能<br>② 活化釉质表层，使釉质表面极性增强，易与粘接树脂结合<br>③ 增加釉质表面粘接面积和粗糙度 |
| 粘接过程与机制 | 磷酸酸蚀（20～40s）➡ 釉质表面脱矿形成微孔 ➡ 粘接树脂渗入微孔形成树脂突（主要为微树脂突） |

## 2.对牙本质的粘接系统

| 分类 | 酸蚀—冲洗粘接系统（全酸蚀粘接系统） | | 自酸蚀粘接系统 |
|---|---|---|---|
| 组成 | 酸蚀剂：10%～37%的磷酸凝胶<br>预处理剂（底胶）<br>粘接树脂 | | 1.预处理剂<br>酸性功能单体：MDP/4-MET<br>双性功能单体：HEMA/HPMA/BPDM<br>溶剂：水、乙醇、丙酮<br>2.粘接树脂 |
| 区别 | 酸蚀剂 | 无机酸、强酸 | 有机酸、弱酸 |
| | 酸蚀方法 | 需要冲洗 | 不需冲洗 |
| | 机制 | 去除玷污层 | 溶解玷污层或改性 |
| | 特点 | 操作步骤较多，技术敏感性高 | 操作简便、技术敏感性低、刺激性小、隔绝性良好、但粘接强度较低 |

### （二）复合树脂粘接修复术

**1.禁忌证**

（1）不能有效隔离治疗区者。
（2）所有的咬合都位于修复体上时。
（3）深度磨耗或磨牙症患者。
（4）修复体延伸到根面时。

**2.复合树脂粘接修复术的基本步骤**

（1）术前。
（2）窝洞预备、隔湿　①隔湿：橡皮障最佳。②备洞：不做预防性扩展，可制备成45°短斜面。
（3）垫底、盖髓　①树脂充填通常不需要垫底；②洞底近髓透红行间接盖髓；③不能用：氧化锌丁香酚及含有酒精、氯仿、乙醚类材料垫底。
（4）酸蚀、粘接　①酸蚀剂：30%～50%磷酸；②酸蚀-冲洗：a.一次酸蚀（只涉及釉质或牙釉质面积较大）：釉质+本质30s。b.二次酸蚀（同时涉及釉质和本质）：先酸蚀釉质15s，再酸蚀牙本质15s。棉球吸去窝洞水分或轻吹窝洞。预处理剂、粘接。③自酸蚀粘接：包括一步法/两步法。④预酸蚀+自酸蚀粘接：先磷酸酸蚀洞缘釉质15s，冲洗吹干后采用自酸蚀粘接技术。
（5）固化、充填
固化时间：粘接剂10 s；每层树脂20 s。
充填：①整块充填：一次厚度不超过4mm。②分层充填：第一层<1mm，以后每层<2mm。
（6）调𬌗、修形、抛光　调高点、修悬突。

### （三）玻璃离子水门汀粘接修复术

**1.适应证**

（1）根面龋、急性龋、猖獗龋的修复。
（2）复合树脂修复术的垫底材料。
（3）患牙因故暂时不能作冠者的暂时充填。
（4）粘固修复体。

**2.窝洞预备要点**　不主张制备洞缘斜面，也不需要预防性扩展。

**3.充填修复**　一般无需垫底，因材料的完全固化需24h，且固化时要求隔水和不脱水，故充填后的修复体表面应涂一层隔水剂，如凡士林、釉质粘接剂等。

**4.修形与抛光**　在充填24h后进行。

## 第七节　常用材料的性质及其选择

### 一、垫底材料

| 分类 | 内容 |
|---|---|
| 磷酸锌粘固粉 | 游离磷酸可对牙髓产生刺激 |

续表

| 分类 | 内容 |
|---|---|
| 聚羧酸锌粘固粉 | 粉：经过煅烧的氧化锌和氧化镁的混合物<br>液体：为聚丙烯酸水溶液<br>对牙髓的刺激性很小，不能刺激修复性牙本质形成 |
| 氧化锌丁香油粘固粉 ZOE<br>pH 值：7～8<br>固化时呈酸性 | 呈微碱性，对牙髓的刺激性极小，有止痛、安抚和轻度的防腐作用，能促进修复性牙本质的形成<br>不能与以下材料共用：自凝塑料、树脂类、聚羧酸锌、玻璃离子 |
| 氢氧化钙<br>pH 值：9～12 | 对牙髓的刺激性小，可促进修复性牙本质的生成<br>强碱性，有一定的抗菌、抗炎性能<br>溶于唾液（最易），不能隔绝电的传导 |

## 二、银汞合金

**1.合金粉组成** 银、锡、铜、锌。

汞和合金粉的重量比是 8：5 或 9：6。汞多，成球；汞少，硬而脆。

**2.汞污染的预防**

（1）环境设施　诊疗室通风良好。

（2）使用操作　不可随意丢弃，应收集并装入辟有 15cm 深、过饱和盐水的容器中。

（3）定期检测。

## 三、玻璃离子水门汀

| 项目 | 内容 |
|---|---|
| 组成 | 粉剂：复合硅酸铝玻璃、氟化物<br>液体：丙烯酸、衣康酸或马来酸、3-丁烯-1,2,3 三羧酸共聚物水溶液加入少量酒石酸 |
| 性质 | 良好的粘接性、生物相溶性、释放氟离子和耐溶解性 |
| 用途 | ① 根面龋、急性龋和猛性龋的修复<br>② 乳牙各类洞的修复<br>③ 垫底、暂封、粘固修复体 |

# 第八节　治疗中的问题及其处理

## 一、意外穿髓

### 原因

① 对患牙髓腔解剖知识掌握不足。

② 操作不仔细。

③ 髓角变异。

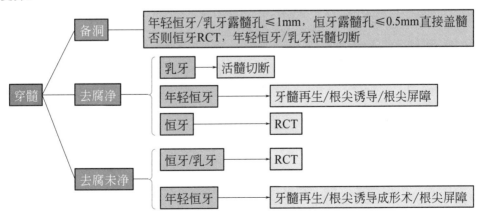

意外穿髓的处理

## 二、充填后疼痛

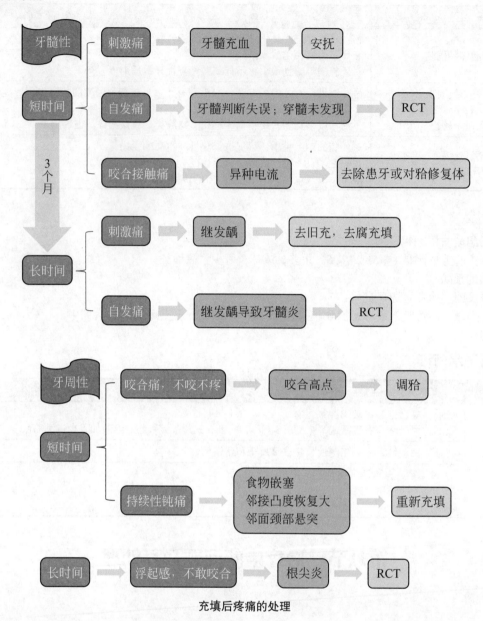

充填后疼痛的处理

## 三、继发龋（理解）

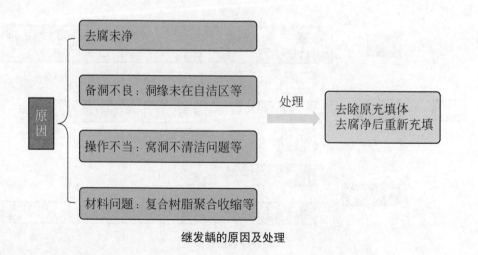

继发龋的原因及处理

## 四、充填物折裂、松脱

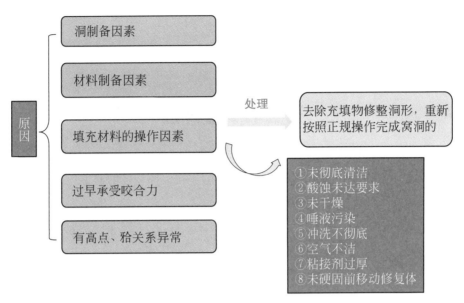

充填物折裂、松脱的原因及处理

## 五、牙体折裂

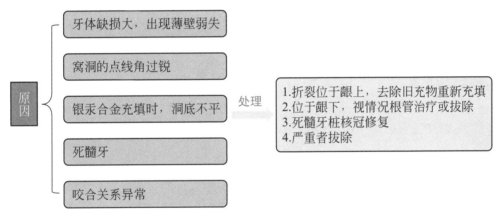

牙体折裂的原因及处理

# 第二单元　牙发育异常

## 第一节　釉质发育不全

### 一、定义

在牙齿发育期间，由于全身疾病、营养障碍或严重的乳牙根尖周感染，导致的釉质结构异常称为釉质发育不全。

### 二、病因

内分泌失调、严重营养障碍、婴儿和母体的疾病、局部因素（特纳牙）。

### 三、临床表现

乳牙受累较少见；同一时期发育的牙齿成组对称的发生、与发育线相吻合、界限清楚。

出生后第一年（1岁以内）：上颌136，下颌1236。

出生后第二年：上颌2。
出生后第三年：4578。

## 四、治疗

萌出以后，再补充维生素D和矿物质毫无意义。

若影响美观，可做复合树脂充填修复、复合树脂贴面、烤瓷贴面修复及冠修复。

# 第二节　氟牙症

## 一、定义

氟牙症是氟摄入量过高引起的一种特殊类型的釉质发育不全。氟牙症的发生具有地区性，为慢性氟中毒（fluorosis）早期最常见而突出的症状。

## 二、病因

饮用水含氟是人体摄入氟的主要来源。1mg/L 为宜。

我国现行水质标准氟浓度：0.5～1mg/L。

2岁前生活在高氟区，恒牙萌出后仅表现在前牙和第一恒磨牙。如果6～7岁后迁入高氟区，则不出现氟牙症。

## 三、临床表现

（1）恒牙多见，乳牙很少，胚胎期胎盘对氟有一定的屏障作用。

（2）牙釉质表面表现

① 轻度改变　牙釉质上有白垩斑点、斑块或色素沉着斑块。

② 中度改变　牙釉质凹陷和棕黄色着色。

③ 重度改变　釉质出现实质缺损，甚至呈蜂窝状缺损。

（3）耐酸不耐磨。

（4）严重的慢性氟中毒患者，可出现氟骨症。

## 四、诊断

发生在多数牙，有在高氟区的生活史，有云雾状改变，界限不清。

## 五、治疗

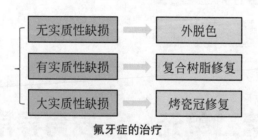

氟牙症的治疗

# 第三节　四环素牙

## 一、定义

牙齿发育、矿化期间服用四环素族药物，使牙齿的颜色和结构发生改变的疾病称为四环素牙。

## 二、病因

四环素和地美环素所致着色深；土霉素和金霉素所致着色浅。

同一次的剂量中牙本质中沉积比在釉质中高4倍。

## 三、临床表现

牙齿初萌时有荧光黄，日光照射后荧光消失。逐渐由黄变为棕色或褐色、黄褐色。

染色特点：恒牙列全口均发生，牙本质永久性冒状染色。

### 四、诊断

（1）发病年代　20世纪70年代。
（2）染色特点　全口，帽状，永久染色。
（3）四环素族用药史。

### 五、预防

妊娠和哺乳期，7岁以内儿童禁用四环素类药物。

### 六、治疗

内脱色法：脱色时髓室中封入30% $H_2O_2$ + 硼酸钠糊剂。

## 第四节　遗传性牙本质发育不全（助理不考）

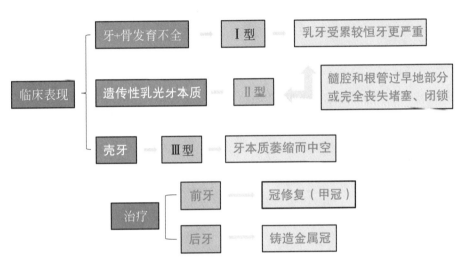

遗传性牙本质发育不全的临床表现及治疗

## 第五节　畸形中央尖

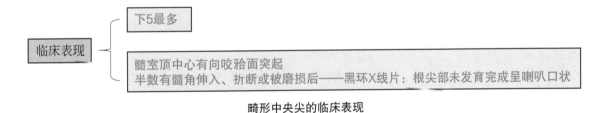

畸形中央尖的临床表现

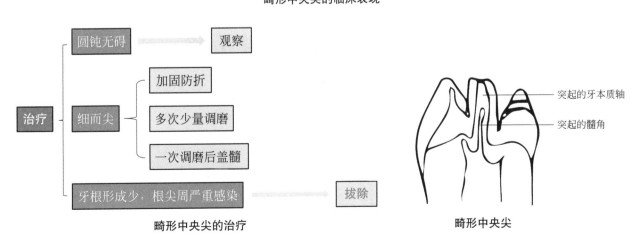

畸形中央尖的治疗

畸形中央尖

## 第六节 牙内陷

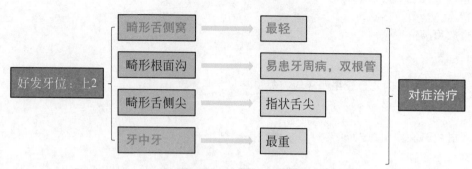

牙内陷的临床表现及治疗

## 第七节 牛牙症

### 一、定义

牛牙症是一种奇特、异常的牙齿结构，即牙体增大，髓室异常大，延至根部，类似牛牙。

### 二、发病机制

成牙本质细胞缺陷引起的一种突变。

### 三、临床表现

① 好发于乳、恒牙的磨牙。
② 牙冠本身无显著或异常的临床特点。
本症无需治疗。

## 第八节 先天性梅毒牙

### 一、临床表现

（1）半月形切牙 又称哈钦森牙。
（2）桑葚状磨牙
（3）哈钦森三联症 间质性角膜炎＋中耳炎/耳聋＋哈钦森前牙。

### 二、防治原则

患梅毒的母亲妊娠期及婴儿出生后应接受抗梅毒治疗。
修复治疗（贴面和全冠）。

# 第三单元 牙急性损伤

## 第一节 牙震荡

### 一、定义

牙外伤时，牙周膜的轻度损伤称为牙震荡，又称为牙挫伤或外伤性根周膜炎。

### 二、临床表现

① 患牙牙齿轻微酸痛感，可有对冷刺激一过性敏感症状。

② 牙冠完整，通常不伴牙体组织的缺损。
③ 轻微松动或不松动，无移位，垂直向或水平向叩痛（±）~（+），龈缘还可有少量出血，表明有牙周膜损伤。
④ 温度测验可为一过性敏感症状，若做牙髓活力测试，反应不一。
⑤ X线片表现正常或根尖牙周膜增宽。

## 三、诊断

根据外伤史和临床表现可以作出诊断。

## 四、治疗

① 1~2周内应使患牙休息，必要时降低咬合减轻患牙的咬合负担。
② 定期复查。
③ 重点注意。在年轻恒牙，其活力可在受伤1年后才丧失。

# 第二节 牙折

## 一、定义

外力直接撞击，造成牙冠或牙根的折断称为牙折。

## 二、类型、临床表现和诊断

按牙齿的解剖部位可分为冠折、根折和冠根联合折三型。

### （一）冠折

| 临床表现 | 治疗 |
| --- | --- |
| 冠折未露髓 | 1. 少量釉质折断无症状　磨光锐缘<br>2. 少量牙本质折断　玻璃离子覆盖，6~8周无症状复合树脂修复<br>3. 牙本质折断近髓　年轻恒牙间接盖髓，6~8周后用复合树脂直接粘接修复 |
| 冠折露髓 | 恒牙：>0.5mm RCT后冠修复。≤0.5mm，直接盖髓<br>年轻恒牙：≤1mm，直接盖髓。>1mm，活髓切断。出血暗红或不易止住，根尖诱导 |

### （二）根折

| 根折部位 | 叩痛 | 松动度 | 治疗 |
| --- | --- | --- | --- |
| 根尖1/3 | 无或轻度 | 无或轻度 | 1. 测定并记录牙髓活动情况<br>2. 根尖1/3处折断　调𬌗观察<br>3. 未与龈沟相通者　立即复位弹性固定4周，近龈延长至4个月<br>4. 折断线与口腔相通者　一般应拔除<br>5. 如断根有一定长度，可切龈、正畸牵引后桩冠修复 |
| 根中1/3 | 明显叩诊浊音 | Ⅱ~Ⅲ度 | |
| 近龈1/3 | | | |

根尖1/3折断牙髓坏死率：20%~24%。

根折的愈合：根折的愈合有以下四种情况。
① 硬组织愈合。最理想愈合。
② 结缔组织愈合。
③ 骨和结缔组织愈合。即成年之前的病例可出现该类型愈合。
④ 折断线感染不能愈合。

### （三）冠根折

| 项目 | 内容 |
| --- | --- |
| 临床表现 | 折断线累及牙冠和根部，以斜行冠根折多见。均与口腔相通，牙髓往往暴露 |
| 治疗 | 多数需拔除，少数近龈或牙根较长，可桩冠修复 |

# 第三节 牙脱位

## 一、定义

牙齿受外力作用而偏离，以致部分或全部脱离牙槽窝者，称为牙脱位。

## 二、类型

脱位可分为部分脱位和完全脱位。

| 类型 | | 临床表现 | 治疗 |
| --- | --- | --- | --- |
| 部分脱位 | 脱出性 | 松动Ⅲ度，患牙伸长<br>X线：根尖周间隙明显增宽 | 局麻下复位，结扎固定2周 |
| | 侧向性 | 侧向移位<br>X线：一侧根尖周膜间隙增宽 | |
| | 嵌入性 | 临床牙冠变短<br>X线：根尖周膜间隙消失 | 复位后2周作RCT，年轻恒牙：不可强行拉出复位，半年内可萌出 |
| 完全脱位（牙槽窝空虚） | | 1. 在0.5h内再植，90%患牙牙根可免于吸收<br>2. 2h内，清理、再植、复位固定3～4w后，体内RCT。2h以后再就诊者，体外完成RCT<br>3. 可将患牙置于患者的舌下或口腔前庭处，也可放在盛有生奶、生理盐水或自来水的杯子内。切忌干藏<br>4. 年轻恒牙，不要贸然拔髓 | |

注意：牙齿脱位后，可以发生如下各种并发症。
① 牙髓坏死。占牙脱位的52%，嵌入性脱位的96%。
② 牙髓腔变窄或消失。
③ 牙根外吸收。最早在受伤2个月后发生。约有2%的病例并发牙内吸收。
④ 边缘性牙槽突吸收。

注意：牙再植后有以下几种愈合方式。
① 牙周膜愈合（最佳）。
② 骨性粘连。
③ 炎症性吸收。

# 第四单元 牙慢性损伤

## 第一节 楔状缺损

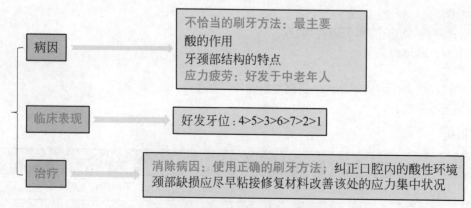

**楔状缺损的病因、临床表现及治疗**

② 牙冠完整，通常不伴牙体组织的缺损。
③ 轻微松动或不松动，无移位，垂直向或水平向叩痛（±）～（+），龈缘还可有少量出血，表明有牙周膜损伤。
④ 温度测验可为一过性敏感症状，若做牙髓活力测试，反应不一。
⑤ X线片表现正常或根尖牙周膜增宽。

## 三、诊断

根据外伤史和临床表现可以作出诊断。

## 四、治疗

① 1～2周内应使患牙休息，必要时降低咬合减轻患牙的咬合负担。
② 定期复查。
③ 重点注意。在年轻恒牙，其活力可在受伤1年后才丧失。

# 第二节 牙折

## 一、定义

外力直接撞击，造成牙冠或牙根的折断称为牙折。

## 二、类型、临床表现和诊断

按牙齿的解剖部位可分为冠折、根折和冠根联合折三型。

### （一）冠折

| 临床表现 | 治疗 |
| --- | --- |
| 冠折<br>未露髓 | 1. 少量釉质折断无症状　磨光锐缘<br>2. 少量牙本质折断　玻璃离子覆盖，6～8周无症状复合树脂修复<br>3. 牙本质折断近髓　年轻恒牙间接盖髓，6～8周后用复合树脂直接粘接修复 |
| 冠折<br>露髓 | 恒牙：>0.5mm RCT后冠修复。≤0.5mm，直接盖髓<br>年轻恒牙：≤1mm，直接盖髓。>1mm，活髓切断。出血暗红或不易止住，根尖诱导 |

### （二）根折

| 根折部位 | 叩痛 | 松动度 | 治疗 |
| --- | --- | --- | --- |
| 根尖1/3 | 无或轻度 | 无或轻度 | 1. 测定并记录牙髓活动情况<br>2. 根尖1/3处折断　调𬌗观察<br>3. 未与龈沟相通者　立即复位弹性固定4周，近龈延长至4个月<br>4. 折断线与口腔相通者　一般应拔除<br>5. 如断根有一定长度，可切龈、正畸牵引后桩冠修复 |
| 根中1/3 | 明显<br>叩诊浊音 | Ⅱ～Ⅲ度 | |
| 近龈1/3 | | | |

根尖1/3折断牙髓坏死率：20%～24%。
根折的愈合：根折的愈合有以下四种情况。
① 硬组织愈合。最理想愈合。
② 结缔组织愈合。
③ 骨和结缔组织愈合。即成年之前的病例可出现该类型愈合。
④ 折断线感染不能愈合。

### （三）冠根折

| 项目 | 内容 |
| --- | --- |
| 临床表现 | 折断线累及牙冠和根部，以斜行冠根折多见。均与口腔相通，牙髓往往暴露 |
| 治疗 | 多数需拔除，少数近龈或牙根较长，可桩冠修复 |

## 第三节 牙脱位

### 一、定义
牙齿受外力作用而偏离，以致部分或全部脱离牙槽窝者，称为牙脱位。

### 二、类型
脱位可分为部分脱位和完全脱位。

| 类型 | | 临床表现 | 治疗 |
| --- | --- | --- | --- |
| 部分脱位 | 脱出性 | 松动Ⅲ度，患牙伸长<br>X线：根尖周间隙明显增宽 | 局麻下复位，结扎固定2周 |
| | 侧向性 | 侧向移位<br>X线：一侧根尖周膜间隙增宽 | |
| | 嵌入性 | 临床牙冠变短<br>X线：根尖周膜间隙消失 | 复位后2周作RCT，年轻恒牙：不可强行拉出复位，半年内可萌出 |
| 完全脱位（牙槽窝空虚） | | 1. 在0.5h内再植，90%患牙牙根可免于吸收<br>2. 2h内，清理、再植、复位固定3~4w后，体内RCT。2h以后再就诊者，体外完成RCT<br>3. 可将患牙置于患者的舌下或口腔前庭处，也可放在盛有生奶、生理盐水或自来水的杯子内。切忌干藏<br>4. 年轻恒牙，不要贸然拔髓 | |

注意：牙齿脱位后，可以发生如下各种并发症。
① 牙髓坏死。占牙脱位的52%，嵌入性脱位的96%。
② 牙髓腔变窄或消失。
③ 牙根外吸收。最早在受伤2个月后发生。约有2%的病例并发牙内吸收。
④ 边缘性牙槽突吸收。

注意：牙再植后有以下几种愈合方式。
① 牙周膜愈合（最佳）。
② 骨性粘连。
③ 炎症性吸收。

# 第四单元 牙慢性损伤

## 第一节 楔状缺损

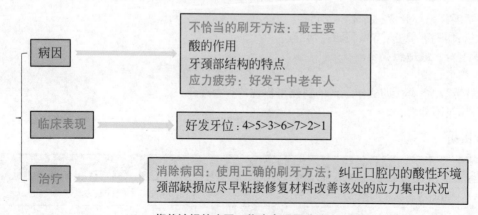

楔状缺损的病因、临床表现及治疗

## 第二节 磨损

### 一、定义

磨损是指主要由机械摩擦作用造成的牙体硬组织渐进性丧失的疾病。分为以下两种类型。

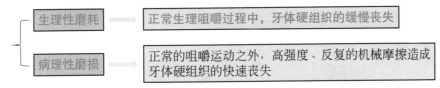

磨损的分类

### 二、磨损的病因

牙齿组织结构不完善、咬合关系不良、咬合力负担过重、硬食习惯、不良习惯、全身系统性疾病。

### 三、临床表现

釉质部分磨损露出黄色牙本质或出现小凹面、磨损达牙本质中层、全口牙齿磨损严重。

磨损不均可造成：①过锐的牙尖和边缘引起咬合创伤（食物嵌塞——龈乳头炎——牙周炎）。②黏膜白斑或压疮性溃疡。

## 第三节 酸蚀症

### 一、定义

酸蚀症是牙齿受酸侵蚀，硬组织发生进行性丧失的一种疾病。

### 二、病因

（1）外源性酸（唇颊面） 饮食酸、职业相关酸（强酸、弱酸）、酸性药物。
（2）内源性酸（舌腭面） 胃液反流酸。

### 三、临床表现

酸蚀指数：0度，无异样；1度，熔融状；2度，杯口状和沟槽样；3度，弹坑状；4度，牙本质丧失面积大于牙表面积的1/2；5度，釉质大部丧失或牙髓暴露。

### 四、防护原则

① 吃酸食后漱口，定期用3%的小苏打漱口，用有再矿化作用的牙膏刷牙等。
② 为防止工业酸蚀症，可戴防酸口罩。

## 第四节 牙隐裂

### 一、定义

牙隐裂是指未经治疗的牙齿表面由于某些因素长期作用而出现的临床不易发现的细微裂纹。

### 二、病因

创伤性𬌗力是牙隐裂发生的重要原因。

### 三、临床表现

（1）中老年人的上颌第一磨牙最常见。
（2）最常见的主诉 较长时间的咀嚼不适或咬合痛。
（3）叩诊不适，侧向叩诊反应明显。
（4）并发症 轻者牙本质敏感，重者牙齿完全劈裂。
（5）X线片可见牙周膜间隙增宽，也可无任何表现。

## 四、诊断

（1）病史和症状　较长期的咬合不适及咬在某一特殊部位时的剧烈疼痛。

（2）叩诊　叩痛显著处则为隐裂所在位置。

（3）温度测试　当患牙对冷敏感时，以隐裂纹处最明显。

（4）裂纹的染色检查　2.5%碘酊。

（5）咬楔法　将棉签或小橡皮轮放在可疑隐裂处做咀嚼运动。

## 五、治疗原则

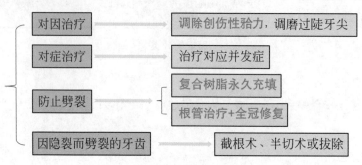

牙隐裂的治疗原则

# 第五节　牙根纵裂

## 一、定义

牙根纵裂指在某些致病因素作用下发生于牙根的、平行于牙长轴的、由根尖向冠方的纵行裂纹。

## 二、病因

| 分类 | 病因 | |
|---|---|---|
| 原发性牙根纵裂（我国学者报道） | 发生于活髓牙。创伤性𬌗力是最主要的致病因素（下颌第一磨牙近中根和近中颊根多见） | |
| 继发性牙根纵裂（国外学者文献报道） | （牙髓治疗后的牙）医源性因素 | 根管预备时去除牙体组织过多 |
| | | 长时间使用高浓度的冲洗剂 |
| | | 根管充填时垂直或侧方加压的压力过大 |
| | | 钉、桩的粘固和戴入 |

## 三、临床表现及检查

### （一）临床表现

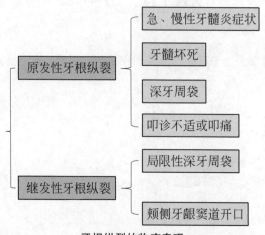

牙根纵裂的临床表现

## （二）X线片

从根尖部到根管口长度不等的直线状均匀增宽。

CBCT：贯穿根管的颊舌向线状低密度影。

## 四、诊断

X线检查是诊断牙根纵裂的主要依据。

## 五、治疗

对因、对症治疗；手术（截根术或半截根术、拔除术）。

# 第六节　殆创伤性牙根横折

## 一、病因

①应力疲劳；②突然的咬合外伤。

## 二、临床表现

（1）好发于中、老年人无牙体疾患的上磨牙的腭根，其次是远中颊根。

（2）X线片表现　患牙的某一根X线透射的横折线，还可有牙周膜间隙增宽，偶见折断的根尖移位。

## 三、治疗

（1）对因治疗　患牙调殆干扰，均衡全口负担。

（2）牙髓活力正常且牙周组织正常者　可不做牙髓治疗，定期观察。

# 第五单元　牙本质敏感症

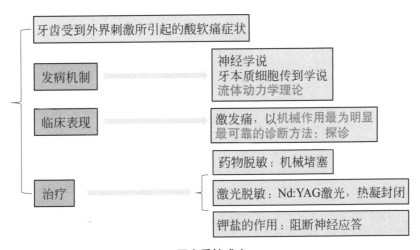

牙本质敏感症

# 第六单元　牙髓疾病

## 第一节　概述

## 一、病因

（1）感染因素

① 经牙体感染（最多、最主要）。

② RDT≤0.2mm 时，牙髓内可找到细菌。
③ 经牙周袋感染　逆行性牙髓炎。
（2）创伤因素　急性损伤，慢性损伤。
（3）物理和化学因素
（4）其他因素

## 二、牙髓病的分类

### （一）根据组织病理学的表现分类

| 项目 | 分类 |
| --- | --- |
| 牙髓充血 | 生理性牙髓充血<br>病理性牙髓充血 |
| 急性牙髓炎 | 急性浆液性牙髓炎<br>急性化脓性牙髓炎 |
| 慢性牙髓炎 | 慢性闭锁性牙髓炎<br>慢性增生性牙髓炎<br>慢性溃疡性牙髓炎 |
| 牙髓坏死 | 坏死、坏疽 |
| 牙髓退变 | 空泡性变、纤维性变、网状萎缩、钙化 |
| 牙内吸收 | — |

### （二）根据牙髓病的临床表现和治疗预后分类

| 项目 | 分类 |
| --- | --- |
| 可复性牙髓炎 | — |
| 不可复性牙髓炎 | 急性牙髓炎：包括慢性牙髓炎急性发作<br>慢性牙髓炎：包括残髓炎<br>逆行性牙髓炎 |
| 牙髓钙化 | 髓石；弥散性钙化 |
| 牙髓坏死 | — |
| 牙内吸收 | — |

# 第二节　牙髓炎的临床表现

## 一、可复性牙髓炎

| 项目 | 内容 | | | | | |
| --- | --- | --- | --- | --- | --- | --- |
| 症状 | 冷热酸甜刺激时，出现瞬间疼痛反应<br>刺激去除后，症状仅持续数秒钟即缓解，无自发痛 | | | | | |
| 检查 | 患牙有接近髓腔的牙体硬组织病损，如深龋、深楔缺、深牙周袋 | | | | | |
| | 温度测试：一过性敏感（冷测），去除刺激后症状持续数秒钟即缓解 | | | | | |
| | 叩诊（-） | | | | | |
| 鉴别诊断 | 疾病 | 自发痛 | 刺激痛 | 刺激去除后 | 温度测试 | 治疗 |
| | 深龋 | 无 | 仅入洞 | 立即消失 | 正常 | 充填 |
| | 不可复性牙髓炎 | 有或曾有 | 冷热刺激剧痛 | 持续较久 | 剧痛或迟缓痛 | 牙髓治疗 |
| | 牙本质敏感 | 无 | 机械、酸甜 | 立即消失 | 正常 | 对因对症 |

## （二）X 线片

从根尖部到根管口长度不等的直线状均匀增宽。

CBCT：贯穿根管的颊舌向线状低密度影。

## 四、诊断

X 线检查是诊断牙根纵裂的主要依据。

## 五、治疗

对因、对症治疗；手术（截根术或半截根术、拔除术）。

# 第六节　殆创伤性牙根横折

## 一、病因

①应力疲劳；②突然的咬合外伤。

## 二、临床表现

（1）好发于中、老年人无牙体疾患的上磨牙的腭根，其次是远中颊根。

（2）X 线片表现　患牙的某一根 X 线透射的横折线，还可有牙周膜间隙增宽，偶见折断的根尖移位。

## 三、治疗

（1）对因治疗　患牙调殆干扰，均衡全口负担。

（2）牙髓活力正常且牙周组织正常者　可不做牙髓治疗，定期观察。

# 第五单元　牙本质敏感症

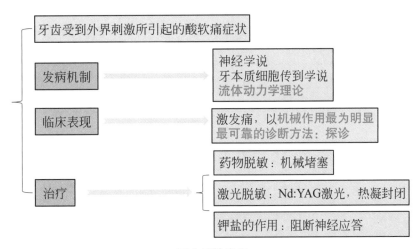

牙本质敏感症

# 第六单元　牙髓疾病

## 第一节　概述

### 一、病因

（1）感染因素

① 经牙体感染（最多、最主要）。

② RDT≤0.2mm 时，牙髓内可找到细菌。
③ 经牙周袋感染　逆行性牙髓炎。
（2）创伤因素　急性损伤，慢性损伤。
（3）物理和化学因素
（4）其他因素

## 二、牙髓病的分类

### （一）根据组织病理学的表现分类

| 项目 | 分类 |
| --- | --- |
| 牙髓充血 | 生理性牙髓充血<br>病理性牙髓充血 |
| 急性牙髓炎 | 急性浆液性牙髓炎<br>急性化脓性牙髓炎 |
| 慢性牙髓炎 | 慢性闭锁性牙髓炎<br>慢性增生性牙髓炎<br>慢性溃疡性牙髓炎 |
| 牙髓坏死 | 坏死、坏疽 |
| 牙髓退变 | 空泡性变、纤维性变、网状萎缩、钙化 |
| 牙内吸收 | — |

### （二）根据牙髓病的临床表现和治疗预后分类

| 项目 | 分类 |
| --- | --- |
| 可复性牙髓炎 | — |
| 不可复性牙髓炎 | 急性牙髓炎：包括慢性牙髓炎急性发作<br>慢性牙髓炎：包括残髓炎<br>逆行性牙髓炎 |
| 牙髓钙化 | 髓石；弥散性钙化 |
| 牙髓坏死 | — |
| 牙内吸收 | — |

# 第二节　牙髓炎的临床表现

## 一、可复性牙髓炎

| 项目 | 内容 |||||| 
| --- | --- | --- | --- | --- | --- | --- |
| 症状 | 冷热酸甜刺激时，出现瞬间疼痛反应<br>刺激去除后，症状仅持续数秒钟即缓解，无自发痛 |||||| 
| 检查 | 患牙有接近髓腔的牙体硬组织病损，如深龋、深楔缺、深牙周袋 |||||| 
| | 温度测试：一过性敏感（冷测），去除刺激后症状持续数秒钟即缓解 |||||| 
| | 叩诊（−） |||||| 
| 鉴别诊断 | 疾病 | 自发痛 | 刺激痛 | 刺激去除后 | 温度测试 | 治疗 |
| | 深龋 | 无 | 仅入洞 | 立即消失 | 正常 | 充填 |
| | 不可复性牙髓炎 | 有或曾有 | 冷热刺激剧痛 | 持续较久 | 剧痛或迟缓痛 | 牙髓治疗 |
| | 牙本质敏感 | 无 | 机械、酸甜 | 立即消失 | 正常 | 对因对症 |

## 二、急性牙髓炎

临床多见的大多为慢性牙髓炎急性发作。

| 项目 | 内容 |
| --- | --- |
| 病理表现 | 急性浆液性、急性化脓性 |
| 临床表现 | 阵发性自发性痛 |
|  | 温度刺激引起或加重疼痛：化脓或部分坏死，"热痛冷缓解" |
|  | 有放散性痛 |
|  | 夜间痛、疼痛不定位 |

急性牙髓炎应与以下疾病相鉴别。

| 鉴别诊断 | 三叉神经痛 | 龈乳头炎 | 上颌窦炎 |
| --- | --- | --- | --- |
| 疼痛性质 | 电击、针扎、撕裂痛，程度剧烈 | 持续的胀痛 | 持续的胀痛 |
| 疼痛部位 | 定位并沿三叉神经放散痛<br>突然发作，时间短暂 | 能定位 | 上颌456区胀痛<br>上颌窦前壁压痛 |
| 疼痛特点 | 有"扳机点"，无自发痛 | 牙间乳头探痛，出血 | 头痛、鼻塞及流脓鼻涕 |

## 三、慢性牙髓炎

### （一）分型

（1）慢性闭锁性　髓腔未开放。
（2）慢性溃疡性　有穿髓孔，探痛。
（3）慢性增生性　髓腔里有一团粉红色的肉芽组织。

### （二）诊断

长期的冷热刺激痛史，自发痛史，也可出现定时自发性钝痛，可定位。

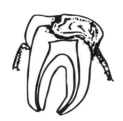
慢性闭锁性

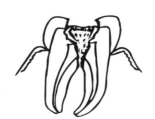
慢性溃疡性

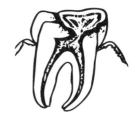
慢性增生性

### （三）残髓炎

（1）牙髓治疗史。
（2）热刺激痛。
（3）再治疗时探查根管内有疼痛感觉。

## 四、逆行性牙髓炎

### （一）临床表现

（1）症状　长期的牙周炎病史，近期出现自发痛、冷热痛症状。
（2）检查
① 患牙未及可引发牙髓炎的牙体硬组织疾病。
② 探及深牙周袋、袋内溢脓、牙齿松动。X线片显示牙槽骨吸收近根尖或根分叉病变。
③ 牙髓活力温度测试，可为激发痛、迟钝或无反应。

### （二）治疗

牙髓治疗+牙周治疗。预后看牙周病变情况。

## 五、其他牙髓病

| 分类 | 症状 | 检查 |
|---|---|---|
| 牙髓坏死 | 牙冠变色<br>（血红蛋白分解产物和细菌） | 牙髓测验无反应<br>X线片根尖周无异常 |
| 牙内吸收 | 肉芽组织<br>透出牙冠呈现粉红色 | X线片对称不规则透射影 |
| 牙外吸收 | 可见于牙外伤 | X线片牙根表面呈虫蚀状，牙根可变短 |
| 牙髓钙化 | 与温度无关<br>与体位有关 | X线片：阻射性的钙化物<br>弥漫性阻射影像 |

# 第七单元　根尖周疾病

## 第一节　急性根尖周炎

### 一、急性浆液性根尖周炎

临床表现：叩痛（+）～（++），患牙可有Ⅰ度松动，紧咬牙疼痛反而缓解。

### 二、急性化脓性根尖周炎

（1）根尖周脓肿　叩痛（++）～（+++），松动Ⅱ～Ⅲ度。
（2）骨膜下脓肿　移行沟变平，扪痛并有深部波动感；患牙叩痛（+++），松动Ⅲ度（最严重的一个阶段）。
（3）黏膜下脓肿　呈半球形隆起（最肿），扪诊波动感明显，叩痛（+～++），松动Ⅰ度，全身症状缓解。

## 第二节　慢性根尖周炎

### 一、慢性根尖周肉芽肿

为围绕患牙根尖部的圆形或椭圆形的透射区，边界清楚，直径＜1cm。

### 二、慢性根尖周脓肿

为根尖部不规则，边界比较模糊的透射区，周围的骨质也较疏松(云雾状)。

### 三、根尖周囊肿

根尖周圆形透射区（豌豆大至鸡蛋大），有阻射的白线围绕（骨白线）。

### 四、慢性根尖周致密性骨炎

为根尖周局限性的X线阻射影像，骨小梁的组织结构与正常骨很少有差别。

# 第八单元　牙髓炎、根尖周炎的诊断方法

## 一、牙髓病的诊断程序（诊断三部曲）

问诊 —— 临床检查 —— 牙髓温度测试

牙髓病诊断三部曲

## 二、牙髓病的检查方法（了解，实践技能已详细掌握，但不是不考）

### （一）问诊

### （二）视诊
从全身到局部。

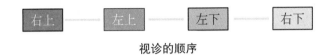

视诊的顺序

### （三）探诊

### （四）叩诊
(1) 叩诊的器械　金属手持器械的平端。
(2) 叩诊方向　垂直叩和侧方叩；一般以邻牙做对照。
(3) 叩诊的结果　叩痛按患牙与正常牙反应的比较，分为五级。
叩痛（-）：用适宜力量叩诊反应同正常牙。
叩痛（±）：用适宜力量叩诊引起不适或异样感。
叩痛（+）：重叩引起轻痛。
叩痛（+++）：轻叩引起剧烈疼痛。
叩痛（++）：叩痛反应介于（+）和（+++）之间。

### （五）扪诊
口内双指触扪脓肿的波动感，唇颊部的双指扪诊；颌下区，双手双合诊。

### （六）牙齿松动度检查法

| 动松度 | 牙松动方向 | 颊舌向水平移位幅度 |
| --- | --- | --- |
| Ⅰ度 | 仅有颊舌向 | 1mm 以内 |
| Ⅱ度 | 颊（唇）舌向及近远中向 | 1～2mm |
| Ⅲ度 | 颊（唇）舌、近中远中和垂直 | 2mm 以上 |

### （七）牙髓诊断性试验
(1) 牙髓温度测试法（判断牙髓状态）　正常牙髓可耐受温度：20～50℃。故以低于10℃为冷刺激，高于60℃为热刺激。
对照牙的选择顺序：首先同颌对侧同名牙；其次对颌对侧同名牙。
温度测验结果的表示及临床意义如下。

| 项目 | 内容 |
| --- | --- |
| 正常 | 被测牙与对照牙反应程度和时间相同 |
| 敏感 | 一过性敏感：可复性牙髓炎<br>敏感：不可复性牙髓炎<br>激发痛：急性牙髓炎<br>热痛冷缓解：急性化脓性牙髓炎 |
| 迟钝 | 可能为慢性牙髓炎或牙髓大部分坏死 |
| 无反应 | 表示牙髓可能坏死或牙髓变性 |

(2) 牙髓活力电测验　临床上对牙髓活力电测验反应的描述仅为"正常"和"无反应"。
禁忌证：禁用于心脏安装有起搏器的患者。
假性反应的原因如下。

| 假阳性反应 | 假阴性反应（醉酒不碰新老伤） |
|---|---|
| 探头或电极接触大面积的金属修复体或牙龈 | 患者事先用过镇痛剂、麻醉剂或酒精饮料 |
| 未充分隔湿或干燥受试牙 | 探头或电极未能有效地接触牙面 |
| 液化坏死的牙髓有可能传导电流至根尖周 | 根尖尚未发育完全的新萌出牙 |
| 患者过度紧张和焦虑 | 根管内过度钙化的牙 |
| — | 才受过外伤的患牙可对电刺激无反应 |

（3）**试验性备洞** 是判断牙髓活力最可靠的检查方法。

（4）**选择性麻醉** 适用于两颗可疑患牙不能做出最后鉴别，且两颗牙分别位于上、下颌或该两颗牙均在上颌但不相邻时。

# 第九单元　牙髓病、根尖周病的治疗

## 一、总论

### （一）治疗原则
保髓，保牙。

### （二）无痛术
（1）麻醉法。
（2）失活法　常用的失活剂有以下几种。

| 药物 | 作用 | 封药时间 |
|---|---|---|
| 多聚甲醛 | 牙髓组织无菌性干化 | 2周左右 |
| 金属砷 | 作用缓慢 | 10～12天 |
| 亚砷酸（三氧化二砷） | 毒性大，失活快，没有自限性 | 24～48h |

## 二、盖髓术

（1）覆盖未露髓，即近髓牙本质者称间接盖髓术。覆盖已穿露的牙髓创面者为直接盖髓术。

（2）适应证

| 盖髓术 | 适应证 |
|---|---|
| 间接盖髓术 | 1. 深龋引起的可复性牙髓炎<br>2. 外伤冠折或牙体预备后的大面积牙本质暴露 |
| 直接盖髓术 | 1. 根尖孔未形成，因机械性或外伤性因素暴露的年轻恒牙<br>2. 意外穿髓，穿髓孔直径不超过0.5mm者 |

（3）常用的盖髓剂

| 项目 | 内容 |
|---|---|
| 氢氧化钙 | 呈碱性，pH为9～12，具有一定的抗菌作用，形成牙本质桥，使牙髓发生凝固性坏死 |
| MTA（无机三氧化聚合物） | 良好的密闭性、生物相容性、诱导成骨性和X线阻射性，与氢氧化钙类似的强碱性及一定的抑菌作用。除盖髓外，MTA还广泛用于髓室底穿孔修补、根管侧穿修补、根尖诱导成形和根尖倒充填 |

（4）操作步骤

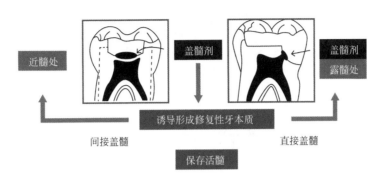

盖髓术操作步骤

## 三、急症处理

### （一）牙髓摘除术

急性牙髓炎：开髓减压、摘除牙髓。

急性根尖周炎：建立根尖周组织的引流通路，缓解压力，减轻疼痛。

### （二）开髓引流术

急性根尖周炎，开髓后无明显脓液流出，可直接髓腔封药，暂封，待急性炎症缓解后再完成根管治疗术；持续有脓液流出，可髓腔内放置无菌小棉球，开放1～2天，再进行进一步治疗，同时伴随切开引流，则不必开放髓腔。

### （三）切开排脓术

骨膜下或黏膜下脓肿期。

## 四、根管治疗术

### （一）原理

彻底除去根管内感染源，杜绝再感染。

### （二）适应证和非适应证

**1.适应证**

① 不能保存活髓的牙髓炎、牙髓坏死、坏疽、牙内吸收。
② 根尖周炎。
③ 外伤牙。
④ 牙周-牙髓联合病变。
⑤ 意向性摘除牙髓的患牙。

**2.非适应证**

① 牙在牙列中没有功能也没有其他修复的价值。
② 患牙牙周情况不佳。
③ 患者全身情况不佳，无法完成治疗。
④ 患牙可疑为病灶感染的病源牙。
⑤ 患者不愿意接受根管治疗。

### （三）根管治疗术前的准备

拍摄根尖X线片：包括全部牙冠和根尖以外至少2mm等。

### （四）髓腔的进入和初预备

**1.各组牙齿髓腔形态及入口洞形**

（1）上颌切牙

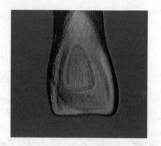

上颌切牙入口洞形

（2）上颌尖牙

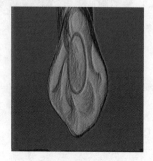

上颌尖牙入口洞形

（3）上颌前磨牙

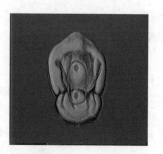

上颌前磨牙入口洞形

（4）上颌磨牙

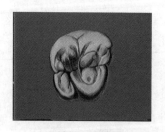

上颌磨牙入口洞形

（5）下颌前牙

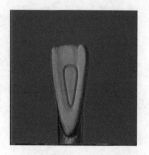

下颌前牙入口洞形

（6）下颌前磨牙

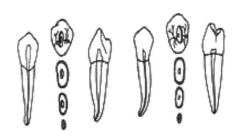

下颌前磨牙入口洞形

（7）下颌磨牙

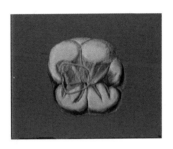

下颌磨牙入口洞形

**2. 髓腔进入和初预备**

**3. 髓腔入口的合格标准**

（1）去净龋坏组织。

（2）揭净髓室顶。

（3）全部根管口暴露，由洞口可直视见到。

（4）通畅锉可直线进入根管，到达根尖部。

（5）进入器械仅尖端接触根管壁，洞缘和髓室侧壁不与器械接触。

（6）最大程度保存牙体组织，无操作缺陷。

**4. 髓腔进入和冠部预备的常用器械**

（1）高速和慢速手机。

（2）车针　①高速裂钻；②高速球钻；③慢速球钻；④金刚砂球钻。

（3）根管口探针（DG-16探针）。

### （五）根管清理和成形

**1. 目的（理解）**

（1）清理根管内的感染物质和感染的牙本质。

（2）扩大根管，形成连续的锥管结构，有利于充填。

（3）保持根尖部狭窄部的原始位置，根充挡（牙本质牙骨质界）。

**2. 时机**　根管预备必须在急性炎症控制之后方可进行。

**3. 工作长度（WL）**　从牙冠部参照点到根尖牙本质牙骨质界（距根尖部0.5～2mm）的距离。

方法：电测法，最常用，准确率可达94%。

注意：根管预备之前应该先测量工作长度。

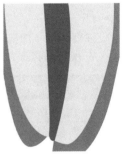

根尖部狭窄区

**4. 根管机械预备的方法**

根管预备技术中的名词概念　①根管通畅锉；②初锉：能深入根管达到根尖狭窄处，并在抽出时有紧缩感的最大号锉；③主锉：完成根管预备的最大号锉，应比初锉大3号。④回锉。

**5. 常用治疗器械的规格和使用**

（1）根管探测和拔髓器械　①根管探针（DG16）；②光滑髓针（52mm）；③根管口开扩器；④拔髓针：拔髓针不适用于钙化根管。

（2）根管切削器械的标准化　①工作端切割刃的长度为16mm（恒定不变）。②器械的长度：从尖端到柄的距离可分别为21mm、25mm、28mm、31mm。③锥度：所有器械刃部的锥度是一致的，为0.02。④器械编号：

标准化号码=器械尖端直径×100。⑤手柄颜色：从15#起分别以白、黄、红、蓝、绿、黑六种颜色标记为一组。

（3）手用根管预备器械　①K型根管器械：使用最广泛，横截面为方形或三角形。K型扩大器：刃部螺纹较稀疏。主要用于探查、通畅根管。K锉：螺纹较K型扩大器。主要用于去除根管壁上的牙本质和钙化物。②H型锉：不能做旋转运动。原因：容易折断。

（4）机用根管预备器械　①G型扩孔钻：编码为1~6号，刃部直径分别为0.5mm、0.7mm、0.9mm、1.1mm、1.3mm和1.5mm；②镍钛机用根管预备器械。a. ProTaper：每套器械包括6支锉。横断面为凸三角形。其中3支为成形锉，另外3支为完成锉。b. Mtwo器械：具有2个切刃的斜体"S"形，4种不同的锥度，从0.04~0.07。c.TF器械：横断面为三角形。

（5）根管的机械预备的方法（理解）　＜5°算作直根管；＞20°视为重度弯曲根管；介于10°~20°则为中度弯曲根管。①根管探针（DG16）；②光滑髓针（52mm）；③根管口开扩器；④拔髓针：拔髓针不适用于钙化根管。

方法：①标准法：每根器械均要完全到达工作长度。适用于直的或较直的根管。②逐步后退法：适用于直或轻度弯曲根管。③逐步深入技术：主要适用于弯曲根管的预备。

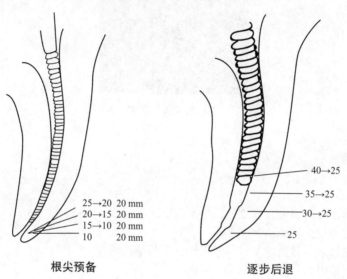

根尖预备　　　　　逐步后退

**6. 根管冲洗**

最为推荐 { 根管冲洗液：0.5%~5.25%次氯酸钠液  
17%EDTA

氯己定：根管再治疗的末次冲洗。
螯合到根管壁上可产生缓释作用。

注意事项：冲洗时切忌将针头卡紧并加压注入。

**7. 根管消毒**　方法：药物消毒、超声消毒，电解治疗和高频电疗，其中以药物消毒最常用。

| 消毒剂 | 特点 |
| --- | --- |
| 氢氧化钙制剂 | 目前最常用，杀菌力强，刺激性小，封药一周 |
| 碘仿糊剂 | 用于根尖渗出较多叩痛久不消失时，砷制剂外漏的。封药2周 |

**8. 根管清理和成形操作易发生的问题及其处理**（理解、熟知会发生什么，怎么解决）

| 问题 | 处理 |
| --- | --- |
| 腔壁穿孔 | ① 髓室壁穿孔<br>② 根管壁穿孔<br>颈部穿孔氢氧化钙或MTA封闭修补 |
| 皮下气肿<br>① 使用压缩空气吹干根管<br>② 使用过氧化氢溶液时氧气分解逸出根尖孔 | 在根管治疗中发生的皮下气肿需打开髓腔建立引流通道，用大量生理盐水冲洗 |

### (六)根管的充填

(1) 根管充填的时机　别的都正常,不看根尖阴影。
(2) 根管充填　试主牙胶尖。
合适的主牙胶尖在取出时根尖部有回拉阻力,表明主牙胶尖刚好卡在根尖狭窄部。
(3) 根管充填方法
① 冷牙胶侧方加压法

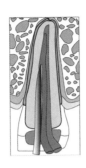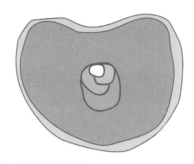

冷牙胶侧方加压法

② 热牙胶垂直加压法。不适于细小根管的充填。大锥度非标准主牙胶尖,距工作长度 0.5mm。

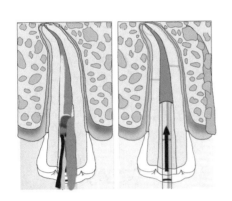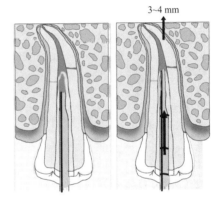

垂直加压　　　　　　　加热软化根尖部牙胶

### (七) X 线片检查根管充填情况

(1) 恰填　恰好严密填满,充填物距根尖端 0.5～2mm,根尖部根管内无任何 X 线透射影像。
(2) 欠填　根管内充填物距根尖端 2mm 以上,或根尖部根管内仍遗留有 X 线透射影像。
(3) 超填　一是填满根管,超出了根尖孔;二是根管内充填不严密,根充物超出根尖孔。

### (八)疗效评定标准及方法

临床对牙髓和根尖周疾病治疗疗效评定多联合应用以下两种指标。
(1) 我国中华口腔医学会牙体牙髓病学会建议初步疗效判断可以在治疗后 2 年。
(2) 疗效标准　分为痊愈、有效和无效。
① 痊愈。都好。
② 有效。感觉好,X 线不好。
③ 无效。都不好。

## 五、根管再治疗

### (一)适应证

① RCT 后出现临床症状和体征的患牙。X 线片检查患牙根充不良。
② 由根管感染引起的根尖周新发病损、原病损未愈,或病损扩大的根管治疗牙。
③ 已 RCT 的冠部出现裂损和裂隙的牙齿,超过 3 个月细菌充满根管系统。
④ 根管欠填的患牙,虽无临床症状和体征,做新修复体前应考虑根管再治疗。
⑤ 塑化治疗失败或虽成功但需进行桩核冠修复的患牙。

### （二）根管再治疗步骤

（1）根管再预备　次氯酸钠冲洗。

（2）根管诊间封药　氢氧化钙+2%氯己定，封药1～2周。

## 六、根尖手术（助理不考）

（1）适应证（熟记）　不能从上面解决的根尖疾病。

（2）禁忌证（理解）

①患牙位置邻近重要器官，有损伤危险或带来严重后果者。

②严重的全身疾病。

③急性根尖周炎的急性期。

④严重的牙周病变，如支持组织过少，牙周袋或牙齿松动明显。

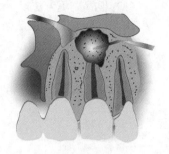

根尖手术

（3）显微镜在根管再治疗中的应用

①遗漏根管口的定位。

②钙化根管的疏通。

③变异根管的治疗。

④根管内充填物的去除。

⑤根管内折断器械和根管桩的取出。

⑥根管内台阶以及根尖偏移的处理。

⑦根管壁或髓室底穿孔的显微治疗。

（4）口腔科手术显微镜的结构及工作原理

①支架系统。

②光学放大系统。

③照明系统。

④附件摄像机或照相机。

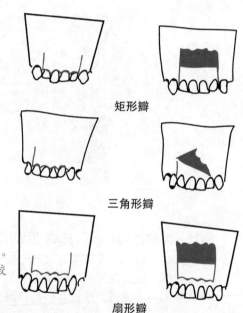

矩形瓣

三角形瓣

扇形瓣

（5）显微根管治疗器械

①面反射口镜。

②DG-16探针。

③微敞开器械（Micro-Opener）。

④显微充填器。

（6）手术方法（了解）

①局部麻醉。

②切口和瓣膜设计。a.最常见：龈沟内全厚瓣（三角形和矩形）。b.扇形瓣：优点，不破坏龈缘。缺点，切断垂直向的血管。附着龈较窄，禁用该瓣。

③翻瓣。

④去骨。传统10mm以上，显微外科：4～5mm。

⑤根尖搔刮。刮匙去除病变组织，置于10%福尔马林溶液中进行组织病理学检查。

⑥根尖切除。根尖切除3mm。93%的侧支根管和98%的根尖分叉被去除。

⑦根管倒预备。超声倒预备技术，清理和成形根尖3mm。

⑧根管倒充填。首选MTA。

⑨瓣的复位缝合。间断缝合、连续垫式、连续褥式和连续悬吊缝合。

（7）疗效评价　RCT后6个月、1年和2年进行复查。

（8）评判标准

①成功。无临床症状和体征，功能良好，X线显示骨缺损开始修复和牙周膜形成。

②失败。患牙出现疼痛，肿胀无法行驶功能，临床检查有叩痛、松动、牙龈窦道等体征，X线示骨缺损范围扩大。

③继续观察。未出现临床症状，X线片骨缺损较治疗前无明显变化。

# 牙周病学

# 第一单元 概述

牙周组织是由牙龈、牙周膜、牙槽骨和牙骨质组成。
牙龈是由游离龈、附着龈、龈乳头组成。
牙周膜的宽度一般为 0.15～0.38mm。

## 第一节 牙周病的病因学

牙周病的始动因子——牙菌斑。

### 一、牙菌斑生物膜的形成和结构

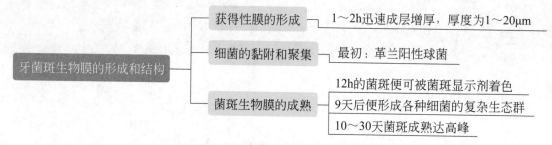

#### （一）牙菌斑微生物作为牙周病始动因子的证据
实验性龈炎的证明、流行病学调查、机械除菌或抗菌药物应用、动物实验研究、宿主免疫反应。

#### （二）牙菌斑生物膜的分类

| 分类 | | 分布部位 | 主要菌群 | 致病性 |
| --- | --- | --- | --- | --- |
| 龈上菌斑 | | 釉质或龈缘处 | G⁺需氧菌和兼性菌 | 龋病、龈炎、龈上牙石 |
| 龈下菌斑 | 附着性龈下菌斑 | 牙周袋内附着于牙根面的菌斑 | G⁺兼性菌和厌氧菌 | 与龈下牙石的形成、根面龋、根面吸收及牙周炎有关 |
| | 非附着性龈下菌斑 | 牙周袋内不附着于牙根面的菌斑 | G⁻厌氧菌和能动菌 | 与牙槽骨的快速破坏有关，被认为是牙周炎的"进展前沿" |

#### （三）牙菌斑生物膜的生态学

| 口诀：红萝卜福，橙居中，黄链绿伴蓝放线 | |
| --- | --- |
| 复合体 | 构成 |
| 第一复合体（红） | 齿垢密螺旋体（Td）、牙龈卟啉单胞菌（Pg）、福赛坦氏菌（Tf） |
| 第二复合体（橙） | 具核梭杆菌、中音普氏菌、变黑普氏菌和微小微单胞菌等 |
| 第三复合体（黄） | 由血链球菌、口腔链球菌、轻链球菌、格登链球菌、中间链球菌组成 |
| 第四复合体（绿） | 二氧化碳嗜纤维菌、简明弯曲菌、侵蚀艾肯菌、伴放线聚集杆菌 |
| 第五复合体（紫） | 由小韦荣菌和溶齿放线菌构成 |
| 第六复合体（蓝） | 由放线菌构成 |

#### （四）常见的牙周致病菌（高频考点）

| 疾病名称 | 致病菌 |
| --- | --- |
| 慢性龈炎 | 放线菌 |
| 妊娠期龈炎 | 中间普氏菌 |
| 坏死性溃疡性龈炎 | 梭形杆菌、中间普氏菌、螺旋体 |
| 慢性牙周炎 | 牙龈卟啉单胞菌 |
| 侵袭性牙周炎 | 伴放线聚集杆菌（伴放线放线杆菌Aa） |

11种重要的牙周致病菌如下。

| 证据充分的致病菌 | 中等证据的致病菌 | |
|---|---|---|
| 伴放线聚集杆菌<br>牙龈卟啉单胞菌<br>福赛坦氏菌<br>（口诀：福伴牙） | 直肠弯曲杆菌<br>缠结优杆菌<br>具核酸杆菌<br>中间普氏菌<br>变黑普氏菌<br>中间链球菌<br>齿垢密螺旋体<br>微小微单胞菌 | （口诀：直肠缠绕二中间<br>螺旋单胞具变黑） |

## 二、局部和全身促进因素

### （一）局部促进因素

**1. 牙石**

（1）龈上结石　上颌第一磨牙颊侧和下颌前牙的舌面最容易沉积。

（2）龈下牙石　分布较均匀，以邻面和舌腭面沉积较多。

**2. 解剖因素**

（1）牙解剖因素　颈部釉突和釉珠：釉珠好发于上8；釉突好发于下7。

（2）骨开裂　根面骨的缺损延伸至牙槽嵴边缘，形如"V"形。

　　骨开窗　有时骨嵴顶尚完整，而根面牙槽骨缺损形成圆形或椭圆形的小裂孔。

（3）膜龈异常系　①带附着异常；②附着龈宽度。

**3. 牙齿位置异常、拥挤和错殆畸形**

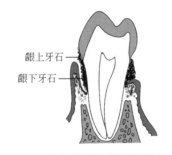

龈上牙石和龈下牙石

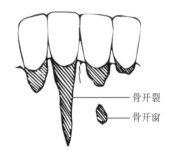

骨开裂和骨开窗

**4. 医源性因素**

**5. 殆创伤**

（1）原发性殆创伤。

（2）继发性殆创伤。

（3）原发性和继发性殆创伤并存。

**6. 食物嵌塞**

（1）垂直性嵌塞（邻接点破坏）。

（2）水平性嵌塞（老人牙龈萎缩）。

**7. 不良习惯**　口呼吸、吐舌习惯、牙刷创伤、其他。

**8. 牙面着色**

### （二）全身因素

遗传因素、性激素、吸烟、有关的系统病（糖尿病）、精神压力（ANUG）。

## 三、牙周组织的防御机制

（1）上皮屏障　结合上皮的更新约为5天。

（2）吞噬细胞

（3）龈沟液　来自于血清。

（4）唾液。

# 第二节 牙周病的主要症状和检查

## 一、牙周病的主要症状

### （一）牙龈炎症

|  | 正常 | 炎症 |
| --- | --- | --- |
| 牙龈出血 | 不出血 | 最常见的主诉 |
| 牙龈颜色 | 粉红色 | 鲜红色或暗红色 |
| 牙龈外形 | 紧致菲薄可有点彩 | 龈缘厚乳头钝 |
| 牙龈质地 | 致密坚韧 | 软脆/坚硬 |
| 探针深度及附着水平 | 2～3mm | >3mm |
| 龈沟液 | — | 增多 |

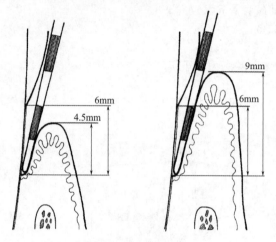

探诊深度和附着水平

探诊深度和附着水平
① 牙龈有退缩，探诊深度为 4.5mm
附着丧失（釉牙骨质界至袋底）为 6mm
② 探诊深度为 9mm，附着丧失为 6mm

### （二）牙周袋

牙周袋的类型
（1）骨上袋　牙槽骨一般呈水平型吸收。
（2）骨下袋　牙槽骨呈垂直型吸收。
（3）单面袋　只累及一个牙面。
（4）复合袋　累计两个以上牙面。
（5）复杂袋　是一种螺旋形袋，起源于一个牙面，但扭曲回旋于一个以上的牙面或根分叉区。

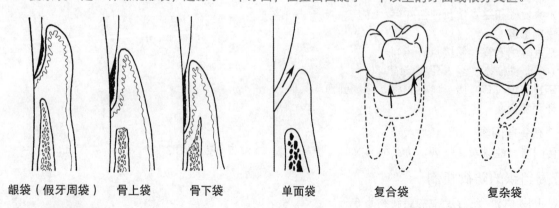

龈袋（假牙周袋）　骨上袋　骨下袋　单面袋　复合袋　复杂袋

### （三）牙槽骨吸收

牙槽骨破坏的形式
（1）水平型吸收　最常见的吸收方式。

（2）垂直型吸收　也称角型吸收。①一壁骨袋，仅存1侧骨壁，三壁骨吸收；②二壁骨袋，仅存2侧骨壁；③三壁骨袋，存3侧骨壁，一壁骨吸收；④四壁骨袋，牙根四周均为垂直吸收所形成的骨下袋，虽称四壁骨袋，实质上相当于4个一壁骨袋，治疗效果最差。

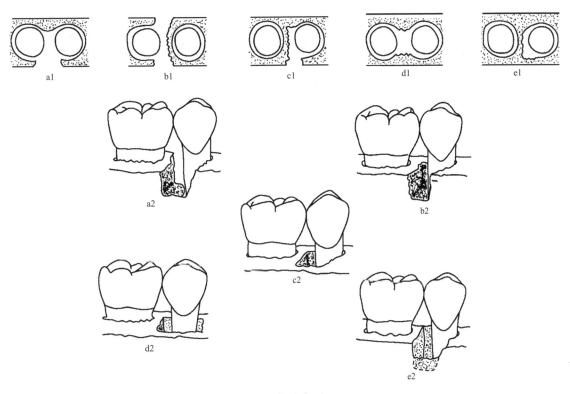

**骨下袋的类型**

a1、a2—一壁骨袋　b1、b2—二壁骨袋　c1、c2—三壁骨袋　d1、d2—四壁骨袋　e1、e2—混合壁袋

（3）凹坑状吸收　牙槽间隔的骨嵴顶吸收，中央破坏，颊舌侧骨质仍保留，形成弹坑状或火山口状缺损。

（4）反波浪吸收　牙槽间隔破坏而下凹，而颊舌面骨嵴未吸收时，呈现出反波浪状。

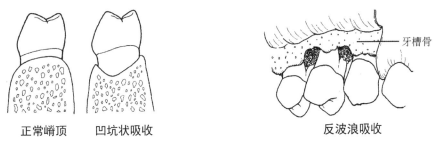

正常嵴顶　凹坑状吸收　　　　　反波浪吸收

### （四）牙齿松动和移位

**1. 牙齿松动**

（1）牙槽嵴吸收　是牙松动最主要的原因。

（2）𬌗创伤。

（3）牙周翻瓣手术后。

（4）牙周膜的急性炎症。

（5）女性激素水平的改变。

**2. 牙的病理性移位**

（1）牙周支持组织的破坏。

（2）𬌗力的改变。

## 二、牙周病检查

### （一）病史采集

系统病史、口腔病史、牙周病史、家族史。

## （二）牙周组织检查

菌斑染色剂：菌斑百分率＜20%，基本控制。
菌斑百分率＜10%，控制良好。

## （三）牙周组织检查

| 项目 | 内容 | |
|---|---|---|
| 牙龈状况检查 | 附着龈的宽度：在各个牙位不同，宽度可从1～9mm不等 | |
| 牙周探诊 | 探诊方法 | 工具：牙周探针的尖端为钝头，顶端直径为0.5mm |
| | | 探诊方法：<br>① 改良握笔式<br>② 探诊力量20～25g<br>③ 探针与牙长轴平行<br>④ 提插方式移动探针<br>⑤ 探诊按照一定顺序 |
| | 牙周探诊检查内容 | 探诊深度（PD）：龈缘至袋底或龈沟底的距离<br>健康的牙龈探诊深度不超过2～3mm |
| | | 附着水平（AL）：指袋（沟）底至牙釉质牙骨质界的距离，也称临床附着水平（CAL） |
| | | 探诊后出血：探诊后不出血可以作为牙周组织处于稳定阶段的较好指标 |

| 项目 | 分度 | 牙松动方向 | 颊舌向水平移位幅度 |
|---|---|---|---|
| 牙齿动度 | Ⅰ度 | 仅有颊舌向 | 1mm以内 |
| | Ⅱ度 | 颊（唇）舌向及近远中向 | 1～2mm |
| | Ⅲ度 | 颊（唇）舌、近中远中和垂直 | 2mm以上 |

## （四）𬌗与咬合功能的检查

1. **邻接关系的检查** 可用牙线检查邻面接触区。
2. **方法** 取一段30～40cm的牙线放在𬌗面加压，通过接触区压向龈缘。
3. **结果** 通过邻面有一定阻力——接触区较紧密。
通过邻面无阻力或阻力特别大——表明邻接关系不合适。

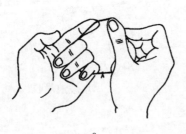 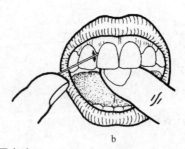

牙线的使用方法

## （五）影像学等其他检查

| 项目 | 内容 |
|---|---|
| X线片检查 | 在标准根尖片上，当牙槽嵴顶到牙釉质牙骨质界的距离超过2mm时，则可认为有牙槽骨吸收 |
| 骨吸收的程度 | Ⅰ度：牙槽骨吸收在牙根的颈1/3以内 |
| | Ⅱ度：牙槽骨吸收超过牙根长1/3，但在根长2/3以内，或吸收达根长的1/2 |
| | Ⅲ度：牙槽骨吸收占根长2/3以上 |
| 其他检查 | 口腔黏膜、牙及其周围组织、颞下颌关节、其他检查（如血液检查） |

# 第二单元　牙龈疾病

| 疾病 | | 病因 | 诊断要点 |
|---|---|---|---|
| 慢性龈炎<br>（单纯性龈炎）<br>（边缘性龈炎） | | 放线菌 | 下颌前牙区最重、探诊后出血<br>色、形、质、点彩消失 |
| 青春期龈炎 | 菌斑量、牙石较少<br>探诊易出血 | 牙菌斑是始动因子<br>性激素加强炎症反应 | 12～18岁青少年，前牙唇侧牙龈乳头的球状突起 |
| 妊娠期龈炎 | | 中间普氏菌<br>性激素加强炎症反应 | 妊娠期女性，前牙区牙龈鲜红、高度水肿、肥大、瘤样突起、8个月达高峰、妊娠4～6个月内切除 |
| 白血病的龈病损 | | 血涂片检查<br>幼稚血细胞浸润 | 出血不易止、牙龈肿大发绀、苍白，可有坏死、溃疡、低热、乏力，切忌活检手术，急性期不洁治 |

| 疾病 | | 病因 | 诊断要点 |
|---|---|---|---|
| 药物性牙龈增生 | 牙龈增生<br>质地变韧<br>不易出血 | 苯妥英钠<br>硝苯地平<br>环孢素 | 服药史，龈乳头实质性增生，球状突起，增生不超过牙冠面积的2/3<br>上颌前牙容易移位 |
| 牙龈纤维瘤病 | | 不明确<br>可有家族史 | 乳牙、恒牙均可发生<br>累及全口牙龈缘、龈乳头和附着龈，增生牙龈颜色正常（上颌磨牙腭侧最严重） |
| 急性坏死性溃疡性龈炎<br>（ANUG） | | 梭形杆菌、螺旋体<br>中间普氏菌 | 起病急，病程短，龈乳头坏死虫蚀状、火山口状、刀切状、疼痛明显，自发性出血，腐败性口臭，下前牙区最重，不波及附着龈 |
| 急性龈乳头炎 | | 机械或化学刺激 | 局部牙龈乳头发红肿胀、探诊和吸吮时易出血，有自发性的胀痛和明显的探触痛 |
| 牙龈瘤 | | 局部刺激因素、<br>内分泌改变 | 纤维性牙龈瘤：质地坚韧、表面光滑、不易出血<br>肉芽型牙龈瘤：表面呈红色或暗红色、质地较软、易出血<br>血管型牙龈瘤：极易出血、妊娠期的多属此型 |

# 第三单元　牙周炎

## 第一节　慢性牙周炎

### 一、病因

牙菌斑是引发牙周炎的始动因子。
主要致病菌：有牙龈卟啉单胞菌（Pg）。

### 二、临床表现

**（一）主要表现**

（1）年龄　多见于成人35岁以后。
（2）牙位　全口多数牙，有对称性。
（3）牙周袋形成　探针深度≥3mm。
（4）附着丧失　袋底位于牙釉质牙骨质界根方。
（5）牙槽骨吸收X线表现　可见牙槽嵴高度降低，有水平或垂直骨吸收。

**（二）分型**

（1）根据附着丧失和骨吸收波及的范围（患牙数），可将慢性牙周炎分为*局限型和广泛型*。

| 类型 | 附着丧失和骨吸收的位点数 |
|---|---|
| 局限型 | ≤30% |
| 广泛型 | >30% |

（2）根据牙周袋深度、结缔组织附着丧失和骨吸收的程度，将慢性牙周炎分为轻、中、重度。

| 分类 | 牙周袋 | 附着丧失 | X线片牙槽骨吸收 | 临床特点 |
|---|---|---|---|---|
| 轻度 | ≤4mm | 1～2mm | 不超过根长的1/3 | 探诊出血 |
| 中度 | ≤6mm | 3～4mm | 根长的1/3到1/2 | 可有脓 |
| 重度 | >6mm | ≥5mm | 根长的1/2到2/3 | 可发生牙周脓肿 |

## 三、诊断

根据以下表现，可以明确诊断。

| 可以明确诊断的临床表现 | | |
|---|---|---|
| 牙周袋>3mm | 附着丧失>1mm | 探诊后有出血 |
| 水平或垂直型吸收 | 晚期牙齿松动或移位 | 根分叉病变、牙周脓肿、牙周牙髓联合病变等 |

# 第二节 侵袭性牙周炎

## 一、命名的变迁

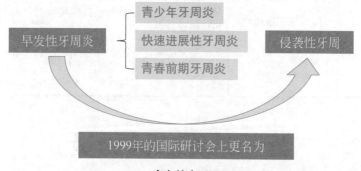

命名的变迁

## 二、病因

侵袭性牙周炎的主要致病菌是伴放线聚集杆菌（Aa）。

伴放线聚集杆菌对牙周组织有毒性和破坏作用。

## 三、类型及临床特点

侵袭性牙周炎按其患牙的分布可分为局限型和广泛型。

| 项目 | 局限型 | 广泛型 |
|---|---|---|
| 致病菌 | 伴放线聚集杆菌（Aa） | |
| 年龄 | 发病可始发于青春期前后，就诊时常已20岁左右 | 通常发生于35岁以下者，但也可见于35岁以上者 |
| 口腔卫生情况 | 患者的菌斑、牙石量很少 | 多数患者有大量的菌斑和牙石，也可很少 |
| 好发牙位 | 局限于第一恒磨牙或切牙的邻面有附着丧失，必有第一恒磨牙且至少波及两个恒牙，其中一个为第一磨牙，其他患牙（非第一磨牙和切牙）不超过两个 | 广泛的邻面附着丧失，累及除切牙和第一磨牙以外的恒牙至少3颗 |

续表

| 项目 | 局限型 | 广泛型 |
|---|---|---|
| X线 | 第一磨牙的邻面：垂直型骨吸收<br>若近远中均有垂直型骨吸收："弧形吸收"<br>切牙区多为水平型骨吸收 | 全口多数牙有骨质破坏，范围超过切牙和第一磨牙 |
| 家族聚集性 | 明显家族聚集性 | |

### 四、治疗原则

（1）早期治疗，消除感染。
（2）基础治疗　主要包括：口腔卫生指导、洁治、刮治、根面平整等，有时还需行翻瓣术。
（3）药物应用　国外——四环素药物。我国甲硝唑和阿莫西林配伍使用。
（4）定期复查　每1～2个月一次。

# 第四单元　反映全身疾病的牙周炎（助理不考）

| 项目 | 掌跖角化 – 牙周破坏综合征<br>Papillon-Lefevre 综合征 | Down 综合征、先天愚型（mongolism）<br>染色体21三体综合征 |
|---|---|---|
| 全身情况 | 无或轻微 | 发育迟缓、智力低下伴有先天性心脏病 |
| 细菌 | 螺旋体 | 产黑色素类杆菌 |
| 特征表现 | 皮肤足底四肢关节过角化、皲裂、鳞屑、多汗、臭汗 | 面部扁平、眶距增宽、鼻梁低平、颈部短粗、常有上颌发育不足、萌牙迟、错𬌗畸形 |
| 年龄 | 4岁前：牙周和皮肤的典型损害<br>5～6岁时：乳牙即相继脱落<br>10多岁：恒牙萌出后相继发生牙周破坏，继而脱落或拔除 | 牙周破坏程度远超过菌斑、牙石等局部刺激的量 |
| 相同点 | 遗传因素，乳恒牙均可受损<br>有明显的牙龈炎症，骨吸收进展迅速，牙周袋深，牙松动，脱落 | |
| 治疗原则 | 菌斑控制 | |

## 艾滋病

### 一、病因

艾滋病的全称为获得性免疫缺陷综合征（AIDS），是受到人类免疫缺陷病毒（HIV）感染。

### 二、牙周组织的临床表现

目前认为与HIV有关的牙周病损有三种。
① 线形牙龈红斑（LGE）。
② 坏死性溃疡性牙龈炎（NUG）。
③ 坏死性溃疡性牙周炎（NUP）。

### 三、治疗

① 局部清除牙石和菌斑。

② 全身给予抗菌药。
③ 局部含漱。

# 第五单元　牙周炎的伴发病变

## 第一节　根分叉病变

### 一、定义

牙周炎的病变波及多根牙的根分叉区，在该处出现牙周袋、附着丧失和牙槽骨破坏。

下颌第一磨牙的发生率最高，上颌前磨牙最低。发生率随年龄增大而上升。

### 二、发病因素

| 菌斑微生物 | 主要病因 |
| --- | --- |
| 殆创伤 | 促进因素 |
| 解剖因素 | 根柱长度、根分叉宽度及角度、根面外形、釉突釉珠、副根管 |

### 三、临床表现

| 分型 | 临床表现 | X线片 |
| --- | --- | --- |
| Ⅰ度 | 从牙周袋内已能探到根分叉的外形，但尚不能水平探入分叉内 | 看不到分叉区牙槽骨的吸收 |
| Ⅱ度 | 在多根牙一个或以上的分叉区内已有骨吸收，但尚未与对侧相通，根分叉区内尚有部分牙槽骨和牙周膜存在。临床探查时探针可从水平方向部分地进入分叉区内，但不能与对侧不相通 | 一般仅显示分叉区的牙周膜增宽，或骨质密度有小范围的降低 |
| Ⅲ度 | 根分叉区的牙槽骨全部吸收，形成"贯通性"病变，探针能水平通过分叉区。但它仍被牙周袋软组织覆盖而未直接暴露于口腔 | 可见完全的透影区 |
| Ⅳ度 | 根间骨隔完全破坏，且牙龈退缩而使病变的根分叉区完全暴露于口腔 | 与Ⅲ度病变相似 |

### 四、治疗

清除根分叉病变区内牙根面上的牙石、菌斑，控制炎症。

#### （一）Ⅰ度病变

① 若牙周袋较浅，牙槽骨外形尚佳——龈下刮治。
② 袋较深，牙槽骨不符合生理外形——翻瓣手术和修整骨外形。

#### （二）Ⅱ度病变

① 对骨质破坏较轻，根柱较长牙龈能充分覆盖根分叉开口处病变——翻瓣术＋植骨术或GTR。
② 骨质破坏较多，牙龈有退缩，术后难以完全覆盖分叉区者——翻瓣术＋根向复位瓣手术和骨成形术。

#### （三）Ⅲ度、Ⅳ度病变

① 足够宽的附着龈——袋壁切除术。
② 附着龈较窄——根向复位瓣术。
③ 截根术；分根术；半切术。

# 第二节 牙周脓肿

## 一、发病因素

| 分类 | 发病因素 |
|---|---|
| 自身 | 深牙周袋内壁的化脓性炎症向深部结缔组织扩展，而脓液不能向袋内排出时 |
| | 迂回曲折的、涉及多个牙面的复杂型深牙周袋，脓性渗出物不能顺利引流 |
| | 机体抵抗力下降或有严重全身疾病，如糖尿病等，易发生牙周脓肿 |
| 医源性 | 洁治或刮治时，动作粗暴，将牙石碎片推入牙周袋深部组织 |
| | 深牙周袋的刮治术不彻底，袋口紧缩，袋底处的炎症仍然存在，且得不到引流 |
| | 牙髓治疗时根管及髓室底侧穿、牙根纵裂等，有时也可引起牙周脓肿 |

## 二、临床表现

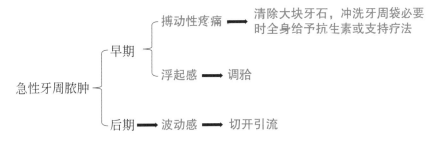

## 三、诊断和鉴别诊断

牙周脓肿与牙龈脓肿的鉴别如下。

| 项目 | 牙龈脓肿 | 牙周脓肿 |
|---|---|---|
| 病变部位 | 龈乳头及龈缘 | 牙周支持组织 |
| 病史 | 无牙周炎的病史 | 牙周病伴发病变 |
| 牙周袋 | 无牙周袋 | 有较深的牙周袋 |
| X线片 | 无牙槽骨吸收 | 慢性可显示牙槽骨吸收 |
| 牙齿松动 | 一般无 | 松动明显 |
| 叩痛 | 一般无 | 叩痛较重 |
| 治疗 | 在除去异物、排脓引流 | 切开排脓引流，牙周治疗 |

牙周脓肿与牙槽脓肿的鉴别见下表。

| 项目 | 牙周脓肿 | 牙槽脓肿 |
|---|---|---|
| 感染来源 | 牙周袋 | 牙髓病或根尖周病 |
| 牙周袋 | 有 | 一般无 |
| 牙髓活力 | 有 | 无 |
| 脓肿部位 | 局限于牙周袋壁，较近龈缘 | 范围较弥漫，中心位于龈颊沟附近 |
| 疼痛程度 | 相对较轻 | 相对较重 |
| 牙松动度 | 松动明显，消肿后仍松动 | 一般松动较轻，治愈后牙齿恢复稳固 |
| X线片 | 牙槽骨嵴有破坏，可有骨下袋 | 根尖可有骨质破坏，也可无 |

## 四、治疗

原则：消炎止痛、防止感染扩散以及使脓液引流。

脓液未形成时：可清除大块牙石，冲洗牙周袋，将防腐抗菌药引入袋内，必要时全身给予抗生素或支持疗法。

脓液形成：可进行引流且在洁治的基础上直接进行牙周手术（脓肿切除术或翻瓣术）。

# 第三节　牙周－牙髓联合病变

## 一、牙周组织与牙髓的解剖通道两者之间的交通途径

① 根尖孔（最重要）。

> 以根尖 1/3 处最多，占总牙数的 17%。
> 多根牙的根分叉区有 20%～60% 的牙有侧支（或称副根管）。

② 根管侧支。
③ 牙本质小管（牙龈退缩）。
④ 其他某些解剖异常或病理情况如牙根纵裂、牙骨质发育不良等。

根管侧支分布

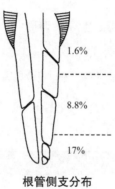

**根管侧支分布**

## 二、临床类型及表现

分为三型：牙髓根尖周病对牙周组织的影响、牙周病变引起牙髓的病变、牙周病变与牙髓病变并存。

| 感染类型 | 感染方式 | 特点 |
| --- | --- | --- |
| 牙髓感染牙周 | 沿牙周膜间隙向龈沟（袋）排脓 | 牙髓无活力，或活力异常<br>牙周袋和根分叉区病变局限于个别牙或牙的局限部位<br>呈烧瓶型 |
| | 脓液由根尖周组织向龈沟排出 | |
| | 牙髓治疗、根管治疗造成的牙周病变 | |
| 牙周病变引起牙髓的病变 | 逆行性牙髓炎 | 深牙周袋或严重牙龈退缩<br>牙髓明显的激发痛<br>牙体无明显缺损 |
| | 长期存在的牙周病变引起牙髓的慢性炎症、变性、钙化甚至坏死 | |
| | 牙周治疗对牙髓也可产生一定影响 | |
| 牙周病变与牙髓病变并存 | 发生于同一个牙齿上各自独立的牙髓和牙周病变。当病变发展到严重阶段时，两者互相融合和影响 | |

## 三、治疗

原则：找出原发病变，积极地处理牙周、牙髓两方面的病灶，彻底消除感染源。

预后：牙周－牙髓联合病变的预后在很大程度上取决于牙周病损的预后。

# 第六单元　牙周病的治疗

## 第一节　牙周病的治疗计划

### 一、牙周治疗的总体目标

（1）控制菌斑和消除炎症　去除菌斑是消除炎症的关键，贯穿于治疗的各个阶段。
（2）恢复牙周组织的生理形态。
（3）恢复牙周组织的功能。
（4）维持长期疗效，防止复发。

### 二、治疗程序

| 参考书名 | 再评估 | 手术期 | 修复期 |
| --- | --- | --- | --- |
| 指导用书 | 治疗结束后 4～12 周 | 基础治疗后 6～12 周 | 手术后 2～3 个月 |
| 北医版教材 | 治疗结束后 6～8 周 | 治疗结束后 6～8 周 |  |

治疗程序一般分 4 个阶段（熟记归属于哪个阶段）。
侵袭性牙周炎：1～2 个月。
慢性牙周炎：3～6 个月。
慢性牙龈炎：6～12 个月。
（1）第一阶段　基础治疗。
（2）第二阶段　牙周手术治疗。基础治疗后 6～12 周，仍有 5mm 以上的牙周袋。
（3）第三阶段　修复治疗阶段。牙周手术后 2～3 个月开始进行。
（4）第四阶段　牙周支持治疗。

## 第二节　牙周基础治疗

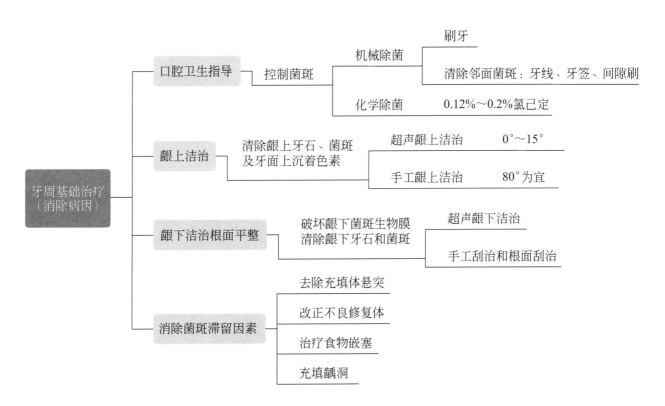

## 一、菌斑控制

菌斑百分率值小于 20%，菌斑基本被控制。
菌斑百分率值小于 10%，菌斑控制良好。

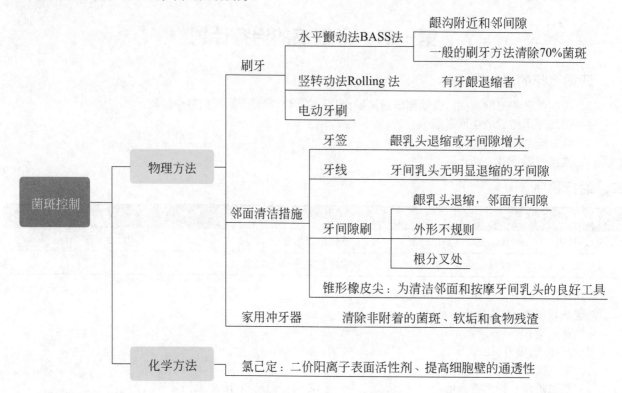

## 二、洁治术

**1. 超声波洁牙机洁治**
（1）角度　与牙面平行或小于 15°。
（2）方向　垂直、水平、斜向。

**2. 超声洁治、刮治及喷砂的禁忌证**
（1）结核、乙肝、HIV 感染的传染性患者禁用。
（2）装有一般心脏起搏器的患者禁用。

**3. 手用器械洁治术**
（1）包括　镰形洁治器（断面为三角形）和锄形洁治。
（2）角度　70°～90°，80°为宜。
（3）方向　垂直、斜向或水平。

## 三、龈下刮治术及根面平整术

**1. 龈下刮治术**　是用龈下刮治器械除去附着于牙周袋内根面上的龈下牙石和菌斑。

**2. 根面平整术**　刮除牙根表面受到毒素污染的病变牙骨质，从而形成光滑、坚硬且清洁的根面，形成具有生物相容性的表面，从而有利于牙周组织的附着和新生。

**3. 龈下刮治和根面平整的器械**
（1）匙形刮治器械　①通用型刮治器：0°进入袋底。②专用型 Gracey 刮治器：刮治角度：45°～90°，80°最佳。
（2）Gracey 刮治器　共 9 支，一般常用 4 支：① Gracey#5/6 适用于切牙及尖牙；② Gracey#7/8 适用于磨牙及前磨牙的颊舌面；③ Gracey# 11/12 适用于磨牙和前磨牙的近中面；④ Gracey# 13/14 适用于磨牙和前磨牙的远中面。

## 四、松牙固定术

### （一）松牙固定的时机

软组织炎症得到控制；殆干扰已消除。

## （二）松牙固定指征

松动牙妨碍咀嚼或有不适；进行性松动牙齿。

## （三）注意事项

① 在松牙固定时应保持牙齿原来的位置，不可有牵拉移位等力量，松动牙固定后应通过调𬌗消除早接触。
② 加强口腔卫生指导，嘱患者不用其咬过硬的食物等。

# 第三节　牙周病的药物治疗

## 一、药物治疗的目的和原则（了解）

### （一）目的

（1）针对病原微生物，作为控制菌斑微生物的辅助手段。
（2）调节宿主的防御机能，阻断疾病的发展。

### （二）基本原则

（1）遵循循证医学的原则，合理使用药物。
（2）用药前应清除菌斑、牙石。
（3）有针对性地用药，应尽量做细菌学检查及药敏试验。
（4）尽量采用局部给药途径。

## 二、牙周炎的全身药物治疗

### （一）作用机制

（1）抑制 DNA 合成的药物　如甲硝唑
（2）抑制细胞壁合成的药物　如羟氨苄青霉素
（3）抑制蛋白合成的药物　如四环素族药物
全身应用抗菌药物是作为机械性清除菌斑细菌的辅助疗法。

### （二）常用的全身抗菌药物如下

（1）硝基咪唑类药物　是常用的治疗厌氧菌感染的药物。
（2）四环素族药物
① 为广谱抗生素，尤其是对伴放线聚集杆菌（Aa）。
② 在龈沟液中的浓度高，为血药浓度的 2～10 倍。
③ 能抑制胶原酶及其他基质金属蛋白酶的活性，可抑制结缔组织的破坏，阻断骨的吸收，促进牙周组织再生。
④ 酸性，且具有金属螯合作用，可用于根面处理。

### （三）青霉素类药物

阿莫西林（羟氨苄青霉素）对 $G^+$ 菌及部分 $G^-$ 菌有强力杀菌作用。

### （四）大环内酯类药物

螺旋霉素、红霉素、罗红霉素对 $G^+$ 菌抑菌力强，对 $G^-$ 菌有一定的抑制作用。龈沟液的浓度是血清和唾液中浓度的 10 倍，可储集在唾液腺中 3～4 周，缓慢释放。

## 三、调节宿主防御反应的药物治疗

小剂量的多西环素。
非甾体类抗炎药。

## 四、牙周病的局部药物治疗

局部用药是牙周病药物治疗的重要方面，其主要目的有以下两点。
① 作为牙周病的辅助治疗。
② 预防或减少菌斑的形成。
其疗效都取决于：药物能否到达病变区域、药物浓度是否够高、作用的时间是否够长。

续表

| 药物 | | 用法 | 特点 |
|---|---|---|---|
| 含漱药物 | 氯己定液（洗必泰） | 0.12%～0.2% 含漱每日2次，每次10mL，1min | 味苦、着色、黏膜烧灼感 |
| | 过氧化氢 | 1%～3%：超声波洁治含漱1min | 释放出新生态氧 |
| 涂布药物 | 碘甘油、复方碘液 | 较强的消毒防腐作用，在炎症很重、有肉芽增生或急性脓肿等 | 灭菌、除脓、止痛、收敛 |
| 冲洗药物 | 过氧化氢 | 3%：用于治疗急性牙周感染<br>洁治术及根面平整术后辅助冲洗 | 清创、止血、灭菌、除臭 |
| | 氯己定 | 0.12%～0.2% | 有脓血时影响其作用发挥 |
| | 聚维酮碘 | 0.5% 冲洗牙周袋 | 刺激性小，着色轻 |

### 五、缓释及控释抗菌药物（了解优点）

| 优点 | 缺点 |
|---|---|
| 牙周袋内药物浓度高<br>药物作用时间延长<br>显著减少用药剂量，避免或减少毒副作用<br>减少给药频率，减少患者复诊次数<br>由医师给药，依从性好 | 对已侵入牙周袋壁组织中的病原微生物无效<br>对舌背、扁桃体及颊黏膜等处的致病菌无作用<br>有多个患牙，需逐一放置药物，较费时<br>可能诱导袋内耐药菌株的产生 |

常用的缓释抗菌制剂如下。
① 2%的米诺环素软膏和不可吸收的 5% 米诺环素薄片。
② 25%的甲硝唑凝胶和甲硝唑药棒、氯己定薄片等。

## 第四节　牙周病的手术治疗

### 一、概述

#### 1. 手术目的

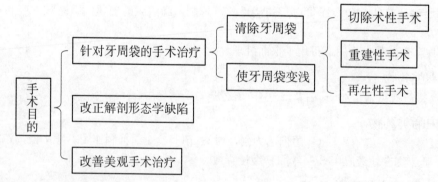

#### 2. 手术时机

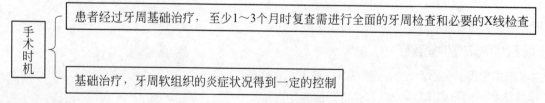

#### 3. 手术适应证

（1）牙周基础治疗后牙周袋＞5mm，探诊后有出血或溢脓。

(2)基础治疗不能彻底清除根面刺激物者。
(3)牙槽骨外形不规则,有深的凹坑状吸收、骨下袋等。
(4)后牙的根分叉病变达Ⅱ度或Ⅲ度者,手术有利于使病损修复。
(5)最后一个磨牙的远中骨袋,需手术治疗。
(6)存在附着龈过窄、个别牙牙龈退缩等问题。
(7)龋坏或牙折断达龈下而影响牙体、冠的修复或修复体破坏了生物学宽度。

## 二、切除性手术

### (一)牙龈切除术和牙龈成形术

适应证:袋底不超过膜龈联合。

禁忌证:深牙周袋,袋底超过膜龈联合。

### (二)手术方法

| 手术方法 | |
|---|---|
| 麻醉 | 阻滞或浸润(4%阿替卡因可减少术中出血) |
| 消毒 | 术前用0.12%氯己定含漱 |
| 位置 | 印记镊法或探针法做标记点连线的根方1~2mm |
| 切口 | 15号刀片斜向冠方与牙长轴呈45°角直达根切入牙龈 |
| 刮除 | 龈上洁治器刮除切下的边缘龈 |
| 修整外形 | 修整牙龈,建立正常生理外形 |
| 冲洗外敷 | 生理盐水冲洗创面,外敷牙周塞治剂 |
| 复诊 | 5~7日复诊。必要时可再敷牙周塞治剂1周 |

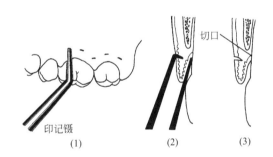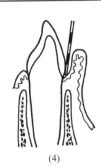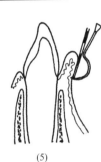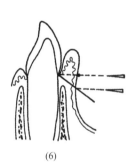

手术方式示意图

(1)用印记镊将袋底定位;(2)侧面观示印记镊平直端伸至袋底,带钩的一端从牙龈表面刺入;
(3)从定点的根方1~2mm处作切口、与牙面成45°角外斜;(4)用探针测量袋深;
(5)在表面测量并用尖探针刺入牙龈标记袋深位置;(6)牙龈切除术的切口

### (三)术后的愈后

① 在5~7天时形成新的游离龈和龈沟。
② 约在术后2周时牙龈外观正常。
③ 4~5周时形成新的结合上皮。
④ 组织学上的完全愈合需6~7周。

## 三、牙周翻瓣术

### (一)翻瓣术的适应证

| 适应证 |
|---|
| 经基础治疗后仍有5mm以上的深牙周袋或有复杂性牙周袋,袋壁有炎症,牙周探诊后有出血 |
| 袋底超过膜龈联合的深牙周袋 |

以改良的 Widman 翻瓣术为例介绍方法。

**1. 翻瓣术的切口设计**

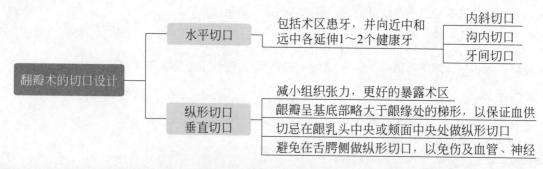

| 切口 | | 内容 |
|---|---|---|
| 水平切口 | 内斜切口 | 是翻瓣术中首先进行的切口，是翻瓣术的基础，是最关键的切口 |
| | | 方法：一般在距龈缘 1～2mm 进刀，刀片与牙面成 10°角左右，以提插方式移动切向根方，直达牙槽嵴顶或其附近 |
| | | 优点：将牙周袋内壁的上皮和炎症组织切除 |
| | 沟内切口 | 作用：切除的袋壁组织与牙面分离 |
| | 牙间切口 | 又称牙间水平切口。刀片与牙面垂直，在骨嵴顶的冠方水平地切断袋壁组织与骨嵴顶的连接 |
| | | 作用：彻底断离感染组织 |

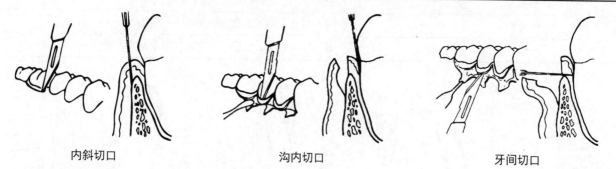

内斜切口　　　　　　　沟内切口　　　　　　　牙间切口

**2. 保留龈乳头切口**　此切口可将整个牙龈乳头保持在颊或舌（腭）侧的龈瓣上。
优点：有利于美观。

### （二）龈瓣的种类

| 项目 | 内容 |
|---|---|
| 全厚瓣 | 为黏骨膜瓣，将骨膜和龈膜一同翻起，以暴露病变区 |
| 半厚瓣 | 只包括表面上皮及下方的一部分结缔组织，而深部的结缔组织连同其下方的骨膜仍覆盖于牙槽骨上 |

### （三）刮治和根面平整

用刮治器刮除暴露于根面和病变处的肉芽组织。

### （四）龈瓣的复位

| 项目 | | 内容 |
|---|---|---|
| 原位复位瓣 | 复位于牙颈部 | 目的：可以消除袋壁的炎症，使牙周袋变浅 |
| | 复位于牙槽嵴顶处 | 目的：可尽量消除牙周袋 |
| | | 适用于：舌、腭侧或后牙区附着龈宽度足够 |
| 根向复位瓣 | | 目的：既消除了牙周袋，又保留了角化龈 |
| | | 适用于：袋底超过膜龈联合的深牙周袋以及附着龈窄的牙周袋 |

## （五）龈瓣的缝合

**1. 牙间间断缝合** 适用于唇、舌两侧龈瓣的张力相等、高低一致时适用此类缝合。

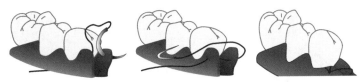

牙间间断缝合

**2. 悬吊缝合** 适用于颊、舌两侧龈瓣高度不一致时。

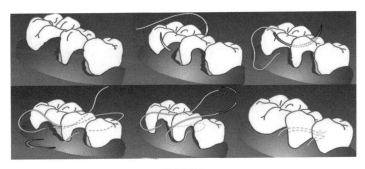

悬吊缝合

**3. 褥式缝合** 适用于两牙之间有较大缝隙或龈乳头宽时。

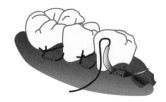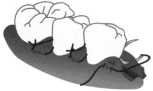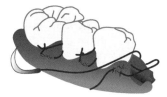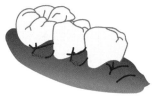

褥式缝合

**4. 锚式缝合** 适用于最后一个磨牙远中楔形瓣的缝合，或与缺牙间隙相邻处的龈瓣闭合。

## （六）术后护理

可预防性口服抗生素 4～5 日。

术后一周复诊，除去塞治剂并拆线。

术后 6 周内勿探测牙周袋。

## （七）翻瓣术后并发症

**1. 并发症**

（1）术后持续性出血。

（2）术后疼痛。

（3）肿胀。

（4）术区牙齿咬合痛。

（5）全身性反应。

（6）塞治剂脱落。

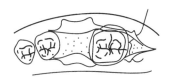

锚式缝合

**2. 术后的组织愈合**

| 项目 | 内容 |
| --- | --- |
| 长结合上皮愈合 | 这是翻瓣术和龈下刮治术后最常见的愈合方式 |
| 牙周组织再生 | 这是理想的愈合方式 |

## 四、磨牙远中楔形瓣切除术

适用于最后一个磨牙的远中牙周袋，也适用于缺牙区间隙的近、远中牙周袋，尤其伴有骨下袋者。

## 五、切除性骨手术

包括：骨成形术和骨切除术。骨成形术和骨切除术的目的都是修整牙槽骨的边缘部分，使之恢复其生理外形。

优点：能有效地消除牙周袋，改善牙龈外形。

缺点：是牺牲骨质。

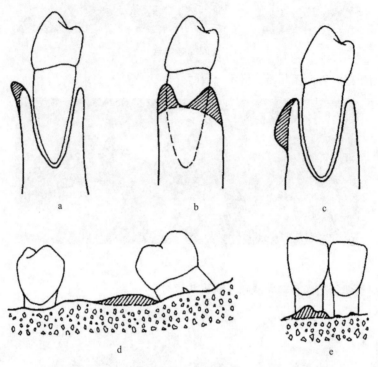

骨成形术和骨切除术

## 六、再生性手术

### （一）引导性组织再生术

| 项目 | 内容 |
| --- | --- |
| 引导性组织再生术（GTR） | 用于 GTR 的膜性材料分为两类：不可吸收性膜和可吸收性膜 |
| | 不可吸收性膜：在人体内不能降解吸收，需要手术后 6～8 周时第二次手术将膜取出 |
| | 可吸收性膜：无需二次手术取出 |

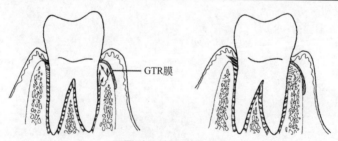

牙周引导性组织再生术

### （二）适应证

| 项目 | 内容 |
| --- | --- |
| 骨下袋 | 窄而深的骨内袋 |
| | 三壁骨袋和窄而深的二壁骨袋，因牙周膜细胞来源丰富且易于提供牙周膜细胞生长的空间，效果最好，是比较好的适应证 |
| 根分叉病变 | Ⅱ度根分叉病变，牙龈能够完全覆盖术区 |

## （三）手术方法

（1）麻醉、消毒　术前患者用 0.12% 氯己定含漱 1min。
（2）切口。
（3）翻瓣　翻起全厚瓣，充分暴露骨缺损及邻近骨质 3～4mm 为度。
（4）清创及根面平整。
（5）膜的选择和放置　不可吸收性膜，聚四氟乙烯膜（PTFE），6～8 周后取出。
（6）将骨缺损全部覆盖，并超过骨缺损边缘至少 2～3mm。
（7）瓣的复位和缝合。
（8）牙周塞治剂的使用　可使用牙周塞治剂，也可不使用，术后 10～14 天拆线。
（9）取屏障膜手术。

## 七、牙周植骨术或骨替代品的植入术

### （一）骨或骨替代品植入用材料

| 项目 | 内容 |
| --- | --- |
| 自体骨 | 植骨材料取自患者本身 |
| 异体骨 | 来自同一物种的不同个体 |
| 异种骨 | 来自不同的物种 |
| 非骨移植材料 | 作为骨替代品的非骨移植材料 |

### （二）手术方法

（1）消毒与麻醉。
（2）切口　为保留邻面牙龈组织，可考虑采用保留龈乳头切口。
（3）翻瓣。
（4）清创及根面平整。
（5）骨或骨替代品的植入。
（6）软组织瓣复位、缝合。
（7）牙周塞治。
（8）术后护理　术后 10～14 天拆线，每 1～2 周复查。
（9）牙周病的疗效维持。

### （三）定期复查

一般每 3～6 个月复查一次，约 1 年拍 X 线片，监测和比较牙槽骨变化。

### （四）复查内容

检查患者菌斑控制情况及软垢、牙石量，牙龈炎症及牙周袋深度、附着水平等的控制情况。

### （五）复治

根据复查的问题制定治疗计划并进行治疗。

# 第七单元　种植体周围组织疾病

部分缺牙患者：牙龈卟啉单胞菌（Pg）、螺旋体等。
无牙颌患者：中间普氏菌（Pi）、具核梭杆菌（Fn）（更接近健康牙周的菌斑）。

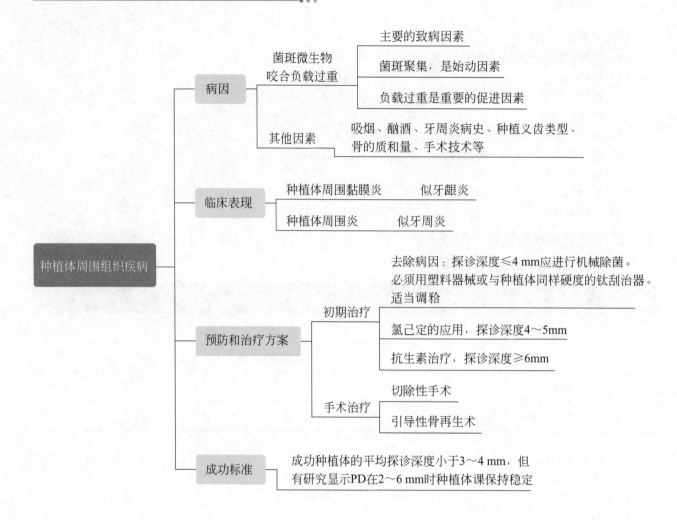

# 第八单元　牙周医学（助理不考）

## 一、基本概念

牙周医学（periodontal medicine）是一个新术语，是牙周病学近年正在发展的一个新分支，意旨牙周病与全身健康或疾病的双向关系，即牙周病可能影响全身健康或疾病，而系统疾病也能影响牙周健康或疾病。

## 二、牙周疾病与全身疾病和健康的关系

| 项目 | 内容 |
| --- | --- |
| 心脑血管疾病 | 口腔感染引起急性或亚急性感染性心内膜炎 |
| | 牙周炎与急性心肌梗死和慢性冠心病的关系近年来也得到证实 |
| 糖尿病<br>（双向相关性） | 牙周治疗反应欠佳的患者，应考虑其是否有合并糖尿病的可能性 |
| | 血糖控制后，牙周炎的情况会有所好转 |
| | 彻底有效的牙周治疗也可使糖尿病患者胰岛素的用量减少 |
| 早产和低出生体重儿 | 证据表明，早产和低体重儿的出生，与产妇患重症牙周炎有密切关系<br>（怀孕期少于37周和新生儿体重小于2500g） |
| 口腔幽门螺杆菌和胃幽门螺杆菌 | 牙周袋内可检出幽门螺杆菌，在牙龈出血的部位检出率高于不出血处 |
| 类风湿关节炎 | 有许多证据表明，牙周疾病的范围和严重程度与类风湿关节炎密切相关 |

### 三、伴全身疾病患者的牙周治疗

| 疾病 | 情况 | 处置 |
| --- | --- | --- |
| 糖尿病 | 血糖控制理想的患者（空腹 4.4～6.1mmol/L） | 牙周治疗操作同全身健康者 |
| | 血糖控制良好的患者（空腹 6.1～7.0mmol/L） | 尽量采用非手术 |
| | 血糖控制差甚至存在并发症（空腹 >7.0mmol/L） | 采用非手术，预防应用抗生素 |
| | 血糖控制极差的患者（空腹 >11.4mmol/L） | 仅做应急处理 |
| 心血管疾病 | 对于曾在过去 6 个月内发生心肌梗死、脑血管意外或处于不稳定性心绞痛状态的 | 只做应急处理 |
| | 对高血压、冠心病患者，经过服药和病情比较稳定的情况下 | 一些复杂的治疗以安排在下午为宜 |
| | 对风湿性心脏病、先天性心脏病和有人工心脏瓣膜者 | 应预防性使用抗生素防感染，在接受牙周检查或治疗的当天应服药 |
| | 高血压前期：<br>　收缩 120～139mmHg 或<br>　舒张 80～89mmHg | 治疗同健康人 |
| | 一期高血压：<br>　收缩压 140～159mmHg 或<br>　舒张压 90～99mmHg | 告知患者血压情况，常规内科咨询，每次就诊时测血压 |
| | 二期高血压：<br>　收缩压 < 180mmHg 或<br>　舒张压 < 110mmHg | 进行选择性的牙周治疗 |
| | 收缩压 ≥ 180mmHg 或<br>舒张压 > 110mmHg | 立即进行内科治疗，只进行急症处理 |
| 患者凝血机制异常者 | 长期服用抗凝剂者，常有出血倾向，牙周洁治、刮治及手术前，应检查其出、凝血时间和凝血酶原时间 | |
| 传染性疾病 | 对于活动性传染病 | 不做常规牙周治疗，只在严格防交叉感染的条件下，做应急处理 |
| | 患者不知道或不说自己患有传染性疾病 | 临床按"一致对待"的原则防感染 |

# 第九单元　牙周健康与修复治疗的关系
## （助理不考）

### 一、修复学治疗的时机及前提
修复治疗一般在牙周治疗后的 6～8 周进行，在牙周手术治疗后 2～3 个月后进行。

### 二、与牙周健康有关的修复体设计要求

| 项目 | 内容 |
| --- | --- |
| 修复体边缘的位置 | 牙龈缘，龈上肩台。龈下时冠缘距龈沟底至少 1mm |
| | 勿侵犯生物学宽度 2mm |

续表

| 项目 | | 内容 |
|---|---|---|
| 冠部的外形 | 颊、舌面应较平缓、避免过突 | 在颈部应比釉牙骨质界突出0.5mm，烤瓷全冠牙体预备应给冠留出1.5mm的厚度 |
| | 接触区的位置和形状 | 后牙接触区位于中央沟的颊侧，腭侧还要加大外展隙，防止嵌塞 |
| | 有利于根分叉处和邻面的菌斑控制 | 外形要与牙体一致 |
| | 冠缘的密合 | 冠缘不密合超过0.2mm者局部均发生牙槽骨吸收 |
| 修复体材料及表面光洁度 | | |

## 三、牙冠延长术的适应证和方法

| 项目 | 内容 |
|---|---|
| 适应证（牙根有一定的长度） | 牙折裂到达龈下，影响牙体预备、取印模及修复 |
| | 龋坏到龈下；根管侧穿或牙根外吸收在颈1/3处，且有保留价值 |
| | 修复体破坏了生物学宽度 |
| | 露龈笑，需美观改善 |
| 禁忌证 | 牙根过短，冠根比失调者 |
| | 牙根折断达龈下过多，剩得少 |
| | 切牙槽骨过多会导致邻牙的不协调或损伤 |
| | 全身情况差 |
| 手术原理 | 过程中保持的就是生物学宽度2mm，基本原理就是翻瓣术和骨切除术 |
| 术后修复时机 | 术后1~2周时先戴临时冠，永久性修复要术后6周，美容修复要2个月后开始 |

上前牙龈缘位置关系：中切牙与尖牙的牙龈缘位置相同，而侧切牙的龈缘位置偏向冠方1mm。

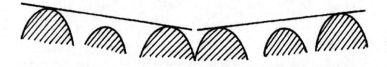

上前牙的龈缘位置关系

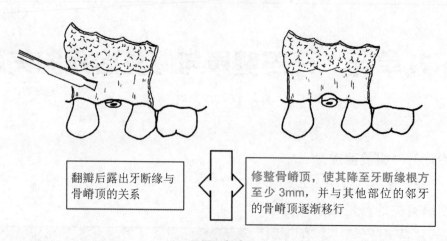

| 翻瓣后露出牙断缘与骨嵴顶的关系 | 修整骨嵴顶，使其降至牙断缘根方至少3mm，并与其他部位的邻牙的骨嵴顶逐渐移行 |

牙冠延长术

# 儿童口腔医学

# 第一单元 龋病

## 第一节 乳牙龋

### 一、乳牙龋临床表现特点和常用分类

#### （一）乳牙龋的好发部位
（1）好发牙位顺序　上颌乳切牙和下颌乳磨牙、上颌乳磨牙、下颌乳前牙。
（2）好发牙面
① 乳切牙　近中面和唇面。
② 乳尖牙　唇面和远中面。
③ 第一乳磨牙　咬合面和远中面。
④ 第二乳磨牙　咬合面和近中面。

#### （二）乳牙龋年龄特点
各个年龄段的乳牙龋病的发生部位有明显特点
（1）1～2岁　上颌乳前牙的唇面和邻面。
（2）3～4岁　乳磨牙𬌗面的窝沟。
（3）4～5岁　乳磨牙的邻面。

#### （三）乳牙龋的患病情况及患龋特点
我国乳牙患龋情况的报道显示1岁左右起即直线上升，5～8岁时达到高峰。
乳牙龋齿的特点：发病早，患龋率高，龋蚀进展快，龋齿多发，范围广泛。自觉症状不明显，修复性牙本质形成活跃。

### 二、乳牙龋的危害性

| 局部影响 | 全身影响 |
| --- | --- |
| 咀嚼功能→细菌聚集→新萌出恒牙容易龋坏<br>龋齿→根尖周炎→特纳牙（恒牙）/影响恒牙正常萌出（骨质被破坏）<br>龋齿→早失→间隙小→错位萌出 | 咀嚼功能→营养摄入<br>颌面部+全身生长发育→造成影响<br>龋坏→慢性根尖周炎→病灶牙→身体其他组织感染<br>美观+心理<br>发音不正确 |

### 三、乳牙龋治疗

| 治疗方法 | | 适应证 |
| --- | --- | --- |
| 药物治疗 | | 龋损面广泛，不易制备洞形的浅龋或环状龋 |
| 充填治疗 | 玻璃离子充填 | 急性龋、猖獗龋 |
| | 树脂充填 | 各类洞形均可 |
| | 银汞合金充填 | 不用于前牙，应用越来越少 |
| 嵌体修复 | | 很好恢复患牙解剖形态，恢复牙间接触<br>缺点：去除牙体组织较多 |
| 金属预成冠修复 | | 牙体缺损广泛，难以获得抗力形和固位形者<br>牙颈部龋蚀致窝洞无法制备龈壁者<br>一个牙同时多个牙面龋坏<br>牙髓治疗后有冠折危险的乳牙和年轻恒牙修复<br>釉质发育不全或冠折牙<br>龋病活跃性强，易发生继发龋者<br>间隙保持器中做固位体等 |

（1）药物治疗常用药物　2%氟化钠，8%氟化亚锡，1.23%酸性氟磷酸钠溶液，10%氨硝酸银 38%氟化氨银，氟保护漆，75%氟化钠甘油糊剂等。氨硝酸银，氟化氨银有腐蚀性，不用于不合作的患儿。

（2）金属预成冠修复缺点

① 需要操作者用冠钳处理使牙颈部密合，易受人为因素的影响。

② 成品冠薄容易磨损；乳牙牙冠高度不足，外形花蕾状时容易脱落。

## 第二节　年轻恒牙龋的特点及治疗

### 一、年轻恒牙的定义

年轻恒牙指虽然已经萌出但是在形态和结构上尚未完全形成和成熟的恒牙。其牙髓腔大，髓角高，根管壁薄，根尖孔尚未发育完全，有发育和萌出潜力。年轻恒牙牙根发育完成在萌出后 3～5 年。

### 二、年轻恒牙龋病特点

（1）在混合牙列时期第一恒磨牙萌出最早，龋齿发生早，患龋率最高。

（2）修复时以恢复牙冠的解剖外形为目的，不强调恢复牙齿间的接触点。

（3）年轻恒牙深龋的治疗应尽量保持牙髓活力，以利于牙齿的进一步发育。

（4）修复方法　①银汞合金充填法：后牙Ⅰ类和Ⅱ类复合洞。②复合树脂：所有类型。③嵌体：临床应用较少。④冠修复选用不锈钢预成冠：缺损大。

# 第二单元　牙髓病与根尖周病

## 第一节　乳牙牙髓病与根尖周病

### 乳牙

乳牙牙髓病和根尖周病的特点如下。

| 项目 | 内容 |
| --- | --- |
| 牙髓病的特点 | 临床上慢性闭锁性牙髓炎多见 |
|  | 乳牙牙髓炎早期症状多不明显 |
| 根尖周病的特点 | 乳牙牙髓感染扩散到根周围组织时，首先侵犯的部位常在根分歧部，其次是根尖周组织 |
|  | 乳牙根尖周炎易导致根吸收 |
|  | 经龈沟袋排脓引流 |
|  | 一般来说乳牙根尖周病变侵犯恒牙胚是拔除该乳牙的指征。拔除患牙后，保持间隙 |

#### （一）乳牙牙髓病的治疗

（1）间接牙髓治疗　深龋治疗时为避免露髓，保留洞底近髓部分龋坏牙本质，应用氢氧化钙制剂间接盖髓。

（2）直接盖髓术

| 项目 | 内容 |
| --- | --- |
| 适应证 | 此方法常用于机械性露髓，如外伤造成的露髓和临床治疗中的意外穿髓，且露髓孔小于 1mm 的新鲜露髓处的治疗<br>常用的盖髓剂为氢氧化钙 $[Ca(OH)_2]$ |
| 治疗 | 去龋，制备洞形，生理盐水冲洗，棉球找平，覆盖盖髓剂，直接充填，严密封闭，术后随访 |

（3）乳牙牙髓切断术　乳牙牙髓切断术药物：甲醛甲酚（FC）、硫酸亚铁、氢氧化钙、MTA 等。

| | 氢氧化钙活髓切断术 | FC/戊二醛断髓术 | MTA |
|---|---|---|---|
| 适应证 | 乳牙深龋露髓或外伤露髓,不能进行直接盖髓者<br>部分冠髓牙髓炎 | | |
| 盖髓的区别 | 厚度约1mm氢氧化钙糊剂盖于断面 | 将蘸有1:5 FC的棉球或2%戊二醛置于牙髓断面,使之与牙髓组织接触1min,断面覆以厚度1mm氧化锌丁香油 | MTA盖于牙髓断面厚度约2mm |
| 步骤 | ①局麻;②制备洞形;③切除冠髓;④止血;⑤盖髓(不加压);⑥严密垫底、充填 | | |
| 注意事项 | 牙根吸收1/2时不宜做活髓切断术<br>断髓后出血暗红,不易止血或髓室内有坏死、化脓现象时、术后观察如有炎症反应或叩痛,应改做根管治疗 | | |

### (二)乳牙根尖周炎的治疗

(1)乳牙急性根尖周炎的应急处理 同恒牙。

(2)乳牙根管治疗术(注意:和恒牙不同点之处在于乳牙不充牙胶尖) 是乳牙牙髓治疗的重要方法,通常也是保留牙齿的最后治疗手段。

| 项目 | 内容 |
|---|---|
| 适应证 | 适用于急、慢性牙髓弥漫性感染,牙髓坏死和根周围组织感染 |
| 禁忌证 | 根吸收1/3以上,接近替换的牙齿<br>根尖周广泛病变,病变波及恒牙胚<br>髓室底较大穿孔<br>牙源性囊肿和滤泡囊肿<br>根管弯曲、不通或无法修复的牙齿 |

## 第二节 年轻恒牙的牙髓病和根尖周病

### 年轻恒牙

#### (一)年轻恒牙牙髓病和根尖周病的特点

年轻恒牙在萌出后3~5年牙根才能发育完成,在此之前,保存活髓,尤其是活的牙乳头是使牙根继续发育的关键。

#### (二)年轻恒牙的牙髓治疗

**1.治疗原则** 尽量多的保存活髓,尤其是保存活的根尖牙乳头使牙根继续发育完成。

**2.治疗方法**

(1)年轻恒牙活髓保存治疗:间接牙髓治疗、直接盖髓术、牙髓切断术。

(2)年轻恒牙感染牙髓的治疗 根尖诱导成形术。

① 适应证 牙髓炎症已波及根髓,而不能保留或不能全部保留根髓的年轻恒牙,牙髓坏死或并发根尖炎症的年轻恒牙。

② 操作步骤

第一阶段:消除感染和根尖周病变。诱导牙根继续发育或诱导根尖钙化屏障形成。

第二阶段:永久性根管充填和患牙修复。两个阶段之间的间隔时间或牙根继续发育所需时间不等,为6个月至2年。

③ 根尖诱导成形术标准 根尖诱导成形术牙根发育类型分为4类。a.根尖继续发育,管腔缩窄,根尖封闭;b.根管腔无变化,根尖封闭;c.未见发育,根管内探测有硬组织屏障形成;d.根端1/3处形成钙化屏障。

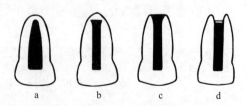

**根尖诱导成形术牙根发育类型**

根尖诱导成形术复诊次数多,容易出现根折。有条件可以选择牙髓血管再生术、MTA根尖屏障术。

# 第三单元　咬合发育问题

## 一、乳牙早失

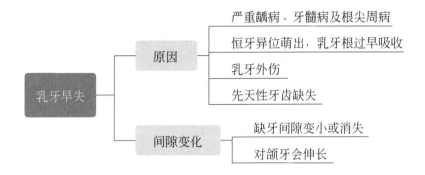

## 二、治疗

### （一）保持间隙应考虑的有关因素

（1）儿童的年龄和牙龄　乳牙早失后，牙齿间隙缩窄最快发生在拔牙后 6 个月内。

（2）恒牙胚发育情况　根据 X 线片确定继承恒牙是否存在，决定是关闭间隙还是保持间隙。

（3）牙齿萌出的先后顺序　第一乳磨牙和第二乳磨牙早失一定要制作间隙保持器以防间隙丧失。

（4）乳牙早失的部位　乳切牙缺失后间隙很少丧失。

（5）牙量和骨量的关系　如果牙量明显大于骨量时，患儿有明显的牙列拥挤时，一定要认真评估是否保持或关闭间隙。

（6）年轻恒牙早失的间隙处理　拔除损坏严重的第一恒磨牙，让第二恒磨牙移位替代第一恒磨牙，患儿年龄宜在 8～9 岁。第二恒磨牙尚未萌出，牙冠虽已形成而牙根尚未形成，牙胚位于第一恒磨牙颈线以下。若第三恒磨牙先天缺失，则不宜采用此法。

乳牙早失后，一般 2 周左右制作间隙保持器，保持器还要定期复查，及时更换。

### （二）间隙保持器

（1）间隙保持器的设计应具备的条件
① 保持近远中长度。
② 不妨碍牙齿及牙槽骨的增长（高度和长度）。
③ 多数乳牙缺失时，能够恢复咀嚼功能。
④ 对牙体组织及口腔软组织无伤害。

（2）间隙保持器的种类
① 固定式。a. 丝圈式间隙保持器；b. 舌弓、腭弓式间隙保持器；c. 远中导板式间隙保持器。
② 活动式：可摘式功能性间隙保持器。

| 间隙保持器的种类 | 适应证 |
| --- | --- |
| 带环（全冠）丝圈式保持器 | 单侧或双侧单个乳磨牙早失 |
| | 第二乳磨牙早失，第一恒磨牙完全萌出 |
| 舌弓式间隙保持器（下颌） | 两侧都存在第二乳磨牙或第一恒磨牙，全口多个牙缺失，近期内继承恒牙即将萌出，或不能配合佩戴功能性活动保持器者。因适时拔除第二乳磨牙需对其间隙进行保持时，该装置利用两个最远端的牙齿，焊接环绕整个牙弓的舌侧弓丝，保持牙弓周长不变 |
| Nance 腭弓式间隙保持器（上颌） | |
| 远中导板保持器 | 第二乳磨牙早失、第一恒磨牙尚未萌出或萌出不足 |
| 可摘式 | 保持器—缺牙多于两个乳磨牙，两侧缺失多于一个乳磨牙，或伴有前牙缺失。功能保持器相当于局部义齿，它不仅保持缺牙的近远中长度，还能保持垂直高度和恢复咬合功能 |

# 第四单元　牙发育异常

| 项目 | 内容 |
|---|---|
| 乳牙滞留 | 定义：继承恒牙已经萌出，未能按时脱落的乳牙；或者恒牙未萌出，保留在恒牙列中的乳牙<br>常见下颌乳中切牙滞留，恒中切牙于舌侧萌出，呈现双排牙现象 |
| 早萌 | 乳牙早萌：多见于下颌中切牙。多是正常牙，少数是多生牙<br>"诞生牙"胎儿出生时就有牙齿萌出<br>"新生牙"出生后30天内萌出的牙齿<br>早萌乳牙极度松动，摩擦系带影响吸吮<br>恒牙早萌：与乳磨牙早脱落有关，下颌前磨牙多见 |
| 迟萌 | 乳牙迟萌：1周岁后仍不萌出第一颗乳牙，超过3周岁乳牙尚未全部萌出<br>恒牙迟萌：牙齿萌出时间滞后正常时间最常见上颌中切牙萌出迟缓 |
| 多生牙 | 定义：多于正常牙类、牙数以外的额外牙<br>临床表现：好发于上颌中切牙之间，前牙区多见。已萌出的多生牙需拔除 |
| 融合牙 | 由两个正常牙胚的牙釉质或牙本质融合在一起而成的 |
| 结合牙 | 2个或2个以上基本发育完成的牙齿，由增生的牙骨质将其结合在一起 |
| 双生牙 | 一个牙胚，成釉器内陷，牙冠的完全或不完全分开，但有一个共同牙根和根管 |
| 先天性缺牙 | 乳牙列：多发生下乳23<br>恒牙列：上颌25、下颌125（8除外） |

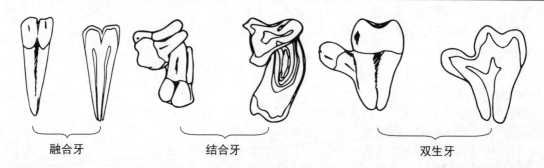

融合牙　　　结合牙　　　双生牙

# 第五单元　牙外伤

| 项目 | 乳牙 | 年轻恒牙 |
|---|---|---|
| 年龄 | 1~2岁 | 7~9岁 |
| 好发牙位 | 上颌乳前牙 | 上中切牙 |
| 地点 | 室内 | 室外 |
| 临床特点 | 移位 | 折断常见 |
| 危害 | 乳牙挫入对儿童危害最大 | 主要造成牙齿折断或牙齿松动、移位，影响咀嚼功能 |

牙外伤治疗

| 临床表现 | | 治疗 | |
|---|---|---|---|
| | | 乳牙 | 年轻恒牙 |
| 牙震荡 | | 休息，观察，若牙髓坏死行根管治疗 | 休息，调𬌗观察 |
| 牙齿折断 | 冠折 | 简单冠折：调磨观察<br>复杂冠折：露髓时间短 24h 冠髓切断<br>缺损大露髓时间长：牙髓摘除术 | 简单冠折：调磨光固化复合树脂修复<br>复杂冠折：<br>露髓孔 1mm 以内，时间短 1～2h：直接盖髓<br>年轻恒牙首选牙髓切断术<br>露髓时间长，牙髓坏死：根尖诱导成形术 |
| | 冠根折 | 多数情况下都选择拔除 | 评估残留牙根的保留价值，选择保存治疗或者拔除 |
| | 根折 | 1. 近冠 1/3 折断　拔除<br>2. 根中 1/3 折断　冠方牙齿松动，拔除上方牙齿；若松动小，复位固定 4 周<br>3. 根尖 1/3 折断　患牙休息，观察 | 1. 近冠 1/3 折断　拔除，桩冠修复或者成年后修复<br>2. 根中 1/3 折断　弹性固定 4 周，可延长至 4 个月<br>3. 根尖 1/3 折断　调𬌗，观察 |
| 脱位 | 挫入 | 1. 影响了恒牙胚　立即拔除<br>2. 不影响恒牙胚　观察 | 不宜拉出复位，约半年可自行萌出 |
| | 半脱出侧方移位 | 乳牙冠向唇侧移位，根向腭侧移位，X 线检查发现乳牙根与恒牙胚大量重叠，则拔除 | 及时复位并固定，消除咬合创伤，观察 |
| | 全脱位 | 不再植 | 再植，弹性固定 7～10 天 |

# 口腔黏膜病学

这部分内容整体和局部需要关注，需把疾病的特殊性特点牢记，此部分内容相对简单，病例题居多，执业考试存在一些细节性考试，应准确把控知识点。

# 第一单元　口腔黏膜感染性疾病

## 第一节　口腔单纯疱疹

### 一、病因

口腔单纯疱疹病毒（HSV）。

### 二、临床表现

#### （一）口腔单纯疱疹临床表现

簇集性小水疱，自限性，易复发。

#### （二）病毒分型

HSV-1（腰部以上，涉及疾病：唇癌）。
HSV-2（腰部以下，涉及疾病：宫颈癌）。
口腔单纯疱疹分型如下。

| 分型 | 临床表现 | 特点 |
| --- | --- | --- |
| 原发性疱疹性口炎（又称急性疱疹性龈口炎） | 前驱期<br>水疱期<br>糜烂期<br>愈合期（结痂期） | 6岁以下，6月～2岁婴幼儿更为多见 |
| 复发性疱疹性口炎（又称复发性唇疱疹） | | 口唇或接近口唇处好发（30%～50%可复发）<br>总是以疱开始，总是在原发作过的位置<br>愈后不留瘢痕 |

### 三、诊断及鉴别诊断

(1) 诊断　根据临床表现和实验室诊断为最终确诊。
(2) 鉴别诊断

| 疾病名称 | 病损特点 |
| --- | --- |
| 疱疹性龈口炎 | 6个月～2岁婴幼儿，硬腭和牙龈 |
| 口炎型口疮（疱疹样阿弗他溃疡） | 成人，反复发作，满天星 |
| 三叉神经带状疱疹 | 夏秋季，水痘-带状疱疹病毒（VZV），沿单侧周围神经分布，神经痛 |
| 手足口 | 夏秋季，肠道病毒（柯萨奇病毒、肠道病毒EV71）。3岁儿童为主要患病人群 |
| 疱疹性咽颊炎 | 夏季，A组柯萨奇病毒，口腔后部 |
| 多形性红斑 | 靶形或虹膜状红斑 |

### 四、治疗

| 药物类型 | 代表药物 |
| --- | --- |
| 核苷类药物 | XX洛韦。代表药物：阿昔洛韦（无环鸟苷） |
| 广谱抗病毒药物 | 利巴韦林（病毒唑） |
| 漱口液 | 0.1～0.2%氯己定溶液、0.1%依沙吖啶溶液 |

## 第二节 带状疱疹（助理不考）

### 一、病因

水痘——带状疱疹病毒（VZV）。

### 二、临床表现

（1）本病夏秋季的发病率较高。

（2）沿单侧周围神经分布的簇集性小水疱，不过中线，明显神经痛，疼痛超过一个月以上为带状疱疹后遗神经痛。

（3）RH综合征 面瘫+耳痛+外耳道疱疹（侵犯膝状神经节）。

### 三、治疗

抗病毒药物；止痛（卡马西平）；糖皮质激素；营养神经药物（维生素$B_1$或维生素$B_{12}$）。

## 第三节 手足口病（HFMD）

### 一、病因

病毒：肠道病毒（柯萨奇病毒、肠道病毒EV 71）。

### 二、临床表现

（1）发病季节 夏秋季。

（2）发病人群 3岁以下幼儿是主要患者。

（3）临床特点 离心性分布。口腔黏膜、手掌、足底出现散在水疱。

## 第四节 球菌性口炎（助理不考）

### 一、定义

球菌性口炎是以形成黄褐色或灰白色假膜损害为特征，又叫做假膜性口炎。

### 二、病因

主要致病菌：金黄色葡萄球菌、草绿色链球菌、溶血性链球菌、肺炎双球菌。

### 三、诊断

涂片及细菌培养可明确诊断。

### 四、治疗

抗生素治疗、补充维生素（维生素$B_1$、维生素$B_2$、维生素C）。

## 第五节 口腔念珠菌病

### 一、病因

（1）致病菌 白色念珠菌和热带念珠菌（致病力最强），机会性感染。

（2）特点 喜酸恶碱。

（3）存在形式 孢子（寄生）和假菌丝（致病）。

### 二、临床表现

（1）急性假膜型 又称鹅口疮或雪口病，新生儿多见，色白如雪的柔软小斑点，帽针头大小。用力可擦去。

（2）急性红斑型（萎缩型） 广谱抗生素、激素长期应用、HIV感染者。舌黏膜多见外形弥散的红斑。

（3）慢性红斑型（萎缩型） 又称义齿性口炎。义齿承托区黏膜弥漫性红斑。

（4）慢性增殖型（肥厚型） 又称念珠菌性白斑。口角内侧三角区结节状或颗粒状增生。

## 三、诊断

（1）涂片直接镜检 芽生孢子、假菌丝。
（2）革兰染色 阳性。
（3）PAS 染色 芽孢红色、假菌丝蓝色。

## 四、治疗

| 项目 | 内容 |
| --- | --- |
| 局部药物治疗 | 2%～4% 碳酸氢钠溶液、甲紫水溶液、氯己定 |
| 抗真菌药物治疗 | 氟康唑（临床应用最广）、咪康唑、伊曲康唑（XX 康唑） |
| 支持治疗 | 加强营养，增强机体免疫力、注射转移因子、胸腺肽 |
| 手术治疗 | 轻、中度上皮异常增生 |

# 第二单元 口腔黏膜溃疡性疾病

## 第一节 复发性阿弗他溃疡

复发性阿弗他溃疡（RAU）又称为复发性口腔溃疡（ROU）或复发性口疮。患病率居口腔黏膜病之首（20%）。

特征：溃疡发作仅限于口腔黏膜，具有周期性、复发性和自限性的特征。

## 一、病因

复发性阿弗他溃疡的病因目前尚不清楚。是由多种因素综合作用的结果。

## 二、临床表现

反复发作的溃疡具有"黄、红、凹、痛"的临床特征。临床上多采用 1968 年 Lehner 分型，将本病分为**轻型、重型及疱疹样阿弗他溃疡**。

| 分类 | 轻型阿弗他溃疡<br>（轻型口疮） | 疱疹阿弗他溃疡<br>（疱疹样口疮、口炎型口疮） | 重型阿弗他溃疡<br>（腺周口疮、复发性坏死性黏膜腺周围炎） |
| --- | --- | --- | --- |
| 所占比例 | 75%～85% | 5%～10% | 10%～15% |
| 好发部位 | 唇、舌、颊、软腭等无角化或角化较差的黏膜 | | 初始好发于口角，其后于舌腭弓、软硬腭交界处 |
| 病损特点 | 直径小于 10mm，3～5 个散在分布。疼痛最重 | 小，约 2mm、数目多，似"满天星" | 大而深，似"弹坑"，直径大于 10mm，1～2 个，疼痛剧烈 |
| 时间 | 10～14 天愈合 | | 1～2 个月或更长 |
| 愈后 | 无瘢痕 | | 可留瘢痕 |

## 三、诊断及鉴别诊断

（1）诊断 根据病史（周期性、复发性和自限性）和临床体征（黄、红、凹、痛）。
（2）鉴别诊断（重点记忆）
① 疱疹样阿弗他溃疡与急性疱疹性龈口炎鉴别。

| 项目 | 疱疹样阿弗他溃疡 | 疱疹性龈口炎 |
|---|---|---|
| 好发年龄 | 中青年 | 婴幼儿 |
| 病损特点 | 十余个至几十个散在小溃疡，无发疱期 | 成簇小水疱，破后成表浅溃疡，可融合 |
| 病损部位 | 非角化黏膜多见 | 牙龈、硬腭等角化黏膜 |
| 发病特点及全身反应 | 反复发作，全身反应较轻 | 急性发作，全身反应较重、可出现低热、淋巴结肿大 |
| 皮肤损害 | 仅局限口腔黏膜、无皮肤损害 | 可伴皮肤损害 |

② 白塞病（口、眼、生殖器三联征）。除口腔溃疡外，有生殖器黏膜溃疡和眼部病变。
皮肤损害：结节性红斑，毛囊炎及针刺反应阳性。
③ 重型口疮需与创伤性溃疡、恶性肿瘤溃疡、结核性溃疡相鉴别。

| 项目 | 内容 |
|---|---|
| 重型口疮 | 溃疡反复发作，形状规则，有自限性 |
| 创伤性溃疡 | 形状不规则，与损伤因素契合 |
| 癌性溃疡 | 边缘不齐，溃疡深呈菜花状，质硬，周围有浸润，无自限性 |
| 结核性溃疡 | 肺结核体征，结核分枝杆菌，呈鼠啮状，潜掘状边缘，基底有桑葚装肉芽组织增生，无自限性。确诊：组织病检，朗格汉斯巨细胞 |

## 四、治疗

（1）局部治疗　主要是消炎止痛、防止继发感染、促溃疡愈合。
特殊治疗：深大的腺周口疮经久不愈，用曲安奈德混悬液或醋酸泼尼松龙混悬液 +2% 利多卡因液，每 1～2 周局部封闭 1 次。
（2）近期效果好　注射转移因子，左旋咪唑。
（3）远期效果好　寻找病因减少复发。

# 第二节　创伤性溃疡

## 一、病因

（1）机械刺激　残根残冠、尖锐边缘嵴，不良修复物、婴幼儿吸吮拇指、橡胶乳头、玩具等。
（2）化学性灼伤　误服强酸强碱，或三氧化二砷、硝酸银灼伤黏膜。
（3）热冷刺激　过烫或过冰的食物。

## 二、临床表现

| 项目 | 内容 |
|---|---|
| 压（褥）疮性溃疡 | 残根、残冠、不良修复体长期刺激，溃疡，组织增生，疼痛不明显 |
| Bednar 溃疡（贝氏口疮） | 因婴儿吸吮拇指、用过硬的橡皮奶头，硬腭和双侧翼钩处对称分布 |
| 自伤性溃疡 | 若有铅笔捅刺习惯，溃疡好发颊脂垫尖或磨牙后垫；若有咬唇、咬颊习惯，溃疡好发下唇或颊黏膜、舌背 |
| 化学灼伤性溃疡 | 组织坏死表面有易碎的白色薄膜，溃疡表浅，疼痛明显，因治牙引起者，常发生于患牙的附近黏膜 |
| 热灼伤性溃疡 | 有确切的热灼伤史，初始为疱，疱壁破溃后形成糜烂或浅表溃疡，疼痛明显 |

## 三、诊断

有致伤因素出现的溃疡，即可做出诊断。

## 四、治疗

（1）**首要措施** 去除局部刺激因素。
（2）**局部治疗** 用消炎止痛促进愈合和预防继发性感染。
（3）自伤性溃疡同时给予心理干预和治疗。

# 第三单元　口腔斑纹类疾病

## 第一节　口腔白斑病

### 一、定义

口腔白斑病（OLK）是指口腔黏膜上有白色斑块或斑片，不能以临床和组织病理学的方法诊断为其他任何疾病者。

白斑和红斑归入癌前病变或潜在恶性疾患（PMD）。

肯定性诊断：去除某些局部因素后，经1～3个月（2～4周，指导用书）的观察损害仍持续存在。

### 二、病因

① 吸烟、饮酒等理化刺激。
② 念珠菌感染。
③ 人乳头瘤病毒（HPV）感染。
④ 全身因素。

### 三、临床表现

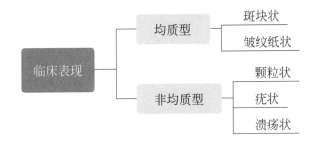

### 四、诊断及鉴别诊断

1. **组织病检** ①上皮过度正角化或过度不全角化；②上皮单纯增生或异常增生；③固有层和黏膜下层淋巴细胞散在分布。
2. **辅助诊断** ①甲苯胺蓝染色；②脱落细胞检查。
3. **鉴别诊断**

| 项目 | 内容 |
| --- | --- |
| 白色水肿 | 发生于颊黏膜，柔软，有透明的灰白色光滑的"面纱样"膜，牵拉变浅 |
| 异位皮脂腺 | [又称迷脂症、福代斯斑（fordyce spot）]<br>发生于颊部及唇部黏膜，有粟粒大小淡黄色小斑点 |
| 白色角化症 | 由机械或化学长期刺激引起，边界不清，平滑无结节、柔软 |
| 白色海绵状斑痣（白皱褶病） | 为常染色体显性遗传疾病，损害部位柔软，有弹性，状如海绵，口腔、鼻腔、肛门都可以出现。白色鳞片状组织能揭掉，下方类似正常黏膜 |
| 扁平苔藓 | 可见白色花纹，有充血糜烂，可伴有皮肤病损（多角形丘疹） |
| 黏膜下纤维化 | （癌前状态），可由嚼槟榔引起，云雾状，可触及黏膜下纤维状条索，颊部多见。后期舌运动和张口受限，吞咽困难 |
| 梅毒黏膜斑 | Ⅱ期梅毒颊部黏膜可出现"梅毒斑"<br>可伴有皮肤梅毒疹——玫瑰疹 |

## 五、癌前倾向问题

(1) 病理　伴有上皮异常增生者，程度越重者越易恶变。
(2) 类型　疣状、颗粒型、溃疡或糜烂型及伴有念珠菌感染、HPV 感染者易恶变。
(3) 部位　白斑位于舌缘，舌腹，口底及口角部位者易恶变。
(4) 时间　病程越长者越易恶变。
(5) 吸烟　不吸烟患者。
(6) 性别　女性，特别是不吸烟的年轻女性患者易恶变。
(7) 面积　白斑病损面积大于 200mm² 的患者易恶变。

## 六、治疗

治疗原则是：卫生宣教、消除局部刺激因素、监测和预防癌变。

# 第二节　口腔扁平苔藓

## 一、定义

口腔扁平苔藓（OLP）是一种皮肤－黏膜慢性炎症性疾病。属于癌前状态。中年女性患者较多。

## 二、病因

(1) 精神因素　50% 有精神创伤史。
(2) 感染因素　病毒感染。
(3) 免疫因素　上皮下固有层内出现 T 淋巴细胞为主的淋巴细胞浸润带。
(4) 系统病、内分泌失调、遗传因素、微量元素缺乏等。

## 三、临床表现

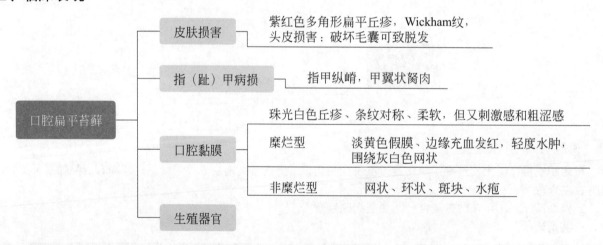

## 四、诊断

组织病理学检查：上皮下疱、胶样小体。基底细胞液化变性。固有层淋巴细胞浸润带。
直接免疫荧光法：基底膜区网状荧光，主要为 IgM。

## 五、鉴别诊断

| 项目 | 内容 |
| --- | --- |
| 口腔红斑<br>（癌前病变） | 好发于：口底 - 舌腹 - 口角 - 软腭复合体<br>女性多见、临床表现为红色光亮类似"天鹅绒"样的圆形斑块，界限清楚 |
| 盘状红斑狼疮<br>（DLE）<br>（癌前状态） | 女性多见，好发于下唇<br>皮肤损害：多见于头面部，角质栓、蝴蝶斑<br>黏膜损害：中央萎缩，外周白色放射条纹（太阳）<br>组织病理：基底细胞液化变性，血管周围淋巴细胞浸润<br>直接免疫荧光：基底膜翠绿色狼疮带 |

## 六、治疗

（1）心理治疗　调整心理状态。
（2）局部治疗　去除局部刺激因素。
（3）全身治疗　糖皮质激素、羟氯喹、雷公藤。

# 第四单元　唇、舌疾病

## 第一节　慢性非特异性唇炎

### 一、慢性非特异性唇炎的分类

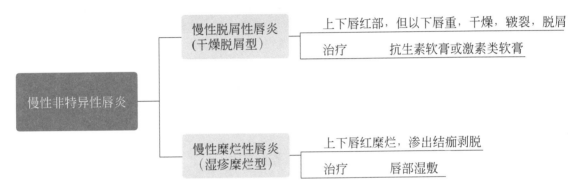

### 二、鉴别诊断

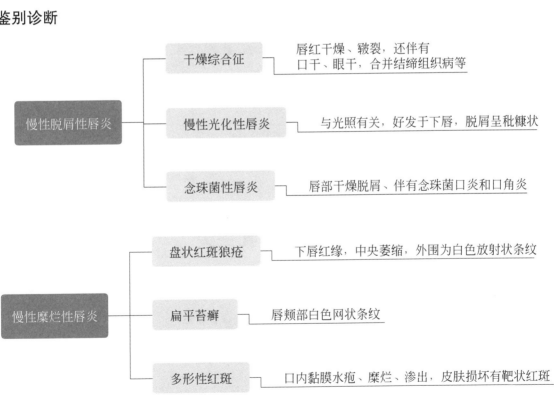

## 第二节　口角炎（助理不考）

口角炎是指上下唇联合处发生的炎症总称，以皲裂、口角糜烂和结痂为主要症状。

| 项目 | 营养不良性口角炎 | 感染性口角炎 | 创伤性口角炎 | 接触性口角炎 |
|---|---|---|---|---|
| 病因 | 维生素B缺乏 | 病毒、真菌、细菌 | 医源性、物理刺激、不良习惯 | 接触变应原或毒物 |
| 临床表现 | 双侧口角湿白糜烂，伴有唇炎、舌炎 | 急性期：口角区充血、红肿，分泌物，血痂或脓痂，疼痛明显<br>慢性期：增厚呈灰白色，伴细小横纹或放射状裂纹，唇红干裂，但疼痛不明显 | 单侧、长短不一新鲜创口 | 口角区充血、水肿、糜烂、皲裂，渗出增多，疼痛剧烈。伴有皮肤表现 |
| 治疗 | 补充营养及维生素 | 抗病毒、抗菌、抗真菌 | 局部处理为主 | 去除过敏源，停止服用可疑药物 |

## 第三节 地图舌

地图舌是一种浅层的慢性剥脱性舌炎，由于其形态和位置多变，故又名游走性舌炎。

| 项目 | 内容 |
|---|---|
| 病因 | 多认为与遗传因素有关，常与沟纹舌同时发生<br>儿童：消化不良、肠寄生虫、维生素B缺乏<br>成人：贫血、胃肠功能紊乱、情绪、病灶 |
| 临床表现 | 丝状乳头片状萎缩，边缘丝状乳头增厚呈微隆起的边缘<br>约3/4的患者无自觉不适，偶有烧灼感。可自愈，常复发 |

## 第四节 沟纹舌

沟纹舌又名裂纹舌，常与地图舌同时存在。

| 项目 | 内容 |
|---|---|
| 病因 | ① 病因不明，多认为是先天性发育异常<br>② 遗传、地理环境、食物种类、B族维生素缺乏<br>③ 全身疾病 脓疱性银屑病、梅-罗综合征<br>④ 其他 病毒感染、迟发性超敏反应、苔藓样变 |
| 临床表现 | 梅-罗综合征：沟纹舌＋面神经麻痹＋肉芽肿性唇炎 |
| 治疗 | 无症状，不治疗<br>消除患者恐慌心理<br>保持口腔清洁，炎症时用消炎防腐止痛的含漱液漱口 |

## 第五节 舌乳头炎

| 项目 | 内容 |
|---|---|
| 病因 | 全身因素：维生素B缺乏、贫血、真菌感染<br>局部因素：残根、残冠、牙石、过锐牙尖、不良修复体 |
| 临床表现 | ① 丝状乳头炎 舌乳头萎缩光滑，舌背呈火红色，灼热，灼痛<br>② 菌状乳头炎 舌前部、舌尖部，充血、肿胀—草莓舌<br>③ 叶状乳头炎 （可能发生恶性肿瘤）皱褶加深，红肿<br>④ 轮廓乳头炎（易误认为肿瘤） 舌后1/3，人字沟附近乳头肿大突起 |
| 治疗 | ① 内科医师治疗贫血，补充维生素$B_2$，维生素E，烟酸，叶酸<br>② 除去局部刺激因素，治疗咽炎<br>③ 念珠菌感染者要进行抗真菌治疗 |

镜面舌：丝状乳头和菌状乳头同时萎缩，形成剥脱性红斑。

# 第五单元　口腔黏膜超敏反应性疾病（助理不考）

## 第一节　血管神经性水肿

### 一、定义

血管神经性水肿又称巨型荨麻疹。其特点是突然发作的无痛性、暂时性、局限性无凹陷性水肿，好发于上唇，消退亦较迅速。Ⅰ型变态反应性疾病。

### 二、病因

食物、药物、感染、物理因素、动物、植物及遗传性血管神经性水肿等。

### 三、临床表现

① 病变易发生在头面部疏松结缔组织处。上唇较为好发。
② 肿胀如果发生在舌部，可引起口腔功能障碍。
③ 肿胀如果发生在会厌处，影响呼吸，甚至导致窒息了，需立即行气管切开，否则可导致死亡。

### 四、诊断

发病突然迅速，病损消失迅速且不留痕迹。

### 五、治疗

避开过敏原，可缓解症状，防止复发。当出现喉头水肿，呼吸困难时可进行肾上腺素皮下注射；氢化可的松静脉滴注；必要时要进行气管切开。

## 第二节　药物过敏性口炎

### 一、定义

药物过敏性口炎是指药物通过口服、注射吸入、敷贴或局部涂擦、含漱等不同途径进入机体内而引起的黏膜及皮肤的Ⅰ型变态反应性疾病。

### 二、病因

常见导致药物过敏性口炎药物如下。
（1）抗生素类药　青霉素、链霉素、四环素等及磺胺类。
（2）解热镇痛类药　阿司匹林。
（3）催眠药与抗癫痫药　鲁米那（苯巴比妥）、苯妥英钠、卡马西平等。

### 三、临床表现

（1）圆形红斑　最常见的病损，皮肤病损好发于口唇周围。
（2）固定药疹　病损出现在比较固定的位置。

### 四、诊断

（1）多形渗出性红斑　以靶形或虹膜状红斑为典型皮损。
（2）疱疹性口炎　原发性感染多见于6个月至2岁婴幼儿。

### 五、治疗

立即停药，可预防性使用抗生素防止感染。

### 六、预防

不滥用药物、询问药物过敏史、建立药物过敏卡。

# 第六单元　口腔黏膜大疱类疾病
## （助理不考）

## 天疱疮

天疱疮是一种自身免疫性疾病，主要累及皮肤、口腔、食道黏膜。
病理特点：表皮内水疱及棘层细胞松解。

### 一、临床表现

天疱疮可分为四型：寻常型（口腔内最常见）、增殖型、落叶型和红斑型。

**（一）寻常型天疱疮特点**

① 揭皮试验阳性。
② 棘层松解现象。
③ 尼氏征阳性。

**（二）增殖型天疱疮特点**

(1) 口腔表现　唇红缘常有显著的增殖。
(2) 皮肤病损　尼氏征阳性。

### 二、诊断

(1) 活体组织检查
(2) 细胞学检查　Tzanck 细胞检查法可见游离为单个或数个成团的棘细胞，又称天疱疮细胞。
(3) 免疫荧光检查　直接免疫荧光检查（DIF）就可检测到沉积在细胞间质的抗体称天疱疮抗体，主要是 IgG。

### 三、治疗

(1) 支持治疗　给予高蛋白、高热量饮食，并定期补充钙、钾和各种维生素。
(2) 激素　为本病的首选药物。
激素用药过程：可动态分为起始、控制、减量、维持四个阶段。
激素用药原则：足量、从速、渐减、忌躁。
(3) 免疫抑制剂
(4) 其他药物　四环素和烟酰胺、氨苯砜、羟氯喹。

# 第七单元　艾滋病、性传播疾病的口腔表征
## （助理不考）

## 第一节　艾滋病

艾滋病的口腔表征与 HIV 相关的口腔疾病如下。
① 念珠菌感染、毛状白斑、卡波西肉瘤。
② 线形牙龈红斑、急性坏死性龈炎、坏死性牙周炎。
③ 病毒感染　单纯疱疹、带状疱疹、巨细胞病毒。
④ 非霍奇金淋巴瘤、溃疡性损害。

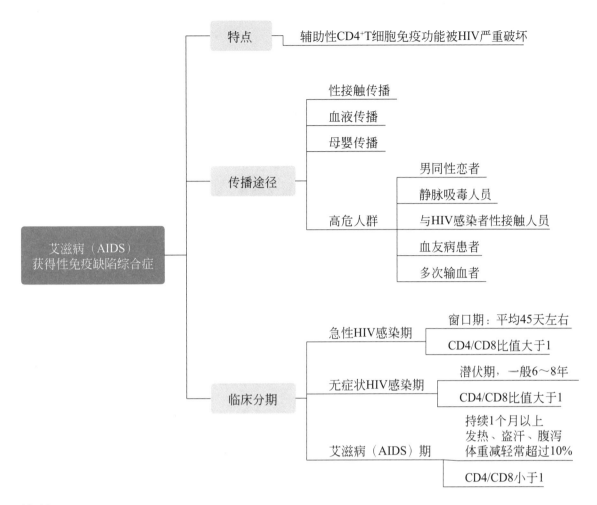

## 一、诊断

（1）初筛试验　酶联免疫吸附试验（ELISA）、明胶颗粒凝集试验（PA）。
（2）确证试验　常用蛋白印迹法（WB）。
（3）机体免疫功能检查
（4）PCR 技术检测 HIV 病毒

## 二、治疗

口腔表征的合并症的治疗方法如下。
（1）口腔念珠菌病　局部和全身使用抗真菌药物。
（2）毛状白斑　采用高效抗逆转录病毒治疗后，毛状白斑也可消失。
（3）Kaposi 肉瘤　采用手术切除、注意预防继发感染，同时配合放疗、局部化疗。
化疗常选的药物有长春新碱、长春碱、阿霉素。

## 三、预防

口腔医护人员的防护：如有意外职业性暴露，应立即用肥皂水和清水清洗皮肤，或用清水冲洗黏膜。
（1）污染源 HIV 阴性　在当日、4 周、8 周、3 个月和 6 个月进行血清 HIV 抗体检测。
（2）污染源 HIV 阳性　应尽快进行预防性治疗。可采用反转录酶抑制剂替诺福韦、洛匹那韦、利托那韦、拉米夫定、蛋白酶抑制剂茚地那韦。

# 第二节　梅毒

## 一、病因

梅毒是由苍白螺旋体（梅毒螺旋体）感染引起的慢性性传播疾病。

## 二、临床表现

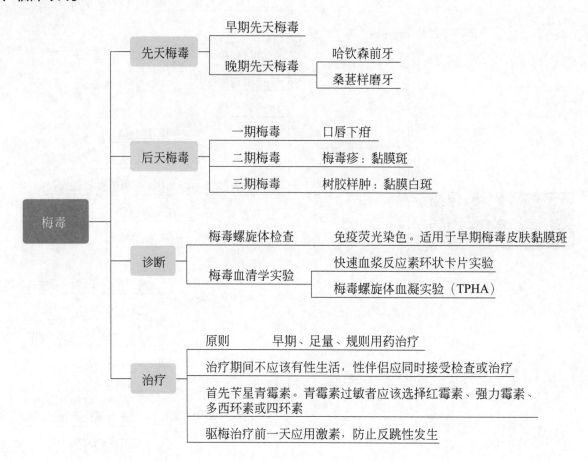

# 口腔颌面外科学

口腔颌面外科大家感觉会比较难，原因是临床不接触，章节又比较多，相关性差，会有一部分超纲内容，但题量会比较小。由于此科目占分相对较多，所以我们称之为过关关键，大家要集中精力把颌面外科攻下。不要一味追求高精尖的题，往往普通题才是过关主流，基础扎实才是过关的王道！

# 第一单元　口腔颌面外科基本知识及基本技术

## 第一节　口腔颌面外科病史记录及检查概述

### 一、病史记录

#### （一）住院病史
（1）病历记录　需要24h内完成的有：入院记录、再次或多次入院记录、24h内入出院记录、24h内入院死亡记录。
（2）首次病程记录　8h内完成。
（3）主治医师查房记录　48h内完成。
（4）病程记录　病危者——1天1次，时间具体到分钟；病重者——2天1次；病情稳定者——3天1次。

#### （二）门诊病史
（1）初诊病史记录　主诉：字数不超过20字，但应包括时间、性质、部位及程度。
（2）急/复诊病史记录　同一疾病相隔3个月以上复诊者原则上按初诊病人处理。

#### （三）急诊病史
（1）急诊病历记录　就诊时间应具体到分钟，严格按首诊负责制。书写过程中出现错字时，应当用双线划在错字上，不得采用刮、粘、涂等方法掩盖或去除原来的字迹。
（2）急诊抢救病历　抢救后6h内完成。

### 二、一般检查

| 项目 | | 内容 |
|---|---|---|
| 顺序 | | 由外向内，由前向后，由浅入深 |
| 口腔检查 | 牙齿及咬合检查 | 张口度：上下中切牙切缘之间距离，自身的示、中、无名三指合拢时三指末节的宽度，3.7～4.5cm，平均张口度为3.7cm，大于5.0cm为开口过大<br>张口受限分四度：轻（两指，2～2.5cm）<br>　　　　　　　　　中（一指，1～2cm）<br>　　　　　　　　　重（不足一指，约小于1cm）<br>　　　　　　　　　完全受限（牙关紧闭） |
| | 口腔及口咽检查 | 双指双合诊：唇、颊、舌部检查<br>双手双合诊：口底、下颌下检查——由后向前 |
| 颌面部检查 | 面部器官检查 | 眼：瞳孔变化<br>鼻：脑脊液鼻漏——前颅底骨折<br>耳：脑脊液耳漏——中颅底骨折 |
| | 语音及听诊检查 | 腭裂患者——"腭裂语音"<br>舌根部肿——"含橄榄语音"<br>动、静脉血管畸形——"吹风样杂音" |
| 颈部检查 | 一般检查 | 特别注意神经血管 |
| | 淋巴结检查 | 患者体位：坐位，头稍低，略偏向检查侧<br>检查者：应站在其右方（前或后）<br>触诊手法：三指扪诊，由浅入深，滑动触诊，健、患侧的对比<br>顺序：枕部、耳后、耳前、腮腺、颊、颌下、颏下；胸锁乳突肌前后缘、颈前后三角、锁骨上窝 |
| 颞下颌关节检查 | 外形与关节动度 | 髁突动度检查：耳屏前触诊法；外耳道指诊法 |
| | 下颌动度检查 | 下颌运动检查、疼痛、弹响 |
| | 咬合关系检查 | 咬合关系、覆𬌗覆盖、𬌗曲线是否正常 |

*续表*

| 项目 | | 内容 |
|---|---|---|
| 涎腺检查 | 一般检查 | *腮腺触诊：以示、中、无名三指平触为宜，切忌提拉*<br>*下颌下腺及舌下腺的触诊：双手双合诊检查* |
| | 分泌量 | 正常人每日涎液总量为 1000～1500mL<br>腮腺和下颌下腺：90%（60%～65% 为下颌下腺，25%～30% 为腮腺）<br>舌下腺：3%～5% |

## 三、实验室检查

（1）血常规正常参考值

| 项目名称 | 正常参考值 |
|---|---|
| 红细胞计数（RBC） | 成年男性（4.0～5.5）×$10^{12}$/L<br>成年女性（3.5～5.0）×$10^{12}$/L<br>儿童（4.0～5.3）×$10^{12}$/L |
| 血红蛋白（Hb） | 成年男性 120～160g/L<br>成年女性 110～150g/L<br>儿童 120～140g/L |
| 白细胞计数（WBC） | 成人（4～10）×$10^9$/L<br>6 个月至 2 岁儿童（11～12）×$10^9$/L<br>新生儿（15～20）×$10^9$/L<br>中性杆状核粒细胞 1%～5%<br>中性分叶核粒细胞 50%～70%<br>嗜酸性粒细胞 0.5%～5%<br>嗜碱性粒细胞 0%～1%<br>淋巴细胞 20%～40%<br>单核细胞 3%～8% |
| 血小板计数（PLT） | （100～300）×$10^9$/L<br>（10 万～30 万 /$mm^3$） |

（2）尿常规正常参考值

| 项目名称 | 正常参考值 |
|---|---|
| 尿量 | 1000～2000mL/24h，平均 1500mL |
| 酸碱度（pH） | 5.0～7.0 |
| 比重（SG） | 1.003～1.030 |
| 尿蛋白（Pro）定性定量 | Pro 定性阴性<br>Pro 定量 20～80mg/24h（了解） |
| 葡萄糖（Glu） | 定性：阴性<br>定量：0.56～5.0mmol/24h（100～900mg/24h）（了解） |
| 酮体（Ket） | 阴性 |
| 胆红素（Bil） | 阴性 |
| 尿胆原（Ubg） | 阴性 |
| 亚硝酸盐（Nit） | 阴性 |
| 白细胞（Leu） | 0～10/μL |
| 红细胞（Ery） | 0～5/μL |
| 尿沉渣镜检 | 白细胞＜5 个 / 高倍镜视野<br>红细胞＜3 个 / 高倍镜视野 |

(3) 粪便常规检查正常参考值

| 项目名称 | | 正常参考值 |
|---|---|---|
| 颜色及形状 | | 黄褐色圆柱形软便 |
| 镜检（熟记） | 白细胞 | 无或偶见 |
| | 红细胞 | 无 |
| | 细菌 | 大肠埃希菌和肠球菌 |
| | 虫卵 | 无 |
| 粪便隐血实验（OBT） | | 阴性 |

(4) 血液基本生化检查正常参考值

| 项目名称 | 正常参考值 |
|---|---|
| 血清钾 | 3.5～5.5mmol/L |
| 血清钠 | 135～145mmol/L |
| 血清氯化物 | 96～110mmol/L（以氯化钠计） |
| 空腹血糖 | 血清或血浆 3.9～6.1mmol/L（70～115mg/dL）<br>全血 4.4～6.6mmol/L（80～120mg/dl） |
| 口服葡萄糖尿量实验（OGTT） | 空腹血糖＜6.1mmol/L；服糖后＜11.1mmol/L<br>服糖后2h恢复空腹血糖水平 |
| 二氧化碳结合力 | 4.7～6.0kPa（35～45mmHg），平均值为5.33kPa（40mmHg） |
| 血沉 | 魏氏法（Westergren）：成年男性 0～15mm/h；成年女性 0～20mm/h |

(5) 判断有无黄疸及黄疸程度

| 黄疸程度 | STB浓度/（μmol/L） |
|---|---|
| 隐形黄疸或亚临床黄疸 | 17.1～34.2 |
| 中度黄疸 | 171～342 |
| 轻度黄疸 | 34.2～171 |
| 重度黄疸 | ＞342 |

(6) 肝功能检查正常参考值

| 项目名称 | 正常参考值 |
|---|---|
| 血清总胆红素（STB） | 3.4～17.1μmol/L |
| 结合胆红素（CB） | 0～6.8μmol/L |
| 谷丙转氨酶（ALT） | 5～25卡门单位（比色法）<br>0～40U/L（连续监测法） |
| 谷草转氨酶（AST） | 8～28卡门单位（比色法）<br>0～40U/L（连续监测法） |
| 血清碱性磷酸酶（ALP） | 连续监测法：成人 40～110U/L；儿童 ＜250U/L |
| γ-转肽酶（GGT） | 硝基苯酚速率法 0～50U/L |
| 血清总蛋白 | 60～80g/L |
| 血清清蛋白 | 40～55g/L |
| 血清球蛋白 | 20～30g/L |
| A/G比值 | 1.5～2.5∶1 |

(7) 肾功能检查正常参考值

| 项目名称 | 正常参考值 |
|---|---|
| 血清肌酐（Cr） | 44～133μmol/L |
| 血清尿素氮（BUN） | 1.79～7.14mmol/L |
| 清尿酸测定（UA） | 磷钨酸盐法<br>男 268～488μmol/L<br>女 178～387μmol/L<br>尿酸酶法<br>男 208～428μmol/L<br>女 155～357μmol/L |

(8) 乙型肝炎病毒免疫标志物　乙肝病毒表面标志物检查又称乙肝"两对半"检查，包括以下5项。
HBsAg 和 HBsAb（乙肝表面抗原和表面抗体）。
HBeAg 和 HBeAb（乙肝 e 抗原和 e 抗体）。
HBcAb（乙肝核心抗体）。
正常参考值：均阴性。

| HBsAg | HBsAb | HBeAg | HBeAb | HBcAb | 临床意义 |
|---|---|---|---|---|---|
| + | − | + | − | + | 大三阳 |
| + | − | − | + | + | 小三阳 |

## 第二节　消毒和灭菌

### 一、手术室与手术器材的消毒灭菌

**手术器械、敷料的消毒**

| 消毒法 | 内容 |
|---|---|
| 高压蒸气灭菌 | 不宜：明胶海绵、凡士林、油脂、液体石蜡和各种粉剂 |
| 煮沸消毒法 | 耐热、耐温物品，刀刃的锋利性受损 |
| | 水煮沸后计时，15～20min；肝炎患者污染的器械 30min |
| | 加入 2% 小苏打提高沸点至 105℃ |
| 干热灭菌法 | 棉织品、合成纤维、塑料及橡胶制品不可用 |
| | 160℃，120min；170℃，90min；180℃，60min |
| 化学消毒法 | 乙醇　70%～80%；浸泡 30min |
| | 2% 碱性戊二醛　细菌——2min；真菌、结核——10min；乙肝——15～30min；芽孢——4～12h |
| | 碘伏　1～2mg/mL 的有效碘溶液浸泡 1～2h |
| | 甲醛　10% 溶液，浸泡 1～2h；用时灭菌蒸馏水冲净 |
| | 过氧乙酸（最强）　1% 浓度，5min 灭芽孢 |

### 二、手术区的消毒灭菌

**（一）术前准备**（熟记）

取皮及取骨区应在术前 2 日（1 日）彻底清洁、备皮，以乙醇消毒后用无菌敷料包扎。

### （二）手术区常用消毒药物

| 项目 | 内容 |
|---|---|
| 碘酊 | 口内——1%，颌面部——2%，头皮——3%。注：脱碘，碘过敏者禁用 |
| 氯已定（洗必泰） | 皮肤——0.5%<br>口腔内及创口——0.1% |
| 碘伏 | 0.5% |
| 酒精 | 75%酒精脱碘 |

### （三）消毒方法及范围

| 项目 | | 内容 |
|---|---|---|
| 消毒方法 | 非感染创口 | 中心→四周 |
| | 感染创口 | 四周→中心 |
| | 注：不留空白 | |
| 消毒范围 | 头颈部 | 10cm |
| | 四肢、躯干 | 20cm |
| 手术野铺巾法 | 孔巾铺置法 | 门诊小手术 |
| | 三角形手术野铺巾法 | 口腔、鼻、唇及颊部手术 |
| | 四边形手术野铺巾法 | 腮腺区、颌下区、颈部及大手术 |
| | 注：术区周围最少3~4层，外周至少2层 | |

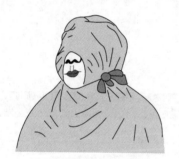

孔巾铺置法门诊小手术

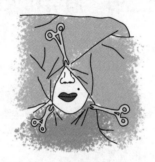

三角形手术野铺巾口腔、鼻、唇及颊部

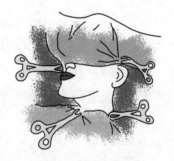

四边形手术野铺巾腮腺区、颌下区、颈部

## 第三节　基本手术操作

### 一、显露

| 项目 | | 内容 |
|---|---|---|
| 切口设计 | 解剖 | 避开血管、神经，与其平行 |
| | 部位 | 隐蔽部位、天然皱襞处<br>与皮纹方向一致<br>活检手术的切口应力求与再次手术切口一致 |
| | 长度 | 适宜 |
| 切开 | | 起刀（90°）、移动（45°）、完成（90°） |
| 体位 | | 颌下、颈部——垫肩；腭部——平卧仰头位；唇部——平卧头正位 |
| 刀片使用 | 肿瘤手术 | 常采用电刀、光刀 |
| | 皮肤、面部整复术 | 常采用钢刀 |

## 二、止血

| 项目 | 类型 | 治疗 |
|---|---|---|
| 钳夹、结扎止血（基本、最常用） | 表浅出血点 | 钳夹 |
|  | 较大出血点 | 钳夹+结扎 |
|  | 大块的肌束 | 先钳夹→再剪断→后缝扎 |
| 阻断止血（最明显、最可靠） | 阻断知名血管 | 断端长度是血管直径的2倍 |
|  | 颈外动脉结扎 | 双侧颈外动脉结扎的止血效果比单侧结扎更佳 |
| 压迫止血 | 较大面积的静脉渗血或瘢痕组织及某些肿瘤 | 温热盐水纱布压迫 |
|  | 局限性出血又查不到明显出血点的疏松组织出血 | 荷包式或多圈式缝扎 |
|  | 组织基底移动性差，不能缝合或缝合效果不佳时 | 转移邻近肌肉或组织覆盖、填塞加压 |
|  | 骨髓腔或骨孔内的出血 | 骨蜡填充 |
|  | 窦腔内出血及颈静脉破裂出血而又不能缝合结扎时 | 碘仿纱条填塞压迫 |
|  | 急性动脉出血 | 压迫知名动脉的近心端 |
| 低温止血 | — | 体温降至32℃左右 |
| 降压止血 |  | 收缩压降至10kPa（80mmHg），时间不超30min |

## 三、组织分离

锐性分离：分精细、粘连坚实的瘢痕组织；损伤小，需直视。

钝性分离：正常肌、疏松结缔组织、良性肿瘤；损伤大，不需直视。

## 四、打结

口腔内打结应打三重结。

组织内结扎线头留长1mm。

防止滑脱线头留长3~4mm。

皮肤、黏膜缝线留长5mm以上，便于拆线。

## 五、缝合

① 一般整复手术缝合边距2~3mm、针距为3~5mm，颈部手术缝合边距为3mm、针距5mm，舌组织缝合边距和针距均应增至5mm以上。

② 缝合应先游离侧，后固定侧。

③ 进出针间距大于皮下间距。皮肤创缘内卷；进出针间距小于皮下间距，皮肤创缘外翻。

④ 两侧创缘厚薄不均或高低不等。薄、低侧组织要多而深缝，而厚、高侧组织要少而浅缝。

⑤ 外翻缝合又有纵式和横式之分，选择时应考虑创缘血供方向，使其与缝线方向一致。

⑥ 皮内缝合优点是术后瘢痕小，仅用于整复小手术。

⑦ 三角形皮瓣尖端小于90°，皮肤、皮内、皮肤缝合；大于90°，间断缝合。

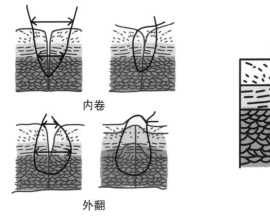

内卷

外翻

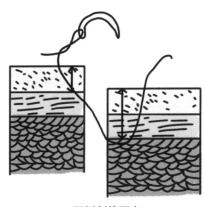

两侧创缘不齐

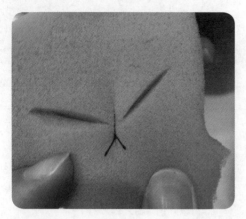
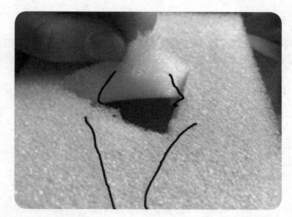

三角形皮瓣尖端缝合

## 六、引流

（1）常用引流物

管状引流——便于冲洗、可注药。

负压引流——用于颌面颈部较大手术的术后引流。负压引流属于闭式引流（主动引流），其余为开放引流（被动引流）。

（2）引流时间

| 特定情况 | 污染创口 | 脓肿或死腔 | 负压引流 |
|---|---|---|---|
| 引流的时间 | 多在 24~48h 后去除 | 脓液及渗出液完全消除 | 24h 内<br>不超 20~30mL |

（3）负压引流应低进高出。

# 第四节 创口的处理

## 一、创口愈合的过程

无肉芽为一期，有肉芽为二期。

## 二、临床创口分类

| 分类 | 标准 | 常见于 |
|---|---|---|
| 无菌（清洁）创口 | 未经细菌侵入 | 外科无菌切口，早期灼伤和某些化学性损伤已经及时处理者 |
| 污染创口 | 细菌侵入，未化脓 | 与口鼻腔相通或口腔内手术的创口 |
| 感染创口 | 细菌侵入，且化脓性 | 化脓性炎症情况下进行手术的创口 |

## 三、各类创口的处理原则

① 无菌创口拆线　面部 5 天开始，颈部 7 天，电刀 14 天。

② 污染创口拆线　7~10 天，腭裂 10 天以上。

③ 感染创口引流去除　无脓液排出 48h 后。

## 四、换药

① 换药的主要目的是保证和促进创口的正常愈合。

② 包扎最常使用——卷带。

③ 鼻、颏部创口——四头带（四尾带）。

④ 颌面和上颈部术后——交叉十字绷带（环绕法）。

⑤ 上颌骨、面、颊部手术后——面部绷带（单眼交叉绷带）。

# 第二单元　麻醉与镇痛

## 第一节　常用局部麻醉药物

### 一、局部麻醉药物

#### （一）分类

| 分类 | 代表药 |
| --- | --- |
| 酯类（过敏） | 普鲁卡因、丁卡因 |
| 酰胺类 | 利多卡因、布比卡因、阿替卡因、甲哌卡因 |

#### （二）各药物特点

**1. 普鲁卡因**
（1）特点　毒性和副作用小；不表麻；易过敏。
（2）一次最大剂量　1000mg（6.0mg/kg）；2%浓度最大用量50mL。
（3）维持时间　45～60min。

**2. 利多卡因**
（1）特点　具有迅速而安全的抗室性心律失常作用（心律失常患者常作为首选）。
（2）一次最大剂量　300～400mg（4.4mg/kg），2%浓度最大用量20mL。
（3）维持时间　90～120min。

**3. 布比卡因**
（1）特点　适合费时较长的手术和术后镇痛。
（2）维持时间　6h以上。

**4. 丁卡因**
（1）特点　毒性大、主要用作表面麻醉。
（2）一次最大剂量　40～60mg。

**5. 阿替卡因**　用于成人和4岁以上儿童。

**6. 甲哌卡因**　3岁以下儿童禁用。

### 二、皮试和血管收缩剂应用

**1. 皮试**
（1）观察20min。
（2）红晕直径大于1cm（+）。

**2. 血管收缩剂**
（1）作用　①延缓吸收；②加强镇痛；③延长时间；④降低毒性；⑤减少术区出血。
（2）加入浓度　1∶50000～1∶200000。
（3）头痛→肾上腺素反应。

## 第二节　常用局部麻醉方法

### 一、表面麻醉

**1. 适用于**
（1）表浅的黏膜下脓肿切开引流。
（2）拔除松动的乳恒牙。
（3）行气管内插管前的黏膜表面麻醉。

**2. 药物**
（1）0.25%～0.5%丁卡因。

(2) 2%～5%利多卡因。

## 二、浸润麻醉

1.定义　局麻药注入组织内作用于神经末梢，使之失去传导痛觉的能力而产生麻醉效果。

2.方法

（1）口腔颌面部软组织浸润麻醉　①适应证：软组织范围较大的手术。②药物：0.5%～1%普鲁卡因或0.25%～0.5%利多卡因。

（2）骨膜上浸润麻醉　①适应证：上颌或下颌前牙区的牙槽突的手术。②方法：进针点——唇颊侧前庭沟。深度——根尖平面骨膜上。剂量——0.5～1mL。

（3）牙周膜注射法　①适应证：血友病等出血倾向疾病的患者可追加麻醉。②优点：损伤小。③缺点：疼痛。

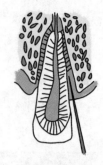

牙周膜注射法

## 三、阻滞麻醉

1.下牙槽神经阻滞麻醉（翼下颌注射法）

（1）体位　大张口，下颌平面与地面平行。

（2）进针点　①翼下颌皱襞中点外侧3～4mm；②颊脂垫尖。

（3）进针方向、角度　①对侧口角，即第一、第二前磨牙之间。②与中线呈45°角。③高于下颌牙平面1cm并与之平行。

（4）深度　2～2.5cm。

（5）剂量　1～1.5mL。

（6）麻醉区域　同侧下颌骨、下颌牙、牙周膜，下颌1～4唇颊侧的牙龈、黏骨膜以及下唇部。

（7）注意事项　避免失败调整进针方向和角度。①下颌升支的宽度大，进针深度应增加。（升宽进加深）。②下颌弓愈宽，加大与中线所成的夹角角度。（弓宽角加大）。③下颌角的角度愈大，注射时进针应适当抬高。（角大针抬高）。

口诀：支宽进针加深、弓宽角加大、角大针上移。

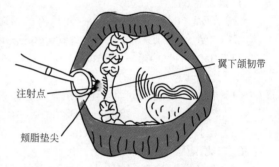

下牙槽神经阻滞麻醉

2.舌神经阻滞麻醉　下牙槽神经阻滞麻醉触及骨壁后退回1cm，注射0.5～1mL。

麻醉区域：同侧下颌舌侧牙龈、黏骨膜、口底黏膜及舌前2/3。

3.颊（长）神经阻滞麻醉　下牙槽神经阻滞麻醉触及骨壁后退回2cm，注射0.5～1mL。

麻醉区域：同侧下颌第二前磨牙及磨牙颊侧牙龈、黏骨膜、颊部黏膜、颊肌和皮肤。

4.腭前神经阻滞麻醉（腭大孔注射法）

（1）体位　大张口，上颌平面与地面呈60°角。

（2）进针点　①上颌第三磨牙腭侧龈缘至腭中线弓形凹面连线的中点；②如第三磨牙尚未萌出则应在第二磨牙腭侧；③如从平面观，腭侧龈缘至腭中线连线的中外1/3交界处。

（3）进针方向、角度　对侧口角，向后上外进针。

（4）深度　0.3～0.5cm。

（5）剂量　0.3～0.5mL。

（6）麻醉区域　同侧磨牙、双尖牙腭侧的黏骨膜，牙龈和牙槽骨。

（7）注意事项　若注射点偏后，麻醉腭中、腭后神经，引起恶心或呕吐。

5.鼻腭神经阻滞麻醉（腭前孔注射法）

（1）体位　大张口，头尽量后仰。

（2）进针点　切牙乳头的一侧，左右尖牙连线与腭中线的交点上。

前牙缺失者，以唇系带为准，越过牙槽嵴往后0.5cm即为腭乳头。

（3）进针方向、角度　从牙乳头的一侧进入。

（4）深度　0.5cm。

（5）剂量　0.25～0.5mL。

（6）麻醉区域　两侧尖牙腭侧连线前方的牙龈、黏骨膜和牙槽骨。

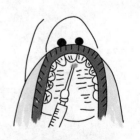

鼻腭神经阻滞麻醉

## 6. 上牙槽后神经阻滞麻醉（上颌结节注射法）

（1）体位　上颌平面与地平面呈45°角，半张口。

（2）进针点　①上7远中颊侧根部前庭沟作为进针点；②上7尚未萌出的儿童，找上6；③上颌磨牙已缺失的患者，找颧牙槽嵴。

（3）进针方向、角度　与上颌牙的长轴呈40°，向上后内方刺入。

（4）深度　1.5～1.6cm。

（5）剂量　1.5～2mL。

（6）麻醉区域　同侧除上6近中颊根外的同侧磨牙的牙髓、牙周膜、牙槽突及其颊侧的骨膜和牙龈黏膜。

（7）注意事项　进针过深，刺破翼静脉丛→血肿。

上牙槽后神经阻滞麻醉

## 7. 眶下神经阻滞麻醉（腭前孔注射法）

（1）口外法　①进针点：同侧鼻翼旁1cm；②进针方向、角度：与皮肤呈45°，上、后、外方刺入；③深度：进针1.5cm；④剂量：1mL；⑤麻醉区域：同侧下睑、鼻、眶下区、上唇、上颌前牙、前磨牙及其唇（颊）侧的牙槽骨、骨膜、牙龈和黏膜。

（2）口内法　①进针点：上颌侧切牙相应前庭沟；②进针方向、角度：上、后、外。

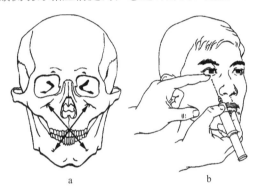

眶下神经阻滞麻醉口外注射法

## 四、冷冻麻醉

1. 常用药物　氯乙烷。
2. 持续时间　3～5min。
3. 适应证　黏膜下和皮下浅表脓肿的切开引流，以及松动乳牙的拔除。
4. 注意事项　麻醉区周围的皮肤、黏膜应涂布凡士林加以保护。

## 五、各类牙拔除术的麻醉

1. 上颌12　上牙槽前神经（浸润）。
　　　　　鼻腭神经（浸润/阻滞）。
2. 上颌3　上牙槽前神经（浸润）。
　　　　　鼻腭神经/腭前神经（浸润）。
3. 上颌45　上牙槽中神经（浸润）。
　　　　　腭前神经（阻滞）。
4. 上颌6　上牙槽中神经（浸润）。
　　　　　上牙槽后神经（阻滞）。
　　　　　腭前神经（阻滞）。
5. 上颌78　上牙槽后神经（阻滞）。
　　　　　腭前神经（阻滞）。
6. 下颌1～4　下牙槽神经（阻滞）。
　　　　　　舌神经（阻滞）。
7. 下颌5～8　下牙槽神经（阻滞）。
　　　　　　舌神经（阻滞）。
　　　　　　颊神经（阻滞）。

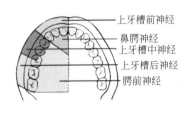
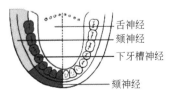

上、下颌神经在口腔的分布

# 第三节 局部麻醉的并发症及其防治

## 一、晕厥

1. **定义** 突发性、暂时性的意识丧失。
2. **病因** 恐惧、饥饿、疲劳等。
3. **临床表现** 头晕、胸闷、面色苍白、全身冷汗、四肢厥冷无力、脉搏快而弱、恶心、呼吸困难；重者心率减慢，血压急剧下降，甚至有短暂的意识丧失。
4. **预防** 做好术前检查及思想工作，消除紧张情绪，避免在空腹时进行手术。
5. **治疗**
   停止注射，迅速放平座椅（头低位）。
   松解衣领，保持呼吸通畅。
   芳香氨酒精或氨水刺激呼吸。
   针刺人中穴。
   氧气吸入和静脉注射高渗葡萄糖液。

## 二、过敏反应（酯类）

1. **临床表现**
   延迟反应：血管神经性水肿（常见）、荨麻疹、药疹、哮喘和过敏性紫癜（偶见）。
   即刻反应：极少量药——严重类似中毒症状（惊厥、昏迷、呼吸、心搏骤停而死亡）。
2. **防治**
   预防：询问有无过敏史、皮试。
   治疗：轻症：脱敏药物——钙剂、异丙嗪、激素肌注或静注及吸氧。
   　　　重症：抽搐或惊厥——静注地西泮（安定）10～20mg 或分次静脉注射 2.5% 硫喷妥钠，每次 3～5mL。
   对症治疗：升压药、补液；呼吸、心跳停止，则按心肺复苏方法迅速抢救。

## 三、中毒（过量反应）

1. **定义** 血内药浓度升高，产生中毒症状。
2. **原因**
   （1）局麻药剂量过大或用浓度过高。
   （2）直接注入血管。
3. **临床表现**
   兴奋型：表现为烦躁不安、多话、颤抖、恶心、呕吐、血压上升。抽搐、缺氧、发绀。
   抑制型：脉搏细弱、血压下降、神志不清，随即呼吸、心跳停止。
4. **防治**
   预防：坚持回抽无血；不超过最大用量。
   治疗：轻症——平卧解衣扣，保持呼吸通畅，待麻药自行分解。
   　　　重症——给氧、补液、抗惊厥、激素及升压药等抢救措施。

## 四、肾上腺素反应

头晕，头疼，口唇苍白，血压升高，脉搏快而有力。

## 五、癔病

无阳性体征，易受暗示，有反复发作史。

## 六、血肿

1. **原因** 刺破血管；上牙槽后、眶下神经阻滞麻醉。
2. **症状** 局部迅速肿胀，无疼痛。色泽的改变：紫红色，逐渐变浅呈黄绿色。
3. **预防**
   （1）注射针倒钩。
   （2）避免反复穿刺。

**4. 处理**

（1）压迫止血，局部冷敷。
（2）出血停止后，热敷。
（3）抗生素及止血药物。

## 七、感染

1. **原因** 注射针被污染、消毒不严或注射针穿过感染灶。
2. **症状** 同感染（1～5天后）。
3. **预防** 严格消毒；避免注射针被污染；避免穿过炎症区。
4. **处理** 抗感染，脓肿——切开。

## 八、暂时性面瘫

1. **原因** 下牙槽麻醉——注射针偏后不能触及骨面（角度小）或偏上，注入腮腺麻醉面神经。
2. **症状** 面瘫。
3. **处理** 无需特殊处理。

## 九、神经损伤

1. **原因** 穿刺、撕拉或混有乙醇。
2. **防治原则** 给予积极处理，促进神经功能的完全恢复。

## 十、暂时性牙关紧闭

1. **原因** 下牙槽麻醉——麻药注入翼内肌、咬肌。
2. **症状** 牙关紧闭。
3. **处理** 无需特殊处理。

## 十一、暂时性复视或失明（助理不考）

1. **原因** 下牙槽麻醉——未回抽进入下牙槽动脉→脑膜中动脉或眼动脉。
2. **处理** 无需特殊处理。

注：暂时性面瘫、暂时性牙关紧闭、暂时性复视或失明均常见于下牙槽神经阻滞麻醉，且均不需要特殊处理。

## 十二、颈丛神经阻滞麻醉的并发症（助理不考）

1. **颈交感神经综合征** 又名霍纳（Horner）征。

原因：麻醉交感神经麻痹所致。

临床表现：同侧瞳孔缩小、上睑下垂、睑裂变小、结膜充血、面色潮红、耳郭红润、面部皮肤干燥无汗、鼻黏膜充血、闭塞等。

治疗：无需处理。

2. **声音嘶哑** 喉返神经传导受阻所致。
3. **全脊髓麻醉** 误入颈椎椎管蛛网膜下腔所致。

## 十三、黏膜溃疡

口腔麻醉后偶尔在注射部位出现多个疱疹性小溃疡。较多见于腭部，常伴有疼痛，尤其是遇食物刺激时较明显。避免使用含1：50000肾上腺素局麻药，并避免注射过程中造成局部组织过度苍白或注入药液过多。

## 十四、注射针折断

注射前一定要检查注射针的质量；按照注射的深度选用适当长度的注射针，注射时至少应有1cm长度保留在组织之外；遇有阻力时，不应强力推进；改变注射方向时，不可过度弯曲注射针。

# 第四节 口腔颌面外科手术全身麻醉（助理不考）

## 一、常用的全麻方法

### （一）方法

吸入麻醉、静脉麻醉、基础麻醉、静脉吸入复合麻醉和全凭静脉复合麻醉。

### （二）全身麻醉的实施准备和诱导

目前全麻的诱导通常选择静脉诱导法

（1）气管内插管　主要手段之一，口腔颌面外科疾病——经鼻盲探插管。

（2）麻醉维持。

（3）麻醉苏醒和气管拔管　手术完毕前 5～10min 停止麻醉。

（4）控制性降压麻醉。

（5）低温麻醉。

## 二、全身麻醉的特点及全麻后的处理

**口腔颌面外科手术全身麻醉的特点**

（1）麻醉与手术互相干扰。

（2）保持气道通畅比较困难。

（3）小儿与老年患者比例高，出现情况及时处理。

（4）手术失血较多。

（5）麻醉的深度和麻醉恢复期的要求　其深度相当于乙醚吸入麻醉的三期一级。

（6）拔除气管导管的时机很重要，必要时可用药物催醒，待咳嗽、吞咽反射、肌张力恢复后再行拔管。

## 三、镇静与镇痛

### （一）镇静

**1.镇静的特点**　意识存在，服从指令；呼吸、循环变化小；无镇痛作用。

**2.镇静的方法**　口服、肌注、静脉。

氧化亚氮吸入（含氧不低于30%）：操作简单、镇静深度易调节、安全。但对气胸、肠梗阻和中耳疾病的患者禁用。

### （二）镇痛

（1）药物镇痛

① 第一阶梯。非甾体抗炎药（非类固醇）。

② 第二阶梯。可待因或其他弱阿片类药物。

③ 第三阶梯。强阿片类镇痛药。

（2）口腔颌面部大手术后或癌性疼痛　阿片类制剂，常作为首选药物。

（3）慢性疼痛尤其是癌症患者的镇痛　宜辅抗抑郁用药（苯二氮䓬类药物）。

（4）中度及重度疼痛　应选用阿片类镇痛药。

ICU 只对某些急症或危重病的治疗有意义，即只能帮助病情程度中等或中等偏重的患者，对某些慢性患者晚期、恶性肿瘤晚期、病因不能纠正的濒死患者，ICU 是不收治的。

# 第三单元　牙及牙槽外科

## 第一节　牙拔除术的基本知识

### 一、不需要拔除的牙

① 无症状的骨阻生。

② 乳牙滞留、不松动、位置正常且无恒牙胚。

③ 额外牙，没有萌出，对其他牙无影响。

### 二、禁忌证

（1）心脏病

① 6个月内发生过心肌梗死。

② 不稳定的心绞痛。

③ 充血性心力衰竭。
④ 未控制的心律不齐,三度或二度Ⅱ型房室传导阻滞,双束支阻滞或阿斯综合征。
⑤ 心功能Ⅲ～Ⅳ级。
⑥ 亚急性细菌性心内膜炎,草绿色链球菌(甲型溶血性链球菌)。首选药物青霉素。近2周内使用过青霉素改用阿莫西林,青霉素过敏的患者,用大环内酯类抗生素。一次全部拔除应拔的牙。

(2) 高血压　180/100mmHg(24/13.3kPa),高龄患者160/90mmHg。
(3) 炎症和肿瘤　急性炎症,恶性肿瘤。
(4) 放疗　放疗前7～10天,放疗后3～5年。
(5) 糖尿病　空腹血糖8.88mmol/L(160mg/dL)。
(6) 造血系统疾病
① 贫血。血红蛋白在80g/L,红细胞比容在30%以上。
② 白细胞减少。中性粒细胞$(2～2.5)×10^9$/L或白细胞总数在$4×10^9$/L。
③ 血小板至少应在$50×10^9$/L以上,最好达到$100×10^9$/L以上。
④ 血友病Ⅷ因子30%以上,急性白血病为拔牙绝对禁忌证。
(7) 甲状腺功能亢进症　基础代谢率+20%以下,静息脉搏100次/分以下。
(8) 肝炎　术后出血,补充维生素C、维生素K。
(9) 妊娠　4、5、6月较为安全。
(10) 月经期　暂缓拔牙,防止出血。

## 三、医患体位

| 上颌𬌗平面 | 下颌𬌗平面 |
|---|---|
| 与地面呈45° | 与地面平行 |
| 术者的肩部平齐 | 术者的肘关节平齐或略低 |

## 四、拔牙器械及用法

(1) 牙钳　钳喙、关节及钳柄。摇动、扭转和牵引。
(2) 牙挺　刃、柄和杆。杠杆原理、楔的原理和轮轴原理。三角挺用轮轴力,直挺用楔力。
注意事项:一般以近中颊为支点。邻牙、龈缘水平处的颊侧和舌侧骨板不做支点。
(3) 刮匙　急性炎症、有脓、拔乳牙不搔刮牙槽窝。

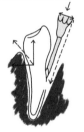

牙挺使用

# 第二节　牙拔除术的基本方法和步骤

## 一、分离牙龈

牙龈分离器直抵牙槽嵴顶。

## 二、安放拔牙钳

① 钳喙的长轴必须与牙长轴平行。
② 钳喙尽可能插向根方。
③ 避免邻牙损伤。
④ 核对牙位。

## 三、拔除病牙

(1) 摇动　先向弹性大、阻力小的一侧进行。
(2) 扭转　上颌123,下颌345可用。
(3) 牵引　阻力最小的方向牵引脱位。

## 四、拔除牙的检查及拔牙创的处理

① 牙根是否完整。

② 牙龈有无撕裂。
③ 拔牙创内有无残留物。
④ 牙槽窝压迫复位。
⑤ 修整过高的牙槽中隔、骨嵴或牙槽骨壁。
⑥ 棉卷压迫止血。

### 五、拔牙术后医嘱

① 24h 内不要刷牙漱口。
② 2h 后进食，避免食物过热。
③ 勿用舌头舔创口，更不能吸吮。
④ 术后应避免进食过热食物及剧烈运动。
⑤ 不能用拔牙侧咀嚼。
⑥ 术后几天唾液有血丝都很正常，应注意保持口腔卫生。

## 第三节　各类牙的拔除法

① **乳牙拔除后拔牙创禁忌搔刮**以免损伤恒牙胚。
② 可以使用扭转力拔除的牙　上颌 123，下颌 345。

## 第四节　牙根拔除术

### 一、残根和断根的概念

（1）残根　遗留牙槽窝中时间较久的牙根。
（2）断根　是指拔牙术中折断的牙根，拔除较为复杂。

### 二、牙根拔除的原则

原则上各种断根、残根皆应取出，断根小（5mm 以下），且无炎症者，可暂不拔观察。

### 三、牙根拔除术的方法

（1）高位残根　根钳拔。
（2）斜形断根　自斜面较高一侧进入。
（3）翻瓣去骨法　基底宽，游离端窄，纵向切口不超前庭沟。
（4）进入上颌窦的牙根拔除法　常见于上 6 腭根和上 7 近中颊根。首先拍 X 线片确认，术中可用鼻腔鼓气法检查。取出方法：翻瓣去骨法、冲洗法。
① 穿孔直径 2mm 左右，可按拔牙后常规处理。
② 穿孔直径 2～6mm，拉拢缝合两侧牙龈。
③ 穿孔大于 7mm，需用邻位组织瓣关闭创口。

牙挺拔除断根

## 第五节　阻生牙拔除术

### 一、下颌阻生牙（第三磨牙）的临床分类

（1）根据牙与下颌升支及第二磨牙的关系，可分为以下三类　①Ⅰ类：阻生牙牙冠的近远中径完全位于下颌支前缘的前方。②Ⅱ类：一半以内的阻生牙牙冠的近远中径位于下颌支内。③Ⅲ类：一半以上的阻生牙牙冠的近远中径位于下颌支内。
（2）根据牙在骨内的深度，可分为以下三类　①高位：下 8 的最高部位平行或高于牙弓平面。②中位：下 8 的最高部位低于 7 的殆平面，但高于 7 的牙颈部。③低位：下 8 的最高部位低于 7 的牙颈部，骨埋伏阻生也属于此类。

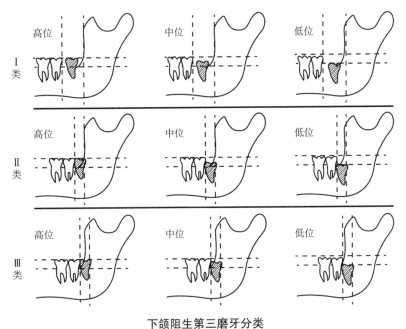

下颌阻生第三磨牙分类

（3）根据阻生智齿的长轴与第二磨牙的长轴关系，可分为以下各类　①垂直阻生；②水平阻生；③倒置阻生；④近中阻生；⑤远中阻生；⑥颊向阻生；⑦舌向阻生。

（4）根据牙在正常牙列中的位置　①分为颊侧移位（错位）；②舌侧移位；③正中位。

## 二、上颌阻生第三磨牙分类

（1）按照在颌骨内的深度分类

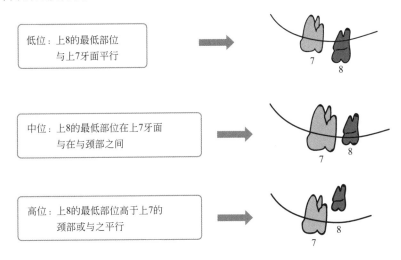

上颌阻生第三磨牙分类

（2）按照阻生牙与上颌窦的关系分类

① 与窦底接近（SA）。阻生牙与上颌窦之间无骨质或仅有一薄层组织。

② 不与窦接近（NSA）。阻生牙上颌窦之间有 2mm 以上的骨质。

## 三、上颌阻生尖牙的分类

（1）第Ⅰ类　腭侧。

（2）第Ⅱ类　唇侧。

（3）第Ⅲ类　唇及腭侧。

（4）第Ⅳ类　牙槽突，在 24 之间。

（5）第Ⅴ类　无牙颌之阻生尖牙。

总结：一腭、二唇、三横、四卡、五无

### 四、阻力分析及解除

阻生牙拔除的阻力有三种。
① 软组织阻力——切开去阻。
② 牙冠（根）部骨阻力——分根、去骨、增隙。
③ 邻牙阻力——分冠、去骨。

### 五、注意事项

① 远中切口勿偏舌侧。
② 颊侧切口与远中切口的末端呈45°向下，勿超前庭沟。
③ 应做黏骨膜全层切开。
④ 用锤凿法去骨时，应首先在第二磨牙颊侧远中角之后，与牙槽嵴垂直，凿透密质骨形成一个沟。
⑤ 颊侧切口不能切在牙齿龈缘的中央（张力过大）、不能切在龈乳头（引起坏死）。
⑥ 涡轮钻拔牙法具有无振动、创伤小、手术视野清楚、手术时间短、术后并发症减少等明显优点，缺点是容易形成皮下气肿。
⑦ 正位阻生齿用牙挺挺出，近中阻生齿需分牙拔除，舌向阻生齿用冲击法。

## 第六节 牙拔除术的并发症及其防治

### 一、术中并发症

牙根折断、邻牙或对颌牙损伤、下颌骨骨折、牙龈损伤、下牙槽神经损伤、舌神经损伤、颞下颌关节损伤、口腔上颌窦交通、牙槽突骨折、断根移位等，其中牙根折断是最常见的术中并发症。

### 二、术后并发症

**1. 拔牙后出血** 术后几小时出血不可能是创口感染引起的。
**2. 术后感染** 咽峡前间隙感染，主要症状为开口困难及吞咽疼痛。
**3. 干槽症** 好发牙位下颌8、6、7。
（1）病因 ①感染学说；②创伤学说；③解剖因素学说；④纤维蛋白溶解学说。
（2）临床表现 术后3～4天后的持续性疼痛，可向耳颞部、下颌区或头顶放射。一般镇痛药不能止痛；拔牙窝空虚或有腐败血凝块，棉球蘸取有恶臭味。
（3）治疗 彻底清创（阻滞麻醉下进行），双氧水棉球反复擦拭至无臭味，再用生理盐水冲洗后填入碘仿纱条。愈合过程1～2周。
**4. 拔牙后反应性疼痛** 创伤较大的拔牙术后，特别是下颌阻生智齿拔除后，常会出现疼痛。反应性疼痛术后当日即出现，拔牙创多在3～5天内消失。
**5. 术后肿胀反应** 术后肿胀反应多在创伤大时，特别是翻瓣术后出现。术后肿胀开始于术后12～24小时，3～5天内逐渐消退。
**6. 术后开口困难** 术后的单纯反应性开口困难主要是由于拔除下颌阻生牙时，颞肌深部肌腱下段和翼内肌前部受创伤及创伤性炎症激惹，产生反射性肌痉挛造成的。
**7. 皮下气肿** 皮下气肿的发生可能由于在拔牙过程中，反复牵拉已翻开的组织瓣，使气体进入组织中；使用高速涡轮机时，喷射的气流导致气体进入组织；术后患者反复漱口、咳嗽或吹奏乐器，使口腔内不断发生正负气压变化，使气体进入创口，导致气肿产生。皮下气肿主要表现为局部肿胀，无压痛，有捻发音。发生在颊部、下颌下及颈部较多。
**8. 口角糜烂** 拔牙时器械牵拉口角，被牵拉的组织血供减少，加上器械的机械摩擦，有些患者拔牙术后嘴角会糜烂破溃，术前口周涂抹凡士林膏、唇膏，或者眼膏等可减少摩擦损伤。口角的糜烂破溃在拔牙后第2天或者第3天出现。

## 第七节 拔牙创的愈合

（1）拔牙创出血及血块形成 15～30min形成血凝块。
（2）血块机化、肉芽组织形成 24h开始机化，大约7天后完成。

（3）结缔组织和上皮组织替代肉芽组织　拔牙后3～4天开始，20天基本完成。5～8天开始形成新骨。

（4）原始的纤维样骨替代结缔组织　38天后拔牙窝的2/3被纤维样骨充填，3个月后才能完全形成骨组织。

（5）成熟的骨组织替代不成熟骨质　3～6个月重建完成。

| 血块 | 肉芽 | 上皮、结缔组织 | 原始骨（新骨） | 成熟的骨 |
|---|---|---|---|---|
| (15~30分钟) | (24小时、7天) | (3~4天、20天) | (5~8天) | (3~6个月) |

拔牙创的愈合总结

## 第八节　牙槽外科手术

牙槽骨修整术：拔牙后2～3个月。

舌系带矫正术：2岁时进行（1～2岁，北医版教材）。

# 第四单元　牙种植术

## 一、概述

牙种植是将人工牙（通常指人工牙根）植入牙槽骨内的手术。

适用于［国际标准化组织（ISO）1984年］。

**骨内种植体（最常见）**，种植材料：钛及钛合金。

## 二、生物学基础

### （一）骨结合三阶段

（1）第一阶段　血块包绕，形成适应层。

（2）第二阶段　1月，修复期。

（3）第三阶段　3月，胶原网状纤维结构，完成骨结合。

（4）骨结合状态的确认

① 叩清脆音。

② X线无透射。

③ 组织学界面无结缔组织。

### （二）影响种植体骨结合的因素

（1）钻孔时产热大于47℃；转速超过2000r/min影响骨结合。

（2）患者自身条件。

（3）种植体材料的生物相容性。

（4）种植体外形设计（表面的粗化处理）。

（5）种植体的应力分布。

（6）种植体的早期负载。

## 三、牙种植手术

### （一）种植禁忌证

| 禁忌证 | | | |
|---|---|---|---|
| 不能承受手术者 | 严重糖尿病 | 口腔内有急、慢性炎症者 | 颌骨内良、恶性肿瘤者 |
| 口腔卫生不良者 | 严重习惯性磨牙症 | 骨质疏松症、骨软化症、骨硬化症 | 精神病患者 |

## (二)治疗程序

(1) 以两段两次法为例

① 第一期手术。种植体固位钉植入缺牙部位的牙槽骨内。

② 第二期手术。一期手术后3~4个月(上颌4个月,下颌3个月)种植体完成骨结合以后,即可安装与龈衔接的愈合基桩。二期手术后14~30天即可取模,制作义齿。

(2) 复诊 种植义齿修复后,第一年每隔3个月复查一次,以后每年至少复查2次。

## (三)种植体植入原则

① 手术的微创性 制备种植窝时骨床温度不应超过47℃。

② 牙种植体表面无污染(血渍不是)。

③ 牙种植体的早期稳定性(种植体旋入扭力≥35N·cm)。

④ 种植体愈合无干扰。

## (四)受植区的要求

缺牙间隙近远中径至少6mm,𬌗龈距离7mm。

| 项目 | 要求 |
| --- | --- |
| 种植体唇颊、舌腭侧骨质 | 厚度不能少于1.5mm |
| 种植体之间 | 不能少于3mm |
| 种植体与天然牙之间 | 不能少于2mm |
| 种植体末端距离上颌窦底 | 不能少于1~2mm |
| 种植体末端距离下颌管或颏孔 | 不能少于2mm |
| 一般种植体长度 | 不应少于8~10mm |

## (五)种植体植入术的并发症

特别注意:若题目中出现关于牙种植术中不包括的并发症首选**牙龈坏死**;若无牙龈坏死则选择**邻牙损伤**(北医版教材中邻牙损伤为牙种植术并发症)。

## 四、效果评估(记住指标)

### (一)1995年《中华口腔医学》杂志社在珠海制定的种植成功标准

1. 种植体周围X线无透射区;横行骨吸收不超过1/3,种植体不松动。
2. 龈炎可控制(可以有龈炎)。
3. 咀嚼效率大于70%。
4. 5年成功率应达到85%以上;10年达80%以上。

### (二)1986年瑞典Albrektsson和Zarb等提出的口腔种植成功标准

| 植体无动度 |
| --- |
| 种植体功能负载1年后,垂直方向骨吸收小于0.2mm/年 |
| X线片显示种植体周围无透射区 |

# 第五单元 口腔颌面部感染

## 第一节 概论

### 一、感染定义

感染生物性因子 + 宿主 → 全身及局部反应。

## 二、解剖生理特点与感染的关系

(1) 口腔颌面部直接与外界相通细菌多易感染。
(2) 颌面部存较多间隙为感染易扩散的通道。
(3) 颜面部血液循环丰富，存在"危险三角区"。**危险三角区**部位→鼻根向两侧口角区域。
① 特点。感染易向颅内扩散海绵窦血栓性静脉炎。
② 原因。无静脉瓣膜。
(4) 面颈部具有丰富的淋巴结，可沿相应淋巴引流途径扩散（特别是儿童）。

## 三、常见感染类型

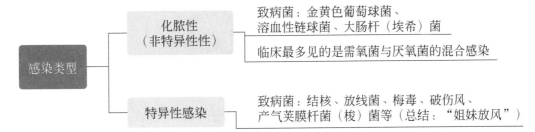

## 四、感染途径

牙源性（主要途径）、腺源性（淋巴结感染）、损伤性、血源性、医源性。

最常见的腺源性感染：颌下间隙感染。

## 五、临床表现

### （一）局部症状

(1) 急性期  红、肿、热、痛、功能障碍、引流区淋巴结肿痛。
(2) 慢性期  炎性浸润块、（瘘）口。
(3) 脓液的性状与致病菌
① 金黄色葡萄球菌。黄色黏稠脓液。
② 链球菌。淡黄（淡红）稀薄脓液，有时由于溶血而呈褐色。
③ 铜绿假单胞菌。翠绿色，稍黏稠，有酸臭味。
④ 混合细菌。灰白或灰褐色脓液，有明显的腐败坏死臭味。
⑤ 结核杆菌。干酪样坏死似米汤的冷脓肿。
⑥ 放线菌。硫黄颗粒。

### （二）全身症状

(1) 急性期  畏寒、发热、头痛、全身不适、乏力、食欲减退等。
(2) 慢性期  全身衰弱、营养不良、贫血。

## 六、诊断与鉴别诊断

浅部脓肿——波动试验。
深部脓肿——压痛点，凹陷性水肿，穿刺。

## 七、治疗原则

### （一）局部治疗

(1) 脓肿切开引流术
① 目的。a.消炎解毒；b.解除疼痛、肿胀，防窒息；c.避免边缘性骨髓炎；d.防感染向颅内和胸腔扩散。
② 指征（常考）。a.搏动性跳痛、波动感、穿刺有脓；b.抗生素无效，全身中毒症状明显；c.颌周蜂窝组织炎，累及多间隙感染，出现呼吸困难及吞咽困难者；d.结核性淋巴结炎，抗结核治疗无效、近自溃。
③ 要求（常考）。a.重力低位；b.美观原则和勿损伤重要结构原则；c.避免二次分离原则；d.引流通畅、操作应准确轻柔。
(2) 清除病灶炎症治疗好转后，去除病灶牙。

## （二）全身治疗

抗菌药物使用原则：用窄谱者不用广谱；遵循口服、肌注、静脉的顺序；能单一就不联合。

# 第二节　下颌智齿冠周炎

好发牙位：下颌第三磨牙。

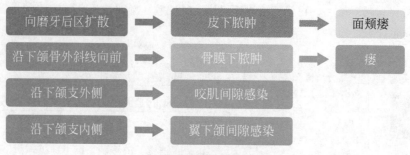

下颌智齿冠周炎扩散途径

# 第三节　间隙感染

**概念**

### （一）眶下间隙感染

（1）感染位置　眼眶下方。

（2）感染来源

① 上颌 1～4 的根尖化脓性炎症或牙槽脓肿。

② 上颌骨骨髓炎。

③ 上唇底部与鼻侧的化脓性炎症。

（3）临床特点　肿胀部位为眶下区，有波动感。

① 疼痛。有，激惹眶下神经。

② 扩散。面静脉→内眦静脉→眼静脉；可直接向眶内引发眶内蜂窝织炎。

（4）治疗　上颌尖牙及前磨牙区口腔前庭黏膜转折处。

### （二）咬肌间隙感染

（1）感染位置　咬肌与下颌升支之间。

（2）感染来源

① 冠周炎及下颌磨牙的根尖周炎。

② 磨牙后三角区黏膜的感染。

③ 相邻间隙。

④ 化脓性腮腺炎。

（3）临床特点

① 肿胀部位。下颌支及下颌角。

② 张口受限。有。

③ 波动感。无（穿刺诊断）。

④ 易形成边缘性骨髓炎。

（4）治疗　以下颌角为中心，距下颌下缘 2cm 处切开（避免损伤面神经下颌缘支）。

### （三）翼下颌间隙感染

（1）感染位置　下颌支与翼内肌之间。

（2）感染来源

① 下牙槽神经阻滞麻醉时消毒不严。

② 下颌智齿冠周炎及下颌磨牙根尖周炎。

③ 相邻间隙。
（3）临床特点
① 肿胀部位。下颌升支后缘稍内侧、翼下颌皱襞处黏膜水肿。
② 张口受限。有。
③ 波动感。无（穿刺诊断）。
（4）治疗　切口：翼颌皱襞稍外侧纵行切开 2～3cm。口外：同咬肌间隙感染。

### （四）颞下间隙感染
（1）感染位置　颅中窝底。
（2）感染来源
① 相邻间隙。
② 上颌结节阻滞麻醉时带入。
③ 上颌磨牙的根尖周感染或拔牙后感染引起。
（3）临床特点
① 肿胀部位。颧弓上、下及下颌支后方微肿。
② 张口受限。有。
③ 波动感。无（穿刺诊断）。
（4）治疗　口外切口同咬肌间隙。

### （五）下颌下间隙感染
（1）感染位置　下颌下三角内。
（2）感染来源
① 下颌智齿冠周炎、下颌后牙根尖周炎、牙槽脓肿等牙源性（多见）。
② 下颌下淋巴结炎。
③ 化脓性下颌下腺炎。
（3）临床特点
① 肿胀部位。下颌下三角区肿胀，下颌骨下缘轮廓消失。
② 波动感。有。
（4）治疗　下颌骨体部下缘以下 2cm 作与下颌下缘平行之切口。

### （六）颊间隙感染（助理不考）
（1）感染位置
广义：颊部皮肤和颊黏膜之间颊肌周围的间隙。
狭义：咬肌和颊肌之间存在的一个狭小筋膜间隙。
（2）感染来源
① 上、下颌磨牙的根尖周脓肿。
② 颊部皮肤损伤、颊黏膜溃疡继发感染。
③ 颊、颌上淋巴结的炎症扩散。
（3）临床特点　波及颊脂垫时，病情发展迅速。
（4）治疗
① 浅表处沿皮肤皱褶线切开。
② 作平行于下颌骨下缘 1～2cm 的切口（广泛）。
③ 下颌龈颊沟之上切开。

### （七）颞间隙感染（助理不考）
（1）感染位置　颞区，颞浅与颞深两间隙。
（2）感染来源
① 间隙感染扩散。
② 耳源性感染。
③ 颞部疖及颞部损伤。
（3）临床特点　颞浅——波动感；颞深——穿刺；张口受限。
（4）治疗
① 单纯颞浅。发际内单个切口。

② 单纯颞深。两个以上与颞肌纤维方向一致的直切口。
③ 多间隙。贯穿。

### （八）咽旁间隙感染（助理不考）

（1）感染位置　咽腔侧方的咽上缩肌与翼内肌和腮腺深叶之间。
（2）感染来源
① 下颌智齿冠周炎。
② 腭扁桃体。
③ 相邻间隙。
④ 腮腺炎耳源性炎症和颈深上淋巴结炎。
（3）临床特点
① 肿胀部位。咽侧壁红肿、悬雍垂推向健侧。
② 张口受限。有。
③ 波动感。无（需穿刺）。
（4）治疗
① 切口。口内：翼下颌皱襞稍内侧纵行切开黏膜层（首选）。
② 口外。同咬肌间隙。

### （九）口底多间隙感染

腐败坏死性口底多间隙感染称为路德维希咽峡炎。
（1）感染位置　双侧下颌下、舌下以及颏下间隙感染来源。
（2）感染来源
① 下颌牙各种炎症。
② 下颌下腺炎、淋巴结炎。
③ 急性扁桃体炎、口底软组织和颌骨的损伤。
（3）临床特点
① 化脓性。一侧下颌下间隙或舌下间隙肿胀，之后弥漫性肿胀、凹陷性水肿。
② 腐败坏死性。肿皮肤呈紫红色，压痛，凹陷性水肿明显，扪及捻发音。
③ 切开后有大量咖啡色、稀薄、恶臭、混有气泡的液体。
（4）治疗　广泛切开——"衣领"型或倒"T"型切口。

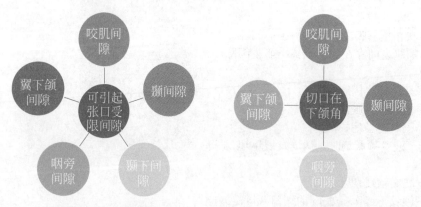

可引起张口受限的间隙　　　切口在下颌角的间隙

## 第四节　颌骨骨髓炎

### 一、化脓性颌骨骨髓炎

好发年龄：青壮年（16～30最多）。
性别：男多，约2∶1。
化脓性颌骨骨髓炎约占各类型颌骨骨髓炎的90%以上。
好发部位：下颌骨。

## （一）病因与分类

（1）病原菌　金黄色葡萄球菌，临床多是混合性细菌感染。
（2）感染途径
① 牙源性感染（最多见，约占90%）。
② 损伤性感染。
③ 血行性感染。多见于儿童。
（3）分类　中央性和边缘性。

## （二）临床表现

（1）颌骨骨髓炎的临床发展过程　可分为急性期和慢性期两个阶段。
① 急性期
全身：发热、寒战、疲倦无力、食欲缺乏，白细胞↑，中性粒细胞↑。
局部：肿胀、充血，病源牙可有明显叩痛及伸长感。
② 慢性期
全身：症状轻。体温正常或仅有低热；消瘦、贫血，机体慢性中毒消耗症状。
局部：肿胀，微红，出现多个瘘孔、牙松动。
（2）中央性颌骨骨髓炎　多由根尖周脓肿发展而来。
① 急性期
a. 全身症状
初期：全身寒战、发热，体温可达40℃；白细胞可达$20 \times 10^9/L$以上；食欲减退，嗜睡。
化脓期：中毒症状及局部症状加重，可引起败血症。
b. 局部症状（肿痛，淋巴结肿大）
变区牙剧痛、松动，向半侧颌骨或三叉神经分支区放射。
龈袋溢脓，龈充血水肿。
下唇麻木。
张口受限（波及下颌支、髁突及喙突，激惹翼内肌、咬肌所致）。
② 慢性期　发病两周可转为慢性期。
局部：瘘孔、长期排脓，可有大块死骨——形成病理性骨折——咬合错乱面部畸形。
（3）边缘性颌骨骨髓炎
好发部位：下颌骨（下颌升支及下颌角）。
增生型：青年人，抵抗力强者，骨密质增生，骨质呈致密影像。
溶解破坏型：抵抗力较弱者，有瘘孔，骨质稀疏脱钙，骨粗糙面，少有大块死骨。

## （三）诊断

（1）诊断依据
① 急性中央性。病原牙松动，患侧下唇麻木（下颌骨）。
　　　　　　　上颌骨骨髓炎波及上颌窦时，患侧的鼻腔溢脓。
② 慢性中央性。瘘管形成和溢脓。
③ 边缘性颌骨骨髓炎。类似间隙感染。
　　　　　　　X线：溶解破坏型：骨小梁排列紊乱与死骨形成。
　　　　　　　　　　增生型：骨膜反应性增生。
（2）中央性颌骨骨髓炎与边缘性颌骨骨髓炎的鉴别

| 项目 | 中央性颌骨骨髓炎 | 边缘性颌骨骨髓炎 |
| --- | --- | --- |
| 感染来源 | 牙周膜炎、根尖周炎 | 下颌智齿冠周炎 |
| 感染途径 | 先松质骨，后密质骨 | 骨膜，密质骨 |
| 临床表现 | 弥漫型较多 | 局限型较多 |
| 累及牙是否松动 | 是 | 否 |
| 病变部位 | 多在颌骨体 | 多在下颌角及升支 |

续表

| 项目 | 中央性颌骨骨髓炎 | 边缘性颌骨骨髓炎 |
|---|---|---|
| X线 | 大块死骨形成，界清 | 增生型：骨密质增生（骨膜反应）<br>溶解破坏型：形成不均匀小块的骨粗糙面 |
| 急性转慢性时间 | 2周 | — |
| 骨质破坏时间 | | 2～4周，儿童7～10天 |
| 手术时间 | 病变局限3～4周<br>病变弥散5～6周 | 慢性期2～4周 |

### （四）治疗原则
（1）急性期

① 治疗原则。同一般急性炎症，全身治疗+外科手术治疗。

② 治疗方法。a. 引流排脓及除去病灶；b. 中央性颌骨骨髓炎中，及早拔除病灶牙及相邻的松动牙（甚至骨板）。

（2）慢性期

① 手术去除死骨和病灶。a. 中央性：摘除死骨为主。b. 边缘性：有死骨刮死骨，没死骨刮肉芽。

② 死骨摘除手术指征。经久不愈的瘘管、有死骨、患者可耐受手术者。

③ 死骨摘除手术时间。a. 中央性：病变局限者，3～4周。病变弥漫者，5～6周。b. 边缘性：2～4周。

## 二、新生儿颌骨骨髓炎（助理不考）

### （一）概念
（1）年龄　出生后3个月以内。

（2）类型　化脓性中央性颌骨骨髓炎。

（3）部位　上颌骨。

### （二）病因
（1）感染途径　血源性。

（2）病因　牙龈损伤；母亲化脓性乳腺炎；患泪囊炎或鼻泪管炎。

（3）致病菌　金黄色葡萄球菌。

### （三）临床表现与诊断要点
（1）全身症状　同一般骨髓炎。

（2）局部症状　眶下及内眦部皮肤红肿——眶周蜂窝组织炎。

颗粒状死骨、大块死骨少见（因上颌骨骨质松软、血供丰富）。

### （四）治疗原则（保守）
（1）大量有效抗生素治疗。

（2）若形成脓肿，要及早切开引流。

（3）换药时，最好用青霉素等抗生素溶液冲洗，效果较好。

（4）口内有瘘孔者应注意防止脓液误吸引起肺部并发症。

（5）如病情转入慢性期

① 较小死骨，自排。

② 未感染的牙胚要尽量保留。

③ 较大死骨不能排出者亦尽量保守——牙颌颌面畸形或咬合紊乱。

## 三、放射性颌骨坏死

口腔软组织射线耐受量6～8周，60～80Gy。

### （一）临床表现与诊断要点
（1）发病时间　放射治疗后，数月乃至十余年。

（2）局部症状　持续性针刺样剧痛。

(3) 主要特征　死骨与正常骨界限不清。
(4) 全身症状　慢性消耗性衰竭，消瘦及贫血。

### （二）治疗原则

(1) 全身治疗　抗生素、镇痛剂、输血、高压氧促进死骨分离。
(2) 局部治疗　死骨未分离前，低浓度 $H_2O_2$ 或抗生素液进行冲洗。
(3) 死骨形成　骨钳分次逐步咬除（健康骨质范围内施行）。

### （三）预防

(1) 放疗前（7～10天）　洁治、该治的治、该拔的拔、该拆的拆（拆除金属修复体）。
(2) 放疗中
① 溃疡。涂抗生素软膏。
② 氟化物防龋。
③ 对非照射区隔离保护。
(3) 放疗后（3～5年）
① 禁忌拔牙，必须拔牙时，术前、术后均应使用有效的抗生素，避免感染。
② "精确"放疗。

## 四、化学性颌骨坏死

### （一）临床表现

好发于下颌骨，约为上颌骨病变的2倍，也可上、下颌骨同时发病。主要表现为疼痛、牙龈肿胀、牙槽骨暴露、口腔感染伴反复排脓、口内外相通的瘘管形成。X线片显示下颌骨质不规则破坏影像，可见散在死骨，与正常骨质无明显界限。

### （二）诊断

需同时满足以下3个条件：
① 目前或既往使用过抗骨吸收药物或抗血管生成药物。
② 持续8周以上的颌面部死骨暴露，或深达骨面的口内外相通的瘘管。
③ 颌骨既往未曾接受放射治疗，或明显的颌骨转移性疾病。

### （三）治疗

治疗目的是控制疼痛及继发感染，预防出现邻近区域骨组织的坏死。首先，停止使用相关药物，给予全身抗感染、止痛治疗；局部对症处理，行广泛的外科清创，去除死骨及病变的软组织，部分病例甚至需行颌骨部分切除术。

# 第五节　面部疖痈

## 一、概念

(1) 疖（单一毛囊）、痈（相邻多数毛囊）及其附件的急性化脓性炎症。
(2) 致病菌　金黄色葡萄球菌。

## 二、临床表现

(1) 疖　红、肿、痛的小硬结，一个脓头，症状较轻。
(2) 痈　上唇多见，男性多见。
(3) 黏膜上出现多数的黄白色脓头，局部淋巴结肿大、压痛，全身中毒症状明显。

## 三、并发症

疖痈最易发生全身并发症。
原因：① 病毒菌毒力强。② "危险三角区"内静脉常无瓣膜。③ 颜面表情肌肉活动。

## 四、治疗原则（常考）

(1) 禁忌　挤压、挑刺、热敷或用苯酚、硝酸银烧灼（防感染扩散）。

(2)治疗方法

① 疖。2% 碘酊涂擦。

② 痈。a. 高渗盐水或含抗生素的盐水纱布持续湿敷；b. 皮下脓肿久不破溃：保守性切开，切忌分离脓腔；c. 破溃或切开后：高渗盐水湿敷；d. 脓栓不排出：消毒镊取出。

# 第六节　面颈部淋巴结炎

## 一、病因

（1）牙源性及口腔感染（最多见）。
（2）皮肤的损伤、疖痈。
（3）小儿患者　上呼吸道感染及扁桃体炎引起。
（4）化脓性淋巴结炎　葡萄球菌及链球菌。
（5）结核性淋巴结炎　结核杆菌。

## 二、临床表现

**1. 化脓性淋巴结炎**　可分为急性和慢性两类。

（1）急性

① 浆液期。局部症状：淋巴结肿大、疼痛、可移动，界清，无粘连。

　　　　全身反应：甚微或有低热。

② 化脓期。局部症状：疼痛加重，局部组织充血、肿、硬，淋巴结粘连不动。

　　　　全身症状：重，高热、寒战、头痛、全身无力、食欲减退，小儿可烦躁不安。

（2）慢性　① 局部。淋巴结内结缔组织增生形成微痛的硬结。② 全身。症状不明显，若机体抵抗力下降，炎症可急性发作。

**2. 结核性淋巴结炎**

（1）发病年龄　儿童及青年。
（2）临床表现　淋巴结中心因有干酪样坏死似米汤、冷脓肿。

## 三、诊断

根据脓液进行鉴别诊断。结核的脓液：稀薄污浊，暗灰色似米汤，干酪样坏死物。

## 四、治疗

常用抗结核药物　异烟肼、利福平、链霉素、乙胺丁醇、吡嗪酰胺。

# 第七节　颌面部特异性感染（助理不考）

## 一、颌面骨结核

（1）感染来源　血行播散、牙龈创口感染、口腔黏膜及牙龈结核直接累及。
（2）发病年龄　儿童、青少年。
（3）好发部位　上颌骨颧骨结合部和下颌支。
（4）临床特征　干酪样坏死物，冷脓肿。
（5）诊断　涂片可见抗酸杆菌。
（6）治疗　全身支持、营养疗法和抗结核治疗。

## 二、颌面部放线菌病

（1）致病菌　Wollf-IsraeⅠ型放线菌。
（2）好发年龄　20～45岁，男性多见。
（3）临床特点

① 腮腺咬肌区。
② 表面皮肤呈棕红色。

③ 黄色黏稠脓液，硫黄样颗粒。
④ 涂片。革兰阳性、呈放射状的菌丝。
（4）药物治疗
① 青霉素首选。
② 碘制剂。
③ 免疫疗法。
（5）手术疗法
① 切开引流。
② 死骨刮除术。
③ 病灶切除术。

### 三、颌面部先天梅毒

哈钦森三征。梅毒性间质性角膜炎致角膜混浊、第Ⅷ对脑神经损害所致神经聋以及哈钦森牙，被称为先天性梅毒的。

# 第六单元　口腔颌面部创伤

## 第一节　概论

### 一、颌面部损伤特点

（1）血运丰富
① 抗感染、修复能力强，易愈合。
② 出血较多，易形成血肿。
（2）牙损伤
① 咬合关系错乱——诊断颌骨骨折的重要体征。
② 恢复咬合关系——治疗颌骨骨折的重要标准。
③ 二次弹片伤。牙碎片向临近组织飞溅，并可引起深部组织感染。

### 二、损伤类型

（1）多处伤　同一部位多个损伤。
（2）多发伤　颌面部+其他部位损伤。
（3）复合伤　致伤因子两种或以上。

## 第二节　口腔颌面部创伤的急救

### 一、窒息

#### （一）原因

①阻塞性窒息：异物阻塞咽喉、组织移位、肿胀与血肿；②吸入性窒息：吸入气管、支气管或肺泡。

#### （二）临床表现

三凹征：锁骨上窝、胸骨上窝及肋间隙明显凹陷。

#### （三）治疗

（1）上颌骨横断骨折　将筷子横放于上颌双侧前磨牙部，将骨块固定于头部。
（2）舌后坠　牵舌出口外（舌尖后约2cm、粗线）。
（3）肿胀　紧急行环甲膜切开，48h内行常规气管切开。
（4）吸入性窒息　气管切开术（3～5）。

## 二、止血

### (一) 指压止血 (近心端)

(1) 咬肌止端前缘　面动脉
(2) 耳屏前缘　颞浅动脉
(3) 第6颈椎横突　颈总动脉,压单侧,时间不超过5分钟

### (二) 包扎止血

毛细血管、小静脉及小动脉的出血或创面渗血。

### (三) 填塞止血

开放性和洞穿性创口、窦腔出血。

### (四) 结扎止血

最为确切的止血方法。颌面部出血严重可考虑结扎双侧颈外动脉。

### (五) 药物止血

适用于创面渗血、小静脉和小动脉出血。

## 三、抗休克

(1) 抗休克目的　恢复组织灌流量。
(2) 失血性休克　补充有效血容量、彻底消除出血原因,制止血容量继续丢失为根本措施。
(3) 创伤性休克　安静、镇痛、止血、补液、药物恢复和维持血压。
(4) 镇痛不用吗啡。
(5) 补液方法
① 休克早期或代偿期。可输入晶体液和胶体液,成人首剂量一般为2000mL。
② 中度休克者。则以输全血为主,第1小时可输血1000mL左右。
③ 收缩压低于70mmHg的重度休克者,要在10~30min内输全血1500mL。

## 四、颅脑损伤

(1) 脑脊液鼻漏　颅前窝底骨折(LeFort Ⅱ)。脑脊液耳漏——颅中窝底骨折(LeFort Ⅲ)。禁止作耳道与鼻腔填塞与冲洗。
(2) 脑震荡　一过性意识障碍,不超过半小时,逆行性遗忘。
(3) 脑挫裂伤、脑水肿(颅内压增高)　喷射状呕吐。
(4) 颅内血肿　昏迷—清醒—再昏迷。
(5) 硬脑膜外血肿　呼吸脉搏变慢,血压升高(两慢一高)。

## 五、感染防治

颌面战伤创口的感染率约为20%。

## 六、包扎运送

(1) 昏迷患者　俯卧位,额部垫高,使口鼻悬空。
(2) 一般患者　采取侧卧位或头侧向一侧。
(3) 疑有颈椎损伤的患者　应多人同时搬运,头部两侧加以固定。

# 第三节　口腔颌面部软组织创伤

## 一、口腔颌面部软组织创伤

(1) 擦伤
① 皮肤表层破损,痛感明显。
② 处理原则。清洗创面,去除附着的异物,防止感染。
(2) 挫伤
① 无开放创口,组织内渗血而形成瘀斑,甚至发生血肿。

② 处理原则。24h 内冷敷，2 天后可用热敷。血肿较大，可在无菌条件下，用粗针头将淤血抽出。

（3）刺、割伤　创缘整齐，注意探查血管、神经、腮腺导管。

（4）撕裂或撕脱伤

① 表现。其创缘不整齐，常有骨面裸露。

② 处理原则。a. 6 小时内，切削成全厚或中厚层皮片做再植术；b. 已超过 6 小时，在清创后，切取健康皮片游离移植消灭创面。

（5）咬伤

① 清创、缝合。

② 处理原则。狂犬病抗毒素血清。

## 二、各部位软组织清创术特点

### （一）口腔颌面部创伤清创术（6～8 小时内）

（1）冲洗创口　6～12h 以内细菌未大量繁殖，易清除。先冲四周的皮肤，再冲洗创口。

（2）清理创口　组织尽量保留，除非感染或坏死。

可暂不摘除异物的情况：创口有急性炎症、异物位于大血管旁、定位不准确、术前准备不充分或异物与伤情无关。

（3）缝合　只要创口无明显化脓感染或组织坏死，即使超过 48 小时，仍可行严密缝合。缝合时先关闭与腔窦相通的创口。

### （二）各部位软组织清创术特点

（1）舌损伤　保证舌长度，纵向缝合。粗线（4 号以上），进针、边距 5mm 以上，最好用褥式缝合。

（2）颊部损伤

① 无缺损或小缺损。黏膜、肌、皮肤分层缝合。

② 黏膜缺损小皮肤缺损大。缝合口腔黏膜，皮肤缺损应立即行植皮。

③ 大洞穿缺损。黏膜与皮肤相对缝合。

（3）腭损伤

① 黏骨膜一层缝合。

② 软腭贯穿伤。鼻腔黏膜、肌肉、口腔黏膜。

③ 硬腭缺损。松弛切口。

（4）唇、耳、鼻、眼睑断裂伤　6h 内缝回原处。

（5）腮腺、腮腺导管和面神经损伤

① 腮腺。清创＋缝合＋加压包扎 7 天＋抑涎药。

② 导管和面神经。吻合或重建，神经移植。

# 第四节　口腔颌面部硬组织创伤

## 一、牙槽突骨折

（1）好发部位　多见于上颌前部。

（2）临床表现　临床上摇动损伤区某一牙时，可见邻近数牙及骨折片随之移动。

（3）治疗　注意应跨过骨折线至少 3 个正常牙位。固定采用单颌牙弓夹板，时间一般是 4 周。

## 二、颌骨骨折

### （一）下颌骨骨折

（1）骨折段移位　咀嚼肌牵拉。

① 正中联合部骨折。

② 颏孔区骨折。

③ 下颌角部骨折。

④ 髁突骨折。a. 单侧髁突骨折：不能向对侧作侧方运动。后牙早接触，前牙及对侧牙开𬌗。b. 双侧髁突骨折：不能做前伸运动。后牙早接触，前牙开𬌗更明显。

| 骨折部位 | | 移位方向 |
|---|---|---|
| 正中联合 | 单侧 | 不移位 |
| | 双侧 | 中间：下后，舌后坠 |
| | 粉碎 | 两侧向中线移动 |
| 颏孔区 | 单侧 | 前段：下外，后段：前上内 |
| | 双侧 | 前段：下后，后段：前上 |
| 下颌角 | 肌肉内 | 不移位 |
| | 肌肉前 | 前段：下内，后段：上前 |
| 髁突骨折 | 翼外肌附着下方 | 向前、内 |
| | 翼外肌附着上方 | 不移位 |

（2）咬合错乱　颌骨骨折最常见的体征。
（3）骨折段异常动度。
（4）下唇麻木。
（5）开口受限。
（6）牙龈撕裂。

### （二）上颌骨骨折
（1）骨折线
① LeFort Ⅰ。低位骨折，水平骨折。
梨状孔水平，牙槽突上方向两侧水平延伸至上颌翼突缝。
② LeFort Ⅱ。中位骨折，锥形骨折：脑脊鼻液。
从鼻额缝，眶底，颧上颌缝，沿上颌骨侧壁至翼突。
③ LeFort Ⅲ。高位骨折，颧弓上骨折：脑脊耳漏。
从鼻额缝，眶部，颧额缝，到达翼突。
Ⅰ型——水平梨；Ⅱ型、Ⅲ型：起始终点都一致，一个眶底一个眶部。
（2）骨折块移位　重力和外力。
（3）咬合关系错乱。
（4）眶及眶周变化。
（5）颅脑损伤　脑脊鼻漏，脑脊耳漏。

### （三）骨折治疗
（1）骨折线上牙的处理　松动、折断、龋坏、牙根裸露，炎症，恒牙胚已暴露——拔除。
（2）颌骨骨折的复位方法
① 手法复位。新鲜，移位不大线性骨折＋颌间固定。
② 牵引复位。颌间牵引——下颌骨骨折，颅颌牵引——上颌骨骨折。
③ 切开复位。有软组织伤口的开放性骨折，复杂性骨折，陈旧性骨折。
（3）颌骨骨折的固定方法
① 单颌固定法。单颌牙弓夹板固定–线性移位小的颏部骨折＋牙槽突骨折。
② 颌间固定法。下颌骨固定4～6周，上颌骨3～4周。
③ 坚固内固定。首选方法，效果好，固定时间短。
（4）髁状突骨折
① 保守治疗。手法复位，颌间固定。
② 轻度开殆。患侧磨牙区垫橡皮垫，颌间固定3～4周。
③ 手术治疗。适用于髁突明显移位，闭合复位不能获得良好咬合关系、成角畸形大于45°、髁突骨折片向颅中窝移位，髁突外侧移位并突破关节囊者。
（5）儿童颌骨骨折　固定最好选用单皮质钉。

## 三、颧骨颧弓骨折

（1）分类　颧骨骨折，颧弓骨折，联合骨折，颧上颌骨折等。颧弓骨折分为双线型，三线型（M骨折）。
① Ⅰ型。无移位骨折。
② Ⅱ型。单纯颧弓骨折。
③ Ⅲ型。颧骨体骨折向后内下移位，不伴转位。
④ Ⅳ型。向内转位的颧骨体骨折。
⑤ Ⅴ型。向外转位的颧骨体骨折。
⑥ Ⅵ型。颧骨体粉碎性骨折。
Ⅱ、Ⅴ型无需固定；Ⅲ、Ⅳ、Ⅵ型需要固定。

（2）临床表现
① 颧面部塌陷。
② 张口受限。
③ 复视。
④ 瘀斑。
⑤ 神经症状。

（3）X线片位　华氏位片，颧弓位片。

（4）手术
① 保守治疗。有轻度移位，畸形不明显，无张口受限、复视及神经受压等功能障碍者。
② 手术治疗适应证。塌陷畸形、张口受限、复视。
③ 复位标准。不再有张口受限。

## 四、眼眶骨折（助理不考）

（1）解剖特点
① 正前方打击。单纯眶底骨折，亦称爆裂性骨折。
② 侧方打击。鼻眶筛骨折。

（2）临床表现
① 骨折移位。鼻眶筛骨折——鼻根塌陷、内眦距变宽，内眦角下垂。
② 眼球内陷。是眶底和鼻眶筛骨折的重要体征。
③ 复视。
④ 眶周淤血、肿胀。
⑤ 眶下区麻木。挤压眶下神经。

（3）治疗
① 手术时机。伤后1周。
② 手术复位目的。恢复眶下壁骨质的连续性，改善眼球内陷和复视。

## 五、骨折愈合过程

### （一）二期骨愈合

① 血肿形成4～8h。
② 血肿机化24～72h。
③ 骨痂形成1～2周。
④ 骨痂改建2周。
临床愈合6～8周，骨性愈合5～6月。

### （二）一期愈合（直接愈合）

坚固内固定。
没有血肿，机化，骨痂。直接骨改建，6周骨折线基本消失，临床愈合缩短2周。

# 第七单元　口腔颌面部肿瘤及瘤样病变

## 第一节　概论

### 一、肿瘤来源

(1) 良性肿瘤　牙源性、上皮性、间叶。
(2) 恶性肿瘤　上皮性（鳞状上皮）、间叶。
(3) 上皮组织——癌；间叶组织——肉瘤。

### 二、肿瘤分类

良性、恶性、临界瘤（成釉细胞瘤、乳头状瘤、多形性腺瘤）。

### 三、致病因素

(1) 外来因素（4个）　物理、化学、生物、营养。
(2) 内在因素（5个）　神经精神、内分泌、机体免疫、遗传、基因突变。

### 四、临床表现

良恶性肿瘤鉴别

| 项目 | 良性肿瘤 | 恶性肿瘤 |
| --- | --- | --- |
| 发病年龄 | 可任何年龄 | 癌—老年；肉瘤—青壮年 |
| 生长速度 | 慢 | 快 |
| 生长方式 | 膨胀性生长 | 浸润性生长 |
| 与周围组织的关系 | 有包膜、界清、可移动 | 界限不清、活动受限 |
| 症状 | 一般无症状 | 疼痛、麻木、头痛、张口受限、面瘫等症状 |
| 转移 | 无 | 常发生转移 |
| 对机体的影响 | 对机体小 | 对机体影响大，可导致死亡 |
| 组织学结构 | 细胞分化良好 | 细胞分化差 |

原位癌——未突破基底膜。

### 五、治疗

#### （一）原则

(1) TNM分期——T原发肿瘤，N区域性淋巴结，M远处转移。
(2) T(2,4) N(3,6) M(0,1)。

#### （二）手术治疗

无瘤原则：正常组织切，防止切破、分块、挤压瘤体，缝合时换器械手套，术中冲洗给药，术后放化疗。

#### （三）放射治疗

| 项目 | 内容 |
| --- | --- |
| 放射线敏感 | 恶性淋巴瘤、淋巴上皮癌、浆细胞肉瘤、尤文（Ewing）肉瘤、未分化癌等 |
| 放射线中度敏感 | 鳞状细胞癌及基底细胞癌 |
| 放射线不敏感的 | 腺癌、恶性黑色素瘤、骨肉瘤、纤维肉瘤、肌肉瘤（胚胎性横纹肌肉瘤除外）、脂肪肉瘤、神经源性肿瘤 |

总结：敏感：两个淋巴、两个肉瘤、一个未分化。
中度敏感："吉林"。
不敏感：正常组织（骨、肌肉、脂肪）、纤维肉瘤、腺癌和恶黑。
副反应：白细胞低于 $4×10^9$/L、血小板低于 $100×10^9$/L 减少放射剂量。
白细胞低于 $3×10^9$/L、血小板低于 $80×10^9$/L 暂停放射治疗。

### （四）化学药物治疗

| 分类 | 代表药 |
| --- | --- |
| 细胞毒素类（烷化剂） | 氮芥、环磷酰胺 |
| 抗代谢类 | 甲氨蝶呤、5-氟尿嘧啶 |
| 抗生素类 | 博来霉素、平阳霉素 |
| 激素类 | 肾上腺皮质激素类、丙酸睾丸素 |
| 植物类 | 长春新碱、羟基喜树碱、紫杉醇 |
| 其他 | 甲基苄肼（丙卡巴肼）、羟基脲、顺铂 |

总结：抗生素类有"霉素"、植物类有"树、杉"、代谢类有"口"、激素类必有"激素"。
化疗的不良反应：主要的不良反应是骨髓抑制。

## 六、口腔颌面肿瘤的预防

口腔颌面部最常见的癌前病损（变）有白斑和红斑。

# 第二节 口腔颌面部囊肿

## 一、软组织囊肿

皮脂腺囊肿、皮样或表皮样囊肿、甲状舌管囊肿、鳃裂囊肿。

### （一）皮脂腺囊肿

(1) 别称 "粉瘤"。
(2) 组织来源 潴留性囊肿。
(3) 临床特征 "小色素点"；可恶变；囊内容物：白色凝乳状皮脂腺分泌物。
(4) 治疗 手术切除。应切除包括与囊壁粘连的皮肤。

### （二）皮样或表皮样囊肿

(1) 别称 皮样囊肿——"发瘤"。
(2) 组织来源 发育性。
(3) 临床表现
① 皮样囊肿。好发口底、颌下；扪诊"似面团样"；囊壁中有皮肤附件。
② 表皮样囊肿。好发眼睑、额、鼻、眶外侧、耳下等部位。囊壁中无皮肤附件。
③ 囊内容物。乳白色豆渣样分泌物，有时大体标本可见毛发。
(4) 治疗手术 摘除。

### （三）甲状舌管囊肿

(1) 组织来源 发育性。
(2) 临床表现 好发：颈正中线，以舌骨上下部为最常见，可随吞咽及伸舌等动作而移动。可恶变囊内容物透明、微混浊的黄色稀薄或黏稠性液体。
(3) 鉴别诊断 核素 $^{131}$I 鉴别舌异位甲状腺。
(4) 治疗 切除囊肿或瘘管 + 舌骨中份。

### （四）鳃裂囊肿

(1) 组织来源 发育性。
(2) 临床表现 感冒时会增大，第二鳃裂来源最多见。部位：胸锁乳突肌上 1/3 前缘附近。

(3) 囊内容物　黄色或棕色的、清亮的、含或不含胆固醇的液体。可恶变。
(4) 治疗　手术切除。

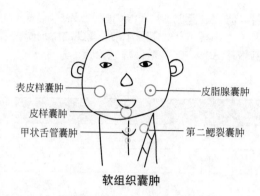

**软组织囊肿**

总结：可恶变的囊肿：皮脂腺囊肿、甲状舌管囊肿、鳃裂囊肿。
　　　发育性的囊肿：皮样囊肿、甲状舌管囊肿、鳃裂囊肿。

## 二、颌骨囊肿

### （一）牙源性颌骨囊肿

| 名称 | 临床特点 |
|---|---|
| 根尖周囊肿 | 囊肿内含有含铁血红素（褐色）和胆固醇结晶 |
| 始基囊肿 | 下8、下颌支多发。成因：成釉器星网状层变性 |
| 含牙囊肿（滤泡囊肿） | 下8和上3多发，囊壁包绕牙冠的釉牙骨质界（牙颈部）成因：在缩余釉上皮与牙冠面之间出现液体渗出而形成 |

### （二）非牙源性颌骨囊肿

| 名称 | 部位 |
|---|---|
| 球上颌囊肿 | 上颌侧切牙和尖牙之间 |
| 鼻腭囊肿（鼻腭管囊肿） | 切牙管内或附近 |
| 正中囊肿 | 切牙孔后，腭中缝的任何部位 |
| 鼻唇囊肿 | 鼻底和鼻前庭内 |

# 第三节　良性肿瘤和瘤样病变

## 一、色素痣

(1) 皮内痣　由小痣细胞构成。
(2) 交界痣　由大痣细胞构成，痣细胞在表皮和真皮交界。
(3) 复合痣　小痣细胞和大痣细胞两者都有。
(4) 交界痣　易恶变（恶黑）。

## 二、牙龈瘤

(1) 病因　机械刺激、损伤及慢性炎症刺激引起，故非真性肿瘤。
(2) 病变来源　来自牙周膜和牙槽突的结缔组织。
(3) 好发人群及部位　中青年女性，前磨牙的牙龈乳头部。
(4) 治疗　易复发，所以应切除干净。

## 三、血管瘤与脉管畸形

### （一）血管瘤（草莓状血管瘤）

(1) 真性肿瘤。

(2) 分三期
① 增生期（4周，4~5个月）。
② 消退期（1年之后）。
③ 消退完成期（10~12岁）。
(3) 治疗　首选口服普萘洛尔。

### （二）脉管畸形

| 名称 | 特点 | 治疗 |
| --- | --- | --- |
| 静脉畸形（海绵状血管瘤） | 静脉石、体位移动试验（+） | 5%鱼肝油酸钠 |
| 微静脉畸形（葡萄酒色斑） | 指压试验（+） | 激光 |
| 动静脉畸形（蔓状血管瘤/葡萄状血管瘤） | 听诊——吹风样杂音；扪诊——震颤感 病人自觉——搏动感，颞浅动脉好发 | 无水乙醇介入栓塞治疗 |
| 微囊型淋巴管畸形 | 巨舌症 | — |
| 大囊型淋巴管畸形（囊性水瘤） | 颈部、锁骨区多发透光试验阳性 透明、淡黄色水样液体 | 硬化剂+手术 |
| 混合型脉管畸形 | 黄、红色小疱状突起淋巴管畸形 | 硬化剂治疗 |

## 四、牙源性角化囊性瘤（KCOT）

(1) 旧称　牙源性角化囊肿。
(2) 好发部位　下颌第三磨牙区及下颌支部。
(3) 穿刺液　黄、白色角蛋白样（皮脂样）物质。
(4) "痣样基底细胞癌综合征"或"多发性基底细胞痣综合征"　多发性角化囊性瘤同时伴发皮肤基底细胞痣（或基底细胞癌）、分叉肋、眶距增宽、颅骨异常、小脑镰钙化等症状。

## 五、成釉细胞瘤

成釉细胞瘤属"临界瘤"。
(1) 好发部位　下颌体及下颌角部。
(2) 特点　可有下唇麻木，穿刺抽出——褐色液体。
(3) X线表现
① 多房多见，单房少。
② 囊壁边缘常不整齐、呈半月形切迹。
③ 受累牙根锯齿状吸收（罕见钙化）。
(4) 治疗　肿瘤周围的骨质至少在0.5cm处切除。
注意：未累及下颌骨下缘的肿瘤，方块切除（矩形切除），保留颌骨完整性。
　　　累及下颌骨下缘的肿瘤，下颌骨部分切除（节段性切除）+同期植骨。

## 六、骨化纤维瘤（助理不考）

圆形或卵圆形，密度减低，病变内可见不等量的和不规则的钙化阴影（高低密度混合影像）。
骨纤维异样增殖症：毛玻璃状（磨砂玻璃）。

## 七、神经鞘瘤

穿刺可抽出褐色血样液体，但不凝结。

# 第四节　恶性肿瘤

## 一、鳞状细胞癌

好发人群：40~60岁的成人。

| 名称 | 特点 |
|---|---|
| 舌癌<br>（我国最常见） | 好发部位：舌缘＞舌尖＞舌背<br>溃疡型或浸润型多见<br>早期淋巴结转移（淋巴管和血液循环；机械运动频繁）<br>舌前部——下颌下及颈深上、中群转移<br>舌尖部——颏下或直接至颈深中群淋巴结<br>舌根——下颌下、颈深、颈突后、咽喉部淋巴结<br>远处转移——肺 |
| 牙龈癌 | 下牙龈癌多，转移早，溃疡型多<br>下颌　癌仅波及牙槽突——原发灶＋下颌骨作方块切除<br>　　　侵入颌骨——原发灶＋下颌骨部分或一侧切除<br>上颌　未波及上颌窦——上颌骨次全切除<br>　　　波及上颌窦——一侧上颌骨全切 |
| 颊黏膜癌 | 小的颊黏膜鳞癌可采用放射治疗 |
| 口底癌 | 第六位<br>转移率仅次于舌癌<br>常发生双侧颈淋巴结转移 |
| 唇癌 | 下唇中外1/3间的唇红缘部黏膜 |
| 上颌窦癌 | 位于上颌窦内，早期无症状<br>内壁→鼻阻塞、鼻出血，分泌物增多，流泪<br>外壁→面部及唇颊沟肿胀，皮肤破溃、肿瘤外露<br>上壁→眼球突出、向上移位，复视<br>下壁→牙松动、疼痛、龈颊沟肿胀<br>后壁→侵入翼腭窝而引起张口困难 |
| 中央性颌骨癌<br>（原发性骨内癌） | 首要症状——下唇麻木<br>X线片检查——颌骨内虫蚀状骨质破坏区 |
| 口咽癌 | 患者低龄化，常有多个性伴侣<br>扁桃体及舌根区高发<br>常无吸烟及饮酒史<br>原发灶小但早期出现颈淋巴转移<br>病理学分化程度更低<br>对放疗、化疗敏感 |

## 二、恶性黑色素瘤（助理不考）

（1）**特点**　好发于皮肤，交界痣或复合痣中的交界痣成分恶变而来。不宜行活组织检查。
（2）**治疗**　原发灶首选冷冻治疗→化学治疗→颈部选择性或治疗性清扫术→免疫治疗。
（3）**口诀**　冻化清免疫。

## 三、肉瘤

（1）**骨源性肉瘤（助理不考）**　软组织阴影伴有骨破坏，呈不规则透射阴影；有时有骨质反应性增生及钙化斑、块出现；牙在肿瘤中多呈漂浮状。
（2）**成骨性骨肉瘤（助理不考）**　典型的日光放射状排列。

## 四、恶性淋巴瘤（助理不考）

分为结内型和结外型（我国多见）。

非洲淋巴瘤（Burkitt 淋巴瘤）不侵犯浅表淋巴结也不发生白血病。

治疗：对放射治疗和化学药物治疗都比较敏感。

① 霍奇金淋巴瘤。MOPP 方案——氮芥、长春新碱、丙卡巴肼、泼尼松。

② 非霍奇金淋巴瘤。CHOP 方案——环磷酰胺、阿霉素、长春新碱、泼尼松，心脏病患者 COP 方案。

# 第八单元　唾液腺疾病

## 第一节　急性化脓性腮腺炎

### 一、概述

别称手术后腮腺炎（因常见于腹部大手术之后）。

### 二、病因

病原菌：金黄色葡萄球菌，链球菌及肺炎双球菌较少见。逆行性感染。

### 三、临床表现

（1）单侧多。

（2）以耳垂为中心肿胀。

（3）腮腺导管口红肿，可见脓液自导管口溢出，有时甚至可见脓栓堵。

（4）患者全身中毒症状明显，有高热、白细胞总数↑、中性粒细胞比例↑、中毒颗粒。

### 四、诊断及鉴别诊断

（1）不宜做腮腺造影，造影可使炎症扩散。

（2）鉴别诊断

① 咬肌间隙感染——张口受限，无唾液腺分泌异常。

② 腮腺区淋巴结炎——有原发病灶、无唾液腺分泌异常。

③ 流行性腮腺炎——发热史、淀粉酶↑。

### 五、预防

对接受腹部大手术及患严重全身性疾病的患者，加强护理。

### 六、治疗原则

（1）全身给抗生素给营养给支持。

（2）局部切开引流　指征如下。

① 凹陷性水肿。

② 跳痛、压痛点，穿刺有脓液。

③ 腮腺导管口有脓液排出，全身感染中毒症状明显。

（3）方法切口部位　耳前及下颌支后缘处从耳屏前往下至下颌角。注意事项：应向不同方向分离脓腔。

## 第二节　慢性复发性腮腺炎

### 一、概述

儿童和成人均可发生，但其转归很不相同。

### 二、病因

儿童复发性腮腺炎的病因一般认为与以下因素有关。

（1）腮腺发育不全。

（2）免疫功能低下。

（3）细菌逆行感染。
成人复发性腮腺炎为儿童复发性腮腺炎迁延未愈而来。

### 三、临床表现

（1）发病年龄　自婴幼儿至 15 岁均可发生，以 5 岁最常见。男性稍多。
（2）特点　腮腺反复肿胀导管口有脓液或胶冻状液体溢出，少数有脓肿形成。随着年龄的增长发作频率↓。

### 四、诊断及鉴别诊断

（1）诊断　腮腺造影：末梢导管点状扩张。
（2）鉴别
① 流行性腮腺炎。有发热史，双侧发生，肿胀明显，无反复发作史。
② 舍格伦综合征。眼干、口干，造影显示主导管扩张不整呈葱皮样。

### 五、治疗原则

复发性腮腺炎：自愈性，增强抵抗力、防感染、减少发作为原则。

## 第三节　慢性阻塞性腮腺炎（腮腺管炎）

### 一、病因

导管狭窄或结石、异物阻塞引起。

### 二、临床表现

（1）年龄性别　中年男性多。
（2）特点　多单侧受累，也可为双侧。
　　　　　　腮腺反复肿胀而就诊（约占半数患者肿胀与进食有关）。
　　　　　　导管口"雪花样"分泌物。

### 三、诊断及鉴别诊断

（1）腮腺造影　主导管呈腊肠样改变。
（2）鉴别诊断　成人复发性腮腺炎造影——末端导管点球状扩张。

### 四、治疗原则

（1）去除病因为主。
（2）导管内注入碘化油、抗生素。
（3）含维生素 C 片，促使唾液分泌。
（4）经上述治疗无效者，可考虑手术治疗。

## 第四节　涎石病及下颌下腺炎

### 一、概述

（1）涎石病　腺体或导管内发生钙化性团块。85% 左右发生于下颌下腺，其次是腮腺。
（2）涎石多发于下颌下腺的原因
① 分泌的唾液富含黏蛋白，较黏稠且钙含量高。
② 下颌下腺导管自下向上走行，唾液逆重力方向流动，唾液易淤滞。

### 二、临床表现

（1）进食时，腺体肿大、疼痛。
（2）导管口红肿，溢脓。
（3）双手合诊可触及硬块，并有压痛。
（4）腺体继发感染，并反复发作。

### 三、诊断及鉴别诊断

（1）诊断　进食时下颌下腺肿胀及伴发疼痛。
（2）X 线　阳性结石。
（3）注意　已确诊者，不造影，以免将涎石推向深部。

| 涎石 | X 线片 | 适用于 |
| --- | --- | --- |
| 阳性结石 | 下颌横断殆片 | 前部的涎石 |
|  | 下颌下腺侧位片 | 后部及腺体内的涎石 |
| 阴性结石 | 下颌下腺造影——充盈缺损 |  |

### 四、治疗

（1）保守治疗　很小的涎石，含维生素 C 片，促使唾液分泌，有望自行排出。
（2）切开取石术　下 7 以前的，腺体尚未纤维化、$^{99m}$Tc 测定腺体有功能者。
（3）下颌下腺体切除术　结石在腺内或导管后部、腺门部者，$^{99m}$Tc 测定腺体功能低下者。

## 第五节　舍格伦综合征（助理不考）

### 一、概述

一种自身免疫性疾病。
（1）原发性　病变限于外分泌腺本身。
（2）继发性　外分泌腺破坏 + 其他自身免疫性疾病，如类风湿关节炎等。

### 二、临床表现

（1）好发人群　中年以上女性。
（2）患者的主要症状　眼干、口干、腺体肿大、类风湿关节炎等结缔组织疾病。

### 三、诊断

（1）施墨 Schirmer 试验　测泪腺，5min 5mm。
（2）四碘四氯荧光素染色　玫瑰红——泪腺分泌。
（3）唾液量测定　5g 白蜡嚼 3min，小于 3mL 异常。
（4）造影　主导管呈葱皮状或腊肠状，末梢导管呈点球状。
（5）唇腺活检　确诊。

### 四、治疗原则

主要为对症治疗。
（1）眼干　0.5% 甲基纤维素滴眼。
（2）口干　可用人工唾液湿润口腔。
（3）免疫调节剂　如胸腺素。
（4）对于结节型舍格伦综合征　采用手术治疗。
（5）中药治疗。
（6）免疫抑制剂　氯喹、泼尼松、雷公藤等。

## 第六节　涎瘘

### 一、概述

指唾液不经导管排入口腔而流向面颊皮肤表面。
（1）原因　损伤。
（2）部位　腮腺最常见。

## 二、临床表现

(1) 腺体瘘　点状瘘孔、清亮唾液流出。
(2) 导管瘘　完全瘘+不完全瘘（口内有唾液）、流出量大、可达2000mL。

## 三、治疗

(1) 新鲜腺体瘘，分泌少——加压包扎。
(2) 陈旧腺体瘘——电凝烧瘘管瘘口+加压包扎+抑涎药。
(3) 新鲜导管，断裂——导管端端吻合术/导管改道术。
(4) 陈旧导管，窦道——导管改造术/瘘管封闭术。
(5) 局部广泛，深瘢痕组织——控制炎症+导管结扎。
(6) 腺体慢性炎症——腮腺切除术。

# 第七节　舌下腺囊肿

## 一、分类及临床表现

(1) 好发人群　青少年。
(2) 三种类型
① 单纯型（口内型）。口底可见囊肿、浅紫蓝色，舌抬起，状似"重舌"。
② 口外型（潜突型）。下颌下区肿物，而口底囊肿表现不明显。
③ 哑铃型。单纯型和口外型的混合型。
(3) 穿刺　蛋清样黏稠液体。

## 二、治疗原则

(1) 根治方法　切除舌下腺，残留部分囊壁不致造成复发。
(2) 对全身情况不能耐受舌下腺切除的患者及婴儿　袋形缝合术。
(3) 注意　待全身情况好转或婴儿长至4~5岁后再行舌下腺切除。

# 第八节　黏液囊肿

## 一、分类

(1) 外渗性（占80%以上）　无上皮衬里。
(2) 潴留性　有上皮衬里。

## 二、临床表现

(1) 好发部位　下唇及舌尖腹侧，为半透明、浅蓝色的小泡。
(2) 内容物　蛋清样透明黏稠液体。

## 三、治疗

(1) 最常用　手术切除。
(2) 非手术治疗　吸净囊液后，2%碘酊0.2~0.5mL，2~3min。

# 第九节　多形性腺瘤

## 一、概述

别称混合瘤，为最常见的唾液腺肿瘤，属于临界瘤。

## 二、临床表现

(1) 好发部位　腮腺，腭部小唾液腺。
(2) 年龄性别　30~50岁女性多见。

（3）治疗　手术切除。
（4）注意　肿瘤包膜外正常组织处切除，保留面神经。

## 第十节　沃辛瘤（助理不考）

### 一、概述

别称腺淋巴瘤或乳头状淋巴囊腺瘤。

### 二、临床特点

（1）好发部位　腮腺后下极多发，$^{99m}$Tc 核素显像呈"热结节"。
（2）年龄性别　中老年男性多发，有吸烟史、肿瘤有消长史。
（3）治疗　手术切除，肿瘤以及周围 0.5cm 以上正常腮腺切除＋周围淋巴结。

## 第十一节　腺样囊性癌（助理不考）

### 一、概述

（1）别称　圆柱瘤。
（2）好发部位　腭腺、腮腺。

### 二、临床特点

（1）沿神经扩散。
（2）侵袭性强。
（3）40% 血管转移，肺多见。
（4）淋巴结转移低。
（5）沿骨髓腔浸润。
（6）单纯放疗不能根治。
（7）生长缓慢，可长时间带瘤生存。

## 第十二节　黏液表皮样癌（助理不考）

（1）好发人群　涎腺恶性肿瘤中最常见。女性多见。
（2）好发部位　腮腺＞腭腺＞颌下腺，也可发生于其他小腺体（磨牙后腺）。
（3）分类
① 高分化。淋巴结转移少，血行性转移少，浅蓝色。较常见。
② 低分化。淋巴结转移高，可血行性转移。
（4）手术治疗
① 高分化。保留面神经，术中冷冻＋术后放疗。
② 低分化。选择性颈淋巴清扫术，患者预后较差。

# 第九单元　颞下颌关节疾病

## 第一节　颞下颌关节紊乱病

### 一、概述

（1）概念　一组疾病的总称，并非单一疾病。一般有颞下颌关节区和（或）咀嚼肌肌痛、下颌运动异常和伴有功能障碍以及关节弹响、破碎音及杂音等三类症状。

(2) 主要病因　关节内微小创伤 + 精神心理因素。

(3) 临床表现

① 好发年龄。20 ~ 30 岁，青壮年。

② 分类。咀嚼肌紊乱疾病；结构紊乱疾病；关节炎性疾病；骨关节病。

③ 阶段。功能紊乱阶段；结构紊乱阶段；关节器质性破坏阶段。

④ 症状。下颌运动异常；疼痛；弹响及杂音。其他症状：头痛、耳症、眼症。

(4) 诊断　X 线平片——许勒位和经咽侧位；关节造影。

(5) 防治原则　保守治疗为主。

合理的、合乎逻辑的治疗程序：可逆性保守治疗→不可逆性保守治疗→手术治疗（关节镜治疗→开放手术治疗）

## 二、临床分类

### （一）咀嚼肌群功能紊乱类

(1) 翼外肌功能亢进

① 症状。开口过大（开口末期）及弹响（开口末、闭口初）。开口型：开口末偏向健侧。

② 治疗。翼外肌封闭（0.5% ~ 1% 利多卡因）。

(2) 翼外肌痉挛

① 症状。开口中度受限和疼痛（深部压痛）。开口型：开口型偏向患侧，有被动开口度。

② 治疗。15% 氯化钙导入；翼外肌封闭（2% 利多卡因）。

(3) 咀嚼肌群痉挛

① 症状。严重的开口受限；被动开口度大于自然开口度。

② 治疗。理疗；痉挛肌肉内局部注射肉毒毒素。

(4) 肌筋膜痛

① 症状。持久性钝痛，扳机点。

② 治疗。非甾体类抗炎镇痛药物，封闭。

### （二）关节结构紊乱类（TMD 中构成比例最高一类）

(1) 可复性关节盘前移位

① 症状。开口型（闪电状）和弹响（开口初、闭口末弹响）。

② 治疗。复位𬌗垫，若无效关节镜或开放手术。

(2) 不可复性关节盘前移位

① 症状。弹响史。弹响消失后，开口受限。开口型：偏向患侧，无被动开口度。

② 治疗。时间较短：手法复位；时间长：关节镜、手术治疗。1% 透明质酸钠作关节腔内注射。

(3) 关节囊扩张伴关节盘附着松弛

① 症状。开口度过大和弹响（开口末闭口初）。

② 治疗。2% 利多卡因 1mL 行关节囊内注射，5% 鱼肝油酸钠 0.25 ~ 0.5mL 作关节腔内注射。

### （三）骨关节病类

(1) 关节盘穿孔、破裂

① 症状。多声破碎音；关节造影：关节上下腔交通。

② 治疗。保守治疗为主。无效者，可选择关节镜或开放手术治疗。

(2) 髁状突骨质破坏

① 症状。连续摩擦音。X 线可见骨质破坏。

② 治疗。保守治疗为主。无效者，可选择关节镜或开放手术治疗。

### （四）炎性疾病类

(1) 症状　髁状突后方，关节囊外压痛，不敢咬后牙，出现张口受限。

(2) 治疗　非甾体类抗炎镇痛药物。

## 第二节 颞下颌关节脱位

颞下颌关节脱位指髁状突脱出关节窝之外而不能自行复位。

### 一、急性前脱位（最常见）

#### （一）病因
外伤、突然大张口、长时间开口过度。

#### （二）临床表现
(1) 特征　耳屏前空虚、两颊变平。单侧脱位，颏点偏向健侧，健侧后牙呈反𬌗。
(2) X 线　许勒位片——关节窝空虚，髁状突位于关节结节前上方。

#### （三）治疗
(1) 复位　复位方向：下、后、上；用力方向：下、后。
(2) 制动　时间：2～3 周，最大开口度小于 1cm。

### 二、复发性脱位
硬化剂注射或采用手术治疗。

### 三、陈旧性脱位（少见、脱位 3 周以上）
手法复位困难，需手术切开复位。

## 第三节 颞下颌关节强直

### 一、定义
因器质性病变导致长期开口困难或完全不能开口者。

### 二、临床分类
(1) 关节内强直　关节强直，真性关节强直。
(2) 关节外强直　颌间挛缩或假性关节强直。
(3) 混合性强直　内强直＋外强直。

### 三、病因
(1) 内强直　关节创伤；关节感染，化脓性中耳炎。
(2) 外强直　创伤瘢痕、放疗。

### 四、临床表现
(1) 内强直　开口困难。面下部发育畸形。
① 双侧强直。小颌畸形。
② 单侧强直。颏部偏患侧，患侧下颌小，丰满，健侧狭长。
　　　　　　𬌗关系错乱（Ⅱ类错𬌗）。
　　　　　　髁状突活动减弱或消失。
③ X 线检查。髁状突和关节窝融合成致密团块，骨球状或 T 型融合。
(2) 外强直　开口困难。口腔颌面部瘢痕挛缩或缺损畸形。
X 线检查：关节骨性结构及关节间隙无重要异常征象。

### 五、治疗原则
(1) 内强直　髁状突切除术（关节松解术）——纤维性强直。
　　　　　　颞下颌关节成形术——骨性强直。
关节内强直手术时机如下。

| 项目 | 内容 |
|---|---|
| 手术年龄 | 12～15 岁 |
| 颞下颌关节成形术截开部位 | 粘连少仅限于髁状突：髁状突颈部截开 |
| | 骨性粘连大（下颌切迹消失）下颌切迹以下，下颌孔以上处截开 |
| 方法 | 切除骨质 0.5～1cm，截骨区要有 0.5～1cm 间隙，术中 35mm 以上开口度 |
| 手术时间 | 最好一次手术，如需两次手术，相隔手术时间不应超过 2 周 |
| 注意事项 | 术后 7～10 天开口训练，练习 6 个月以上 |

（2）外强直　松解瘢痕，凿开颌间粘连的骨质。

# 第十单元　颌面部神经疾病

## 第一节　三叉神经痛

### 一、概述

分为原发性、继发性。
（1）原发性　神经系统无阳性体征。
（2）继发性　皮肤感觉减退，角膜反射减退，听力降低。

### 二、临床表现

（1）疼痛性质　电击样、针刺样、刀割或撕裂样剧痛、疼痛为阵发性。
（2）单侧多见，不超中线，白天发作，春、冬季好发。
（3）疼痛可自发，也可由轻微的刺激扳机点所引起。
（4）痛性抽搐　痛区潮红、结膜充血或流泪、出汗流涎，患侧鼻腔黏液增多（疼的鼻涕眼泪和口水直流）。

### 三、扳机点

（1）第一支（眼支）　眶上支、上眼睑、眉、额、颞部。
（2）第二支（上颌支）　眶下孔、下眼睑、鼻唇沟、鼻翼、上唇、鼻孔下方或口角区、上颌结节或腭大孔等部位。
（3）第三支（下颌支）　颏孔、下唇、口角区、耳屏部、颊黏膜、颊脂垫尖、舌颌沟等处。

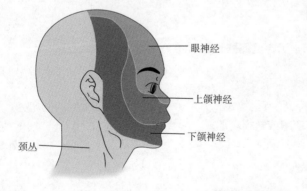
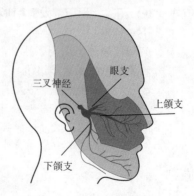

三叉神经分布区域

第一支痛时：麻痹眶上孔及其周围麻醉。
第二支痛时：注入眶下孔、切牙孔、腭大孔、上颌结节或圆孔选择性麻醉。

第三支痛时：颏孔、下牙槽神经孔或卵圆孔阻滞麻醉。

扳机点检查方法：拂、触、压、揉。

## 四、鉴别诊断

### 与舌咽神经痛鉴别

1. **部位** 咽、舌根、软腭、扁桃体。
2. **疼痛性质** 吞咽、讲话引起，睡眠也发作。
3. **诊断** 1%～2%丁卡因喷咽部如能止痛可确诊。

## 五、治疗

### （一）治疗原则

本着循序渐进的原则。

程序：药物或封闭、理疗、针刺、温控热凝、注射、神经撕脱、颅内手术。

### （二）治疗方法

（1）药物治疗 首选——卡马西平（痛痉宁/酰胺咪嗪）

（2）封闭治疗 1%～2%利多卡因+维生素$B_{12}$。

（3）理疗 维生素$B_1$或维生素$B_{12}$和利多卡因，将药物导入疼痛部位。

（4）针刺治疗 每次通电15～30min。每日1次，10～12次一疗程。

（5）半月节射频温控热凝术（最终温度75℃，痛觉消失，保留触觉） 关键是穿刺和定位。

（6）注射疗法 无水乙醇或95%乙醇。

（7）手术治疗 三叉神经周围支撕脱术主要适用于下牙槽神经和眶下神经。

# 第二节 周围性面神经麻痹

## 一、概述

面神经麻痹分为中枢性和周围性。

（1）中枢性面神经麻痹（核上性） 病变对侧睑裂以下的表情肌瘫痪。额纹不消失、能蹙眉。

（2）周围性面神经麻痹（核性或核下性） 病变同侧全部表情肌瘫痪。额纹消失、不能蹙眉。

## 二、贝尔麻痹

### （一）病因

面神经部分发生急性非化脓性炎症所致。

### （二）临床表现

（1）额纹消失、睑裂增大、鼻唇沟变浅、口角下垂，不能作抬眉、露齿、患侧口角下垂，健侧向上歪斜。

（2）贝尔征 患者患侧眼睑不能闭合，用力闭目时，眼球转向上方。

### （三）诊断鉴别诊断

（1）味觉检查 检查鼓索的功能。

（2）听觉检查 检查镫骨肌的功能。

（3）泪液检查 检查膝状神经节的功能。

（4）面神经损害部位

① 茎乳孔以外。面瘫。

② 鼓索与镫骨肌神经节之间。面瘫+味觉丧失+唾液腺分泌障碍。

③ 镫骨肌与膝状神经节之间。面瘫+味觉丧失+唾液腺分泌障碍+听觉改变。

④ 膝状神经节。面瘫+味觉丧失+唾液腺分泌障碍+听觉改变+泪腺分泌障碍。

⑤ 脑桥与膝状神经节之间。除面瘫外，感觉与分泌功能障碍较轻。

⑥ 核性损害。面瘫+轻度感觉与分泌障碍，损害累及皮质延髓束时可发生对侧偏瘫。

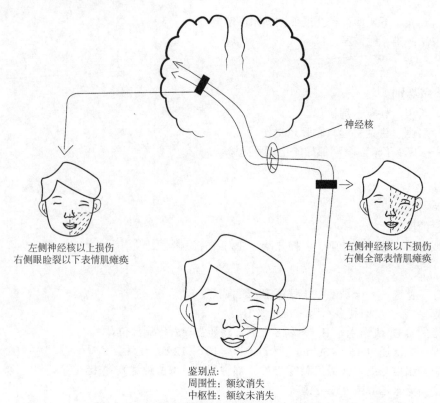

**面神经损伤的定位**

### （四）治疗

| | 时间 | 特点 |
|---|---|---|
| 急性期 | 1～2周 | 激素＋抗病毒药物＋营养神经药物 |
| 恢复期 | 2周～2年 | 恢复神经传导功能，加强肌收缩 |
| 后遗症期 | 2年后 | 永久性面瘫 |

# 第十一单元　先天性唇裂和腭裂

## 一、概述

（1）唇腭裂的形成胎儿在发育过程中，特别是胎儿发育成形的前12周。

（2）唇裂　发生于6～7周。

（3）发病因素

① 遗传因素。

② 营养因素。维生素A、维生素$B_2$、维生素$B_6$、维生素C、维生素D、维生素E及钙、磷、铁、泛酸、叶酸等缺乏时。

③ 感染和损伤。母体在妊娠初期（12周内），遇到某些损伤，或病毒感染性疾病如风疹。

④ 内分泌的影响。

⑤ 药物因素。

⑥ 物理因素。

⑦ 烟酒因素。

## 二、唇裂

（1）唇腭裂男女性别之比为1.5∶1。新生儿唇腭裂的患病率大约为1∶1000。

（2）国际和国内的临床分类

| 项目 | | 分类 |
|---|---|---|
| 国际 | 单侧唇裂 | 单侧不完全性唇裂（裂隙未裂至鼻底） |
| | | 单侧完全性唇裂（整个上唇至鼻底完全裂开） |
| | 双侧唇裂 | 双侧不完全性唇裂（双侧裂隙均未裂至鼻底） |
| | | 双侧完全性唇裂（双侧上唇至鼻底完全裂开） |
| | | 双侧混合性唇裂（一侧完全裂，另一侧不完全裂） |
| 国内 | 单侧唇裂 | Ⅰ度唇裂：仅限于红唇部分的裂开 |
| | | Ⅱ度唇裂：上唇部分裂开，但鼻底尚完整 |
| | | Ⅲ度唇裂：整个上唇至鼻底完全裂开 |
| | 双侧唇裂 | 分为左侧几度和右侧几度 |
| 特殊 | 隐性唇裂 | 皮肤和黏膜无裂开，肌层未能联合——浅沟状凹陷及唇峰分离等畸形（常考） |

（3）手术治疗

| 项目 | 人群 | 内容 |
|---|---|---|
| 手术时间 | 单侧唇裂 | 3～6个月、体重5～6kg以上 |
| | 双侧唇裂 | 6～12个月 |
| 麻醉方法 | 婴幼儿 | 全麻气管插管 |
| | 成人 | 双侧眶下神经阻滞麻醉 |

| 手术方法 | 下三角瓣法（Tennison法） | 旋转推进法（Millard法） |
|---|---|---|
| 优点 | 简单；恢复唇高 | 切组织少；唇弓形态好 |
| 缺点 | 切组织多；唇过长 | 技术难；唇高不足 |

| 双侧手术方法 | 适应证 | 特点 |
|---|---|---|
| 保留前唇原长的整复术 | 婴儿和前唇较长的成年患者 | 术后短期效果不好，但长期好 |
| 保留前唇加长的整复术 | 前唇短小的成人<br>前唇特小的幼儿患者 | 术后效果短期好，长期出现上唇下部紧，上部突出 |

术后应用滴管或小汤匙喂饲，5～7天拆线，如使用唇弓，至少应10天后拆线。

## 三、腭裂

| 项目 | | 内容 | |
|---|---|---|---|
| 国际 | 软腭裂 | 仅软腭裂开，有时只限于腭垂 | |
| | 不完全性腭裂 | 软腭完全+部分硬腭裂裂开 | |
| | 单侧完全性腭裂 | 裂隙自腭垂至切牙孔完全裂开 | |
| | 双侧完全性腭裂 | 两侧斜裂，直达牙槽突鼻中隔、前颌突及前唇部分孤立于中央 | |
| 国内 | Ⅰ度 | 限于腭垂裂 | |
| | Ⅱ度 | 部分腭裂，裂开未到切牙孔 | 浅Ⅱ度裂：软腭 |
| | | | 深Ⅱ度裂：软腭+部分硬腭裂开 |
| | Ⅲ度 | 全腭裂开，由腭垂到切牙区，包括牙槽突裂，常与唇裂伴发 | |
| 注 | 一侧完全、一侧不完全；腭垂缺失；黏膜下裂（隐裂）；硬腭部分裂孔等（少见） | | |

(1) 腭裂的临床表现和影响　腭裂语音。
(2) 手术时间　在12~18（8~18）个月为宜。
(3) 术后喂养　流食1周，半流食5天，2周后普食。
(4) 拆线　术后2周。
(5) 术后并发症　创口裂开或穿孔（腭瘘）：裂开部位为软硬腭交界处或腭垂处。原因：张力过大。建议术后6~12个月进行二次手术。

### 四、唇腭裂序列治疗（助理不考）

| 项目 | 时间 |
|---|---|
| 新生儿的正畸治疗 | 尽早配戴腭托矫治器；生后6个月配戴鼻管 |
| 术后语音效果的观察和语音治疗 | 腭裂术后（1个月）；学龄前（4~6岁） |
| 牙槽突植骨术 | 9~11（9~12）岁时进行，即尖牙未萌根形成1/2~2/3时 |
| 外科正畸治疗 | 16（18）岁以后进行 |
| 唇腭裂的二期修复 | 唇腭裂术后唇畸形及腭瘘可在学龄前进行修复 |
| | 鼻畸形在11岁时修复 |
| | 腭咽闭合不全的矫治可在腭裂术后一年或学龄前进行 |

# 第十二单元　牙颌面畸形（助理不考）

### 一、牙颌面畸形分类

(1) 颌骨发育过度畸形
(2) 颌骨发育不足畸形
(3) 牙源性错𬌗畸形
(4) 双颌畸形
(5) 不对称性牙颌面畸形
(6) 继发性牙颌面畸形

### 二、颌面畸形治疗原则

(1) 术前正畸治疗　消除牙的代偿性倾斜。
(2) 确认手术计划。
(3) 完成术前准备。
(4) 正确施术。
(5) 术后正畸治疗。
(6) 追踪观察　术后的追踪观察至少应持续6个月。

# 第十三单元　口腔颌面部后天畸形和缺损（助理不考）

### 一、显微血管外科

一般指外径在2mm以下的血管外科手术。

| 名称 | 外径 |
|---|---|
| 显微小血管 | 1.1～3mm |
| 显微细小血管 | 0.6～1mm |
| 显微微小血管 | 0.15～0.5mm |

吻合要求：**内膜紧密接触**、无外膜、无狭窄、无张力。
吻合（开放）顺序：**静脉→动脉**。

## 二、皮肤移植

（1）皮片分类

| 项目 | 刃厚皮片 | 中厚皮片 | | 全厚皮片 |
|---|---|---|---|---|
| 别称 | 也称表层皮片、薄层皮片或Thiersh皮片 | 也称Blair皮片<br>厚度为0.35～0.80mm | | 也称Wolfe-Krause皮片 |
| 厚度 | 0.2～0.25mm | 薄中厚 | 厚中厚 | — |
| | | 0.35～0.5mm | 0.62～0.8mm | |
| 包含 | 表皮层和很薄一层真皮最上的乳突层 | 表皮及一部分真皮层 | | 表皮及真皮的全层 |

（2）皮片特点　皮片愈薄，**生活力愈强**，收缩愈大，弹性越好，色泽变化越大。
皮片愈厚，收缩愈小，不易挛缩，能耐受外力摩擦与负重，色素沉着轻，但不易成活。

（3）适应证

| 名称 | 内容 |
|---|---|
| 有感染的肉芽创面或骨面 | 刃厚皮片 |
| 口腔内植皮 | 薄中厚皮片 |
| 面颈部植皮 | 厚中厚或全厚皮片 |
| 毛发可以再生、眉再造 | 全厚皮片 |

48～72h后皮片即已基本成活，术后8天已有足够的血供。
皮片失败原因：**血肿**。

## 三、皮瓣移植

### （一）带蒂皮瓣

**1. 随意皮瓣**
（1）肢体与躯干部位长宽比例　1.5：1最安全，最好不超过（2～3）：1。
（2）面部长宽比例　（2～3）：1。
（3）血液特别丰富部位长宽比例　4：1。

**2. 按转移方式分三种**
（1）移位皮瓣　Z字成型术。
（2）滑行皮瓣（推进皮瓣）"V"形切口"Y"形缝合：长度增加，宽度缩小；"Y"形创口"V"形缝合：长度缩小，宽带增加。
（3）旋转皮瓣　半径问题。

**3. 轴型皮瓣**　一般不受长宽比例限制。
（1）岛状皮瓣　皮瓣仅含一条血管。
（2）隧道皮瓣　无需二期断蒂或修整。

### （二）游离皮瓣

**1. 分类**
（1）口腔颌面部中、小型组织缺损的修复→前臂游离皮瓣。
（2）复合组织缺损→肌皮瓣。

**2. 注意事项**

（1）能用游离皮瓣最好不选择管状皮瓣。

（2）需断蒂者，一般在术后 14～21 天进行。

（3）游离皮瓣术后需要保持室温 25℃左右。

（4）术后 72h 内是游离皮瓣最容易发生血管危象的时候。

（5）颜色　皮瓣颜色变暗，紫色说明静脉淤血。皮瓣颜色灰白，说明动脉缺血。

（6）温度　一般不应低于皮温 3～6℃，以白炽灯距 30cm 加温。

（7）毛细血管充盈试验　超过 5s，多提示微循环功能很差，抢救成功的可能性较小。

（8）针刺出血试验　7 号针头刺入皮瓣深达 0.5cm，并适当捻动针头，鲜红血液流出，提示动脉血供良好，否则提示动脉危象。

（9）Doppler 进行监测　术后 6h 内，每半小时观察记录 1 次，之后每 1h 观察记录 1 次，持续 5～7 天。发现情况，应及时处理。

| 血管 | 术后皮瓣监测内容总结 |
|---|---|
| 浅部血管 | 颜色、温度、皮纹、质地、毛细血管充盈（微循环）、针刺出血（动脉供血） |
| 深部血管 | Doppler 观察 5～7 天 |

（10）皮瓣移植后　首先恢复为痛觉，最后是温度觉。

## 四、骨移植

（1）自体骨移植为主　肋骨可取对侧第 7、8、9 肋骨，同侧髂骨的髂嵴及颅骨。

（2）目前的骨移植术　可分为以下四种类型。

① 单纯游离骨移植术（Onlay 植骨术）。植骨可发生部分甚至完全吸收。

② 成形性松质骨移植术。不能用于感染区、瘢痕区或软组织缺少时的植骨。

③ 带肌蒂的骨移植术。仅限于整复下颌骨体部的中小型缺损。

④ 血管吻合游离骨移植术。血管化腓骨移植修复下颌骨缺损（与面动脉吻合）。

# 口腔修复学

# 第一单元　修复前的检查与准备

## 第一节　病史采集

病史采集：通过医师的问诊了解患者就诊的原因及要求，获得患者的主诉、现病史、既往史（系统病史、口腔专科病史）、家族史等资料。

### 一、主诉

主诉是患者就诊的主要原因和迫切要求解决的主要问题。不超过20字。

### 二、现病史

主诉疾病开始发病的时间、原因、发展进程和曾经接受过的检查和治疗。

### 三、既往史

从全身系统病史和口腔专科病史两方面入手。

**1. 全身系统病史**

**2. 口腔专科病史**

（1）修复治疗史。
（2）牙周病史。
（3）牙体牙髓治疗史。
（4）正畸治疗史。
（5）口腔外科治疗史。
（6）X线影像资料。
（7）颞下颌关节病史。

### 四、家族史

与遗传因素有关的口腔疾病，如先天无牙、错𬌗畸形、牙周病。

## 第二节　口腔临床检查

### 一、临床一般检查

**口腔外部检查**

**1. 颌面部检查**

| 项目 | 内容 |
| --- | --- |
| 面部皮肤 | 颜色、营养 |
| 面部外形 | 对称性 |
| 面部比例 | 比例是否协调、面下1/3的高度是否协调，有无颌畸形 |
| 口唇 | 口唇的突度及外形，笑线高低，上下前牙位置与口唇的关系 |
| 侧面轮廓 | 面型，颅、面、颌、牙各部分的前后位置和大小比例，颌骨前突或后缩等异常 |

**2. 颞下颌关节区**

| 项目 | 内容 |
| --- | --- |
| 活动度的检查 | 双侧髁突运动的大小及对称性，有无疼痛、疼痛部位、疼痛性质 |
| 弹响的检查 | 有无弹响，弹响的性质，弹响出现在的阶段，是否伴有疼痛 |

续表

| 项目 | 内容 |
|---|---|
| 外耳道前壁检查 | 双侧髁突对外耳道前壁的冲击强度是否一致 |
| 咀嚼肌的扪诊 | 最常用的咀嚼肌，颞肌扪诊，检查咀嚼肌收缩的强度和左右两侧对称性 |
| 开口度及开口型 | 开口度：大张口时，上下中切牙切缘之间的距离<br>开口度：3.7～4.5cm<br>开口型：下颌自闭口到张大的整个过程中，下颌运动的轨迹<br>正常开口型侧面观下颌向下后方，正面观直向下 |
| 下颌侧方运动 | 最大侧方运动范围约为12mm，前伸最大距离8～10mm |

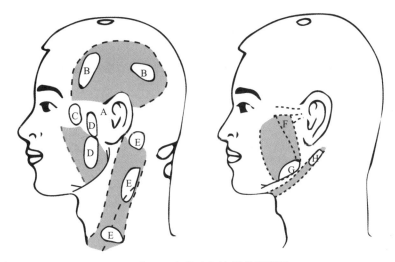

**颌面部及颈部肌肉扪诊部位示意图**
A—关节囊；B—颞肌；C—颞肌腱；D—咬肌；E—胸锁乳突肌；F—翼外肌；G—翼内肌；H—二腹肌后腹

**3. 口腔内的检查**

（1）口腔一般情况　牙列的完整性，牙体缺损的类型与范围，卫生情况，有无修复体存在，修复体质量如何，唇、颊、舌、口底、前庭沟、软硬腭等有无异常。

（2）牙周检查　牙周探针对每颗牙测量和记录6个部位的牙周袋深度，检查有无牙龈增生或萎缩现象、根分叉受累的情况以及牙的松动度。牙松动度测量和记录的方法有两种。

| 松动度 | 幅度 | 方向 |
|---|---|---|
| Ⅰ度松动 | ＜1mm | 仅有唇（颊）舌向松动 |
| Ⅱ度松动 | 1～2mm | 唇（颊）舌向+近远中向 |
| Ⅲ度松动 | ＞2mm | 唇（颊）舌向+近远中向+垂直向 |

（3）牙列检查　详细的天然牙检查资料有助于治疗计划的制定。

（4）𬌗关系检查

| 项目 | 内容 |
|---|---|
| 正中𬌗<br>位的检查 | 上下牙列是否有广泛均匀的接触关系<br>上下颌牙列中线是否一致<br>上下第一磨牙是否为中性关系<br>前牙覆𬌗、覆盖是否在正常范围之内<br>左右侧𬌗平面是否匀称 |
| 息止颌位<br>的检查 | 比较息止颌位与正中颌位时，下牙列中线有否变化<br>𬌗间隙的大小有无异常 |

| 项目 | 内容 |
|---|---|
| 殆干扰检查 | 正中和前伸、侧向咬合移动时有无牙尖干扰<br>上、下第一磨牙中性殆关系为上颌第一磨牙近颊尖正对下颌第一磨牙颊面沟<br>息止颌间隙为 1～3mm |

(5) 缺牙区情况　①缺牙区间隙大小，有无骨尖、倒凹、骨隆突。②拔牙后3个月可修复。过渡性义齿可提前到拔牙后1～2周。

(6) 无牙颌口腔专项检查（理解）：①牙槽嵴的吸收；②牙槽嵴的大小、形态和位置；③黏膜、舌、唾液检查。

(7) 原有修复体的检查。

(8) 缺牙部位剩余牙槽嵴　吸收的程度，是否影响可摘义齿支持能力的大小，是否影响桥体龈端的设计。

| 剩余牙槽嵴吸收程度分级 | | |
|---|---|---|
| 分级 | 表现 | 特征 |
| Ⅰ型 | 剩余牙槽嵴高度和宽度均足够 | 又高又宽（高） |
| Ⅱ型 | 剩余牙槽嵴的高度无明显吸收或轻度吸收<br>宽度呈中至重度吸收 | 又高又窄（刃状） |
| Ⅲ型 | 剩余牙槽嵴高度和宽度均中度吸收 | 高宽中等（小） |
| Ⅳ型 | 剩余牙槽嵴高度与宽度重度吸收或吸收达基骨或基骨以下 | 平凹 |

检查剩余牙槽嵴：有无组织缺损。
　　　　　　　　有无骨尖、骨棱、残根、压痛区。
　　　　　　　　有无松软牙槽嵴。
　　　　　　　　进行过修复，检查是否有边缘过短及压迫造成的骨质增生。

| 口腔内的检查 | | |
|---|---|---|
| 口腔一般情况 | 牙周检查 | 牙列检查 |
| 殆关系检查：正中殆位的检查<br>息止颌位的检查<br>殆干扰检查 | 缺牙区情况 | 无牙颌口腔专项检查 |

## 二、影像学检查

| 影像学检查 | 检查内容 |
|---|---|
| 常规X线根尖片 | 牙根及牙周支持组织 |
| 曲面体层X线片 | 残根，有无第三磨牙埋伏阻生 |
| 颞下颌关节X线侧位片 | 关节凹、髁突的外形以及髁突与关节凹的位置关系 |
| 头颅定位片 | 分析颅、面、颌、牙的形态、位置及其相互间的变化关系 |
| 锥形束CT（CBCT） | 用于种植修复、颞下颌关节病、牙体牙髓病、颌面外科<br>具有高分辨率、空间定位准确、辐射剂量小、投照时间短等优点 |

## 三、模型检查

模型检查可以弥补口腔内一般检查之不足。

## 四、咀嚼功能检查

(1) 内容　判断下颌运动有无异常。检查咀嚼肌收缩肌协调。下颌正中殆位有无异常。

(2) 方法　①殆力检测。②咀嚼效能的检查。③下颌运动轨迹检查。④咀嚼肌肌电图检查。

## 第三节　修复前准备（重点）

| 项目 | 内容 |
| --- | --- |
| 口腔的一般处理 | 处理急性症状<br>保证良好的口腔卫生<br>拆除不良修复体<br>治疗和控制龋病及牙周病 |
| 余留牙的保留与拔除 | ① 牙槽骨吸收 <1/3，松动度 <Ⅰ°的基牙可用 FPD<br>② 牙槽骨吸收 <1/2，松动度 <Ⅱ°的基牙可用 RPD<br>③ 牙槽骨吸收 >2/3，松动度达Ⅲ°，拔除 |
| 口腔软组织处理 | 治疗口腔黏膜疾患<br>唇、舌系带的修整<br>瘢痕组织的修整<br>对松动软组织的修整 |
| 牙槽骨的处理 | 消除有碍的骨突（拔牙后 1 个月） |
| | 骨性隆突修整术：<br>① 下颌前磨牙舌侧：也称下颌隆突<br>② 上颌隆突<br>③ 上颌结节：对双侧上颌结节肥大的，只需修整较大一侧上颌结节一侧肥大的不修，改就位道方向 |
| | 前庭沟加深术 |
| | 牙槽嵴重建术 |
| 修复前的正畸治疗（MTM） | 残根缺损达龈下或出现根侧壁穿孔<br>缺损伴有上前牙间隙时，先将间隙关闭后再修复 |

# 第二单元　牙体缺损

## 第一节　病因及影响

### 一、牙体缺损的病因（了解知道相关性，不用背）

| 病因 | 龋病——最常见 |
| --- | --- |
| | 牙外伤 |
| | 楔状缺损 |
| | 酸蚀症 |
| | 发育畸形（釉质发育不全、氟斑牙、过小牙、锥形牙、四环素牙） |

### 二、牙体缺损的影响

| 影响 | 对牙体和牙髓组织的影响 |
| --- | --- |
| | 对牙周组织的影响 |
| | 对咬合的影响 |
| | 其他不良影响：<br>尖锐边缘可擦伤舌及口腔黏膜<br>影响前牙美观、发音<br>降低垂直距离，影响面容及心理状态 |

# 第二节 治疗设计及方法选择

## 一、修复治疗的原则（熟记）

| 修复治疗的原则 | |
|---|---|
| 正确地恢复形态与功能 | 患牙预备时尽可能保护软硬组织健康 |
| 修复体边缘的设计 | 符合抗力形与固位形的要求 |

### （一）正确地恢复形态与功能

**1. 轴面形态** 正确地恢复形态与功能。
（1）维持颈部龈张力和正常接触关系 牙颈 1/3 突度。
（2）保证食物正常排溢及对于牙龈的生理刺激 过大时，牙龈萎缩；过小时，创伤性龈炎。
（3）利于修复体的自洁。

**2. 邻接关系**

| 项目 | 内容 |
|---|---|
| 过紧 | 细牙线不能通过 |
| 过松 | 细牙线无阻力通过 |
| 正常 | 细牙线勉强通过 |

**3. 邻面接触片检查**
（1）正常 50μm 以上和 110μm 以下，50μm 的检查片可顺利通过邻面区，110μm 检不能通过。
（2）邻接过紧 50μm 的检查片不能通过邻面。
（3）邻接过松 110μm 检查片轻松通过。

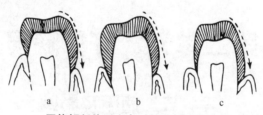

**牙体解剖外形突点对龈组织的影响**

a—正常外形凸点，龈组织可受到食物的按摩；b—凸度过大，龈组织得不到食物的按摩；
c—凸度过小，食物可直接损伤龈组织

**牙邻面的接触关系**

a—点接触；b—小面接触；c—面接触

**4. 外展隙** 食物的溢出道。
**5. 𬌗面及咬合关系** 𬌗力方向应接近于牙齿的长轴。𬌗力的大小与牙周相适应。稳定协调的𬌗关系，不能有早接触和𬌗干扰。

### （二）牙体预备过程中注意保护软硬组织健康

| 牙体预备的要求 |
|---|

① 去除病变，开辟空间，磨改过长、错位牙、对𬌗牙及邻牙，扩展到自洁区
② 保证牙髓健康：避免异种金属微电流
活髓牙保护措施：局麻、水雾冷却系统，间歇、短时、轻压、一次完成、制作临时冠

## （三）龈缘设计应合乎牙周组织健康的要求

| 项目 | 内容 |
|---|---|
| 龈上边缘 | 优点：不易损伤牙龈，印模制取方便，易于检查边缘的密合度 |
| | 缺点：前牙区不美观 |
| 龈下边缘 | 优点：美观，固位好 |
| | 缺点：易损伤牙龈，需要排龈，不易检查密合度，易造成牙龈炎症 |
| | 位置：龈缘下 0.5mm 以下，龈边缘距龈沟底至少 0.5mm |
| | 可设计龈下边缘：<br>龋坏、楔缺到龈下<br>邻接区到达龈嵴处<br>需增加固位<br>要求不露修复体金属边缘<br>牙根过敏 |

总结：尽可能设计龈上边缘

## （四）修复应合乎抗力形与固位形的要求

| 抗力形 | 患牙抗力：避免薄壁弱尖，降低高尖陡坡，修整尖锐的边缘嵴及轴面角<br>　　　　　增强辅助措施，钉、桩，或做成桩核结构<br>修复体抗力：优质材料<br>　　　　　　修复空间足够<br>　　　　　　金瓷结合避开咬合接触区 |
|---|---|
| 固位形 | 行使功能时不发生移位或脱落的能力，包括：环抱、钉洞、洞、沟 |

## 二、固位原理

固位原理：摩擦力（主要）、黏着力、约束力。（熟记）

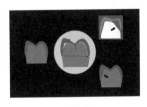

固位力

### 1. 摩擦力的影响因素

| 摩擦力 | 密合度（好） | 接触面积（大） | 角度 | 辅助固位形 | 点线角（清楚） |
|---|---|---|---|---|---|
| | 正比 | 正比 | 2°～5° | 正比 | 正比 |

### 2. 黏着力的影响因素

| 黏着力 | 面积 | 厚度 | 黏稠、粗糙度 | 异物水、油（无） |
|---|---|---|---|---|
| | 正比 | 反比（<30μm） | 适当 | 受影响 |

**3. 约束力**　制备几何形状（即固位形），结合沟、洞、钉洞辅助限制修复体运动方向，增大约束和约束力。
约束：限制物体某些运动的条件。
约束力：约束物体给被约束物体的力。
（鸠尾形固位形是嵌体的约束）

## 三、牙体缺损的修复方法

牙体缺损修复方法如下。

| 项目 | 内容 |
|---|---|
| 嵌体 | 嵌入牙体内部的修复体 |
| 部分冠 | 覆盖部分牙体表面的修复体 |
| 全冠 | 覆盖全部牙冠的修复体 |
| 桩核冠 | 牙冠缺损太大,无法直接用全冠修复时,利用固位桩插入根管内,并用桩核形成全冠预备体,再在其上进行全冠修复的修复体 |

嵌体分类如下。

| 分类 | 内容 |
|---|---|
| 根据嵌体所修复牙面情况 | 单面嵌体、双面嵌体和多面嵌体 |
| 部位 | 近中嵌体、远中嵌体、近中远中嵌体、颊侧嵌体、舌侧嵌体 |
| 嵌体覆盖并高于𬌗面 | 高嵌体 |
| 材料不同 | 金属嵌体、瓷嵌体、复合树脂嵌体 |

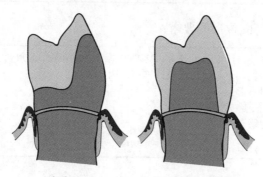

高嵌体　　　烤瓷冠（全瓷冠）

## 四、各类修复体的适应证与禁忌证

| 项目 | 内容 |
|---|---|
| 嵌体 | 适应证：需更好的恢复邻接、咬合,边缘密合,机械强度者<br>禁忌证：青少年恒牙、乳牙,缺太少,缺太多 |
| 部分冠 | 适应证：某一面是完整的（多为唇颊面）<br>　　　　牙冠径较大,尤其唇舌径大<br>　　　　间隙较小的三单位桥<br>　　　　倾斜基牙固定桥修复的固位体<br>禁忌证：不符合以上情况者为禁忌证 |
| 全冠 | 适应证：严重缺损、咬合低、邻接不良、牙短小、错位牙改形、牙冠折断<br>　　　　异种金属微电流<br>　　　　牙隐裂,牙髓活力未见异常,或已经牙髓治疗后无症状<br>　　　　固定义齿的固位体,活动义齿基牙的缺损需要保护、改形<br>禁忌证：青少年恒牙因尚未发育完全,牙髓腔较大者<br>　　　　无足够的固位形和抗力形者<br>　　　　严重深覆𬌗、咬合紧 |
| 桩核冠 | 适应证：①冠大部分缺损或做全冠修复固位不良<br>　　　　②冠缺损至龈下,牙冠延长术或正畸牵引术后能暴露出断面以下1.5mm<br>　　　　③错位牙、扭转牙而非正畸治疗适应证<br>　　　　④固定义齿的固位体的残冠残根<br>　　　　⑤畸形牙直接预备固位不良者<br>禁忌证：年轻恒牙<br>　　　　根管治疗不完善,根尖病变过大、瘘管未闭合者,根过短,根管弯曲者<br>　　　　缺损范围过大,根面位于龈下,无法正畸牵引或冠延长术 |

| 项目 | 内容 |
|---|---|
| 贴面 | 适应证：牙体缺损，包括牙面小缺损前牙切角缺损、大面积浅表缺损、颈部楔状缺损等<br>变色牙，包括四环素牙、氟斑症、牙釉质发育不良等<br>牙体形态异常牙，如畸形牙、过小牙等<br>牙体排列异常，如轻度的舌侧错位牙、扭转牙、牙间隙增大、轻度的中线偏移等<br>禁忌证：上颌牙齿严重的唇向错位、严重舌向错位、上颌前突等<br>反𬌗、牙间间隙过大、中线过度偏移、牙列拥挤等<br>牙齿唇颊面牙釉质缺损严重 |

根管充填后选择桩核冠修复的时间，参考治疗情况和全身状况而定。

| 一般完善的根管治疗后，观察1~2周 |
|---|
| 根尖周炎的根管治疗后，观察1周以上 |
| 有瘘管的，瘘管愈合后 |
| 根尖病变广泛，待明显缩小形成骨硬板后 |

### 五、修复体龈边缘外形的选择应用

在选择边缘形态时，应考虑：是否容易预备，是否清晰反映在印模和代型上，是否准确地做出蜡型，是否有一定的厚度？

各种边缘设计的优缺点如下。

| 材料 | 肩台 | 应用 | 优点 | 缺点 |
|---|---|---|---|---|
| 金属 | 刃状 | 舌倾的下颌磨牙 | 保存牙体组织多 | 边缘位置难确定 |
| | 斜面 | 部分冠颊舌面、嵌体 | 防止产生无基釉 | 限于金属材料 |
| | 浅凹形（无角肩台） | 金属全冠、部分冠、烤瓷舌侧 | 边缘清晰，厚度合适，容易控制掌握 | 可能形成无基釉边缘 |
| 瓷 | 深凹 | 烤瓷唇侧、全瓷 | 边缘清晰，强度较好 | 可能形成无基釉边缘 |
| | 直角 | 烤瓷唇侧、全瓷 | 边缘强度好 | 磨牙多、密合度低 |
| | 直角+斜面 | 后牙烤瓷颊侧 | 有足够的厚度，并可消除无基釉 | 磨牙多且向根端延伸 |

浅凹槽边缘：铸造金属全冠、部分冠以及烤瓷熔附金属冠的舌侧金属边缘。
深凹槽边缘：烤瓷熔附金属冠的唇面边缘及全瓷冠的边缘。

### 六、金瓷结合机制（助理不考）

| 金瓷结合机制 | 化学结合：49%，最主要、最关键 |
|---|---|
| | 机械结合：22%，提供机械锁结 |
| | 压缩结合：26%<br>烤瓷合金热膨胀系数必须略大于瓷的热膨胀系数，$(0.9 \sim 1.5) \times 10^{-6}$<br>烤瓷合金熔点必须远大于瓷的熔点（170~270℃） |
| | 范德华力：3% |

### 七、树脂粘接机制（助理不考）

① 化学结合。
② 分子间结合。
③ 氢键结合。
④ 嵌合。
⑤ 相互混合。

# 第三节 治疗步骤

## 一、金属嵌体的牙体预备

### 1. 牙体预备的基本要求

| 金属嵌体预备的基本要求 | 无倒凹：轴壁平行式殆式外展2°～5°<br>有斜面：位置→位于釉质层的1/2处，45°斜面宽度0.5～1mm<br>　　　　目的→① 去除洞缘无基釉，预防釉质折断<br>　　　　　　　 ② 增加洞缘密合性与封闭作用，减少微渗漏<br>　　　　　　　 ③ 选择性避开咬合接触点<br>邻面做片切形：缺损表浅、突度小、邻接不良的患牙<br>　　　　　　　片切面的颊舌边缘应达到自洁区 |
|---|---|

### 2. 牙体预备的方法

（1）殆面嵌体的牙体预备

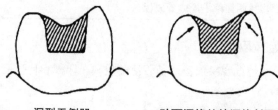

洞型无倒凹　　殆面洞缘处的洞缘斜面

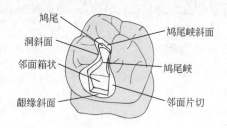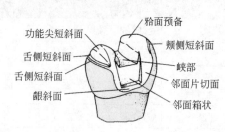

嵌体结构

① 去龋。
② 预防性扩展。
③ 固位形、抗力形的制备：深度应大于2mm；洞深不必强求洞底平面；轴壁平行或外展2°～5°，与嵌体就位道一致。

（2）邻嵌体的牙体预备

| 项目 | 内容 |
|---|---|
| 殆面部分 | 鸠尾固位形，防止水平向移位。鸠尾峡部宽度不大于殆面的1/2 |
| 邻面部分 | 邻面预备<br>箱（盒）状洞形：邻面较大的缺损或邻面有较大突度的后牙，或作为容纳附着体栓道的基牙<br>片切洞形：邻面缺损范围大而浅或邻面突度小，邻接不良的患牙。在片切面的中心，根据需要可制作箱状洞形、沟固位形 |

（3）其他嵌体的牙体预备

| 项目 | 内容 |
|---|---|
| 后牙近中殆远中嵌体 | 适应于：后牙两个或两个以上牙面损坏，或用于双面嵌体固位条件不够者。多主张采用全冠修复 |
| 高嵌体 | 适用于：广泛缺损或严重磨损需作咬合重建，保护薄弱的牙尖<br>固位主要靠钉洞固位。4个钉洞固位，深度2mm，直径为1mm。钉洞之间必须相互平行 |

## 二、3/4 冠的牙体预备

后牙 3/4 冠的牙体预备

| 项目 | 内容 |
|---|---|
| 殆面预备 | 按原有的外形磨出 1～1.5mm 间隙，颊面涉及量不超过 0.5mm |
| 殆沟预备 | 预备深度和宽度 1mm |
| 邻沟预备 | 邻沟预备在邻面颊侧 1/3 与中 1/3 交界处，方向应与轴壁平行沟深与宽度均为 1mm，可增加邻沟数目或增加钉洞 |

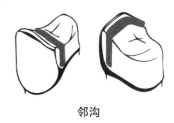

邻沟

## 三、铸造金属全冠的设计与牙体预备

### 1. 铸造全冠的设计

（1）修复材料 金合金，异种金属所产生的微电流。
（2）固位力 殆龈距离短、牙体小、轴壁缺损大、对殆牙天然牙边缘设计到龈缘下。
（3）减小殆面面积，加深食物排溢沟，减小侧向力。
（4）考虑到食物流向的控制。
（5）根据患牙位置、方向及邻牙设计就位道。

### 2. 铸造全冠的牙体预备  共分五个步骤进行

| | |
|---|---|
| 铸造全冠的牙体预备 | 殆面预备：1.0mm |
| | 颊舌面预备：消除倒凹，将轴面最大周径降到全冠的边缘处 |
| | 邻面预备：消除倒凹，邻面方向与戴入道一致，2°～5°为宜 |
| | 轴面预备：消除倒凹，自洁 |
| | 颈部肩台预：以轴壁无倒凹为前提<br>非贵金属 0.5～0.8mm 宽，贵金属 0.35～0.5mm 宽<br>凹形或带斜面的肩台形 |

### 3. 铸造金属材料

（1）铸造合金按其熔化温度范围  可分为三类。

| 项目 | 内容 |
|---|---|
| 高熔铸造合金 | 1100℃以上 |
| 中熔铸造合金 | 500～1100℃ |
| 低熔铸造合金 | 300～500℃及以下 |

（2）按其组成合金的主要元素的价值  分为两种。

| 项目 | 内容 |
|---|---|
| 贵金属合金 | 金合金、金钯合金、银钯合金 |
| 非贵金属合金 | 铬基合金、钛及钛合金、铜基合金 |

（3）铸造金合金按其屈服强度和延伸率  分为四型。

| 分类 | 特点 | 用途 |
|---|---|---|
| Ⅰ型合金 | 软质 | 铸造嵌体 |
| Ⅱ型合金 | 中硬 | 铸造冠 |
| Ⅲ型合金 | 硬质 | 薄的冠、桥、套筒冠 |
| Ⅳ型合金 | 超硬 | 可摘义齿支架、卡环、附着体 |

## 四、烤瓷熔附金属全冠的设计与牙体预备

### 1. 烤瓷熔附金属全冠设计

| 项目 | 内容 |
| --- | --- |
| 覆盖面的设计 | 全瓷覆盖：全冠舌侧颈缘全用金属，适用于咬合关系正常的前牙<br>部分瓷覆盖：殆面及舌面暴露出金属<br>适合于咬合紧、覆盖小、殆力大的前牙或作为固定桥的固位体<br>避开咬合功能区，金瓷90°对接或深凹槽预备型供瓷附着 |
| 金属基底冠的设计 | 厚度 0.3～0.5mm，无尖锐棱角，避免应力集中<br>缺损不严重，基底冠适当加厚，保证瓷层厚度均匀，颈缘处连续光滑 |
| 金瓷结合部的设计 | 避开直接暴露于唇颊侧，避免锐角应力集中。保证瓷层足够厚度 |
| 颈缘的设计 | 瓷颈环：又称全瓷颈缘。适用于前牙、前磨牙唇颊侧龈沟浅，要求不显露金属的患者。颈部预备 0.8mm 以上的肩台<br>金属颈环：适用于后牙及前牙舌侧全瓷覆盖型 PFM 全冠。金属颈环设计成 0.5mm 宽的肩台，1.0mm 的龈高度 |
| 邻接的设计 | 前牙—瓷覆盖。前磨牙、磨牙—金属或瓷。根据患者对美观的要求 |

### 2. 牙体预备的方法

（1）轴面与殆面（切缘）预备要求　方法步骤及要求基本上与铸造全冠相同，邻面预备量上前牙 1.8～2mm，下前牙 1.0～1.6mm。①金属厚度 0.5mm，瓷的厚度 0.85～1.2mm（舌侧、殆面不覆盖瓷，预备金属间隙即可）；②前牙切端和后牙殆面 1.5～2.0mm（保证切端瓷的厚度）；③轴壁无倒凹，殆方聚合度 2～5°，无锐边，圆钝；④上前牙切斜面斜向腭侧，下前牙切斜面斜向唇侧；⑤避免瓷层形成刃状，而且瓷层应形成一定的厚度。

（2）颈缘预备要求　①金属：羽状、凹槽形或直角斜面形。②烤瓷：直角或深凹，肩台位于龈缘下 0.5～0.8mm。③唇颊侧肩台宽度 1.0mm。舌侧金属边缘处肩台宽度 0.5mm。

## 五、桩核的类型及固位要求与牙体预备

### 1. 桩核的类型

（1）按材料　金属桩核及非金属桩核。金属桩核分：贵金属桩核和非贵金属桩核。非金属桩核：玻璃纤维桩及瓷桩。

（2）按制作方法　分为预成桩加树脂核和铸造金属桩。

| 桩核 | 特点 |
| --- | --- |
| 金属桩 | 弹性模量远远高于牙本质，易导致根折 |
| 陶瓷桩 | 硬度高，弹性模量与金属相似，易导致根折 |
| 纤维桩 | 美观性好，弹性模量与牙本质接近，易发生桩折 |

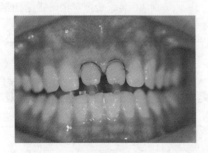

纤维桩

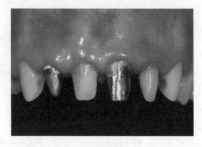

金属桩

## 2. 桩核冠的固位形与抗力形要求

 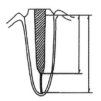   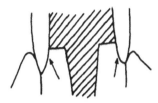

| 根尖区须保留不少于5mm的根充物 | 桩的长度不超于临床冠的高度 | 骨内桩长度大于骨内根长度的1/2 | 根管壁过薄，桩过粗 | 桩过细 | 牙本质肩领（箭头） |

| 项目 | 要求 |
| --- | --- |
| 长度 | 保留不少于5mm根尖封闭（3～5mm）<br>桩长≥临床牙冠长、桩在骨内长度≥1/2根在骨内长度（根长2/3～3/4） |
| 直径 | 根径1/4～1/3 |
| 牙本质肩领 | 高度≥1.5mm，厚度≥1mm |
| 桩的形态 | 与牙根外形一致的圆锥体<br>从根管口到根尖缩小呈锥形<br>与根管壁密合 |

### 3. 桩核冠的牙体预备

（1）根面预备：去净充填物及龋坏，全冠进行牙体预备，牙本质肩领大于1.5mm。

（2）根管预备：拍X线片，徐进徐退的手法，随时校正钻入方向，避免形成倒凹。

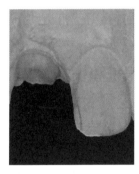 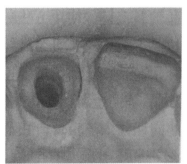

牙体预备

## 六、贴面的牙体预备

| 引导沟预备 | 用切割深度0.3mm或0.5mm的贴面专用深度指示沟车针 |
| --- | --- |
| 边缘的预备 | 用车针圆形末端进行，邻面和颈部边缘形成连续、均匀的浅凹形外形 |
| 唇面的预备 | 唇面颈1/3预备量：0.3～0.5mm<br>唇面切2/3预备量：0.5～0.8mm |
| 切端的预备 | 开窗型：预备范围限制在患牙唇侧 |
| | 对接型：在开窗型预备的基础上预备切端，瓷贴面修复时覆盖切端，贴面舌侧与牙体组织端端对接 |
| | 包绕型：切端少量预备或磨短，且预备到舌面切端下缘1mm左右（1～3mm），距离牙尖交错𬌗接触区至1mm的距离，在舌面形成终止线 |

## 七、比色

（1）颜色的描述系统　孟塞尔系统是目前最常用的颜色描述定位系统之一，临床上的比色基于此系统。孟塞尔系统将物体的颜色描述为三大要素。

① 明度，又称亮度。是指物体反射光线的强弱，由黑至白有 0～10 共 11 个梯度。自然牙的明度值一般为 4～8。

② 色调，又称色相，是颜色的基本特性，由物体所反射光线的波长决定。天然牙的色调一般为黄和黄红。

③ 饱和度，又称彩度。是指色调的深浅，即色调浓度的高低。自然牙的饱和度一般为 0～7。

（2）天然牙的颜色特征　牙的颜色是牙外观的重要特征，受许多因素的影响。

① 增龄性改变　多数人随着年龄的增加，牙的色泽变暗，颜色加深，由白黄到黄橙到棕橙，并出现磨耗、染色等特征色。随着年龄的增长，机械磨耗的产生，天然牙牙冠表面的平行线及发育沟越来越不明显，牙面越来越光滑，亮度逐渐增高。

② 牙位、性别与牙颜色变化的关系

- 一般情况下，女性天然牙牙色的亮度高于男性，而饱和度较低，色调偏黄；
- 上颌前牙中，中切牙亮度最大，尖牙亮度最小，但尖牙的饱和度最高；
- 尖牙比切牙色泽低，颜色深；
- 老年人不同牙之间的差别没有那么明显；
- 颜色在同一牙面上存在部位特异性，中 1/3 代表色最好，中 1/3 亮度较大，而牙颈部饱和度最大，切端饱和度最小。

（3）常用比色板　目前常用的比色板有 Vitapan Classical 比色板和 Vitapan 3D-Master 比色板等。

Vitapan 3D-Master 比色板：按照色度测量原则建立的比色板系统，对色彩的亮度、饱和度以及色调等三参数进行了等距离划分，容易定量化，使医技之间传达颜色信息更可靠准确。依据亮度可分为 1～5 级，依据饱和度可分为 1～3 级，中间也可有 1.5 和 2.5 存在；依据色调可分为 3 级，分别为 L、M 和 R，分别代表偏黄、中间色调和偏红。使用时先选择与天然牙最接近的亮度（1～5）；再在已确定的亮度组中，将中间色调 M 的色卡组取出，选择与天然牙最接近的饱和度（1～3）；最后确定色调（L、M 或 R）。

（4）比色的注意事项

① 医师与技师间应建立良好的交流关系。彼此对所应用的瓷粉、色彩学知识以及比色方法等有深入了解，尽量减少信息交流产生的误差。

② 比色前的准备及注意事项　诊室中的比色环境应能模拟白色自然光条件或是模拟日光照射条件；四周的环境包括家具、物品等以灰色基调为好，不能有反光物或颜色鲜明的物品。应在自然光线条件下进行比色，一般以上午 10 点至下午 3 点之间为佳。有条件的可在标准光源下进行比色，然后在多种光源下进行综合评价，以避免同色异谱现象。比色前应充分清洁天然牙，去除邻牙烟斑、茶垢等，必要时用橡皮杯抛光。

③ 比色时机　应在就诊开始时进行，以减少医师眼睛疲劳产生的影响；最好在预备之前进行比色，以最大限度记录原预备牙的颜色和形态特征；比色时间要短，以免视锥细胞疲劳，前 5 秒的第一印象很重要。

④ 比色时，医师眼睛应与所比色牙保持在同一水平位置，位于患者与光源之间；医师可先注视蓝色背景，以增强其对互补色黄色的敏感性；选择亮度时环境光线不宜过强，半闭眼睛可使视杆细胞活跃。

⑤ 其他比色技巧　比色板稍稍湿润后比色效果更好；在比色的同时，最好同期进行天然牙摄影以作为辅助手段来观察牙颜色、形态及表面特征等；尽量采用分区比色，将牙分为 9 分区会增加对牙色选择的准确性；如难以选到相似的牙色时，可选最接近的低饱和度、高亮度的牙色，这样可以采用上色的方法来弥补颜色差异；必要时可使用排除法进行比色，逐渐排除与牙颜色不符的比色卡；由于对颜色感知的差异和对美观概念理解的不同，比色时要征求患者的意见，最终的比色结果应该让患者接受。

## 八、暂时冠的制作

**1. 暂时冠的作用**

（1）保护牙髓。
（2）保护牙周。
（3）维持修复间隙。
（4）恢复功能。
（5）诊断作用。

**2. 材料**　自凝树脂。

## 九、印模与模型（了解）

**1. 排龈**　为保证印模的清晰、准确。使用机械排龈法排龈，根据龈沟的深浅不同，选择不同粗细的排龈线，5～10min 后取出，即刻取印模，排开的牙龈一般在 30～45s 内恢复原状。

## 2. 印模

（1）印模材料的选择

| | | 特点 |
|---|---|---|
| 藻酸盐 | 弹性、不可逆 | 临床最常用，清晰度和稳定性较差，吸水膨胀，失水收缩 |
| 琼脂 | 弹性、可逆 | 凝胶转变成溶胶的温度60～70℃，主要用于复制模型 |
| 硅橡胶 | 弹性、不可逆 | 缩合型：疏水，聚合时有副产物乙醇生成 |
| | | 加成型：疏水（增加亲水性），聚合后释放氢气 |
| 聚醚橡胶 | 弹性、不可逆 | 硬度高，适用于种植义齿、套筒冠、精密附着体的转移印模 |

（2）印模分类

| 项目 | 内容 |
|---|---|
| 制取次数 | 一次印模法：只取一次印模，做肌功能整塑<br>二次印模法：分为初印模和终印模，一次后均匀刮除1～2mm，再取终印模 |
| 有无功能性压力 | 解剖式印模：承托义齿的软硬组织处于静止状态时所取得的印模，为无压力印模<br>功能性印模：在取得解剖外形的同时，取得缺牙区黏膜在功能性压力作用下取得的印模，又称压力印模 |
| 是否开口 | 开口印模：正常印模局部义齿修复或固定修复，不用闭口，术者固定<br>闭口印模：有咬合的时候制取的印模（推荐，功能整塑和压力合适） |
| 分区印模法 | 适用小口畸形、张口受限、唇组织弹性差 |
| 分层印模法 | 用于颌骨缺损修复，分几次，几次可以对合在一起 |

（3）托盘的选择和分类 ①分类：金属托盘、塑料托盘、金属-塑料联合托盘。②选择：托盘内面与组织面之间有3～4mm间隙。托盘边缘止于黏膜皱襞2mm。③模型：厚度10mm。④灌注方法：一般灌注法、围模灌注法、分段灌注法。

## 十、修复体的试合、磨光与粘固

### 1. 试合

（1）检查修复体 洗净完整→有无金属瘤→石膏、抛光剂→75%乙醇消毒后可戴入。

（2）就位的标志 ①龈边缘到达设计的位置，与冠边缘密合；②咬合应基本合适；③无翘动。

a—组织面小瘤子影响就位；
b—铸件过紧影响就位

| 影响修复体就位的原因 | ① 组织面有金属小瘤<br>② 预备体上有倒凹有支点<br>③ 软组织有障碍<br>④ 修复体与邻牙的接触区过紧<br>⑤ 印模或模型变形、铸造收缩变形 |
|---|---|

（3）冠龈边缘要求与存在问题的处理
① 龈边缘要求，长短合适，达到设计的位置，外形与牙体一致。人造冠边缘与牙体的间隙不超过50μm。
② 问题及处理

| 问题 | 临床表现 | 处理 |
|---|---|---|
| 边缘过长 | 牙龈组苍白，有压痛感 | 磨除 |
| 边缘有缝隙 | 探针可探入 | 重做 |
| 边缘过厚（边缘与牙颈部肩台外形不一致） | | 修改 |
| 边缘过短（边缘没有达到设计的位置） | | 重做 |

(4) 外形及邻接要求和存在问题及处理
① 外形及邻接处要求。人造冠的外形应符合生理、解剖，修复原则；外展隙和邻间隙应清晰。
② 外形及邻接处存在问题及处理

| 项目 | 内容 | |
|---|---|---|
| 检查方法 | 细牙线检查邻接松紧，牙线勉强通过说明邻接正常 | |
| 问题 | 牙线不能通过说明过紧 | 通过无阻力，说明邻接过松 |
| 解决 | 磨改邻接区修正 | 加焊或加瓷的方法恢复正常邻接 |

(5) 调牙调𬌗　①调𬌗目的：正常的咬合接触，与牙周支持相适应。②调𬌗方法：原则上，调𬌗只在修复体上进行。预备不够及修复体厚度不够，适当磨改对𬌗牙后，做脱敏处理。使修复体在正中𬌗时有广泛接触，在侧向𬌗和前伸𬌗时无𬌗干扰。

2. 磨光
(1) 目的　试戴后粘固之前进行。
　　　　　提高耐腐蚀性、生物相容性，自洁好，达到舒适、美观的效果。
(2) 要求　由粗渐细，不得省略步骤。
　　　　　细砂轮修平→橡皮砂轮→湿砂布轮磨光→干抛光布轮抛光。
　　　　　金合金→氧化铁；其他合金→氧化铬。

3. 粘固
(1) 粘固剂的选择与使用　粘固剂厚度：不得超过 30μm

| 粘固剂 | 特点 |
|---|---|
| 磷酸锌粘固剂 | 粘接力较低<br>对牙髓刺激大<br>不良导体 |
| 聚羧酸粘固剂 | 粘接力较高<br>对牙髓刺激作用小 |
| 树脂类粘固剂 | 粘接力强，不溶于水，封闭性好 |

(2) 修复体粘固前处理　①试合满意的修复体：75% 乙醇消毒、超声清洁器处理 5min，以暴露出金属洁净面。②固位不良应作以下处理：喷砂；酸蚀；金属表面激活剂、偶联剂的使用，可改善粘固剂对金属的粘接力。③若修复体与牙体十分密合：粘固面预备出纵向小沟，以利于多余的粘固剂排溢。修复体过薄，牙体轴壁上磨出粘固剂溢出沟。

(3) 粘固方法
① 粘固步骤。隔湿→75% 乙醇消毒→调和粘固剂→按就位道方向就位→冠持续加压 3～5min。树脂类粘固剂，仔细清理龈沟与邻间隙的残留。
② 粘固后处理。刮除修复体周围多余粘固材料，必要时小橡皮锥在口内磨光修复体边缘。粘固完成后再一次检查咬合。使用及卫生指导，暂时粘固应规定复诊日期。刺激牙龈组织，龈沟内涂布少许 2% 碘甘油。

## 第四节　修复体戴入后可能出现的问题及处理

### 一、疼痛

| 项目 | 过敏性疼痛 | 自发性疼痛 | 咬合痛 |
|---|---|---|---|
| 原因 | 粘固后：切割过多、粘固剂刺激<br>使用后：继发龋、牙龈退缩、粘固剂脱落 | 牙髓炎、切割过多、<br>根管治疗不完善、侧穿、咬合创伤 | 短时间：创伤<br>一段时间后：根尖炎、侧穿、外伤 |
| 处理 | 去除多余粘固剂，继发龋充填，牙龈退缩脱敏 | 牙髓炎根管治疗<br>创伤调𬌗，侧穿拆除 | 调𬌗、牙周治疗或拆除重做或拔牙 |

## 二、食物嵌塞

### （一）食物嵌塞定义和原因

1. **食物嵌塞** 是食物嵌入或滞留在牙齿或修复体的邻接面的现象。
2. **食物嵌塞的原因**
（1）邻面无接触或接触不良。
（2）修复体轴面外形不良。
（3）𬌗面形态不良。
（4）𬌗平面与邻牙不一致。
（5）修复体有悬突或龈边缘不密合。
（6）对𬌗牙有充填式牙尖。

### （二）食物嵌塞出现的临床症状和处理

1. **食物嵌塞出现的临床症状** 牙龈胀痛不适，疼痛。滞留食物导致龋病和牙周炎。
2. **食物嵌塞的处理方法**
（1）邻接不良、外展隙过大者，拆除重做。
（2）𬌗面形态不良，适当做少许磨改，调磨对𬌗充填式牙尖，修改悬突。
（3）修改过修复体应仔细磨光，最好办法是试冠时仔细消除上述引起食物嵌塞的因素再粘固。
（4）如修复体不易拆除，而邻牙有牙体缺损，可利用邻牙充填治疗或做修复体恢复正常邻接。

## 三、龈缘炎

| 项目 | 内容 |
| --- | --- |
| 原因 | ① 轴壁突度不良<br>② 边缘过长，抛光不良、悬突<br>③ 试冠、戴冠时对牙龈损伤<br>④ 嵌塞食物压迫<br>⑤ 倾斜牙、异位牙未能恢复正常排列和外形<br>⑥ 粘固剂未去除干净 |
| 处理 | ① 局部消炎镇痛<br>② 调整消除<br>③ 保守治疗后若症状不缓解，拆除重做 |

## 四、修复体松动、脱落

| 修复体松动、脱落原因 | 处理 |
| --- | --- |
| 修复体固位不足 | 重做 |
| 𬌗力过大，集中，侧向力过大 | 磨改调𬌗抛光后重新粘固 |
| 粘固失败 | 常规处理重新粘固<br>采用树脂类粘固剂 |

## 五、修复体损坏

1. **修复体损坏的原因**
（1）修复体固位不足。
（2）创伤、外力过大，𬌗力集中，侧向力过大。
（3）粘固失败。
2. **修复体破损处理方法**
（1）前牙瓷全冠或PFM冠局部破裂、折断，氢氟酸溶液酸蚀断面1～2min。
（2）树脂全冠折断的处理可用氯仿溶胀后，添加复合树脂修理，调𬌗。
（3）大范围破损，穿孔的金属修复体，拆下重做。
（4）折断牙冠部分的桩，不易拆除的，将残留树脂牙冠预备成核后做冠修复。

# 第三单元 牙列缺损

## 第一节 病因及影响

### （一）牙列缺损的病因
常见病因：龋病和牙周病。

### （二）牙列缺损的影响
前牙：发音美观。
后牙：咀嚼功能减退。
牙周：接触点丧失。
关节：𬌗干扰引起的咬合关系紊乱。

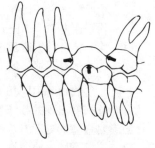

缺失牙后牙齿移位

## 第二节 治疗设计及方法选择

义齿的分类如下。

| 项目 | 内容 |
| --- | --- |
| 固定局部义齿 | 又称固定桥，组成包括固位体、桥体、连接体 |
| 可摘局部义齿 | 组成：人工牙、基托、连接体 |
| 种植义齿 | 植入颌骨内的人工植体为支持、种植体的上部结构为固位的一种修复体 |

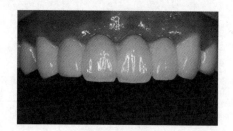
固定局部义齿

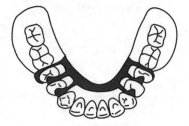
可摘局部义齿

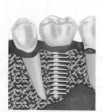
种植义齿

固定义齿与可摘义齿的优缺点如下。

| 项目 | 固定义齿 | 可摘义齿 |
| --- | --- | --- |
| 功能 | 理想、𬌗力传导与天然牙相似 | 差（发音、咀嚼） |
| 对黏膜的刺激 | 小 | 过敏，念珠菌性口炎 |
| 切割牙体组织 | 多 | 少 |
| 年龄 | 20～60岁 | 无限制 |
| 适应证 | 局限 | 广泛 |

## 第三节 固定义齿

### 一、固定义齿的组成和分类

#### （一）固定义齿的组成及各部分的作用

组成 { 固位体 / 桥体 / 连接体

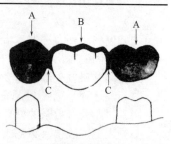

固定义齿的组成
A—固位体；B—桥体；C—连接体

| 组成 | 作用 |
|---|---|
| 固位体<br>（嵌体、部分冠、全冠、桩核冠） | 传递殆力到基牙<br>良好固位 |
| 桥体（人工牙） | 修复缺失牙的形态和功能的部分<br>桥体的两端或一端与固位体相连接 |
| 连接体 | 固定连接体：整体铸造法或焊接法<br>活动连接体：栓体栓道形式 |

## （二）固定义齿的分类及特点（熟练分出类型）

| 分类 | 特点 |
|---|---|
| 双端固定桥（完全固定桥） | 两端固位体与桥体之间的连接形式为固定连接，基牙、固位体、桥体连接成一个不动的整体，组成新的咀嚼单位 |
| 单端固定桥（悬臂固定桥） | 固定桥仅一端有固位体，桥体与固位体之间为固定连接，一端形成完全游离端 |
| 半固定桥（应力中断式固定桥） | 一端固位体为固定连接，另一端为活动连接。活动连接体在桥体的部分制成栓体，嵌合于基牙固位体上的栓道内 |
| 复合固定桥 | 两种或两种以上的简单固定桥组合成复合固定桥。2个或2个以上的基牙，4个或4个以上的牙单位，如双端固定桥的一端再连接一个半固定桥或单端固定桥 |

## （三）特殊的固定桥类型

| 项目 | 内容 |
|---|---|
| 种植固定桥 | 种植体作为固定桥的支持和固位端来修复牙列缺损，植体与自然牙一般不能同时作为固定桥的基牙 |
| 固定-可摘联合桥 | 自行摘戴，固位体的内外冠产生摩擦力或磁性固位体的吸力 |
| 粘接固定桥 | 固位主要依靠粘接材料的粘接力，牙体制备的固位形为辅助固位。磨削牙体组织少，减少牙髓损伤 |

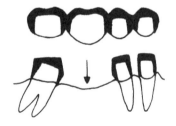

双端固定桥

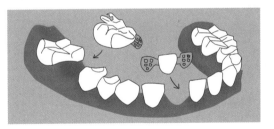

粘接固定桥

| 项目 | 内容 |
|---|---|
| 常用固定桥类型 | 双端固定桥 |
| | 半固定桥 |
| | 单端固定桥 |
| | 复合固定桥 |
| 特殊的固定桥类型 | 种植固定桥 |
| | 固定-可摘联合桥 |
| | 粘接固定桥 |

## （四）固定桥的各自特点（重点记忆适应证）

| 项目 | 内容 |
| --- | --- |
| 双端固定桥（最理想、最广泛） | 适用证：缺牙少，两端基牙条件好<br>基牙能承受较大力，双端基牙所受殆力基本相等。连接为整体，由单个基牙的生理性运动转变成固定桥基牙的整体性生理运动。符合牙周组织健康要求 |
| 半固定桥 | 适应证：基牙倾斜度大，或两端基牙倾斜角度差异大，难于求得共同就位道<br>两端基牙所承受的应力不均匀，固定连接端基牙所受的殆力大于活动连接端基牙，活动连接体有应力中断的作用 |
| 单端固定桥 | 适应证：缺牙间隙小，殆力小，且基牙条件好<br>基牙根部形成旋转中心，产生杠杆作用，使基牙倾斜、扭转 |
| 复合固定桥 | 两个或两个以上基牙，四个或四个以上的牙单位，包括前牙和后牙。受外力时，各个基牙的受力反应不一致。基牙数目多且分散，共同就位道较困难 |

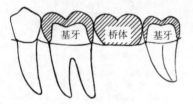
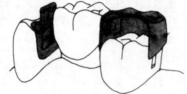
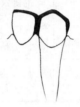
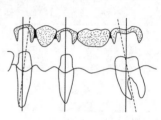

双端固定桥　　　　半固定桥　　　　单端固定桥　　　　复合固定桥

关于中间基牙：牙列间隔缺失时涉及中间基牙，因中间基牙的支点作用，会使一端受力下沉时，在另一端会产生殆向脱位力。这种现象尤其在咬块状食物时明显。为此，需要在中间基牙的远中设计应力中断连接体。如46缺失，基牙应是357，5远中为应力中断式连接，设计成由双端固定桥和半固定桥组成的复合固定桥。

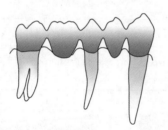
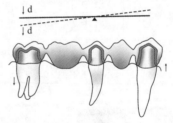

中间基牙　　　　应力中断式连接

## 二、固定义齿的适应证和禁忌证

### （一）缺牙的数目

一个或两个缺失牙，缺失牙在两个以上为间隔缺失，应增加支持。

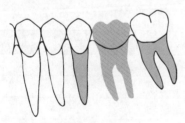
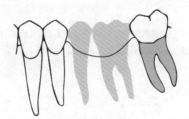
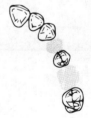

单个牙缺失　　　　两个牙缺失　　　　间隔缺失

### （二）缺牙的部位

后牙末端游离缺失者，若用单端固定桥修复，杠杆作用大易造成基牙牙周损伤。注意：第二磨牙游离缺失，对殆为黏膜支持式可摘义齿，第二前磨牙和第一磨牙为基牙时牙周情况好，采用单端固定桥修复。

### (三) 基牙的条件

| 项目 | 要求 |
|---|---|
| 牙冠（固位） | 牙冠高、外形好 |
| 牙根（支持） | 长、粗、多根、无吸收 |
| 牙髓 | 活髓最佳 |
| 牙周组织 | 无炎症，如有吸收，不超过 1/3 |
| 基牙的位置 | 直立，若倾斜应小于 30° |

### (四) 咬合关系

（1）缺牙区的咬合关系基本正常　有正常的殆龈距离，对颌牙无伸长，邻牙无倾斜。
（2）缺牙时间久关系紊乱，如邻牙倾斜、对颌牙伸长形成牙间锁结，致使下颌运动受限者，不宜采用固定桥修复；若通过咬合关系调整，伸长牙和倾斜牙恢复至正常位置可考虑固定桥修复。
（3）缺牙区咬合接触过紧，殆龈过小，无足够的厚度强度，不宜采用固定义齿修复。

### (五) 缺牙区牙槽嵴

（1）缺牙区伤口愈合　拔牙后 3 个月。
（2）缺牙区牙槽嵴吸收　牙槽嵴吸收过多的后牙区设计卫生桥。

### (六) 年龄

20～60 岁。

### (七) 口腔卫生

选用固定桥修复时，必须进行牙周洁治。

### (八) 余留牙情况

如余留牙有重度牙周病或严重龋坏，根尖周有病变，患牙无法保留。

## 三、固定义齿的基牙选择

### (一) 基牙数的确定

牙周潜力：（牙周储备力）正常咀嚼运动中，咀嚼食物的力约为牙周组织所能支持的力量的一半，在牙周组织中储存另一半的支持力量。

| 基牙数的确定 | 内容 |
|---|---|
| 牙周膜面积决定基牙数量（Ante） | 基牙牙周膜面积的总和应等于或大于缺失牙牙周膜面积的总和<br>牙周膜面积：上颌：6>7>3>4>5>1>2<br>　　　　　　下颌：6>7>3>5>4>2>1<br>第一磨牙牙槽骨吸收 1/4 时，牙周膜面积通常丧失 30% |
| 殆力的比值决定基牙数量（Nelson） | 上、下第一磨牙殆力比值 100 为基准；桥基牙殆力比值总和的 2 倍，等于或大于固定桥各基牙及缺失牙殆力比值的总和 |

### (二) 基牙条件

| 基牙条件 | 处理方法 |
|---|---|
| 浅龋 | 牙体制备将龋去净 |
| 深龋 | 必要时打固位钉，基牙缺损大者做桩核冠 |
| 过度磨耗的牙 | 增加固位力，做金属殆面牙 |
| 牙冠形态异常 | 牙根长大可作为基牙，或桩核冠改变冠形态 |
| 牙冠钙化不良 | 不宜作为基牙 |

（1）牙体情况（了解）（不怕龋坏和疼，就怕短和钙化不良）

（2）冠根比　临床冠根比例以1：2至2：3较为理想。
　　　　　　　1：1之比是最低限度。（熟记）
（3）牙根情况

| 牙根情况 | 内容 |
|---|---|
| 牙根粗长 | 单根牙不规则的或根尖1/3弯曲，比锥形牙根的支持作用好 |
| 多根牙 | 比融合根支持作用好 |

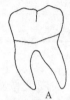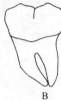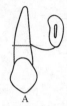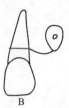

多根牙：A比B支持作用好　　　单根牙：A比B支持作用好

（4）基牙的位置、方向和咬合（基牙倾斜不大于30°）

| 项目 | 内容 |
|---|---|
| 倾斜的牙 | 轻度倾斜：年龄小——最好正畸，或者加大预备量<br>　　　　　年龄大——加大预备量，倾斜侧用刃状肩台 |
| | 倾斜角度较大——活动链接体 |
| | 严重倾斜——牙髓治疗，增加基牙来分散牙合力 |
| 伸长对颌牙 | 干扰咀嚼运动，必须先行伸长牙的咬合调整，可选作基牙 |
| 咬合过紧的牙 | 不宜选作基牙 |

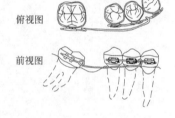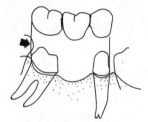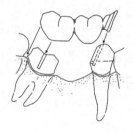

就位道的选择

## 四、固定义齿的设计

### （一）固位体的设计

**1. 固位体应具备条件**

（1）固位形和抗力形。
（2）就位道。
（3）材料性能。
（4）保护牙体软硬组织。
（5）保护牙髓。
（6）固位体边缘密合度。
（7）固位体形态和功能。

**2. 固位体的类型**（熟记）　固位体类型对固位力的影响：全冠＞部分冠＞嵌体。

| 分类 | 举例 |
|---|---|
| 冠内固位体 | 两面嵌体、三面嵌体、多面嵌体及针型固位高嵌体 |
| 冠外固位体 | 部分冠和全冠 |
| 根内固位体 | 桩核冠 |

3. 各固位体的特点

| 冠内固位体 | 冠外固位体 | |
|---|---|---|
| | 部分冠 | 全冠 |
| 适用于：已有龋病，可获得嵌体的固位形，间隙窄，咬合力小，固位力要求不高的<br>缺点：外形线较长 | 常用于前牙固位体<br>牙体制备量少，固位比嵌体好、更美观 | 固位力最强，最常用金属用于后牙，烤瓷用于前牙 |

## （二）固位体设计中应注意的问题（了解）

（1）提高固位体的固位力的方法

| 固位体 | 提高固位力的方法 |
|---|---|
| 全冠 | 聚合角度小，2°～5° |
| 3/4冠 | 邻面做邻沟（深1mm） |
| 嵌体 | 洞深足够（≥2mm） |

（2）基牙两端的固位体固位力应基本相等 固位力不相等时会对牙产生影响。

| 固位力不等 | 影响 |
|---|---|
| 固位力弱的一端 | 基牙松动→与固位体之间出现间隙→粘接材料被溶解→松动端基牙继发龋坏，甚至影响牙髓 |
| 固位力强的一端 | 牙周组织损害 |
| 解决办法：在固位力弱的一端增加基牙 | |

（3）固位力大小应与𬌗力的大小、桥体的跨度和桥体的曲度相适应 桥体跨度越长，越弯曲，𬌗力越大者，要求固位体的固位力越高，有时需增加基牙数目来提高固位力。

（4）固位体之间应寻求共同就位道。

（5）防止基牙牙尖折裂 冠外固位体基牙𬌗面全部被金属覆盖，不会发生牙尖折裂。冠内固位体易造成牙尖折裂。

（6）基牙牙冠缺损的固位体设计

| 情况 | 做法 |
|---|---|
| 牙冠缺损面积较小 | 设计时一并修复 |
| 基牙牙冠有充填物 | 固位体尽可能覆盖充填物，避免继发龋 |
| 充填物为金属，牙齿有活力时 | 拆除充填物，树脂修复 |
| 牙冠严重缺损死髓牙，牙根稳固 | 牙髓治疗和根管充填后作为桥基牙 |

## （三）桥体的设计

### 1. 桥体应具备的条件

（1）恢复缺失牙功能。

（2）外形近似缺失天然牙的形态、色泽与功能。

（3）自洁作用好，材料性能。

（4）减轻𬌗力。

（5）材料性能 桥体应有足够的机械强度，化学性能稳定和有良好的生物相容性。

### 2. 桥体的类型及特点

（1）按材料不同分类

| 材料 | 适用于 |
|---|---|
| 金属桥体 | 优点：强度高，𬌗龈距离小，咬合紧<br>缺点：不美观，不适合前牙区 |
| 非金属桥体 | 全塑料桥体：硬度低，易磨损，易老化变色，对黏膜刺激性大<br>暂时性固定桥<br>全瓷桥体：硬度大，化学性能稳定，组织相容好 |
| 金属与非金属联合桥体 | 桥体烤瓷熔附金属桥是临床上应用最为广泛的桥体 |

（2）按桥体龈端与牙槽嵴黏膜接触关系分类　包括接触式桥体和悬空式桥体两种。

① 第一类：接触式桥体。

| 分类 | 特点 | 适应证 |
| --- | --- | --- |
| 盖嵴式 | 线性接触，舌侧易滞留食物，但设计好仍可能自洁好 | 上前牙牙槽嵴吸收较多者 |
| 改良盖嵴式 | 盖嵴式桥体龈端向舌侧延伸，自洁好 | 多用于前牙（上下颌固定桥均可使用） |
| 鞍式 | 接触面积大，自洁差 | 临床少用、下颌牙槽嵴狭窄 |
| 改良鞍式（球形） | 舌侧缩窄，美观舒适，自洁 | 多用于后牙 |
| 船底式 | 接触面积最小，易清洁 | 下颌牙槽嵴，狭窄 |

② 第二类：悬空式桥体（又称为卫生桥）。

桥体与黏膜不接触，至少 3mm 以上的间隙，便于食物通过而不积聚，较好的自洁作用。仅适用于后牙缺失，缺牙区牙槽嵴吸收明显的。

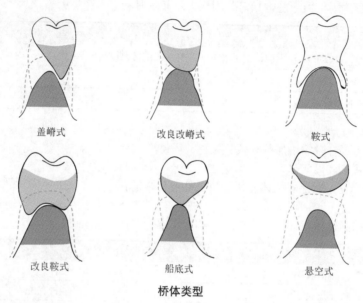

桥体类型

**3. 桥体设计中应注意的问题**

桥体的龈端　①时间，拔牙后 3 个月左右；②形式，利于自洁；③龈端与黏膜，既无间隙存在，又无过紧压迫黏膜；④应高度抛光。

**4. 桥体的𬌗面**

（1）桥体𬌗面的形态　与解剖形态，邻牙的磨损程度及对颌牙的咬合关系来恢复。

（2）𬌗面大小　桥体的颊舌径略窄于原天然牙。桥体的颊舌径宽为天然牙宽度的 2/3～1/2。基牙差减少到原天然牙宽度的 1/2。缺一牙恢复 90%，缺两牙恢复 75%，缺三牙 50%。

（3）桥体的轴面　①外形突度，利于自洁作用；②邻间隙形态，舌腭侧邻间隙应扩大，便于食物溢出和清洁；③唇颊面颈缘线，与邻牙协调。

（4）桥体的色泽　颜色、光泽和透明度应与邻牙接近。金属桥体与邻牙色泽反差过大，只能用于后磨牙。

（5）桥体的强度　①材料的机械强度，除非金属桥体外，机械强度一般符合固定桥设计要求。②桥体的厚度与长度，在相同条件下，桥体挠曲变形量与桥体厚度的立方成反比，与桥体长度的立方成正比。缺牙区近远中间隙大时，应加厚桥体金属层，抵抗桥体挠曲（熟记）。③桥体的结构形态，有"工"形、"T"形、"▽"形，工形抗挠曲变形量最强。④𬌗力的大小，𬌗力是导致挠曲变形的主要原因。⑤减小𬌗力的方法，减小颊舌径；增加或加深加宽食物溢出沟；加大舌外展隙；降低牙尖斜度。

（6）桥体的排列位置　①缺失牙间隙过宽，可酌情添加牙齿。②缺牙间隙过窄，适当多磨除缺牙区两端近远中面，加宽间隙；也可将桥体适当扭转或与邻牙重叠，使桥体牙的形态、大小接近同名牙。③可通过调整颊面颊嵴的近远中位置来改善。

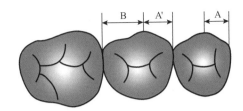
间隙略大：轴嵴近中移

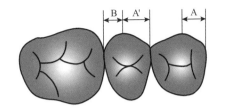
间隙略小：轴嵴远中移

### （四）连接体的设计

| 连接体 | 内容 |
| --- | --- |
| 固定连接体（整铸、焊接） | 前牙位于中 1/3 偏舌侧，后牙位于中 1/3 偏𬌗面<br>面积不应小于 4mm² |
| 活动连接体 | 用于半固定桥，设计于后牙固定桥 |

## 五、不同类型牙列缺损的固定桥的设计（理解）

### （一）单个牙缺失

#### 1. 上颌的牙缺失

| 缺失牙 | 处理 |
| --- | --- |
| 1\| 缺失 | 2\| 支持固位好：2\|1 为基牙双端固定桥<br>1\| 缺隙大 2\| 支持力较差：32\|1 基牙的固定桥 |
| 2\| 缺失 | 31\| 为基牙的双端固定桥<br>缺牙间隙小，𬌗力小：3\| 为基牙的单端 |
| 3\| 缺失 | 2\| 支持能力有限：124\| 双端固定桥，磨除过多牙；也可以 45\| 单端必须减轻𬌗力<br>2\| 支持条件好，3\| 间隙较小：24\| 为基牙双端桥 |
| 4\| 或 5\| 缺失 | 53\| 或者 64\| 为基牙的双端固定桥 |
| 6\| 缺失 | 75\| 为基牙的双端固定桥 |
| 7\| 缺失 | 86\| 为基牙的双端固定桥<br>8\| 缺失以 65\| 为基牙的单端双基牙固定桥 |

#### 2. 下颌的牙缺失

| 缺失牙 | 处理 |
| --- | --- |
| 1\| 缺失 | 2\|1 为基牙的双端固定桥 |
| 2\| 缺失 | 1\| 支持力正常：31 作基牙的双端固定桥<br>1\| 的条件差：31\|1 为基牙 |
| 3\| 缺失 | 421 为基牙的双端固定桥 |
| 4\| 或 5\| 缺失 | 分别设计以 53\| 或 64\| 为基牙的双端固定桥 |
| 6\| 缺失 | 75\| 为基牙的双端固定桥<br>7\| 近中倾斜移位，设计半固定桥 |
| 7\| 缺失 | 8\| 存在 86\| 为基牙的双端固定桥<br>8\| 不存在可设计以 65\| 为基牙的单端双基牙固定桥 |

## （二）两个牙的连续缺失

### 1. 上颌牙缺失

| 缺失牙 | 处理 |
|---|---|
| 1\|1 缺失 | 缺牙间隙小，前牙咬合不紧，2\|2 条件好，2\|2 为基牙的双端固定桥<br>2\|2 条件差，增加 3\|3 为基牙 |
| 21\| 缺失 | 3\|1 为基牙的双端固定桥 |
| 32\| 缺失 | 41\|1 或 541\|1 为基牙的双端固定桥 |
| 43\| 缺失 | 521\| 为基牙的双端固定桥 |
| 54\| 缺失 | 3\| 的牙冠条件好，以 63\| 为基牙的双端固定桥 |
| 65\| 缺失 | 743\| 为基牙的双端固定桥 |
| 76\| 缺失 | 不宜采用固定桥 |

### 2. 下颌牙缺失

| 缺失牙 | 处理 |
|---|---|
| 1\|1 缺失 | 2\|2 为基牙的双端固定桥 |
| 21\| 缺失 | 3\|1 为基牙的双端固定桥 |
| 32\| 缺失 | 41\|1 为基牙的双端固定桥 |
| 43\| 缺失 | 521\| 为基牙的双端固定桥 |
| 54\| 缺失 | 632\| 为基牙的双端固定桥 |
| 65\| 缺失 | 743\| 为基牙的双端固定桥 |
| 76\| 缺失 | 不宜设计固定桥修复 |

## （三）两个牙的间隔缺失

### 1. 上颌牙缺失

| 缺失牙 | 处理 |
|---|---|
| 42\| 缺失 | 53\| 为基牙的复合固定桥，或设计以 531\| 为基牙的复合固定桥 |
| 52\| 缺失 | 64\| 为基牙和以 31\| 为基牙的两个双端固定桥 |
| 53\| 缺失 | 642\| 为基牙的复合固定桥<br>2\| 的条件差，再追加 1\| 为基牙 |

### 2. 下颌牙缺失

| 缺失牙 | 处理 |
|---|---|
| 42\| 缺失 | 531\| 为基牙的复合固定桥 |
| 63\| 缺失 | 754\| 为基牙的复合固定桥 |

## （四）三个牙或多个牙缺失：牙弓后段的三个牙连续缺失一般不考虑设计固定桥修复

| 缺失牙 | 处理 |
|---|---|
| 上颌 21\|1 缺失 | 3\|23 为基牙的双端固定桥 |
| 上颌 21\|2 缺失 | 3\|13 为基牙的双端固定桥 |
| 上颌 21\|12 缺失 | 咬合关系正常，缺牙间隙不大，上颌 3\|3 的固位、支持条件好，上颌 3\|3 为基牙的双端固定桥<br>拾力大，3\|3 的条件差，43\|34 为基牙的双端固定桥 |

| 缺失牙 | 处理 |
|---|---|
| 下颌 21\|12 缺失 | 缺牙间隙不大，下颌 3\|3 的固位、支持条件好，下颌 3\|3 为基牙的双端固定桥 |
| 下颌 21\|124 缺失 | 下颌 3\|35 为基牙的复合固定桥 |

### 六、固定义齿的治疗步骤

固定义齿的基牙预备原则和要求与全冠、部分冠、嵌体的牙体预备要求基本相同。注意以下几点。
（1）各基牙预备体之间必须有共同就位道。
（2）不同的固位体设计需要的基牙预备量，以及不同的牙体龈边缘预备形式。
（3）必须根据连接方式的不同及材料使用的要求留出连接体的空间。

### 七、固定义齿修复后可能出现的问题和处理（高频考点，熟记）

| 问题 | | 临床表现和处理 |
|---|---|---|
| 基牙疼痛 | 咬合早接触 | 去除早接触点 |
| | 牙周膜轻度损伤（用力戴入导致） | 邻接过紧——邻牙牙周膜损伤，自行消失<br>共同就位道偏差——基牙的牙周膜损伤 |
| | 牙髓炎 | 制备量大，拆除治疗后重作修复 |
| | 继发性龋 | 拆除固定桥，治疗后再重作修复 |
| | 电位差刺激 | 消除电位差 |
| | 基牙受力过大 | 固定桥设计不合理，重作设计 |
| 牙龈炎 | 粘接剂未去净 | 去净 |
| | 菌斑附着 | 固位体边缘不贴合或外形恢复不正确，重新制作 |
| | 龈组织受压 | 固位体边缘或桥体龈端过长，应磨除 |
| | 接触点不正确 | 食物嵌塞，龈炎，重做 |
| 固定桥松动 | 基牙负荷过大 | 减少压力 |
| | 固位体固位力不够 | 重新设计 |
| | 牙体固位形差 | 轴面向内聚过大，甚至成锥形，重新制备 |
| | 固位体与基牙不密合 | 拆除，重新制作 |
| | 继发龋 | 拆除，充填后重新制作 |
| 固定桥破损 | 瓷层或树脂层牙面破损 | 连接体折断 |
| | 𬌗面破损 | 重新制作 |
| 固位体、桥体牙面变色 | 树脂牙面的厚度不够 | 金属基底表面遮色剂效果不理想 |
| | 色素着色 | 口内通过更换桥体牙面，或用光固化复合树脂修补，其他原因引起的固定桥破损，应拆除后重新制作 |

## 第四节 可摘局部义齿

可摘局部义齿定义：是牙列缺损的修复方法之一，它是利用余留天然牙和义齿所覆盖的黏膜、骨组织作支持和固位，修复一个或多个缺失牙，患者能自行摘戴的一种修复体，由固位体，连接体基托和人工牙组成。

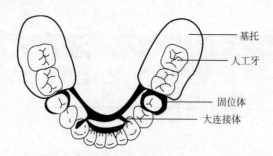

**可摘局部义齿的组成**

## 一、概述

### （一）可摘局部义齿的适应证和禁忌证

| 项目 | 内容 |
|---|---|
| 适应证 | 各种牙列缺损，尤其是游离端缺失者 |
| | 过渡性修复 |
| | 伴有牙槽骨、颌骨和软组织缺损者 |
| | 需升高颌间距离 |
| | 基牙松动不超过Ⅱ度，牙槽骨吸收不超过 1/2 |
| | 腭裂患者需以基托封闭裂隙者 |
| | 不能耐受固定磨牙或主动做可摘修复者 |
| 禁忌证 | 缺牙间隙过小 |
| | 精神病、癫痫或生活不能自理 |
| | 黏膜溃疡经久不愈者 |
| | 义齿材料过敏或对义齿异物感明显 |

### （二）可摘局部义齿的优缺点

| 项目 | 内容 |
|---|---|
| 优点 | 磨除牙体组织少 |
| | 便于洗刷 |
| | 易于修补 |
| | 制作方法较简便，费用较低 |
| 缺点 | 舒适度不如固定，有异物感 |
| | 有的影响发音，甚至引起恶心 |
| | 固位和咀嚼效能不如固定好 |

### （三）可摘局部义齿的类型及支持方式

按义齿的支持组织不同：牙支持式、混合支持式、黏膜支持式。

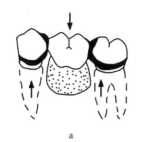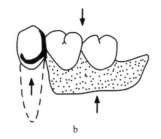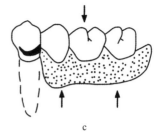

可摘局部义齿的支持方式

a—牙支持式；b—混合支持式；c—黏膜支持式

| 分类 | 有无𬌗支托 | 支持组织 | 适用 |
|---|---|---|---|
| 牙支持式 | 有 | 天然牙 | 少数牙缺失或缺牙间隙小，且基牙稳固者 |
| 混合支持式 | 有 | 天然牙和黏膜 | 各类牙列缺损，尤其是游离端缺失者 |
| 黏膜支持式 | 无 | 黏膜 | 多数牙缺失，余留牙松动 |

## 二、牙列缺损及可摘局部义齿的分类

### （一）牙列缺损的 Kennedy 分类

**1. Kennedy（1925）根据缺隙所在部位分类**　共分为以下四类。

第一类：双侧远中游离端缺牙。

第二类：单侧远中游离端缺牙。

第三类：义齿鞍基在一侧，缺隙前后都有基牙。

第四类：前部缺失，并越过中线。

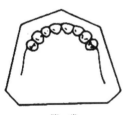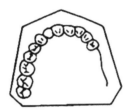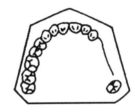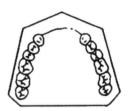

第一类　　　　　　　第二类　　　　　　　第三类　　　　　　　第四类

牙列缺损的 Kennedy 分类

**2. 牙列缺损的 Kennedy 分类遵循法则**

（1）分类应在拔牙后进行，以免因拔牙改变分类。

（2）如果 7 或 8 缺失而不修复，则分类时不考虑。

（3）如果 8 存在且作为基牙，则分类时应考虑。

（4）以最后部的缺隙为主要缺隙来决定分类、第四类无亚类。

（5）除主要分类以外的其他缺隙以其数目命名为亚类，不考虑长度。

**3. Kennedy 分类法则速记**

（1）先确定主类，标准顺序一二三四。

（2）再确定亚类，除主缺隙，每增加一个缺隙算一个亚类。

（3）拔牙后分类。

（4）关于 8 的原则：能用就算，不能用不算。

（5）不修复不算缺失。

（6）以最后部的缺隙为主缺隙。

### （二）可摘局部义齿的 Cummer 分类

Cummer 分类是根据可摘局部义齿直接固位体（主要是起支点作用的支托）的连线与牙弓的位置关系，分为四类。固位体的连线称支点线或卡环线（支托线）。

根据义齿固位体的连线与牙弓的位置关系分四类。

第一类：支点线斜割牙弓，即斜线式。
第二类：支点线横割牙弓，即横线式。
第三类：支点线在牙弓的一侧，成前后方向，即纵线式。
第四类：支点线呈多边形，即平面式。

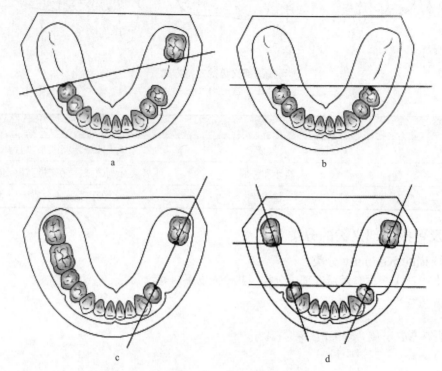

可摘局部义齿的 Cummer 分类
a—第一类斜线式；b—第二类横线式；c—第三类纵线式；d—第四类平面式

## 三、可摘局部义齿的组成及其应用

可摘局部义齿的组成：人工牙、基托、固位体、连接体。

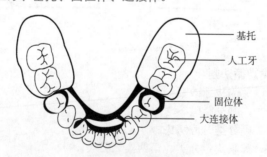

可摘局部义齿的组成

### （一）人工牙

**1. 人工牙的作用**　替代天然牙以恢复原来的完整性。

**2. 人工牙的选择**

（1）前牙——颜色、形状、大小与余留牙近似。与脸部侧面外形、肤色、年龄相称。

（2）后牙——减小颊舌径，以减小组织的负荷。尽量选用硬度较大、耐磨损的牙。

**3. 人工牙的种类**

（1）按材料分

| 分类 | 特点 | 适用于 |
|---|---|---|
| 瓷牙 | 硬度大，美观<br>但脆性大，比塑料牙重 | 牙槽嵴丰满，颌间距离正常者<br>对颌牙健康者，很少用 |

| 分类 | 特点 | 适用于 |
|---|---|---|
| 塑料牙 | 与基托结合好，有韧性，较轻<br>但硬度差，易变色 | 大多数局部义齿 |
| 金属𬌗舌面牙 | 金属硬度大，能承担较大的𬌗力，不易磨损和折裂，但是难以磨改调𬌗 | 咬合紧，𬌗力大者 |

（2）按𬌗面形态分（熟记度数）

| 分类 | 牙尖斜度 | 特点 |
|---|---|---|
| 解剖式牙 | 为33°或30° | 上下牙尖窝锁结关系很好，功能较强，侧向𬌗力大，对牙槽嵴损伤大 |
| 非解剖式牙 | 为0°又称无尖牙 | 𬌗面有溢出沟，侧向力小，对牙槽嵴损伤小 |
| 半解剖式牙 | 牙尖斜度约20° | 上下颌牙间有一定的锁结关系 |

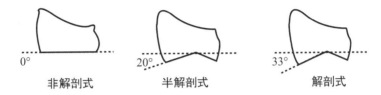

非解剖式　　半解剖式　　解剖式

## （二）基托

### 1.基托的功能（熟记）
（1）连接义齿各个部位成一整体。
（2）传递、分散𬌗力。
（3）修复缺损的牙槽骨、颌骨、软组织。
（4）加强义齿固位与稳定。

### 2.基托的种类　按材料可分为以下三种。

| 分类 | 特点 |
|---|---|
| 塑料基托 | 美观，操作简便，价廉，轻，便于修补和衬垫<br>易折裂；温度传导作用差，且不易自洁 |
| 金属基托 | 多铸造法制作。强度较高。不易折裂；舒适，温度传导作用好<br>但操作较复杂，修补较困难 |
| 金属塑料联合基托 | 金属网状物放在基托应力集中区 |

### 3.基托的要求
（1）基托的伸展范围

| 位置 | 范围 |
|---|---|
| 上颌后部 | 两侧：翼上颌切迹<br>中间：软硬腭交界稍后的软腭上 |
| 下颌后部 | 磨牙后垫的 1/2～2/3 |

（2）基托厚度——塑料：厚约2mm。铸造：厚约0.5mm。
（3）基托与天然牙的关系　不应进入基牙邻面倒凹区。
（4）基托与黏膜的关系　应密合而无压痛。
（5）基托磨光面外形　前部做出牙根外形，后部做成浅凹面。

## （三）固位体
固位体是可摘局部义齿用于抵抗脱位作用，获得固位、支持与稳定的重要部件。

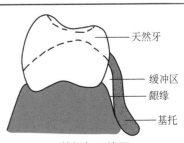

基托与天然牙

**1. 固位体的功能** 有固位、稳定、支持三种作用。

**2. 固位体必须具备的条件（理解）**

（1）有固位作用，能保证义齿不致脱位。

（2）非功能状态，对基牙不产生静压力（矫治力）。

（3）取戴义齿时，对基牙应无侧方压力，不损伤基牙。

（4）符合美观要求，尽量少暴露金属，尤其是前牙。

（5）不损伤口内的软硬组织。

（6）与基牙密合（防止龋坏、牙周病）。

（7）颊舌臂间有相互对抗作用。

（8）尽量避免异种金属电流的产生。

**3. 固位体的种类** 按其作用不同可分为直接固位体和间接固位体两种。

（1）直接固位体

常用：卡环。

作用：固位。

（2）间接固位体

常用：单个支托、连续卡环、金属舌、腭板、基托、附加卡环、𬌗支托等。

作用：稳定（防止义齿翘起、摆动、旋转、下沉）。

分散𬌗力。

（3）间接固位体与支点线的关系　①放在支点线的对侧；②距支点线的垂直距离越远越好；③若远中游离端缺牙多，垂直距离不可能远时，可前牙多基牙联合支持。

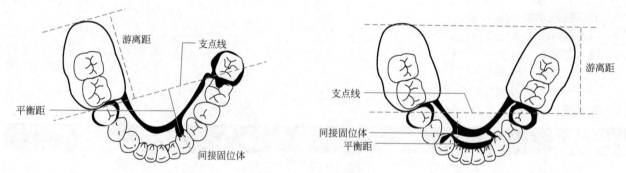

**间接固位体与支点线的关系**

**4. 直接固位体（卡环）**

（1）以三臂卡环为例，介绍各组成部分的作用。

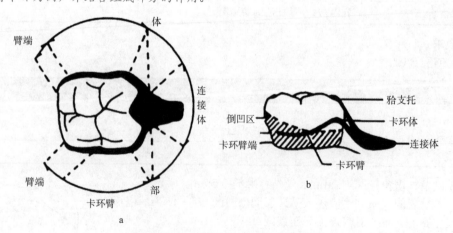

**典型卡环的构造及其在基牙上的位置**

a—𬌗面观；b—颊/舌面观

| 组成部分 | 位置 | 作用 |
| --- | --- | --- |
| 卡环臂 | 卡臂尖，位于倒凹区 | 固位——防止殆向脱位 |
| | 卡环臂起始部分较坚硬<br>位于非倒凹区 | 稳定——防止侧向移位 |
| 卡环体 | 为连接卡环臂、殆支托及小连接体的坚硬部分，位于非倒凹区 | 稳定和支持——防止侧向和龈向移位 |
| 殆支托 | 卡环伸向基牙殆面 | 支持作用，防止义齿龈向移位<br>传导殆力<br>防止食物嵌塞<br>可恢复咬合关系<br>稳定义齿 |

① 殆支托的位置。

| 最常见 | 近远中边缘嵴上 |
| --- | --- |
| 咬合过紧而不易获得<br>殆支托位置时 | 上颌——颊沟处<br>下颌——舌沟处 |
| 切牙 | 切缘上 |
| 尖牙 | 舌隆突上 |

② 殆支托与基牙长轴的关系（熟记角度）。殆支托凹底面应：与基牙长轴垂直；与基牙长轴垂线呈10°（前磨牙），20°（磨牙）；与基牙长轴呈100°（前磨牙），110°（磨牙）。

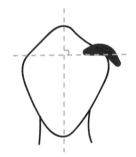

支托凹底面与基牙长轴垂直

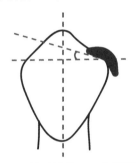

与基牙长轴垂线呈10°（前磨牙）
和20°（磨牙）

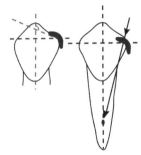

与基牙长轴呈100°（前磨牙）
和110°（磨牙）

③ 殆支托的大小、形状。

| 铸造殆支托 | | |
| --- | --- | --- |
| 形状 | 圆三角形；球凹关系 | |
| 厚度 | 1~1.5mm | |
| 大小 | 磨牙 | 长度：近远中径的1/4<br>宽度：颊舌径的1/3 |
| | 前磨牙 | 长度：近远中径的1/3<br>宽度：颊舌径的1/2 |

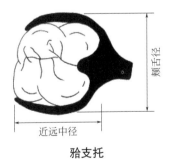

殆支托

弯制的用扁的18号：不锈钢丝做殆支托，厚1mm，宽1.5mm，长2mm。

(2) 直接固位体（卡环）的种类

① 铸造卡环。纵向固位力强。

a. 圆环形卡环。包绕基牙的3个面和4个轴面角，故名圆环形卡环，又称Aker卡环。

适用：健康的、牙冠外形好的基牙上。

作用：固位、支持和稳定作用均好。

- 三臂卡环

适用：牙冠外形好，无明显倾斜的基牙。

作用：固位、支持和稳定作用均好。

- 圈形卡环

适用：远中孤立的磨牙上。

相关考点：卡臂尖端——上近颊，下近舌。

可有两个𬌗支托放。

辅助固位臂放在非固位臂侧。

- 回力卡环（反回力卡环）

适用：后牙游离端缺失。基牙为前磨牙或尖牙，牙冠较短或为锥形。

作用：应力中断。

相关考点：应力中断原因：远中𬌗支托不与基托直接相连。

小连接体从舌侧卡臂尖发出。

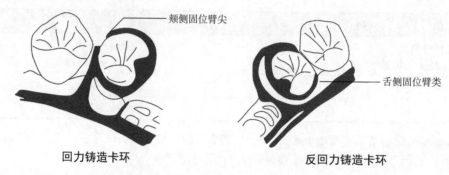

回力铸造卡环　　　　　　　　反回力铸造卡环

- 对半卡环

适用：前后有缺隙、孤立的前磨牙或磨牙上。

相关考点：由颊、舌侧两个相对的卡环臂和近、远中𬌗支托组成。

- 联合卡环

适用：单侧游离端缺失，对侧稳固的基牙上，或相邻两牙之间有间隙者。

作用：防止食物嵌塞。

相关考点：两个卡环通过共同的卡环体连接而成。

- 延伸卡环（长臂卡环）

适用：用于松动或牙冠外形差的基牙。

作用：对松动牙有夹板固定的保护作用。

相关考点：卡臂尖在近缺隙基牙的邻近牙的倒凹区。

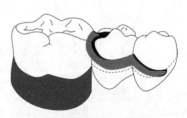

连续卡环

- 连续卡环

位于两个或两个以上的基牙上，具有独立不相连的颊侧固位臂，舌侧固位臂则在末端相连并与舌侧导线平齐。

- 倒钩卡环（Ⅱ型卡环）

**倒钩卡环**当有组织倒凹区无法使用**杆形卡环时**，

用于倒凹区在𬌗支托的同侧下方的基牙。

- 尖牙卡环

适用：舌隆突不明显的下颌尖牙。

特点：近中**切支托**，卡环臂尖位于**近中倒凹区**。

b. **杆形卡环**（Roach卡环）。推型卡环，方向由龈方向𬌗方，固位作用好。包绕基牙约1/4，稳定作用差。

适用：后牙游离端缺失的基牙。

**杆卡的设计**：从唇颊侧基托出来，沿龈缘下方3mm平行向前，直角转弯进入倒凹区。

深度0.25mm，杆的末端2mm与牙面接触。

**杆卡的优点**：弹性好，与基牙的接触面积小，推型固位作用强，对基牙的损伤小，美观，基牙可保持生理运动。

杆形卡环有各种变异：U形、T形、L形、C形等卡环。变异杆卡环又称**分臂卡环**。

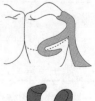

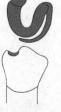

倒钩卡环

c. 组合式铸造卡环
- RPI 卡环组：RPI 卡环组常用于远中游离端义齿。

RPI { 近中𬌗支托、
远中邻面板
颊侧 I 杆 }

各部分作用如下。

近中𬌗支托优点：减小基牙的扭力；防止基牙向远中移位。

邻面板作用：增加固位；增强稳定；减小倒凹，利于美观；避免水平食物嵌塞；对抗。

I 杆作用：与基牙接触面积小；对基牙的损伤小；固位作用好；美观。

𬌗支托放置的选择：若基牙条件好，牙槽嵴条件差时，宜选用远中𬌗支托；若基牙条件差，牙槽嵴条件好时，则选用近中𬌗支托。

注：近中𬌗支托虽然减少基牙所受的扭力，但加大了牙槽嵴的负担。

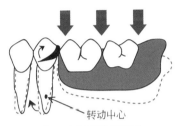

圆环形卡环基牙受力

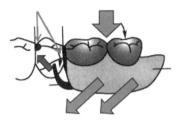

RPI 卡环基牙受力

- RPA 卡环组

RPA { 近中𬌗支托
远中邻面板
颊侧 A 卡 }

原因：口腔前庭深度不足，<5mm。基牙颊侧倒凹过大或颊侧龈组织肿大。

A 卡：卡环臂的坚硬部分应与观测线重合，弹性部分进入倒凹区。

② 锻丝卡环。弹性好，横向固位力较强，最适合用于第三类观测线的基牙。除整铸支架可摘局部义齿以外，锻丝卡环是我国目前可摘局部义齿设计的基本形式。

不同类的牙所用钢丝如下。

| 分类 | 类型 |
| --- | --- |
| 前牙 | 0.8mm（21 号） |
| 前磨牙和一部分磨牙 | 0.9mm（20 号） |
| 磨牙 | 1.0mm（19 号） |
| 支托 | 1.2mm（18 号） |
| 唇弓 | 0.7mm |

a. 单臂卡。较好的固位，一定的稳定，但没有支持（特殊：间隙卡环，有一定的支持作用）。

b. 双臂卡。用于余留牙少且条件比较差的黏膜支持式义齿，提供固位的同时，可增加义齿的稳定性。

c. 圈形卡环。只有近中一个𬌗支托，卡环臂长无辅助臂因此易变形。

d. 连续卡环。无游离臂端。多用于牙周夹板，放置在两个以上的余留牙上。

铸造卡环与锻丝卡环的联合应用可充分发挥各自的优点。

### （四）连接体

连接体是可摘局部义齿的组成部分之一，可将义齿的各部分连接在一起。同时还有传递和分散𬌗力的作用，有大连接体和小连接体之分。

**1. 大连接体**

（1）大连接体的作用　①连接各部分成一整体；②传递和分散𬌗力；③可减小基托面积；④增加义齿的强度。

（2）大连接体的种类（腭杆、舌杆、腭板、舌板）

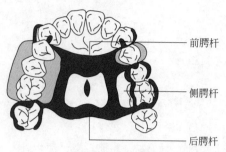
上颌大连接体

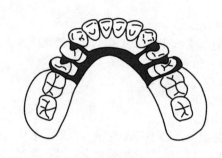
下颌大连接体

① 腭杆。有前腭杆、后腭杆和侧腭杆三种

|  | 位置 | 厚、宽 | 距离龈缘 |
|---|---|---|---|
| 前腭杆 | 硬区之前，位于腭皱襞之后离开龈缘至少 6mm | 厚 1mm，宽 6～8mm | 至少 6mm |
| 侧腭杆 | 上颌硬区两侧 | 厚 1～1.5mm，宽 3～3.5mm | 4～6mm |
| 后腭杆 | 硬区之后，颤动线之前，两侧延伸至 6、7 之间 | 厚 1.5～2mm，宽 3.5mm | — |

② 舌杆。与黏膜的关系：a. 垂直型，平行接触。b. 倒凹型，倒凹之上或倒凹区充分缓冲。c. 斜坡型，与黏膜距离 0.3～0.4mm。

| 舌杆 | 内容 |
|---|---|
| 位置 | 舌龈缘与舌系带、黏膜皱褶间，距牙龈缘 3～4mm |
| 形态 | 半梨形 |
| 厚度 | 上缘厚 1mm，下缘厚 2mm（此数据出自北医版教材），厚度 2～3mm（来自人卫版教材） |
| 宽度 | 3～4mm |
| 用于 | 口底有一定距离，舌侧无明显倒凹者 |

③ 舌板。a. 口底浅，舌系带高＜7mm。b. 前牙松动需用夹板固定。c. 舌侧倒凹过大。d. 下前牙有缺失或缺失倾向。e. 牙石较多患者。

### 2. 小连接体
（1）连接各部件与大连接体。
（2）与大连接体垂直相连，与龈缘垂直并缓冲。
（3）应放在非倒凹区。
（4）分散𬌗力。

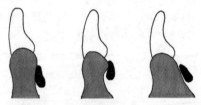
舌杆和黏膜的关系

## 四、可摘局部义齿的模型观测

模型观测仪 $\begin{cases}观侧架\\观测台\\分析测量工具（分析杆）\end{cases}$

模型观测仪的分析杆代表义齿的就位方向。

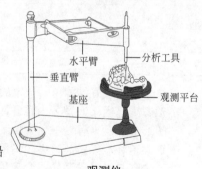
观测仪

### （一）观测线
**1. 观测线**　将模型固定在观测台上，选好就位道后，用带有直边的铅芯沿牙冠轴面最突点所画出的连线。

牙冠有倾斜时，观测线位置也会随之改变（观测线有无数条，外形高点线只有一条）。

观测线𬌗向部分为基牙的非倒凹区，观测线龈向部分为基牙的倒凹区。

**2. 倒凹深度**　观测线以下分析杆垂直至倒凹区表面某一点的水平距离，又称作水平倒凹。

**3. 倒凹坡度**　缺隙侧倒凹区牙面与牙体长轴所成的角（大于 20°）。

**4. 不同类型和材料的卡环固位臂需要不同的深度**
钴铬合金——0.25mm；金合金——0.5mm；弯制钢丝——0.75mm。
总结：铸造类不超过 0.5mm，所有卡环不超过 1mm。

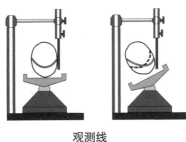
观测线

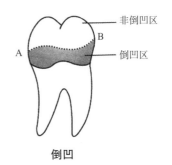
倒凹

## （二）观测线的类型和卡环的选择

由于各个基牙倾斜的方向和程度不同，画出的观测线也不同。
观测线有以下三种类型。

| 类型 | 观测线 |
| --- | --- |
| Ⅰ型 | 基牙向缺隙相反方向倾斜时所画出的观测线 |
| Ⅱ型 | 基牙向缺隙方向倾斜时所画出的观测线 |
| Ⅲ型 | 基牙的远、近缺隙侧均有明显的倒凹或基牙向颊舌侧倾斜时所形成的观测线 |

| 类型 | 倾斜方向 | 倒凹 |
| --- | --- | --- |
| Ⅰ型 | 缺隙相反 | 远缺隙大，近缺隙小 |
| Ⅱ型 | 缺隙 | 近缺隙大，远缺隙小 |
| Ⅲ型 | 颊舌向 | 近、远缺隙大小一样 |

| | 使用卡环 | 作用 |
| --- | --- | --- |
| Ⅰ型观测线 | Ⅰ型卡环　三臂卡环 | 固位、稳定、支持作用良好 |
| Ⅱ型观测线 | Ⅱ型卡环　杆型卡环/分臂卡环；下返卡环 | 有一定固位作用，支持好，稳定差 |
| Ⅲ型观测线 | Ⅲ型卡环　三臂卡环；下返卡环 | 有一定的固位、稳定作用、支持好 |

## （三）就位道的确定

**1. 义齿就位道的决定因素**
（1）便于义齿摘戴。
（2）有利于获得导平面。
（3）有利于获得固位倒凹。
（4）有利于义齿与组织密合，避免软硬组织不利倒凹的干扰。
（5）尽量达到美观要求。

通过调整就位道的方向，在基牙的有利部位获得适当的固位倒凹，避开或消除干扰性倒凹，并尽可能地在基牙邻面形成导平面和导平面板关系，使义齿密合，并增强固位和稳定作用。

**2. 义齿就位道（分析杆方向）的确定方法**　就位道的确定：就位道是指义齿在口内戴入的方向和角度。
（1）平均倒凹　均凹式，垂直就位；适用于：缺牙间隙多、倒凹大者。
（2）调节倒凹　调凹式，斜向就位；适用于：基牙牙冠短，基牙长轴彼此平行者。
其他调凹法的应用如下。
① 前牙游离缺失

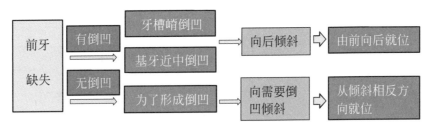

② 后牙游离缺失

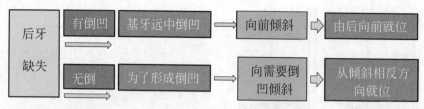

③ 前后均有缺失：同前牙缺失。

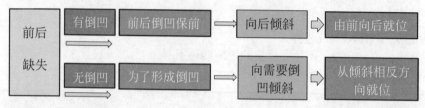

④ 后牙缺失，缺隙前后都有基牙

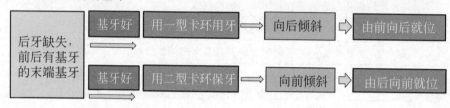

⑤ 一侧牙缺失，另一侧余留牙舌侧倒凹过大：模型向有牙侧倾斜，减小过大的舌侧倒凹。义齿从缺牙侧向有牙侧就位。

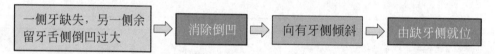

## 五、可摘局部义齿的设计

### （一）可摘局部义齿设计的基本要求

（1）保护基牙及其他口腔组织的健康。
（2）适当地恢复咀嚼功能。
（3）义齿应有良好的固位和稳定作用。
（4）舒适。
（5）美观。
（6）坚固耐用。
（7）容易摘戴。

### （二）可摘局部义齿的固位与稳定

**1. 固位与固位力**

（1）固位力的组成　①摩擦力，义齿部件与天然牙摩擦（主要固位力）；②吸附力；③表面张力；④大气压力。

（2）固位力及其影响因素

① 摩擦力。义齿各部件和天然牙之间摩擦产生的力（弹性卡抱力 + 导平面摩擦力 + 制锁摩擦力）。

| 项目 | 内容 |
| --- | --- |
| 弹性卡抱力（主要） | 基牙倒凹深度大，正压力越大，固位力越大 |
| | 倒凹深度相同的情况下，倒凹坡度越大，固位力越大 |
| | 卡环的弹性越大，产生的正压力越小，固位力越小 |
| | 卡环材料的刚度越大，相同移位下产生的正压力越大，固位力越大 |
| | 卡环的弹性限度越大，固位力越大 |
| | 卡环臂越长，弹性越大，固位力小 |

续表

| 项目 | 内容 |
|---|---|
| 导平面摩擦力 | 导平面数量越多，面积越大，固位力越大 |
| 制锁作用 | 制锁角越大，越能维持制锁状态，固位力越大 |

② 吸附力、表面张力与大气压力。要求基托有足够的伸展范围，与黏膜组织密合，边缘有良好的封闭作用。

（3）调节固位力的具体措施

| | |
|---|---|
| 固位力增大的措施 | 倒凹深度越大 |
| | 倒凹坡度越大 |
| | 制锁角越大 |
| | 刚度越大 |
| | 弹性限度越大 |
| | 基托面积越大 |
| 固位力减小的措施 | 卡环臂越长 |
| | 弹性越大 |
| 其他 | 增减直接固位体的数目：2~4个 |
| | 铸造卡环——纵向力大<br>锻丝卡环——横向力大 |

（4）义齿固位的基础　基牙的选择原则。①健康；②不健康但经过完善治疗；③固位型好，要求倒凹深度不超过1mm，坡度大于20°；④基牙数目恰当：2~4个（同固位体的数目）；⑤基牙位置合适，尽量分散，但兼顾美观、舒适、摘戴方便。

**2. 稳定**　可摘局部义齿的稳定，指义齿在行使功能的过程中，无翘起、摆动、旋转、下沉现象。

（1）不稳定的表现　义齿不稳定在临床上表现为翘起、摆动、旋转、下沉。①翘起。游离端义齿受食物粘着力、上颌义齿重力等作用，基托向𬌗向转动脱位。②摆动。义齿游离端受侧向力作用颊舌向水平摆动。③旋转。义齿绕支点线转动。横线式和斜线式支点线形成前后（近远中）向旋转，纵线式支点线形成颊舌向旋转。④下沉。义齿受𬌗力作用时基托压向其下的黏膜组织（不均匀下沉）。

（2）转动性不稳定的原因　①支持组织的可让性，造成下沉。②转动中心或转动轴的存在。③作用力和平衡力间的不协调。

（3）转动性不稳定的解决方法　①消除支点法。a. 消除𬌗支托、卡环等在余留牙上形成的支点。b. 消除基托与基托下组织（骨突）形成的支点。c. 全消除支点法（不设𬌗支托）将混合支持形式变为单一黏膜支持形式。d. 半消除支点法（设计近中𬌗支托）减小游离端义齿不同支持组织间可让性差异。②力矩平衡法。a. 减小游离距；b. 增大平衡矩。

（4）不稳定的临床处理　①翘起。设置间接固位体、制锁角。②摆动。间接固位体、降低牙尖斜度、缺牙区舌侧基托对抗、大连接体。③旋转。肯式Ⅲ类减径，加宽𬌗支托。④下沉。人工牙减径减数，基托尽量扩展，游离端保留牙根或植入种植体增加支持力、制取功能性印模。

**（三）各类可摘局部义齿的设计**

**1. Kennedy第一类牙列缺损的义齿设计**　Kennedy第一类常规混合支持设计；Kennedy第一类缺牙数量多，黏膜支持设计。

混合支持式义齿　①特点。义齿不稳定，导致基牙受扭力。②设计要点。减小基牙扭力，减小支持组织负荷。③具体措施。回力卡环或RPI、扩托、减径减数、压力功能印模。

**2. Kennedy第二类牙列缺损的义齿设计**　设计同一类，但更不稳定。必须双侧设计，在对侧设计间接固位体，用大连接体连接。

**3. Kennedy第三类牙列缺损的义齿设计**　一般设计为牙支持式，修复效果最好的一类。

缺牙少且跨牙弓者为线支承型，缺牙多或义齿跨牙弓者为面支承型。

**4. Kennedy 第四类牙列缺损的义齿设计** 一般设计为混合支持式，线支承型。特殊情况下可设计为黏膜支持式。

固位体常选择双侧前磨牙，磨牙上增设间接固位体。

## 六、可摘局部义齿的临床技术

### （一）修复前准备

**1. 口腔检查** 见本部分第一单元。

**2. 修复前口腔处理**

（1）余留牙的准备。

（2）缺牙间隙准备。

（3）颌骨准备 ①牙槽骨修整；②牙槽嵴加高。

（4）软组织处理 口腔炎症、溃疡、增生物、肿瘤及其他黏膜病变的治疗。

**3. 牙体预备**

（1）基牙和余留牙的调磨。

（2）𬌗支托凹的预备（同𬌗支托预备要求）。

（3）隙卡沟的预备 位于基牙及其邻牙的外展隙区。

深度要求：铸造卡环不少于 1.5mm，弯制卡环一般 1mm。

注意：①不可破坏邻面接触点。②沟底圆钝，颊面观呈"U"形，不可制备为楔形。尽量利用天然间隙，减小备牙量。必要时可调磨对颌牙。

### （二）印模、功能印模和模型

**1. 托盘的选择**（记住覆盖范围及数据）

宽：托盘与牙弓内外侧应有 3～4mm 间隙。

高：其翼缘应距黏膜皱襞约 2mm。

长：上颌：盖过上颌结节和颤动线。

　　下颌：盖过最后一个磨牙或磨牙后垫区。

**2. 印模材料的选择**

（1）藻酸盐 最常用。（弹性、不可逆）

特点：操作简便，富有弹性，失水收缩，吸水膨胀，立即灌注。

（2）硅橡胶、聚醚类 最理想。（弹性、不可逆）

特点：清晰、稳定，但成本高。

**3. 印模种类** 解剖式印模和功能性印模的比较如下。

| 种类 | 压力 | 印模材流动性 | 肌功能修整 | 适用于 |
| --- | --- | --- | --- | --- |
| 解剖式印模 | 无压力 | 较高 | 需要 | 牙支持式、黏膜支持式 |
| 功能性印模 | 有压力 | 较低 | 需要 | 混合支持式 |

**4. 取印模方法**

（1）取上颌印模 患者上颌与医师肘部相平或略高，张口时上颌牙弓与地平面平行。

（2）取下颌印模 患者下颌与医师上臂中份大致相平，张口时下颌牙弓与地平面平行。

**5. 灌注模型** 注意保护孤立牙。可在灌模前在该牙处插一金属钉或小竹签加强石膏牙。

### （三）确定颌位关系和上𬌗架（助理不考）

**1. 在模型上利用余留牙确定上下颌关系** 用于缺牙不多，余留牙的上下颌关系正常者。

**2. 利用蜡𬌗记录确定上下颌关系** 用于口内仍可以保持上下颌垂直关系的后牙，但在模型上难以准确确定关系者。

**3. 利用𬌗堤记录上下颌关系**

（1）游离缺失 2 颗牙及以上者。

（2）修复区对颌无牙者。

（3）需升高垂直距离者。

## 七、可摘局部义齿人工牙的选择与排列

### （一）选牙

**1. 缺牙部位和数目** 前牙塑料牙或瓷牙、后牙塑料牙。𬌗龈距离小的用金属𬌗面。金属𬌗面用于𬌗龈距小，𬌗力大者。

**2. 人工牙的颜色** 与邻牙对颌牙协调。

**3. 人工牙的外形** 与邻牙对颌牙协调。（以下颌为准）

**4. 人工牙的大小** 与缺隙宽度协调。后牙颊舌向减径。

### （二）排列前牙

前牙主要功能为切割、发音、恢复面容美观。

(1) 个别牙缺失，参考邻牙对颌牙。

(2) 缺牙多，注意中线。

(3) 浅覆𬌗浅覆盖。

(4) 缺隙过窄 扭转、倾斜、重叠排列，也可减径减数。

(5) 缺隙过宽 稍大牙，近远中向倾斜，或保留小间隙。

### （三）排列后牙

(1) 𬌗龈距离 大——排塑料牙，小——排金属或金属𬌗面牙。

(2) 多数后牙缺失，后牙注意正中𬌗时最大接触面积。

(3) 游离缺失后牙排在牙槽嵴顶上。必要时排成反𬌗。

(4) 双侧后牙游离缺失，按照全口排牙原则，达到前伸、侧方𬌗平衡。

(5) 复杂病例应试戴调整。

## 八、可摘局部义齿的试戴

### （一）义齿初戴时注意事项

**1. 义齿就位困难的原因及处理方法**

(1) 卡环过紧 制作卡环时磨损了模型，应调磨或重做。

(2) 基托、人工牙进入倒凹区，应调磨。

(3) 𬌗支托移位 去除𬌗支托修理，或重做。

(4) 义齿变形 修改、重衬，严重者重做。

**2. 铸造支架或义齿就位困难和翘动的原因**

(1) 支架变形 加工厂因素。

(2) 设计不当 义齿非弹性部分进入倒凹区。

### （二）义齿初戴的检查及处理

(1) 𬌗支托与𬌗支托凹——密合，卡环与牙面——密合，并不影响咬合。卡臂尖在倒凹区，卡环体在非倒凹区。

(2) 基托与黏膜组织密贴，边缘伸展适度，平稳无翘动、无压痛。

(3) 连接杆与黏膜要密合无压力，如间隙较大——食物嵌塞；如接触过紧——产生压痛。

(4) 颌位及咬合 先检查正中𬌗，后检查非正中𬌗。

### （三）戴牙须知

(1) 初戴义齿，可能会有异物感、发音不便。1～2周改善。

(2) 摘戴义齿需要耐心练习。可推拉基托，勿推拉卡环。

(3) 初戴义齿，不宜吃硬食物。

(4) 初戴义齿可能出现黏膜压痛。可摘下义齿，就诊前2～3h戴用以便准确找到压痛点。

(5) 饭后、睡前摘下义齿刷洗干净。

(6) 夜间不戴义齿，置冷水或义齿清洁液中。忌用热水、酒精。

(7) 如有不适，及时复诊，勿擅自调改。

(8) 发生折断或损坏，带折断部分及时复诊。

(9) 加强口腔维护，维持口腔环境稳定。半年至一年定期复诊。

## 九、义齿戴入后可能出现的问题及处理

### （一）疼痛

**1. 基牙疼痛**

（1）基牙龋坏或牙周病　做相应的牙体或牙周治疗。

（2）基牙受力过大　调改义齿或基牙。

**2. 软组织疼痛**

（1）局部痛　基托边缘过长，有小瘤子或骨性隆突未缓冲。处理方法为缓冲、避让。

（2）大面积痛　支持组织受力过大或义齿不稳定。支持组织受力过大可扩大基托，增加间接固位体、𬌗支托，人工牙减径减数，基托软衬。义齿不稳定可调解除𬌗干扰。

### （二）固位不良

1. **弹跳**　卡臂尖抵住邻牙。
2. **翘动摆动上下动**　卡环、𬌗支托与基牙不贴合，修改卡环、𬌗支托或重做。
3. **不密合、边缘封闭不好**　重衬。
4. **基牙固位型差**　重新设计制作，增加基牙，改变卡环类型或冠修复改变基牙轴面外形。
5. **人工牙位置排列不当**　磨改或重新排牙制作。
6. **基托边缘过长**　调磨。

### （三）义齿咀嚼功能差

1. **人工牙咬合接触不好**　改善咬合接触。
2. **基牙和牙槽嵴支持不足**　增加基牙，增大基托面积。

### （四）义齿摘戴困难

原因为卡环过紧、基托进入倒凹区、患者没有掌握方法。针对原因相应处理即可。

### （五）食物嵌塞

原因为义齿与软硬组织之间有间隙。设计时调整就位道，减小不良倒凹。不影响就位的前提下重衬减小间隙。

### （六）发音不清晰

原因为基托过厚过大，人工牙排列偏舌侧。应调磨基托及人工牙，设计时避免侵犯发音敏感部位。

### （七）咬颊黏膜、咬舌

**1. 咬颊**

（1）覆盖小，牙尖尖锐，调磨牙尖，加大覆盖（调磨上颌颊尖舌斜面，下颌颊尖颊斜面）。

（2）长期缺牙颊部凹陷，增厚基托推开颊肌。

**2. 咬舌**

（1）因长期缺牙导致舌体变大咬舌可不做处理，戴用一段时间会恢复。

（2）下后牙排列偏舌侧。应重新排牙。

（3）覆盖过小导致咬舌。应调𬌗（调磨上颌舌尖舌斜面，下颌舌尖颊斜面）。

（4）下后牙排列𬌗平面过低。应升高𬌗平面。

### （八）恶心和唾液增多

基托过长、过厚或不密合。应调磨、重衬。

### （九）咀嚼肌和颞下颌关节不适

垂直距离过高或过低。应调整垂直距离。

### （十）戴义齿后的美观问题

应修改或重做。

## 第五节　种植义齿的组成、结构和修复治疗原则

1. **种植义齿的组成**　种植义齿主要由种植体、基台、螺丝和修复体组成。

（1）**种植体**　又称植入体，是植入骨组织内替代天然牙根的部分，具有固位、支持、传导力的作用。目

前，种植体材料主要以具有良好生物相容性的钛金属为主，如纯钛、钛合金等。根据种植体顶端与其周围骨及黏膜水平的关系，可以分为骨水平种植体和软组织水平种植体。

（2）基台　植入体上方穿过牙龈暴露于口腔中的结构，通过基台下端的内连接或外连接抗旋转结构与植入体上端依靠中央螺丝固定连接，是可摘或固定修复体的附着结构。依据功能可以主要分为修复基台、愈合基台两种类型。基台的材质、被动适合性及连接的抗旋转结构十分重要。当植入体的长轴与修复体的牙冠长轴不在一条直线上时，可采用角度基台来改善基台方向。

（3）螺丝　按照功能可以分为封闭螺丝和固位螺丝。

（4）修复体　修复体是种植义齿恢复咀嚼、美观功能的部分，可分为单冠、联冠、固定桥、可摘义齿等类型。

**2. 种植义齿的禁忌证**

（1）患有全身性疾病，如心脏病、血液病、糖尿病、高血压、肾病、代谢障碍等，并且未得到有效控制者；不能忍受手术创伤、不能与医生合作者。

（2）缺牙区有颌骨囊肿、骨髓炎、鼻旁窦炎及较严重的软组织病变的患者和有严重牙周病并未作系统治疗的患者。

（3）严重错𬌗、紧咬合、夜磨牙症、偏侧咀嚼等不良咬合习惯并且未作治疗者。

（4）缺牙区骨量不足和骨密度低，并通过特殊种植外科手术仍不能满足种植体植入要求的患者。

**3. 根据颌骨的骨质密度可以将骨质分为 4 级，理想的骨密度为 2 级或 3 级。**

（1）1 级　颌骨几乎完全由均质的骨密质构成（骨的血供少，制备植入窝困难，骨转易产热）。

（2）2 级　厚层的骨密质包绕骨小梁密集排列的骨松质。

（3）3 级　薄层的骨密质包绕骨小梁密集排列的骨松质。

（4）4 级　薄层的骨密质包绕骨小梁疏松排列的骨松质（初期稳定性差，骨结合差）。

**4. 牙种植成功标准**　很多学者提出了牙种植成功的评价标准，其中 1986 年 Albrektsson 等提出的牙种植体成功标准得到了学术界普遍认可。

（1）种植体在行使功能时无任何临床动度。

（2）种植体周无 X 线透射。

（3）种植体修复 1 年后垂直骨吸收每年应小于 0.2mm。

（4）种植体周围黏膜组织健康。

（5）种植体成功率：5 年末上颌为 85%，下颌为 90%，10 年末上颌为 80%，下颌为 85%。

（6）种植后无持续和（或）不可逆的下颌管、上颌窦、鼻底组织的损伤、感染及疼痛、麻木、感觉异常等症状。

# 第四单元　牙列缺失

## 第一节　概述

### 一、牙列缺失的病因及影响

| 最常见病因 | 龋病和牙周病 |
| --- | --- |
| 影响 | 发音、咀嚼功能、面容改变、颞下颌关节、咀嚼肌 |

### 二、牙列缺失后的组织改变

#### （一）骨组织的改变

（1）主要表现　牙槽嵴的萎缩。

| 项目 | 内容 | | |
| --- | --- | --- | --- |
| 速度 | 前三个月：最快 | 6 个月：显著下降 | 两年：趋于稳定，每年 0.5mm，3～4 年调𬌗重衬，7～8 年重做 |

| 项目 | 内容 |
|---|---|
| 影响牙槽骨吸收的因素 | 缺牙的原因、时间<br>骨质致密程度<br>全身健康和骨质代谢<br>修复义齿与效果<br>牙槽嵴受力情况：下颌吸收快，是上颌的 3~4 倍，原因：上颌基托面积是下颌的 1.8 倍 |

（2）上下牙槽骨的改变

| 项目 | 内容 | |
|---|---|---|
| 上颌 | 外侧骨板较疏松 | 吸收方向：向上向内 ⟹ 变小 |
| 下颌 | 内侧骨板较疏松 | 吸收方向：向下向外 ⟹ 变大 |
| 其他 | 上下颌间距离减短，面下 1/3 距离变短<br>腭穹隆高度相应变浅变平 | |

（3）牙槽嵴的持续吸收与全身健康状态和骨质代谢、修复义齿与否及修复效果好坏有关。
牙槽嵴吸收程度分为四级。

一级（高）　　二级（刃）　　三级（平）　　四级（凹）

### （二）软组织的改变

| 项目 | 内容 |
|---|---|
| 苍老面容 | 唇颊部向内凹陷，丰满度差<br>鼻唇沟加深，面部皱纹增多<br>面下部 1/3 距离变短，口角下垂 |
| 退行性变 | 牙槽嵴高度降低，前庭沟变浅<br>舌体变大<br>咀嚼黏膜上皮变薄，敏感性增强，易感疼痛<br>肌肉松弛，肌张力和弹性降低<br>味觉功能减退和唾液分泌减少、口干 |

## 第二节　治疗设计

### 一、无牙颌的解剖标志

#### （一）牙槽嵴

分层 ｛ 表层：高度角化的鳞状上皮<br>中层：黏膜下层 ⟹ 能承担较大的咀嚼压力<br>下层：牙槽骨

#### （二）硬腭

表面覆盖高度角化的附着黏膜。硬腭中线两侧的水平部分，黏膜厚度适中，黏膜下层致密，可与上颌牙槽嵴共同为上颌总义齿提供主要的支持作用。

#### （三）口腔前庭

**1. 上唇系带**　唇侧基托形成相应的切迹。

2. **上颊系带** 位于前磨牙牙根部，数目不定，基托形成相应的切迹。

将口腔前庭分为前弓区和后弓区，唇颊系带之间为前弓区，颊系带以后为后弓区。

3. **颧突** 上颌6根部的骨突，基托边缘做缓冲。

4. **上颌结节** 颊侧多有明显的倒凹，与颊黏膜之间形成颊间隙，上颌义齿的颊侧翼缘应充满在此间隙内。

5. **颊侧翼缘区** 又称颊棚区，骨质致密。牙槽嵴吸收严重较为平坦，基托可有较大的伸展，可承受较大的力，支持并稳定义齿。

6. **远中颊角区** 受咀嚼肌前缘活动的限制，基托边缘不能较多伸展。

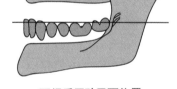

排列上前牙位置标志

### （四）口腔本部

1. **切牙乳突**

稳定作用 ➡ 上颌中切牙唇面至切牙乳突中点前8～10mm。
　　　　　　上颌两侧尖牙牙尖顶的连线应通过切牙乳突中点或后缘。

缓冲作用 ➡ 下方为切牙孔，有鼻腭神经和血管通过。

2. **腭皱** 辅助发音的作用。

3. **上颌硬区** 又称上颌隆突，黏膜甚薄，缓冲。

4. **腭小凹** 上颌全口义齿后缘在腭小凹后2mm。

5. **颤动线** 前后颤动线之间称后堤区，平均8.2mm，有一定的弹性，能起到边缘封闭作用。

| 分类 | 部位 | 连线 |
| --- | --- | --- |
| 前颤动线 | 硬腭与软腭腱膜交界的部位 | 翼上颌切迹与腭小凹的连线 |
| 后颤动线 | 软腭腱膜和软腭肌的连接区，也称"啊"线 | 两侧翼上颌切迹连线 |

6. **腭穹隆** 由硬腭和软腭组成。硬腭前1/3可以承受咀嚼压力。硬腭后2/3含有较多的脂肪和腺体。

7. **翼上颌切迹** 为上颌全口义齿颊侧前庭的后缘界限。
（翼下颌韧带：起于蝶骨翼突，下端止于磨牙后垫后缘内侧）

8. **舌系带** 基托相应部位形成切迹。

9. **舌下腺** 基托边缘不应过度伸展。

10. **下颌隆突** 下颌前磨牙根部舌侧，有缓冲作用。

11. **下颌舌骨嵴** 又称内斜嵴，有缓冲作用。

12. **舌侧翼缘区** 后部的下颌舌骨后窝，基托应有足够的伸展。

13. **磨牙后垫** 可作为指导排列人工牙的标志。

（1）从垂直向 下颌第一磨牙的𬌗面应与磨牙后垫的1/2等高。

（2）从前后向 下颌第二磨牙应位于磨牙后垫前缘。

（3）从颊舌向 磨牙后垫颊面、舌面向前与下颌尖牙的近中面形成一个三角形，下颌后牙的舌尖应位于此三角形内。

下颌后牙𬌗平面位置

## 二、无牙颌组织结构的特点与全口义齿修复的关系

### （一）无牙颌的分区（熟记）

| 项目 | 内容 |
| --- | --- |
| 主承托区 | 上下颌牙槽嵴顶的区域、除上颌硬区以外的硬腭水平部分、颊棚区 |
| 副承托区 | 上下颌牙槽嵴的唇颊侧和舌腭侧（不包括硬区） |
| 边缘封闭区 | 义齿边缘接触的软组织部分，如黏膜皱襞、系带附着部、上颌后堤区和下颌磨牙后垫 |
| 缓冲区 | 上颌隆突、颧突、上颌结节的颊侧、切牙乳突、下颌隆突、下颌舌骨嵴以及牙槽嵴上的骨尖、骨棱等部位适当缓冲 |

### （二）义齿间隙和义齿表面

1. **义齿间隙** 口腔内容纳义齿的潜在空间。

中性区：义齿与周围组织处于平衡的区域。

2.义齿表面

| 名称 | 作用 |
|---|---|
| 组织面:义齿基托与口腔黏膜组织接触的面 | 与固位有关 |
| 咬合面:上下颌义齿人工牙咬合接触的面 | 与稳定有关 |
| 磨光面:义齿与唇、颊和舌肌接触的部分 | 浅凹面形,与固位和稳定都有关 |

## 三、全口义齿的固位和稳定

| 项目 | 内容 |
|---|---|
| 固位 | 义齿抵抗垂直向脱位的能力 |
| 稳定 | 义齿抵抗水平和转动作用力 |

### (一)全口义齿的固位原理(熟记)

| 固位原理 | 定义 | 关系 |
|---|---|---|
| 吸附力 | 附着力:不同分子之间的吸引力<br>内聚力:同分子之间的吸引力 | 接触面积越大越密合、唾液的黏稠度高,流动性小,其吸附力也就越大 |
| 表面张力 | 基托与黏膜表面间防止空气进入,要靠唾液内部分子之间的相互吸引力,使外层分子受到内部分子的吸引力,产生向液体内部的趋势,表面形成半月形的液体表面 | 两个物体表面之间的间隙愈小,所形成的半月形液体表面愈完全,表面张力就愈大 |
| 大气压力 | 基托边缘与软组织保持紧密的接触,形成良好的边缘封闭,基托黏膜之间形成负压,是义齿重要的固位力 | 边缘越紧密,大气压力越大 |
| 肌肉作用力 | 唇颊侧肌肉和舌肌的平衡作用,使义齿人工牙保持在中性区的位置 | 浅凹面,有助于唇、颊、舌肌压住基托,使其贴合在牙槽嵴上 |

### (二)影响义齿固位的有关因素

| 项目 | 内容 |
|---|---|
| 颌骨的解剖形态 | 颌弓宽大,牙槽嵴高而宽,系带附着距离牙槽嵴顶远,腭穹隆高拱 |
| 义齿承托区黏膜的性质 | 黏膜厚度适宜,有一定的弹性和韧性 |
| 唾液的质与量 | 唾液的黏稠度高、流动性小,唾液分泌量适宜 |
| 义齿基托的边缘伸展 | 上颌后缘:止于硬软腭交界处的软腭上,两侧应伸展到翼上颌切迹<br>下颌后缘:盖过磨牙后垫的1/2~2/3 |

### (三)影响全口义齿稳定的有关因素

| 项目 | 内容 |
|---|---|
| 颌骨的解剖形态 | 不仅影响固位力大小,也决定抵抗义齿受到的侧向力的能力 |
| 上下颌弓的位置关系 | 上下颌弓协调 |
| 承托区黏膜的厚度 | 黏膜过厚,松软,移动度大,导致义齿不稳定 |
| 人工牙的排列位置 | 处于中性区,人工牙规律排列,适宜的补偿曲线和横𬌗曲线,适宜的覆𬌗、覆盖均匀广泛的接触 |
| 颌位关系 | 颌位关系正确 |
| 基托磨光面的形态 | 浅凹面形 |

## 第三节 治疗步骤

### 一、口腔检查和修复

#### （一）病史采集

#### （二）口腔检查

| 口腔检查 | | |
|---|---|---|
| 颌面部检查 | 颌面部对称，唇的丰满度，上唇的长短，面部比例，颞下颌关 | |
| 口内检查 | 牙槽嵴：拔牙3个月后，制作全口义齿 | |
| | 颌弓的形状和大小：形状和大小相差较多时排牙困难 | |
| | 系带和肌肉的附着：离牙槽嵴较远好 | |
| | 腭穹隆的形状：与上颌全口义齿的固位和支持作用有很大的关系 | |
| | 上下颌弓的形状和位置关系：<br>水平关系：①正常；②上颌前突；③下颌前突<br>垂直关系：指上、下颌弓的上、下关系 | |
| | 舌的大小和位置：舌的前缘位于下颌前部牙槽嵴顶处，形成良好的边缘封闭 | |
| | 唾液分泌情况：检查唾液分泌的量和黏稠度 | |
| | 对旧义齿的检查：了解戴用义齿的时间和使用情况 | |

#### （三）修复前的外科处理（常考）

| 问题 | 处理 |
|---|---|
| 尖锐的骨尖、骨突和骨嵴 | 牙槽骨整形术（拔牙1个月） |
| 上颌结节突出 | 两侧上颌结节均较突出时，只选择结节较大的一侧作外科修整（单侧不修，改变就位方向即可） |
| 下颌隆突过大 | 外科修整 |
| 唇颊沟过浅 | 唇颊沟加深术 |
| 唇颊系带外形不佳 | 唇颊系带成形 |
| 增生的黏膜组织 | 长期、慢性刺激形成组织炎症性增生所致。应停戴义齿，修改基托边缘，待组织恢复正常，如增生的组织不能消退，采取手术切除 |

#### （四）非外科治疗

| 非外科治疗 | |
|---|---|
| 义齿支持组织的修整 | 基托组织面用暂时性软衬材料或组织调整材料重衬 |
| | 取印模前48～72h开始停戴旧义齿 |
| | 旧义齿黏膜存在红肿、溃疡，停戴义齿1周左右的时间 |
| 旧义齿咬合调整 | 恢复适当的垂直距离和正中关系 |
| 颌面部肌肉训练 | 使口颌系统肌肉松弛，并增强神经肌肉协调性，消除紧张心理 |

### 二、全口义齿的印模和模型

#### （一）印模

**1. 印模的分类**

（1）一次印模法和二次印模法

| 一次印模法 | 二次印模法（联合印模法） |
|---|---|
| 用合适的成品托盘及用海藻酸印模材或热塑性印模材一次完成工作印模 | 由初印模和终印模组成，在患者口中制取两次印模后完成 |

（2）开口式印模和闭口式印模

| 开口式印模 | 闭口式印模 |
|---|---|
| 患者半张口情况下取得 | 先取初印模，在模型上制作暂基托并形成𬌗堤，用𬌗堤形成颌位记录后，印模材涂布于暂基托的组织面，引入口中 |

（3）静止式印模和黏膜运动式印模

| 黏膜静止式印模 | 黏膜运动式印模 |
|---|---|
| 低黏度的印模材，如印模石膏、高流动性弹性印模材、氧化锌丁香油糊剂 | 高黏度的材料，如海藻酸印模材、印模膏或低流动性弹性材 |

### 2. 取印模的步骤方法

| 取印模的步骤方法 | |
|---|---|
| 选择托盘 | 宽——比上颌牙槽嵴宽2～3mm<br>高——边缘离开黏膜皱襞2mm<br>长——上颌：盖过两侧翼上颌切迹，后缘超过颤动线3～4mm<br>　　　下颌：盖过磨牙后垫 |
| 取初印模 | 印模膏放置在60～70℃热水中检查初印模，组织面清晰 |
| 制作个别托盘 | ① 室温固化塑料制作个别托盘<br>② 修改初印的方法制作个别托盘 |
| 取终印模 | 塑料制作的个别托盘需先经过添加边缘材料，再次进行边缘整塑后制取终印模 |

### 3. 印模的要求
（1）使组织受压均匀。
（2）适当扩大印模面积。
（3）采取功能性印模。
（4）保持稳定的位置。

## （二）模型

| 项目 | 内容 |
|---|---|
| 边缘厚度 | 3～5mm为宜 |
| 模型最薄处 | 不能少于10mm |
| 后缘应在腭小凹后 | 不少于4mm |
| 后堤区的处理 | 颤动线处切一深度1～1.5mm的切迹，沿此切迹向前约5mm，轻轻刮去一层，愈向前刮除得愈少 |

# 三、全口义齿颌位关系的确定及上𬌗架

| 颌位关系 | 内容 |
|---|---|
| 垂直颌位关系 | 患者面部下1/3的适宜高度 |
| 水平颌位关系 | 两侧髁突在下颌关节凹生理后位时的上下颌位置关系 |

## （一）垂直颌位关系
确定垂直颌位关系即确定垂直距离。

垂直距离：天然牙列，呈正中𬌗时，鼻底至颏底的距离，即面部下1/3的距离。
颌间距离：牙列缺失和牙周组织吸收后，正中关系位时上下无牙颌牙槽嵴顶之间的距离。

## 1. 确定垂直距离的方法（熟记）

| 项目 | 内容 |
|---|---|
| 息止颌位法 | 息止颌位时垂直距离减去息止间隙（2～3mm）的方法（最常用） |
| 面部距离测量法 | 眼外眦至口裂的垂直距离与鼻底至颏底的距离相等 |
| 面部外形观察法 | 正中位时，上下唇呈自然接触闭合，口裂约呈平直状，口角不下垂，鼻唇沟和颏唇沟的深度合宜，面部下 1/3 与面部的比例相协调 |

拔牙前咬合位垂直距离的记录（最可靠）

旧义齿垂直距离的记录（最不准）

## 2. 垂直距离恢复不正确的影响（熟记）

| 项目 | 内容 |
|---|---|
| 垂直距离恢复得过大 | 面部下 1/3 距离增大，颏唇沟变浅 |
| | 勉强闭合上下唇时，颏部皮肤皱缩状，肌肉张力增加，易出现肌肉疲劳感 |
| | 息止间隙变小，说话和进食时出现后牙相撞声，义齿易出现脱位 |
| | 牙槽嵴常处于受压状态，可使牙槽嵴因受压而加速吸收，咀嚼效能较低 |
| 垂直距离恢复得过小 | 面部下 1/3 的距离减小，颏唇沟变深 |
| | 唇红部显窄，口角下垂，颏部前突，像没戴义齿 |
| | 息止间隙偏大，咀嚼时用力较大，咀嚼效能较低 |
| | 髁突向后向上移位，会有耳鸣的现象 |

## （二）水平颌位关系

| 水平颌位关系记录法 | |
|---|---|
| 哥特式弓描记法：客观的观察下颌后退的方法 | |
| 直接咬合法 | 卷舌后舔法 |
| | 吞咽咬合法 |
| | 后牙咬合法 |
| | 肌肉疲劳法 |
| 肌监控仪法 | |

## （三）确定垂直距离和正中关系位记录的操作步骤

𬌗托是由基托和𬌗堤两部分组成的，基托分为暂基托和恒基托。

| 基托 | 材料 |
|---|---|
| 暂基托 | 蜡、自凝塑料、树脂 |
| 恒基托 | 热凝塑料 |

**上𬌗托的制作**

（1）基托的制作（了解）

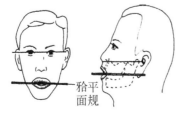

𬌗平面与瞳孔连线、鼻翼耳屏线的关系

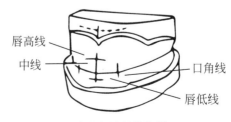

唇高线与唇低线位置

| 项目 | 内容 |
|---|---|
| 殆托分类 | 暂基托：暂基托材料有基托蜡片、蜡板、室温固化塑料 |
| | 恒基托：由热凝塑料制作 |
| 上殆托制作 | 基托的制作：<br>① 蜡基托的做法。形状与牙槽嵴的舌腭侧的组织面大体一致<br>② 室温固化塑料做法。调拌至胶黏期（或黏丝期）基托厚度2mm<br>③ 殆堤的制作。要求殆平面的前部在上唇下缘以下露出2mm，且与瞳孔连线平行，侧面观要与鼻翼耳屏线平行。前牙区为6mm，后牙区8～10mm，左右侧分别削出前后两条沟深3mm的不平行沟 |
| 下殆托制作 | ① 确定下殆托高度的同时取得正中关系位记录<br>② 先修改预制的下殆托的高度，然后取得正中关系记录 |
| 核对颌位记录 | ① 垂直距离。用前述确定垂直距离方法进一步核对<br>② 正中关系。外耳道触诊法<br>　　　　　　咬肌颞肌扪诊法 |
| 画标志线 | ① 中线。参照面型确定中线，作为两个上中切牙交界的标志线<br>② 口角线。口角在殆托上的位置，垂直于殆平面的直线<br>③ 唇高线和唇低线 |

（2）上殆架　面弓转移上殆架。①面弓。由殆叉和弓体组成。②面弓转移上殆架。将上颌与颞下颌关节之间的位置关系转移至殆架上。

| 人体结构 | 殆架 | 人体结构 | 殆架 |
|---|---|---|---|
| 上颌骨 | 上颌体 | 髁道斜度 | 髁导斜度 |
| 下颌骨 | 下颌体 | 切道斜度 | 切导斜度 |
| 关节凹 | 髁槽 | 髁轴 | 髁杆 |
| 髁突 | 髁球 | | |
| 人体关节运动，开口时髁突先沿髁轴旋转，后与关节盘一起向前滑动 | | 殆架打开时，髁球只有旋转而无滑动 | |
| 人体是下颌运动 | | 殆架是上颌运动 | |
| 每个人的髁突间距不同 | | 殆架髁球间距是固定的 | |

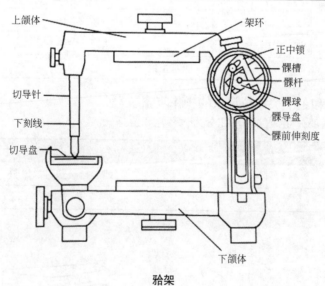

**殆架**

Christensen间隙：真牙列做前伸髁道斜度呈正度数时，下颌前伸至前牙切端相对时，上下颌后牙殆面之间出现一前小后大的楔形间隙，前伸髁道斜度越大，楔形间隙也越大，这一现象称为克里斯坦森现象。

确定髁导斜度内容如下。

（1）髁道　下颌运动过程中，髁突在关节凹内运动的路径。

（2）前伸髁道　下颌在做前伸运动时，髁突在关节凹内向前下方运动的路径。

（3）前伸髁道斜度　前伸髁道与眶耳平面的夹角。
（4）髁导　𬌗架上髁球的运动轨迹。
（5）前伸髁导斜度　髁槽与水平面的夹角。
（6）侧方髁导斜度　髁槽与矢状面的夹角，将患者的髁道斜度转移至𬌗架在合架上确定患者的髁导斜度。

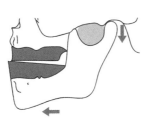

Christensen 间隙

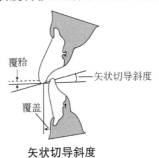

矢状切导斜度

（7）侧方髁导斜度=（前伸髁导斜度/8）+12。

例如，前伸髁导斜度为 24°，侧方髁导斜度为 15°。

## 四、全口义齿人工牙的选择和排列

### （一）选牙

#### 1. 质地

| 塑料牙 | 瓷牙 |
| --- | --- |
| 优点：质轻，韧性好，塑料牙与基托连接牢固<br>缺点：耐磨性差 | 优点：颜色好，耐磨，维持稳定的垂直距离，与树脂基托连接靠机械式结合<br>缺点：排牙有一定困难，性脆易崩损 |

#### 2. 形态、色泽和大小

（1）选择前牙　①选择大小。两侧口角线之间𬌗堤唇面弧线为上前牙的总宽度。唇高线至𬌗平面的距离为上中切牙切 2/3 的高度。下唇线至𬌗平面的距离为下中切牙切 1/2 的长度。②选择形态。根据患者面型来选择牙形。③选择颜色。参考患者的皮肤颜色、性别和年龄，并征求患者对牙色的选择意见。

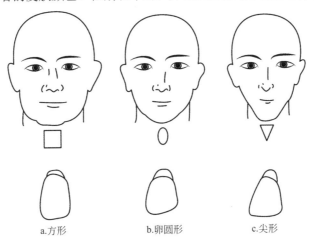

根据患者面型来选择牙形

（2）选择后牙　选择与牙槽嵴状况相适应的后牙𬌗面形态。①选择后牙的近远中宽度。下颌尖牙远中至磨牙后垫前缘。②选择牙色。牙色与前牙牙色协调一致。③选择后牙𬌗面形态。考虑支持组织条件。

| 𬌗面形态 | 度数 | 适用于 |
| --- | --- | --- |
| 解剖式牙 | 33°和30° | 牙槽嵴高而宽者 |
| 半解剖式牙 | 20° | 牙槽嵴窄且低平者 |
| 非解剖式牙 | 无尖牙 | 牙槽嵴窄且低平者 |

无尖牙　　有尖牙

## （二）排牙原则

**1. 美观原则**

（1）牙列弧度要与颌弓型一致。

（2）上前牙的位置要衬托出上唇丰满度（熟记数字）①上前牙唇面至切牙乳突中点一般8～10mm；②年轻人，上尖牙顶连线通过切牙乳突中点，而老年人上尖牙顶连线与切牙乳突后缘平齐；③上尖牙的唇面通常与腭皱的侧面相距（10.5±1）mm；④上前牙切缘在唇下露出2mm，年老者露的较少。

（3）牙齿排列要体现患者的个性。

（4）上前牙的排列要参考患者的意见，上前牙排列要在患者参与下完成。

**2. 组织保健原则**

（1）人工牙的排列要不妨碍舌、唇、颊肌的活动，处于肌肉平衡位置。

（2）𬌗平面与鼻翼耳屏线平行，高度位于舌侧外缘最突出处。

（3）后牙功能尖要尽量排在牙槽嵴顶上，使力沿垂直方向传至牙槽嵴。

（4）𬌗力尽可能以直方向传至牙槽嵴，将力最大处放在牙槽嵴最低处。

（5）前牙要排列成浅覆𬌗、浅覆盖。

（6）有平衡𬌗接触。

（7）减少功能状态下的不稳定因素，适当降低非功能尖。

**3. 嚼功能原则**

（1）最广泛的牙尖接触。

（2）尖窝关系要稳定。

（3）扩大接触面积。

（4）有效的咀嚼和满意的咬合是人工后牙的主要功能。

## （三）排牙的具体方法

**1. 前牙的排列**

**2. 后牙的排牙注意事项**

（1）功能尖需要排在牙槽嵴顶连线上，并与对颌的窝需有良好的尖窝接触关系。

（2）要有咬合平衡。

（3）牙槽嵴顶条件良好，颌关系正常时，后牙排列应互相平行对称。

（4）如上下颌牙槽嵴的连线与𬌗平面成的角大于80°，可以排列正常的尖窝接触关系；略小于或者等于80°时，可排成正常𬌗，但减小后牙覆盖；明显小于80°时，即下牙弓宽于上牙弓，则后牙需要排列成反𬌗。

（5）下牙弓较短时，可减数排牙，减去一个前磨牙或第二磨牙。

（6）牙槽嵴严重萎缩，可减数排牙，并且将牙槽嵴最低点确立为"咀嚼中心"。

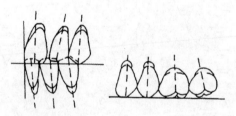

明显小于80°时，后牙需排列成反𬌗

## （四）平衡𬌗

全口义齿的平衡𬌗是指在正中𬌗及下颌作前伸𬌗、侧方𬌗运动等非正中𬌗运动时，上下颌相关的牙都能同时接触，即为平衡𬌗。

| 平衡𬌗 | | 内容 |
|---|---|---|
| 正中𬌗平衡 | | 下颌在正中𬌗位（最广泛接触位或牙尖交错位）时，上下颌人工牙间具有尖窝交错的最大面积的广泛均匀接触，叫正中𬌗平衡 |
| 非正中𬌗平衡 | 前伸𬌗平衡 | 当下颌前伸至上下前牙相对，在滑回正中𬌗位过程中前后牙都有接触，按后牙的接触情况，可分为三点接触的、多点接触的和完全接触的前伸𬌗平衡 |
| | 侧方𬌗平衡 | 下颌向一侧作咬合接触滑动运动时，两侧后牙均有接触 |

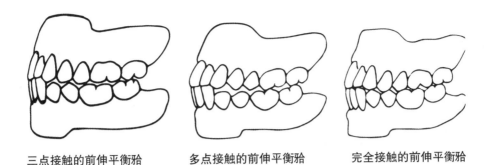

三点接触的前伸平衡𬌗　　多点接触的前伸平衡𬌗　　完全接触的前伸平衡𬌗

**1. 影响平衡𬌗的五因素**　包括髁导斜度、切导斜度、补偿曲线曲度、牙尖斜度和定位平面斜度。

五因素十定律如下。

（1）髁导斜度增加——切导斜度减小。

（2）髁导斜度增加——定位平面斜度增加。

（3）髁导斜度增加——牙尖斜度增加（向后逐渐增加）。

（4）髁导斜度增加——补偿曲线曲度增加。

（5）切导斜度增加——补偿曲线曲度增加。

（6）切导斜度增加——定位平面斜度增加。

（7）切导斜度增加——牙尖斜度增加（向前逐渐增加）。

（8）补偿曲线曲度增加——牙尖斜度减小（向后逐渐减小）。

（9）补偿曲线曲度增加——定位平面斜度减小。

（10）定位平面斜度增加——牙尖斜度减小。

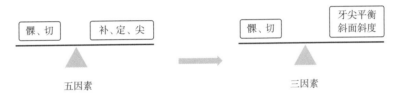

**2. 平衡的理论**　根据同心圆学说，可知五因素之间的关系。

（1）牙尖斜度、定位平面、补偿曲线曲度，三者之间反变关系。

（2）髁导斜度、切导斜度与其余任一因素都是正变关系。

**3. 平衡𬌗的理论用于指导排牙与选磨**

（1）前牙接触，上下侧第二磨牙不接触　补偿曲线比正常小了。

原因：切道斜度偏大或牙尖平衡斜面斜度偏小。

（2）前牙不接触，上下两侧第二磨牙接触　补偿曲线比正常大了。

原因：切道斜度偏小或牙尖平衡斜面斜度偏大。

侧方平衡𬌗的调𬌗：工作侧接触，平衡侧不接触——增大横𬌗曲线。工作侧不接触，平衡侧接触——减少横𬌗曲线。

## 五、全口义齿的试戴

| 项目 | 内容 |
| --- | --- |
| 𬌗架的检查 | ① 检查基托<br>② 检查排牙 |
| 戴入口内检查 | ① 局部比例是否协调<br>② 检查颌位关系<br>③ 检查前牙<br>④ 检查后牙<br>⑤ 检查基托<br>⑥ 检查垂直距离和发音 |

## 六、全口义齿的初戴

### (一) 义齿检查

#### 1. 义齿就位的检查

| 项目 | | 内容 |
|---|---|---|
| 义齿检查 | 就位检查 | ① 有无明显的倒凹，磨改后就位<br>② 义齿就位后检查是否平稳。多是与外斜嵴、下颌隆突区相应的基托组织面未做缓冲引起。要考虑基托变形，或印模、模型不准，常需重做 |
| | 检查基托 | ① 边缘过长区<br>② 基托边缘过短<br>③ 基托磨光面形态应凹形<br>④ 组织面 |

#### 2. 检查颌位关系

| 问题 | 原因 |
|---|---|
| 下颌后退 | 确定颌位关系时，如果患者做前伸动作，就会出现下颌义齿后退现象 |
| 下颌偏向右侧 | 确定颌位关系时，如果患者下颌偏向左侧，戴牙时下颌会出现偏向右侧的现象 |
| 前牙开𬌗 | 前牙不接触，后牙接触为开𬌗，轻度开𬌗者，磨改后牙牙尖，严重返工，重排后牙 |

### (二) 选磨

**1. 全口义齿选磨和再上𬌗架的意义**　减少患者的配合；准确发现早接触的部位；避免诱导患者单侧咀嚼

**2. 选磨的方法和步骤**

平衡𬌗：正中𬌗、前伸𬌗及侧方𬌗时，上下颌牙能同时接触。

目的：保证义齿的固位和稳定。

注意：平衡𬌗是全口义齿与天然牙咬合形式的主要区别。

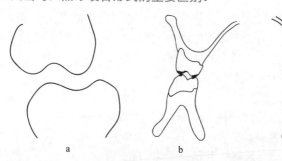

**后牙的选磨**
a—牙尖；b—中央窝；c—斜面

| 项目 | 内容 |
|---|---|
| 正中𬌗的早接触 | 选磨与早接触支持尖相对应的近远中边缘嵴和中央窝 |
| 侧方𬌗干扰 | 工作侧：上后牙颊尖舌斜面和下后牙颊尖颊斜面之间，或上后牙舌尖舌斜面与下后牙舌尖颊斜面之间<br>平衡侧：上后牙舌尖颊斜面和下后牙颊尖舌斜面之间 |
| 前牙𬌗干扰 | 前牙：上前牙的舌斜面或下前牙的唇斜面，避免磨短上前牙<br>后牙：调磨上后牙远中斜面或下后牙近中斜面 |

**3. 选磨调𬌗的原则**

(1) 选磨非功能尖。

(2) 不能影响面下 1/3 的垂直距离。

(3) 原点重现。

(4) 每次只选磨单颌，少量多次。

## （三）给患者的戴牙指导（熟记）

| 内容 | 具体指导内容 |
|---|---|
| 增强使用信心 | 异物感，不会咽唾液、恶心、发音不清知晓，有足够思想准备 |
| 纠正不正确咬合习惯 | 下颌习惯前伸或偏侧咀嚼，练习，先做吞咽动作后，用后牙咬合 |
| 进食问题 | 初戴前几天，只要求练习作正中咬合和发音，习惯后咀嚼食物 |
| 保护口腔组织健康 | 饭后冷水冲洗或牙刷刷洗，睡觉摘下浸泡冷水中，组织休息 |
| 义齿的保护 | 每天至少用牙膏彻底洗清一次，最好每次饭后都刷洗，小心摔破义齿 |

# 第四节 修复体戴入后可能出现的问题和处理

## 一、全口义齿初戴后可能出现的问题及处理（高频考点）

### （一）疼痛

| | 问题 | 处理 |
|---|---|---|
| 局部疼痛 | 边缘过长 | 磨改过长过锐的边缘 |
| | 基托进入倒凹区 | 缓冲处理 |
| | 局部缓冲区缓冲不够 | 缓冲处理 |
| 大面积疼痛 | 垂直距离过高 | 调𬌗 |
| | 𬌗力过大 | 人工牙减数减径 |
| | 咬合不平衡 | 磨除干扰 |
| | 基托不密合 | 基托组织面软衬或重衬 |

### （二）固位不良（高频考点，理解记忆）

| 固位不良 | 原 因 | 处 理 |
|---|---|---|
| 休息时脱位 | 1. 组织面与黏膜不密合<br>2. 基托边缘伸展不够 | 重衬或加长边缘 |
| 休息时尚好，张口、说话、打呵欠时义齿易脱位 | 1. 基托边缘过长、过厚；系带基缓冲不够<br>2. 人工牙排列的位置不当<br>3. 义齿磨光面外形不好 | 1. 缓冲基托<br>2. 磨去部分人工牙颊舌径<br>3. 磨光面应有的凹面形 |
| 咀嚼时脱落 | 1. 𬌗不平衡，牙尖有干扰<br>2. 下颌磨牙后垫部位基托伸展过长、过厚，下颌向前伸时，上下颌基托后缘相接触 | 1. 调𬌗<br>2. 基托边缘磨短或磨薄 |

### （三）发音

| 原因 | 处理 |
|---|---|
| 初戴时发音不清楚 | 适应 |
| 哨音：1. 后部牙弓狭窄<br>2. 基托前部的腭面太光滑<br>3. 前牙舌面过于光滑<br>4. 下前牙排列过于向舌侧倾斜，舌拱起得较高 | 重新排牙<br>形成腭皱和切牙乳突的形态，上前牙舌面隆凸、舌面窝和舌外展隙的<br>重新排列下前牙 |
| "S"音：下颌前部舌侧基托过厚 | 下颌前部舌侧基托磨薄些 |

## （四）恶心

部分患者在初戴义齿时，常出现恶心，甚至呕吐。

| 原因 | 处理 |
|---|---|
| 上颌义齿后缘伸展过长 | 将基托后缘磨短 |
| 义齿基托后缘与口腔黏膜不密合 | 后缘与黏膜不密合，可用室温固化塑料重衬 |
| 咬合不稳定 | 用调𬌗方法消除早接触点，使之平衡 |
| 上颌义齿后缘基托过厚 | 磨薄 |
| 下颌义齿远中舌侧基托过厚而挤压舌 | 磨薄 |

## （五）咬颊、咬舌（熟记）

| | 原因 | 处理 |
|---|---|---|
| 咬颊 | 两颊部向内凹陷或舌体变大 | 加厚颊侧基托 |
| | 后牙颊侧覆盖过小 | 磨改上后牙颊尖舌斜面和下后牙颊尖颊斜面 |
| 咬舌 | 舌体变大 | 适应 |
| | 后牙舌侧覆盖过小 | 磨改上后牙舌尖舌斜面和下后牙舌尖颊斜面 |
| | 下颌𬌗平面过低 | 重排，升高下颌𬌗平面 |

## （六）咀嚼功能不好

1. 垂直距离过低。
2. 咬合关系不好。
3. 面积过小。
4. 固位不好。
5. 无平衡。
6. 牙尖斜度过小，无食物溢出沟。

## （七）心理因素的影响

全口义齿需患者参与配合，积极使用，主动练习是非常重要的。

# 二、全口义齿的修理和重衬

## （一）基托折裂和折断的修理（了解）

### 1. 原因
（1）摔断。
（2）咬合不平衡。

### 2. 修理方法

（1）唇、颊侧基托折断的修理　折断基托可以对合，粘固灌注后，加宽破裂线，室温固化塑料修理。如不能再对合时，直接用室温固化塑料恢复唇或颊侧缺损的基托，或常规热处理。

（2）上下颌义齿折断的修理　多在两个中切牙之间有裂纹或折断，先将折断面洗干净擦干，将粘固剂放置在断面上，将折断的义齿对颌粘接成整体。

## （二）人工牙折断或脱落的修理

先用轮状石将折断的人工牙及舌侧磨除，保留原来的唇侧龈部基托，以免唇侧新旧塑料颜色不一致，影响美观。

# 三、全口义齿重衬（熟悉适应证，优缺点）

| 重衬方法 | 适应证及优缺点 |
|---|---|
| 直接法重衬 | 优点：直接口内操作，方便，时间短<br>缺点：刺激黏膜 |

续表

| 重衬方法 | 适应证及优缺点 |
|---|---|
| 间接法重衬 | 优点：没有刺激性，重衬效果好<br>缺点：工序相对复杂，周期较长<br>适用于：基托边缘短，不密合面积较大，对室温固化塑料过敏 |
| 自凝软衬材料重衬 | 优点：口腔内直接重衬，无刺激性，弹性柔软性，制作时间短<br>缺点：不宜抛光，材料易老化<br>适用于：刃状牙槽嵴和黏膜较薄的无牙颌患者 |

具体做法如下。（了解，重点充填时机和流程）

| 重衬方法 | 做法 |
|---|---|
| 直接法重衬 | ① 义齿刷洗干净，除掉义齿组织面上软垢和染色<br>② 组织面磨去 1mm<br>③ 磨光面及牙面涂凡士林或蜡，组织面涂单体，口腔黏膜上涂液状石蜡或分离剂<br>④ 黏丝期放置组织面上，引导下颌闭合在正中关系位，检查正中咬合<br>⑤ 边缘功能性整塑<br>⑥ 戴入口内，检查义齿固位、稳定和咬合 |
| 间接法重衬 | ① 将组织面均匀磨去一层，弹性印模材料，放入组织面，做肌肉功能性整塑<br>② 印模材料凝固后从口内取出义齿，去除过多的印模材料，可直接装盒 |

## 四、单颌全口义齿（助理不考）

### （一）单颌全口义齿修复的难点主要表现

单颌全口义齿修复的难点

（1）无牙颌支持组织负荷大 ①天然牙和无牙颌的𬌗力耐受比值为 6:1，牙槽嵴过度骨吸收。②无牙颌弓与对颌牙前后位置和宽度不协调。

（2）单颌全口义齿的固位和稳定 ①天然牙由牙周膜固定在牙槽骨内，当天然牙列存在过长、下垂、倾斜、错位、磨损、深覆𬌗，人工牙不能排在牙槽嵴顶位置。②对颌天然牙列的曲线和牙尖斜度来排列单颌全口义齿的人工牙时，难于达到平衡的要求。

（3）对颌天然牙列的存在易保持原有的咀嚼习惯，不利于稳定和组织健康。

### （二）单颌全口义齿修复要点

| 要点 |
|---|
| 天然牙调𬌗：调磨过高、过锐的牙尖和边缘嵴，改善曲线和𬌗面形态。必要时先作牙髓失活 |
| 人工牙排列与咬合关系：减小前牙覆𬌗，后牙尽量排在牙槽嵴顶上，必要时排反𬌗。修改后牙𬌗面形态，减小侧向力 |
| 控制咬合力：可以人工牙减径或减数，降低牙尖斜度，扩大基托面积，组织面加软衬 |

## 五、种植覆盖全口义齿（助理不考）

### （一）适应证（理解）

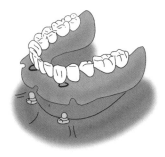

种植覆盖全口义齿

| 适应证 |
|---|
| 身体健康，咬合基本正常，种植体稳固，骨性结合良好。不能接受可摘修复，对义齿基托无法适应，有主观意愿 |
| 口腔局部条件良好，牙槽嵴和颌骨的高度、宽度和厚度正常 |
| 剩余牙槽嵴吸收多允许植入 6~8 枚种植体，至少应有 6 枚种植体 |

### （二）注意事项（了解）

| 注意事项 | |
|---|---|
| 共同就位道<br>实现咬合平衡<br>减少排牙数目<br>金属支架必须被动就位<br>基桩位置在颏孔前方，上颌窦侧前壁前方 | 种植体长度比例应 <1∶1<br>基桩数目 6 枚，可为 8 枚<br>金属支架悬臂长度 14mm 以内<br>义齿龈端与牙槽嵴顶端留有 2mm 间隙 |

# 口腔颌面部影像学诊断

## 第一节 口腔颌面部 X 线投照技术

### 一、口内片

#### （一）根尖片（3cm×4cm）

全口检查：成人需要 14 张，儿童需要 10 张。

1. 检查　牙、牙周、根尖周病变。
2. 分角线投照技术　X 线中心线垂直于被照牙与胶片夹角的角分线。
3. 平行投照技术　X 线中心线与牙长轴和胶片均垂直。

#### （二）𬌗翼片

1. 检查邻面龋、髓石、牙髓腔的大小、充填体边缘密合情况邻面与髓室的穿通程度。
2. 主要牙槽嵴顶高度——牙周病早期筛查首选片位。
3. 显示上下颌多个牙的牙冠影像。
4. X 线水平角度与被照牙平行。

#### （三）𬌗片（6cm×8cm）

1. 上颌前部𬌗片　前牙及牙槽突、切牙孔、鼻腔底、腭中缝、上颌窦、鼻泪管。
2. 上颌后部𬌗片　包括第一前磨牙至第二磨牙及其牙槽突和该侧上颌窦底部。
3. 下颌前部𬌗片　用于观察下颌颏部有无骨折及炎症、肿瘤等病变引起的骨质变化。
4. 下颌横断𬌗片
   (1) 下颌骨体部颊、舌侧密质骨有无膨胀、增生及破坏。
   (2) 异物及阻生牙定位。
   (3) 下颌骨骨折时颊舌向移位情况。
   (4) 下颌下腺导管阳性涎石。

### 二、口外片

1. 华特位片　又称鼻颏位片。上颌窦、额窦、筛窦、眼眶、鼻腔、上颌骨、颧骨、颧弓、喙突，上颌骨骨折首选。
2. 颧弓位片　主要用于检查颧骨及颧弓骨折。
3. 下颌骨侧斜位片　又称下颌骨侧位片。用于检查下颌骨体部、升支部、髁突的病变。
4. 下颌骨后前位片　用于双侧对比观察升支骨质改变。
5. 下颌骨开口后前位　观察两侧髁突内外径的影像。
6. 下颌骨升支切线位片　颌边缘性骨髓炎需要拍此片（重点）。
7. 颞下颌关节经颅侧斜位片　又称许勒位片。显示颞下颌关节外侧 1/3 侧斜位影像。
8. 髁突经咽侧位片　显示髁突前后斜侧位影像，骨质的微细结构显示好。

### 三、唾液腺造影技术

1. 油溶性造影剂　40% 碘化油。
2. 水溶性造影剂　60% 泛影葡胺。
3. 禁忌证　唾液腺急性炎症期间、唾液腺导管阳性结石、对碘过敏者。

## 第二节 正常 X 线影像

1. 牙釉质　钙化程度最高，最坚硬的组织，影像密度最高。
2. 牙本质　呈灰白影像。
3. 牙骨质　跟牙本质不易区别。
4. 牙周膜　包绕牙根连续的低密度线条影像。
5. 骨硬板　白色连续线条状影像。
6. 上颌根尖片　切牙孔、腭中缝、鼻腔、鼻中隔、上颌窦、颧骨、喙突、上颌结节、翼钩。
7. 下颌根尖片　颏棘、颏嵴、营养管、颏孔、外斜线、下颌管、下颌骨下缘。
8. 颞下颌关节　关节间隙 2mm 以上，上间隙最宽，后间隙其次、前间隙最窄、两侧对侧。

## 第三节 典型病变X线影像

### 一、龋病

密度减低，硬组织缺损。

### 二、牙髓病

1. 牙髓钙化　局限性——髓石；弥散性——髓腔钙化。
2. 牙内吸收　髓腔扩大，根管壁变薄。

### 三、根尖周炎

1. 急性根尖周脓肿　急性早期，X线牙周膜间隙稍增宽。
2. 慢性根尖周脓肿　边缘不整齐低密度。
3. 根尖周肉芽肿　边界清晰，直径多不超过1cm。
4. 根尖周囊肿　边缘有密度较高的致密线条包绕。
5. 致密性骨炎　骨小梁增多增粗，骨密度增高，骨髓腔变窄消失。
6. 牙骨质增生　根尖呈球状增生。
7. 牙骨质结构不良（假性牙骨质瘤）　边缘不齐，骨硬板消失，点片状钙化，团状增大钙化影。

### 四、牙周炎

1. 水平型吸收　牙槽突从嵴顶呈水平方向向根尖方向高度的减低。
2. 垂直型吸收　牙槽骨沿牙长轴方向向根端吸收。
3. 混合型吸收　牙槽骨广泛水平吸收，同时伴有个别或多数牙槽突的垂直吸收。

### 五、牙源性上颌窦炎

华特位片：显示患侧上颌窦密度弥漫性增高或气腔明显缩小，周围可见肥厚黏膜影像。

### 六、骨折

1. 牙槽骨骨折　根尖片、殆片。
2. 下颌骨骨折　曲面断层片、下颌骨侧位片、开口后前位片、CT。
3. 上颌骨骨折　华氏位片。
4. 颧骨骨折　华氏位片。
5. 颧弓骨折　颧弓位片，中段骨折多见，三线骨折M形。

### 七、颌骨囊肿

1. 残余囊肿　拔牙后的牙槽窝下方颌骨内圆形密度减低影像。
2. 含牙囊肿　囊腔内可含不同阶段的牙、单房多见。
3. 鼻腭囊肿　位于左右中切牙牙根之间或后方，呈多心形或圆形低密度改变。
4. 球上颌囊肿　位于上颌侧切牙与尖牙之间，呈倒梨性囊状投射区。
5. 正中囊肿　位于上颌或下颌中线区，呈囊状低密度影。

### 八、颌骨骨纤维异常增殖症

毛玻璃样（磨砂玻璃）。

### 九、成釉细胞瘤

1. 颌骨膨隆，以唇颊侧为主。
2. 牙根吸收呈锯齿状。
3. 肿瘤边缘可有增生硬化。
4. 瘤内罕见钙化。
5. 瘤内可含牙。
6. 鉴别诊断

（1）牙源性腺瘤样瘤　尖牙区，含牙，有钙化点。

（2）牙源性钙化囊性瘤　单房，有钙化点。
（3）牙源性黏液瘤　多房，网格状，房隔细而不规则。

## 十、牙源性角化囊性瘤

1. 有单囊和多囊、单囊多见。
2. 牙根吸收少、多呈斜面状。
3. 病变内可含牙或不含牙。

## 十一、骨化纤维瘤

X线以高低密度混合为主。

## 十二、牙瘤

1. **混合性牙瘤**　颌骨内异常高密度团块影像，边缘光滑，条带状低密影。
2. **组合性牙瘤**　颌骨内有许多大小不等、形态各异的小牙、常有恒牙阻生。

## 十三、原发性骨内鳞状细胞癌

虫蚀状。

## 十四、骨肉瘤

日光放射状。

## 十五、唾液腺炎症

1. **慢性复发性腮腺炎**　末梢导管点状、球状、腔状扩张，排空功能迟缓。
2. **慢性阻塞性腮腺炎**　主导管扩张，导管扩张与狭窄交替，呈腊肠状改变。

## 十六、涎石病

1. **阳性结石**　下颌下腺导管前段涎石——下颌横断咬合片。导管后段或腺体内——下颌下腺侧位片。
2. **阴性结石**　唾液腺造影检查。

## 十七、舍格伦综合征

末梢导管不同程度扩张，主导管变粗呈腊肠状，有的边缘不整齐，呈羽毛状、花边样、葱皮状。

# 生物化学

　　生物化学大家感觉会比较难,原因是不接触临床,章节又比较多,知识点零散,相关性差,系统性不强。由于本科目占分相对较少,加上大家平时接触不多,关注度不够,甚至有部分考生想放弃此部分内容,但是从2019年口腔执业医师考试出题的趋势看,基础科目占的比重越来越大,考查的知识面越来越广,基础医学综合、人文综合和临床综合的比重已经超过了130分,因此,要想保证通过考试,任何一门课程都不能轻易放弃。而生物化学在历年考试中,考点还是相对比较明确和集中的,考查的都是一些基础知识。只要稍花费一点时间来学习一下,这部分的考分拿到及格线还是可以的。本书对考点进行了归纳总结,对重点、难点通过图片、口诀等进行重点讲解。

# 第一节　蛋白质的结构与功能

## 一、氨基酸和多肽

**1.蛋白质的基本单位是氨基酸**　构成人体的氨基酸有 20 种，除甘氨酸外，都是 L-α- 氨基酸。

**2.氨基酸的分类**

（1）非极性脂肪酸族氨基酸　甘氨酸、丙氨酸、缬氨酸、亮氨酸、异亮氨酸及脯氨酸。

（2）极性中性氨基酸　丝氨酸、半胱氨酸、蛋氨酸、天冬酰胺、谷氨酰胺及苏氨酸。

（3）含芳香环的氨基酸　苯丙氨酸、酪氨酸及色氨酸。

（4）酸性氨基酸　天冬氨酸及谷氨酸。

（5）碱性氨基酸　精氨酸、赖氨酸及组氨酸。

**3.肽键**　蛋白质的基本结构键。

## 二、蛋白质的结构

**1.蛋白质一级结构**　是指多肽链中氨基酸的排列顺序。主要的化学键是肽键。

**2.蛋白质的二级结构**　是某一段肽链的局部空间结构。主要的化学键是氢键。

蛋白质二级结构的主要形式：α- 螺旋、β- 折叠、β- 转角、无规卷曲。

**3.蛋白质的三级结构**　是整条肽链中全部氨基酸残基的相对空间位置，即肽链中所有原子在三维空间的排布位置。维系键：疏水键、盐键、氢键和范德华力等。

**4.蛋白质的四级结构**　各亚基的空间排布，维系键氢键、离子键。

## 三、蛋白质的理化性质

**1.蛋白质的变性**　在某些物理和化学因素作用下，其特定的空间构象被破坏，导致其理化性质改变和生物活性的丧失。破坏非共价键和二硫键，不改变蛋白质的一级结构。

**2.蛋白质变性特点**

（1）化学性质改变　生物活性的丧失。

（2）物理性质的改变　溶解度降低、黏度增加、结晶能力降低、生物活性丧失、易沉淀、易被蛋白酶水解。

# 第二节　核酸的结构和功能

## 一、核酸基本组成单位——核苷酸

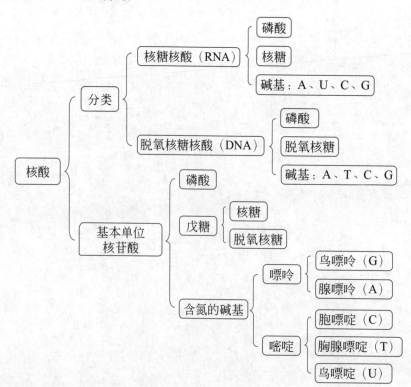

## 二、DNA 的结构与功能

**1. DNA 碱基组成的规律** DNA 分子中 A 与 T 摩尔数相等，C 与 G 摩尔数相等，即 A＝T，C≡G。所以 A＋G＝T＋C。

**2. DNA 的一级结构** 核苷酸的排列顺序（碱基的序列），化学键：酯键，最恒定的元素：P。

**3. DNA 的二级结构** 双螺旋结构，两条链中一条链的 5′→3′，另一条链 5′→3′，呈现出反向平行的特征，两条链按照 A＝T，C≡G 互补配对。碱基直接通过氢键相连。

**4. DNA 的三级结构** 超螺旋结构。

## 三、DNA 的理化性质及其应用

**1. DNA 的变性** 在某些理化因素作用下，DNA 双链解开成两条单链的过程，其本质是双链间氢键的断裂。

**2. 变性后**

（1）$OD_{260}$ 增高（增色效应） 对波长 260nm 的光吸收增强的现象。

（2）黏度下降。

（3）生物活性丧失。

## 四、RNA 的结构与功能

| 项目 | mRNA（信使） | tRNA（搬运） | rRNA（核糖体） |
| --- | --- | --- | --- |
| 功能 | 蛋白质合成模板 | 氨基酸转运的载体 | 蛋白质合成的场所 |
| 含量 | 占 RNA 的 2%～5% | 占 RNA 的 15% | 占 RNA 的 80% 以上 |
| 分子量 | 大小各异 | 分子量最小 | 差异较大 |
| 分布 | 细胞核、细胞质 | 细胞质 | 细胞质 |
| 二级结构 | — | 三叶草 | — |
| 三级结构 | — | 倒 L 型 | — |
| 结构特点 | 5′端帽子结构，3′端多聚 A 尾带有遗传信息密码 | 含有稀有碱基、反密码子。3′端为 -CCA | 核糖体大、小亚基 |

DNA 是遗传信息的载体，DNA 上的遗传功能片段叫基因，基因突变主要是构成基因中的碱基发生改变，基因突变可以导致遗传性疾病的出现，像镰刀型贫血、地中海贫血等。

# 第三节 酶

## 一、酶的分子结构与催化作用

（1）酶是一类由活细胞产生的，对其特异底物具有高效催化作用的有机生物催化剂。

（2）酶的分子组成

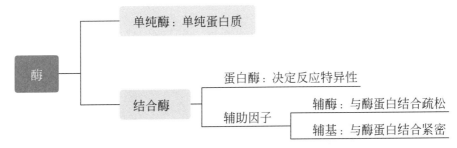

（3）酶的活性中心 指酶分子能与底物结合并发生催化作用的局部空间结构。凡具有活性的酶都具有活性中心。活性中心内的必需基团：它包含两个集团（结合基团和催化基团），其特点是与催化作用直接相关，是酶发挥催化作用的关键部位。

（4）酶促反应的特点

① 有效地降低反应的活化能，具有极高的催化能力。

② 高度的专一性。
③ 可调节性。
④ 不稳定性。

（5）维生素与辅酶

| 辅酶或辅基 | 缩写 | 所含的维生素 |
| --- | --- | --- |
| 烟酰胺腺嘌呤二核苷酸，辅酶Ⅰ | $NAD^+$ | 烟酰胺（维生素 PP） |
| 烟酰胺腺嘌呤二核苷酸磷酸，辅酶Ⅱ | $NADP^+$ | 烟酰胺（维生素 PP） |
| 黄素腺嘌呤二核苷酸 | FAD | 维生素 $B_2$ |
| 焦磷酸硫胺素 | TPP | 维生素 $B_1$ |
| 磷酸吡哆醛 | — | 维生素 $B_6$ |
| 辅酶 A | CoA | 泛酸 |
| 生物素 | — | 生物素 |
| 四氢叶酸 | $FH_4$ | 叶酸 |
| 辅酶 $B_{12}$ | — | 维生素 $B_{12}$ |
| 硫辛酸 | — | 硫辛酸 |

## 二、酶促反应动力学

$$v=(V_{max}\times[S])/(K_m+[S])$$

$v$——反应速度；[S]——底物浓度；$V_{max}$——反应的最大速度；$K_m$——米氏常数（酶促反应速度为最大反应速度一半时的底物浓度，单位是 mol/L）。

## 三、抑制剂与激活剂

| 项目 | 定义 | $V_{max}$ | $K_m$ |
| --- | --- | --- | --- |
| 竞争性抑制 | 抑制剂与底物竞争性结合酶的活化中心 | 不变 | 变大 |
| 反竞争性抑制 | 抑制剂与酶 - 底物复合物结合阻止产物的生成 | 减小 | 减小 |
| 非竞争性抑制 | 抑制剂与酶、酶 - 底物复合物结合使酶丧失活性 | 减小 | 不变 |

## 四、酶活性的调节

同工酶：催化相同的化学反应而酶蛋白的分子结构、理化性质、免疫学性质不同的一组酶。
例：乳酸脱氢酶（$LDH_1$～$LDH_5$ 共 5 种同工酶）。心——$LDH_1$ 为主；肺——$LDH_3$ 为主；骨骼肌和肝——$LDH_5$ 为主。

# 第四节　糖代谢

## 一、糖的分解代谢

### （一）糖（无氧）酵解

在缺氧情况下，葡萄糖生成乳酸的过程称之为糖酵解。

**1. 反应部位**　胞质。

**2. 生理意义**

（1）迅速提供能量，如骨骼肌在剧烈运动时的相对缺氧。
（2）为红细胞供能。

**3. 糖酵解反应过程有三种关键酶**　己糖激酶、6- 磷酸果糖激酶 -1、丙酮酸激酶。

## （二）糖的有氧氧化

1. **概念** 有氧情况下，葡萄糖彻底氧化成 $H_2O$ 和 $CO_2$，并释放出能量的过程。
2. **部位** 胞质及线粒体。
3. **生理意义（三羧酸循环）**
（1）供能，是机体产生能量的主要方式。
（2）三大营养物质分解代谢的共同途径。
（3）三大营养物质相互转换的枢纽、为呼吸链供 H。
4. **三羧酸循环** 指乙酰 CoA 和草酰乙酸缩合生成含三个羧基的柠檬酸，反复地进行脱氢脱羧，又生成草酰乙酸，再重复循环反应的过程。
（1）反应部位 是线粒体。
（2）反应步骤 乙酰草酰成柠檬，柠檬又生 α-酮，琥酰琥酸延胡索，苹果落在草丛中（记忆口诀）。
（3）考试要点 经过一次三羧酸循环。①消耗一分子乙酰 CoA。②经四次脱氢，二次脱羧，一次底物水平磷酸化。生成 1 分子 $FADH_2$，3 分子 $NADH + H^+$。2 分子 $CO_2$，1 分子 GTP。（一共生成 10 个 ATP）无 $H_2O$ 生成。③不可逆步骤（第 1、3、4 个步骤）其关键酶有：柠檬酸合酶、α-酮戊二酸脱氢酶、异柠檬酸脱氢酶。④整个循环反应为不可逆反应。

## 二、糖原的合成与分解

1. **肝糖原的合成** 由葡萄糖合成糖原的过程称为糖原合成，限速酶——糖原合酶。
2. **肝糖原的分解** 糖原在糖原磷酸化酶作用形成 6-磷酸葡萄糖，后者由肝脏中的葡萄糖 6-磷酸酶水解成葡萄糖释放入血。
3. **关键酶** 糖原磷酸化酶。

## 三、糖异生

1. **糖异生** 是指从非糖化合物转变为葡萄糖或糖原的过程。部位主要在肝、肾细胞的胞浆及线粒体。
2. **原料** 乳酸、甘油、丙酮酸及生糖氨基酸等（三酸一甘油）。
3. **生理意义**
（1）维持血糖浓度恒定（短期饥饿）。
（2）补充肝糖原。
（3）调节酸碱平衡。
4. **关键酶** 丙酮酸羧化酶、磷酸烯醇式丙酮酸羧激酶、果糖二磷酸酶、葡萄糖-6-磷酸酶。

## 四、磷酸戊糖途径

1. **概念** 指由葡萄糖生成磷酸戊糖及 $NADPH + H^+$（NADPH），前者再进一步转变成 3-磷酸甘油醛和 6-磷酸果糖的反应过程。
2. **细胞定位** 胞液。
3. **生理意义** 生成 NADPH 和 5-磷酸核酮糖。
4. **关键酶** 6-磷酸葡萄糖脱氢酶，蚕豆病：红细胞内缺乏 6-磷酸葡萄糖脱氢酶。

# 第五节 生物氧化

## 氧化磷酸化

1. **概念** 指呼吸链电子传递的氧化过程与 ADP 磷酸化、生成 ATP 相偶联的过程。
2. **呼吸链** 线粒体内膜上由酶和辅酶按照一定顺序组成的递氢体和电子传递体。
3. ATP 合酶是生物体能量代谢的关键酶。
4. 电子传递过程中释放的能量使 ADP 磷酸化是 ATP 生成的主要方式。
5. ATP 是机体的直接能源物质，主要能源物质为葡萄糖，产能最多的为脂类。
6. **其他高能磷酸化合物包括** 磷酸肌酸、磷酸烯醇式丙酮酸、乙酰磷酸、乙酰辅酶 A 等。
7. 氧化磷酸化速度受 ATP/ADP 比值影响。ATP 多时抑制磷酸化，ATP 少时磷酸化加快。主要受 ADP 调节，ADP 多时磷酸化加快。另外还受寡霉素、甲状腺素的影响。

# 第六节 脂类代谢

## 一、脂类的生理功能

储能和供能、参与生物膜的组成、脂类衍生物的调节作用——胆固醇可转化成类固醇激素及维生素 $D_3$。

## 二、营养必需脂肪酸

亚油酸、亚麻酸、花生四烯酸。

## 三、脂肪的合成代谢

1. **甘油三酯的主要合成场所** 肝、脂肪组织、小肠。
2. **合成原料** 合成甘油三酯所需的脂肪酸及 3-磷酸甘油主要由葡萄糖代谢提供。
3. **关键酶** 脂酰转移酶。
4. **脂肪酸的合成部位** 肝脏（主要）胞浆（即胞质）。合成原料：主要是乙酰 CoA、NADPH。

## 四、脂肪的分解代谢

1. **脂肪动员概念** 储存在脂肪细胞中的脂肪，被脂肪酶逐步水解为 FFA（脂肪酸）及甘油，并释放入血以供其他组织氧化利用的过程。
2. **关键酶** 激素敏感性甘油三酯脂肪酶（HSL）。
（1）促脂解激素 去甲肾上腺素、肾上腺素、胰高血糖素等。
（2）抗脂解激素 胰岛素、前列腺素 $E_2$ 等。
3. **脂肪动员产物去向**
（1）甘油 经血运到肝、肾、肠，彻底氧化和糖异生。
（2）FFA 和白蛋白结合运输经 β-氧化供能（心、肝、肾、骨骼肌）。
4. **脂肪酸 β-氧化**
（1）限速酶 肉毒碱脂酰转移酶Ⅰ。
（2）过程 脱氢、水化、再脱氢、硫解，两步脱氢反应的氢受体分别是 NAD 和 FAD。
5. **酮体的生成、利用和生理意义**
（1）酮体 乙酰乙酸、β-羟丁酸、丙酮三者总称（酮体三兄弟）。
（2）生成原料 乙酰 CoA。

## 五、胆固醇代谢

1. **部位** 肝是主要合成器官，其次是小肠。
2. **原料** 乙酰 CoA，$NADPH+H^+$ 供氢、ATP 供能。
3. **关键酶** HMG-CoA 还原酶。
4. **胆固醇的转化产物**
（1）转变为胆汁酸。
（2）转化为类固醇激素。
（3）转化为 7-脱氢胆固醇。

## 六、血浆脂蛋白的分类及功能

| 项目 | CM（乳糜微粒） | VLDL（极低） | LDL（低） | HDL（高） |
| --- | --- | --- | --- | --- |
| 合成部位 | 小肠黏膜细胞 | 肝细胞 | 血浆 | 肝、肠、血浆 |
| 功能 | 运输外源性 TG 及胆固醇 | 运输内源性 TG 及胆固醇 | 转运内源性胆固醇 | 肝外胆固醇转运到肝，抗动脉粥样硬化 HDL 是对机体有利的脂蛋白，在高脂蛋白血症中不增高 |

# 第七节　氨基酸代谢

## 一、营养必需氨基酸的种类
赖氨酸、色氨酸、苯丙氨酸、甲硫氨酸、苏氨酸、亮氨酸、异亮氨酸、缬氨酸、组氨酸。

## 二、氨基酸的一般代谢

### （一）转氨基作用
氨基酸脱去氨基生成相应的 α-酮酸的过程。
转氨酶的辅酶是磷酸吡哆醛（含维生素 $B_6$）。

### （二）脱氨基作用
（1）氧化脱氨基。
（2）联合脱氨基　两种脱氨基方式的联合作用，使氨基酸脱下 α-氨基生成 α-酮酸的过程。是体内最主要的脱氨基方式。

### （三）酮酸的代谢
（1）生酮氨基酸　亮氨酸、赖氨酸。
（2）生酮兼生糖氨基酸　异亮氨酸、苯丙氨酸、酪氨酸、苏氨酸、色氨酸。
（3）生糖氨基酸　甘氨酸、丝氨酸、组氨酸、精氨酸、半胱氨酸、脯氨酸、羟脯氨酸、蛋氨酸、丙氨酸等。

## 三、氨的代谢
（1）氨有两个去路　分别是合成非必需氨基酸及合成尿素。
（2）尿素的生成　尿素生成的过程称为鸟氨酸循环又称尿素循环。
① 生成部位。主要在肝细胞的线粒体及胞液中。
② 关键酶。氨基甲酰磷酸合成酶Ⅰ（CPS-Ⅰ）。
③ 耗能。合成 1 分子的尿素消耗 3 个 ATP。
④ 中间产物。鸟氨酸、瓜氨酸和精氨酸。

## 四、个别氨基酸的代谢

### （一）一碳单位
（1）一碳单位　某些氨基酸在分解代谢过程中可生成含有一个碳原子的基团，称为一碳单位。
（2）一碳单位的载体　四氢叶酸（$FH_4$）。
（3）一碳单位的来源　丝氨酸、甘氨酸、组氨酸、色氨酸。
（4）一碳单位的意义　用于嘌呤和胸腺嘧啶合成的原料。

### （二）苯丙氨酸和酪氨酸的代谢
（1）人体缺乏酪氨酸酶，黑色素合成障碍导致白化病。
（2）苯丙氨酸羟化酶缺陷，苯丙氨酸不能正常转变为酪氨酸，生成苯丙酮酸、苯乙酸等形成苯酮酸尿症。

# 第八节　核苷酸代谢

## 核苷酸的代谢

### （一）嘌呤核苷酸代谢

**1. 嘌呤碱合成途径**
（1）从头合成途径　原料：天冬氨酸、甘氨酸、谷氨酰胺、一碳单位。
关键酶是磷酸核糖焦磷酸合成酶（PRPP 合成酶）和磷酸核糖酰胺转移酶，受代谢产物的反馈调节。
（2）补救合成途径　原料：嘌呤碱基、磷酸核糖焦磷酸（PRPP）。

**2. 嘌呤碱分解产物**　尿酸尿素→痛风。

## （二）嘧啶核苷酸代谢

**1. 从头合成原料** 天冬氨酸、谷氨酰胺、$CO_2$ 和磷酸核糖。
调节酶主要有氨基甲酰磷酸合成酶Ⅱ和天冬氨酸甲酰转移酶。
**2. 补救合成原料** 嘧啶碱基和PRPP。

# 第九节 遗传信息的传递（助理不考）

## 一、中心法则

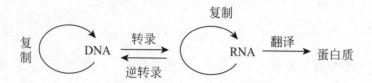

## 二、DNA 生物合成

半保留复制，DNA 复制过程分为起始、延长和终止 3 个阶段。

## 三、RNA 的生物合成

**1. 转录** 以DNA为模板合成RNA的过程。
（1）原料 NTP（ATP、UTP、GTP、CTP）。
（2）模板 DNA。
（3）酶 依赖DNA的RNA聚合酶。
**2. 逆转录** 是指以RNA为模板合成DNA的过程。

# 第十节 蛋白质的生物合成（助理不考）

## 蛋白质生物合成

### （一）蛋白质生物合成

以mRNA为模板，按照mRNA上来自DNA基因编码的核苷酸序列信息转换为蛋白质中氨基酸序列，即合成蛋白质的过程，又称翻译。

### （二）蛋白质生物合成体系（硒鼓原声带）

（1）原料 20种氨基酸。
（2）模板 mRNA。起始密码子：AUG；终止密码子：UAA、UAG、UGA。
遗传密码的特点：方向性；连续性；简并性；通用性；摆动性。
（3）场所 核糖体。
（4）氨基酸的"搬运工具" tRNA。
（5）蛋白质生物合成的基本过程 氨基酸的活化、肽链合成的起始、肽链的延长、肽链的合成终止。

# 第十一节 基因表达调控（助理不考）

（1）基因表达 基因转录及翻译的过程，即生成具有生物学功能的蛋白质的产生过程。
基因表达调控最重要的环节是——基因转录；尤其是转录起始水平的调节，对基因表达起着至关重要的作用。
（2）原核基因表达调控 乳糖操纵子。
（3）真核基因表达调控
① 顺式作用元件 影响自身基因表达活性的DNA序列，由沉默子、启动子、增强子等组成。
② 反式作用因子 某基因表达的蛋白作用于另一基因的转录，影响另一基因表达。

## 第十二节 细胞信号转导（助理不考）

### 三条通路

（1）蛋白激酶 A 通路（PKA 通路） 靶细胞内 cAMP 浓度改变和激活 cAMP 和蛋白激酶 A 通路为主要特征。
作用激素：肾上腺素；第二信使：cAMP。
（2）蛋白激酶 C 通路（PCK 通路） 三磷酸肌醇（细胞内第二信使）——$Ca^{2+}$——PKC（蛋白激酶 C）——丝氨酸、苏氨酸磷酸化。
两个第二信使：IP3（三磷酸肌醇）和 DAG（二酰甘油）。
（3）酪氨酸蛋白激酶通路（TPK 通路） 表皮生长因子——酪氨酸。

## 第十三节 重组 DNA 技术（助理不考）

（1）限制性内切酶 识别、切割。识别 DNA 的特异序列，并在识别点或其周围切割双链 DNA 的一类内切酶。即 DNA 序列特异的内切酶。
（2）基因治疗 指向有功能缺陷的细胞导入具有相应功能的外源基因，以纠正或补偿其基因缺陷，从而达到治疗的目的。基因治疗包括体细胞基因治疗和生殖细胞基因治疗。

## 第十四节 癌基因与抑癌基因（助理不考）

（1）细胞癌基因 存在于生物正常细胞基因组中的癌基因，或称原癌基因，其编码产物能促进细胞增殖和生长。
（2）抑癌基因 抑制细胞过度生长、增殖从而遏制肿瘤形成的基因。
（3）癌基因激活与过量表达与肿瘤的形成有关，抑癌基因的丢失或失活也可能导致肿瘤发生。

## 第十五节 血液生化（助理不考）

### 一、血浆蛋白质

清蛋白：分子量最小，电荷大，电泳时最快。

### 二、红细胞的代谢

血红蛋白是由珠蛋白和血红素构成。

### 三、血红素的生物合成

（1）血红素合成的原料 琥珀酰 CoA、甘氨酸、$Fe^{2+}$。
（2）关键酶 ALA 合酶；辅酶：磷酸吡哆醛。
（3）调节 是肾产生的促红细胞生成素（EPO）。

## 第十六节 肝生化

### 一、肝脏的生物转化作用

1. 第一相反应 包括氧化、还原、水解反应。其中氧化反应是最为常见。
2. 第二相反应 结合反应。
（1）葡糖醛酸的结合：是最重要、最普遍的结合反应。
（2）硫酸结合：也是常见的结合反应。

### 二、胆汁酸的代谢

1. 胆汁的主要有机成分
（1）胆汁酸盐（含量最高）、胆固醇、胆色素、多种酶类等。

（2）游离胆汁酸、结合胆汁酸。

**2.胆汁酸代谢的调节**

（1）胆汁酸合成的限速酶是：胆固醇 7α-羟化酶。

（2）胆固醇合成的关键酶是：HMG-CoA 还原酶，两者均系诱导酶，同时受胆汁酸和胆固醇的调节。

### 三、胆色素代谢

胆色素是体内铁卟啉化合物的主要分解代谢产物，包括胆红素、胆绿素、胆素原和胆素。

游离胆红素是人体内强有力的内源性抗氧化剂。

## 第十七节 维生素

### 一、水溶性维生素的作用

| 维生素 | 活性形式 | 缺乏症 |
| --- | --- | --- |
| 维生素 $B_1$ | 焦磷酸硫胺素（TPP） | 脚气病、末梢神经炎、胃肠道症状 |
| 维生素 $B_2$ | 黄素单核苷酸（FMN）<br>黄素腺嘌呤二核苷酸（FAD） | 口角炎、舌炎、阴囊皮炎、眼睑炎、角膜血管增生 |
| 维生素 $B_6$ | 磷酸吡哆醛、磷酸吡哆胺 | 低血色素小细胞性贫血、血清铁增高 |
| 维生素 $B_{12}$ | 甲钴胺素 | 巨幼细胞性贫血 |
| 维生素 PP | 尼克酰胺二核苷酸（$NAD^+$）、尼克酰胺二核苷酸磷酸（$NADP^+$） | 糙皮病 |
| 维生素 C | 抗坏血酸 | 坏血病 |
| 泛酸 | CoA 和 ACP（酰基载体蛋白） | |
| 叶酸 | 四氢叶酸 | 巨幼细胞性贫血 |

### 二、脂溶性维生素的作用

| 维生素 | 缺乏症 |
| --- | --- |
| 维生素 A | 夜盲症、眼干燥症、皮肤干燥和毛囊丘疹等 |
| 维生素 D | 缺乏会引起佝偻病（儿童）、骨软化症（孕妇显著）、骨质疏松等 |
| 维生素 E | 慢性脂肪痢、无β脂蛋白血症、慢性胰腺炎或胃肠切除综合征等可引起缺乏 |
| 维生素 K | 缺乏会引起凝血因子合成障碍，凝血时间延长，易出血 |

## 第十八节 矿物质

**1.钙** 儿童长期摄钙不足，可引起生长迟缓、骨骼变形，发生佝偻病。成年人，特别是妇女绝经以后，易发生骨质疏松症。

**2.磷** 主要存在形式为无机磷酸盐，吸收部位在小肠。

**3.氟** 人体氟的摄入主要通过饮水从胃肠道吸收，从尿中排出。氟可以维持机体正常钙、磷代谢，氟摄入过少时可引起龋齿，摄入过多造成氟斑牙和氟骨症。

# 药理学

药理学在医学基础课程中是大家最常接触到的一门课程,知识点相对来说比较多,考查内容比较分散,个别题还容易与临床结合,考查大家的分析能力,而各类药物的药理机制、主要的临床应用和不良反应是出题的重点。大家在学习过程中要多归纳,结合图表、口诀等进行记忆,只要稍花费一点时间来学习一下,拿到这部分的考分还是比较容易的。

# 第一节 药物效应动力学

## 一、不良反应

| 不良反应 | 特点 | 代表药物 |
|---|---|---|
| 副反应 | ①治疗剂量下发生的，与用药目的无关<br>②因药物选择性低而引起<br>③药物本身固有的，可预知但不一定能避免 | 阿托品 |
| 毒性反应 | 剂量过大或慢性蓄积引起 | 洋地黄 |
| 后遗效应 | 停药后血药浓度降至阈浓度以下引起的药理效应 | 地西泮 |
| 停药反应（助理不考） | 长期服药后，突然停药原有疾病加重 | 普萘洛尔 |
| 变态反应 | 与药物原有效应无关，拮抗剂解救无效 | 青霉素 |
| 特异质反应（助理不考） | 对药物很敏感，严重程度与剂量成正比 | 利多卡因 |

## 二、药物剂量与效应关系（助理不考）

| 项目 | 定义 |
|---|---|
| 半数有效量（$ED_{50}$） | 能引起50%的试验动物出现阳性反应（质反应）的药物剂量 |
| 半数致死量（$LD_{50}$） | 能引起50%的试验动物死亡（质反应）的药物剂量 |
| 治疗指数（TI） | $LD_{50}/ED_{50}$的值，值越大越安全 |

## 三、药物与受体

| 项目 | 完全激动药 | 部分激动药 | 拮抗剂 |
|---|---|---|---|
| 亲和力 | 有 | 有 | 有 |
| 内在活性 | 有（强） | 不强 | 无/较弱 |

# 第二节 药物代谢动力学

## 一、吸收

### 首关消除

**1. 概念** 指从胃肠道吸收的药物的在达到全身血液循环前被肠壁和肝脏部分代谢，从而进入全身血液循环内的有效药物量减少的现象，也称首过代谢或首过效应。

**2. 特点**
（1）首关消除最常见的给药途径是口服给药。
（2）首关消除最主要的器官是肝脏，肺和肠壁细胞也可成为首关清除的器官。
（3）舌下给药和直肠给药可避免肝脏的首关清除。

## 二、分布

| 项目 | 血脑屏障 | 胎盘屏障（助理不考） |
|---|---|---|
| 屏障部位 | 血浆与脑脊液间的屏障 | 胎盘绒毛与子宫血窦之间的屏障 |
| 屏障作用 | 允许脂溶性高、分子量小、结合型的药物通过 | 几乎所有的药物都能穿透胎盘进入胎儿体内（形同虚设）胎盘对药物的转运无屏障作用 |
| 生理意义 | 脑膜炎患者，血脑屏障对青霉素通透性增大，使青霉素在脑脊液中可达到有效治疗浓度 | 胎儿血液的药物浓度通常与母亲的血浆浓度相似，故孕妇禁用有致畸作用或对胎儿有毒性的药物 |

## 三、药物消除动力学（助理不考）

| 项目 | 一级消除动力学（恒比消除） | 零级消除动力学（恒量消除） |
|---|---|---|
| 别称 | 线性动力学 | 非线性动力学 |
| 特点 | ① 以**恒定的百分比**消除，但单位时间内实际消除的药量随时间递减<br>② 药物消除 $t_{1/2}$ **恒定不变**，与剂量或药物浓度无关<br>③ 5个 $t_{1/2}$ 可达稳态血药浓度<br>④ 5个 $t_{1/2}$ 在体内全部清除干净<br>⑤ 是体内**大多数药物的消除方式** | ① 以**恒定的速率**消除，单位时间内消除的药物量不变<br>② **半衰期与浓度成正比**<br>③ $t_{1/2}$ 不固定 |

# 第三节　胆碱受体激动药

## 一、乙酰胆碱（助理不考）

| 器官 | 效应 |
|---|---|
| 心脏 | **心率↓、心肌收缩力↓、传导速度↓** |
| 血管 | **动、静脉平滑肌舒张** |
| 气管 | 支气管**平滑肌收缩**、支气管**腺体分泌增加** |
| 胃肠道 | 胃肠**平滑肌收缩**，运动增加，胃肠**括约肌舒张**，胃肠腺分泌增强 |
| 眼 | **虹膜括约肌收缩→瞳孔收缩**，睫状肌收缩 |
| 腺体 | **分泌增加**（汗腺、唾液腺、泪腺、鼻咽腺体分泌增加） |
| 感受器 | 兴奋颈动脉体和主动脉体化学感受器 |

## 二、毛果芸香碱

### （一）药理作用
（1）对眼的作用　**缩瞳、降低眼压、调节痉挛**（看近物清晰）。
（2）对腺体的作用　汗腺、唾液、泪腺、胃腺、胰腺、小肠腺体和呼吸道黏膜分泌增加。

### （二）临床应用
（1）**闭角型青光眼**。
（2）虹膜炎　与扩瞳药交替使用——防止虹膜与晶状体粘连。
（3）口服用于颈部放射后的口腔干燥。
（4）解救阿托品中毒。

# 第四节　抗胆碱酯酶药和胆碱酯酶复活药

## 一、易逆性抗胆碱酯酶药（新斯的明）

| 项目 | 内容 |
|---|---|
| 机制 | 与 ACh 竞争性地结合 AChE，阻碍 ACh 水解 |
| 骨骼肌 | 对**骨骼肌**的**兴奋**作用最强 |
| 临床应用 | ① **重症肌无力——首选**<br>② 术后肠胀气和尿潴留<br>③ 阵发性室上性心动过速<br>④ 非去极化型肌松药（筒箭毒碱）过量解毒<br>⑤ 阿尔茨海默病 |
| 禁忌证 | ① 禁用于有**尿道或肠道梗阻**的患者<br>② 慎用于支气管哮喘或其他呼吸系统疾患病人 |

## 二、难逆性抗胆碱酯酶药——有机磷酸酯类

### （一）毒理作用机制
有机磷酸酯类毒物与胆碱酯酶结合牢固，造成体内 ACh 大量、持久地堆积引起中毒。

### （二）急性中毒
**1. M 样症状**
（1）胃肠道　恶心、呕吐、腹痛、腹泻。
（2）呼吸道　分泌物增加、呼吸困难。
（3）心血管　心率减慢、血压下降。
（4）眼　瞳孔缩小（针尖样 TANG）、视物模糊。
（5）腺体分泌　出汗、流涎、流泪等。

**2. N 样症状**　不自主肌束抽搐、震颤，并可导致明显的肌无力和麻痹，严重时可引起呼吸肌麻痹。

**3. 中枢症状**　先兴奋后抑制。

## 三、胆碱酯酶复活药——氯（碘）解磷定（助理不考）

### （一）药理作用
（1）恢复 AChE 的活性。
（2）直接解毒作用　直接与体内游离的有机磷酸酯类结合，成为无毒的磷酰化氯解磷定从尿中排出。但对有机磷中毒 24～48h 后已老化的胆碱酯酶无复活作用。

### （二）临床应用
（1）明显解除 N 样症状　对骨骼肌痉挛的抑制作用最为明显，能迅速抑制肌束颤动。
（2）改善中枢神经系统症状。
（3）对 M 样症状作用　较弱，故有机磷农药中毒时应与阿托品合用，控制症状。

# 第五节　M 胆碱受体阻断剂

**阿托品**

阻断 M 胆碱受体，产生抗 M 样作用。用于内脏绞痛——平滑肌解痉药。

### （一）药理作用
（1）抑制腺体分泌，麻醉前用药。
（2）眼　扩瞳、升高眼内压、调节麻痹。
（3）平滑肌　松弛平滑肌；对胆管、子宫平滑肌解痉作用较弱。
（4）心脏　增加心率（2mg）、加速传导。
（5）血管和血压　大剂量可使皮肤血管扩张，潮红、温热等症状，对微循环的血管痉挛有明显解痉作用。
（6）中枢神经系统
①小、中剂量兴奋（1～2mg）。
②持续大剂量抑制（2～5mg）。
③中毒剂量（10mg 以上）。幻觉、严重者昏迷及呼吸麻痹而死亡。

### （二）临床应用
（1）内脏绞痛。
（2）抑制腺体分泌　用于麻醉前给药。
（3）解救有机磷酸酯类中毒。
（4）缓慢性心律失常　用于迷走神经过度兴奋所致窦房传导阻滞、房室传导阻滞等缓慢型心律失常。
（5）眼科应用　治疗虹膜睫状体炎，扩瞳检查眼底及儿童验光配镜。
（6）抗休克　用于感染性休克，与扩张外周血管、改善微循环有关。

### （三）不良反应
（1）副作用多　口干、心悸、视物模糊、怕光等。
（2）过量中毒，引起昏迷和呼吸麻痹。
（3）禁用　青光眼、幽门梗阻及前列腺肥大等患者。

## 第六节　肾上腺素受体激动药

α-受体、β-受体激动药——升血压、兴奋心脏、促代谢。

| 项目 | 去甲肾上腺素 α-受体激动药 | 异丙肾上腺素 β-受体激动药 | 肾上腺素 α、β-受体激动药 | 多巴胺 α、β-受体激动药+DA-R |
|---|---|---|---|---|
| 临床应用 | ① 嗜铬细胞瘤切除后或药物中毒时的低血压<br>② 稀释后口服——食管和胃内血管收缩——局部止血 | ① 支气管哮喘<br>② 房室传导阻滞（作用最强）<br>③ 心脏骤停　心室自身节律缓慢、高度房室传导阻滞或窦房结功能衰竭而并发的心脏骤停<br>④ 感染性休克 | ① 过敏性休克首选<br>② 心脏骤停　首选<br>③ 支气管哮喘<br>④ 与局麻药配伍及局部止血可延缓局麻药的吸收，延长局麻药的麻醉时间<br>⑤ 治疗青光眼 | ① 急性肾衰竭。小剂量——肾血管舒张；大剂量——肾血管收缩<br>② 各种休克。尤适于伴有心肌收缩力减弱、尿量减少而血容量已不足休克 |
| 不良反应 | 局部组织缺血坏死 急性肾衰 | — | 禁用于：高血压、器质性心脏病、糖尿病、甲状腺功能亢进 | — |

## 第七节　肾上腺素受体阻断药

α、β-受体阻断药——抑制心脏、降血压、抑制代谢。

| 药物类型 | α-受体阻断药 | β-受体阻断药 |
|---|---|---|
| 代表药 | 酚妥拉明 | 普萘洛尔、美托洛尔、阿替洛尔等 |
| 药理作用 | ① 扩张血管——降血压（肾上腺素作用翻转）<br>② 心脏　兴奋心脏，正性心脏作用<br>③ 拟胆碱作用　使胃肠平滑肌兴奋<br>④ 组胺样作用　使胃酸分泌增加 | ① 心血管　负性心脏作用，血压下降<br>② 支气管　收缩支气管平滑肌，诱发哮喘发作<br>③ 肾素　抑制肾素释放，降低血压<br>④ 甲状腺　降低甲状腺激素水平 |
| 临床应用 | ① 外周血管痉挛性疾病<br>② 去甲肾上腺素静滴外漏处理<br>③ 抗休克<br>④ 治疗顽固性充血性心力衰竭和急性心肌梗死 | ① 高血压　治疗高血压的基础药物<br>② 心律失常　快速型心律失常效果好<br>③ 抗心绞痛和心肌梗死，治疗心力衰竭<br>④ 治疗甲状腺功能亢进 |
| 不良反应及禁忌 | ① 心血管反应　心脏功能抑制，甚至引起重度心功能不全、肺水肿、房室传导完全阻滞以致心脏骤停等严重后果<br>② 诱发或加重支气管哮喘<br>③ 禁忌证　禁用于严重左心室心功能不全、窦性心动过缓、重度房室传导阻滞和支气管哮喘的患者 | |

## 第八节　局部麻醉药

| 项目 | 普鲁卡因 | 利多卡因 | 丁卡因 |
|---|---|---|---|
| 特点 | 脂溶性低、黏膜穿透力弱 | 起效快、作用持久、穿透力强 | 毒性大，穿透力强 |
| 临床应用 | 浸润麻醉、传导麻醉、蛛网膜下腔麻醉和硬膜外麻醉 | 全能麻醉药，主要用于传导麻醉、硬膜外麻醉 | 表面、传导麻醉 腰麻、硬膜外麻醉 |
| 不良反应 | 过敏故用药前应做皮肤过敏试验 | — | 毒性大，一般不用于浸润麻醉 |

## 第九节 镇静催眠药

**苯二氮䓬类——安定**

### (一) 药理作用和临床应用
(1) 抗焦虑、镇静催眠、抗惊厥。
(2) 抗癫痫 地西泮静脉注射是目前治疗癫痫持续状态的首选药物。
(3) 中枢肌松作用 具有较强的中枢性肌肉松弛作用。临床用于肌强直和肌痉挛。

### (二) 作用机制
(1) 加强中枢抑制性神经递质 γ-氨基丁酸(GABA)的作用。
(2) 增加 $Cl^-$ 通道开放的频率。

## 第十节 抗癫痫药

| 药物 | 药理作用或不良反应 | 临床应用 |
| --- | --- | --- |
| 苯妥英钠 | ① 膜稳定作用 降低细胞膜对 $Na^+$ 和 $Ca^{2+}$ 的通透性,导致动作电位不易产生<br>② 不能抑制癫痫病灶异常放电,但可阻止它向正常脑组织扩散 | ① 抗癫痫 是癫痫大发作和局限性发作的首选药<br>② 中枢疼痛综合征 治疗三叉神经痛和舌咽神经痛等<br>③ 抗心律失常 是强心苷引起的心律失常的临床首选药 |
| 卡马西平 | 阻滞 Na 通道,抑制癫痫灶及其周围神经元放电 | ① 抗癫痫 是治疗单纯性局限性发作和大发作的首选药物之一<br>② 抗神经痛 三叉神经痛常首选<br>③ 抗尿崩症<br>④ 抗抑郁 |
| 苯巴比妥 | 镇静、催眠作用、抗癫痫作用 | 苯巴比妥——均不作为首选<br>扑米酮——只用于其他药物不能控制者 |
| 乙琥胺<br>(助理不考) | 不良反应:<br>① 胃肠道反应<br>② 中枢神经系统症状,易引起精神行为异常<br>③ 偶见嗜酸性粒细胞缺乏症或粒细胞缺失症,严重者再障 | 临床癫痫小发作(失神性发作)首选用药 |
| 丙戊酸钠<br>(助理不考) | 不良反应:<br>① 一过性消化系统症状。<br>② 中枢神经系统症状。<br>③ 肝损害——转氨酶升高 | 广谱抗癫痫药,大发作合并小发作时的首选药物 |
| 拉莫三嗪 | 电压敏感性 $Na^+$ 通道阻滞剂 | 局限性发作的辅助治疗药<br>多与其他抗癫痫药合用治疗一些难治性癫痫 |
| 硫酸镁 | 细胞内重要的阳离子主要存在于细胞内液 | 主要用于缓解子痫、破伤风等惊厥,也常用于高血压危象 |

## 第十一节 抗帕金森病药

| 药物 | 作用机制 | 作用特点 |
| --- | --- | --- |
| 左旋多巴 | 进入脑内——多巴胺 | 肌肉僵直及运动困难疗效好、对震颤效果差 |
| 卡比多巴 | 抑制多巴脱羧酶 | 与左旋多巴合用,增加疗效减少不良反应 |
| 苯海索 | 阻断中枢胆碱受体 | 抗震颤疗效好、对肌肉僵直、运动困难疗效差 |

# 第十二节 抗精神失常药

## 一、氯丙嗪

### （一）药理作用——阻断3种受体
(1) 阻断多巴胺受体，抑制中枢神经系统，神经安定作用——治疗精神分裂症。
(2) 阻断α受体 氯丙嗪（酚妥拉明）翻转肾上腺素的升压作用是由于阻断α受体。
(3) 阻断M受体。

### （二）临床应用

| 应用 | 临床应用 |
| --- | --- |
| 精神分裂症 | 主要用于Ⅰ型精神分裂症（精神运动性兴奋和幻觉妄想为主）的治疗 |
| 呕吐和顽固性呃逆 | ① 对多种药物（如强心苷、吗啡、四环素等）和疾病（尿毒症和恶性肿瘤）引起的呕吐有显著止吐作用<br>② 对顽固性呃逆也有显著疗效，对晕动症无效 |
| 低温麻醉与人工冬眠 | ① 临床上以物理降温配合氯丙嗪用于低温麻醉<br>② 冬眠合剂。氯丙嗪、哌替啶、异丙嗪<br>③ 人工冬眠多用于严重创伤、感染性休克、甲状腺危象等病症的辅助治疗 |

### （三）不良反应
(1) 阻断肾上腺素α受体——血管扩张血压下降，直立性低血压。
(2) 阻断胆碱M受体——口干、便秘、视力模糊。
(3) 过敏反应。
(4) 阻断多巴胺样受体 锥体外系反应。①帕金森综合征；②急性肌张力障碍；③静坐不能。
(5) 内分泌系统反应 高催乳素血症、溢乳、闭经及妊娠试验假阳性。

## 二、丙米嗪（米帕明）

### （一）药理作用
对中枢神经系统的作用：抑郁症——精神振奋。
机制：阻断NA、5-HT在神经末梢的再摄取，从而使突触间隙的递质浓度增高，促进突触传递功能。

### （二）临床应用
(1) 抑郁症、强迫症。
(2) 遗尿症。
(3) 焦虑和恐惧症。

## 三、碳酸锂
主要用于躁狂症，对正常人没有影响。
不良反应：轻度：恶心、呕吐、腹痛、腹泻和细微震颤。较重可涉及神经系统，包括精神紊乱、反射亢进、惊厥，直至昏迷与死亡。

# 第十三节 镇痛药

## 一、吗啡

| 项目 | 内容 |
| --- | --- |
| 药理作用 | 阿片受体激动剂，模拟内源性阿片肽对痛觉的调制功能——镇痛<br>阻断痛觉冲动传导，产生中枢性镇痛作用 |

| 项目 | | 内容 | |
|---|---|---|---|
| 临床应用 | 中枢神经统（三镇一抑制） | 镇痛：强大 | |
| | | 镇静 | |
| | | 抑制呼吸——用于心源性哮喘，禁用于肺源性哮喘 | |
| | | 镇咳 | |
| | | 缩瞳 | |
| | 外周作用 | 血管扩张：血压下降 | |
| | | 平滑肌兴奋：胃肠——止泻，禁用于胆绞痛、延长产程 | |
| | 抑制免疫系统 | | |
| 不良反应 | 耐受性与成瘾性——停药——戒断症状 | | |
| | 急性中毒——昏迷、呼吸深度抑制、针尖样瞳孔中毒的一项指标 | | |
| 禁忌证 | 1. 病因不明的剧痛<br>2. 分娩止痛、哺乳妇女止痛、支气管哮喘及肺心病患者<br>3. 颅脑损伤所致颅内压增高的患者、肝功能严重减退患者<br>4. 新生儿和婴幼儿禁用 | | |

## 二、哌替啶

与吗啡极其类似，时间短，作用相对较弱。

（1）镇痛、镇静。

（2）麻醉前给药。

（3）人工冬眠　与氯丙嗪、异丙嗪组成冬眠合剂。

（4）分娩镇痛，对新生儿的抑制呼吸作用，产前 2～4h 禁用。

## 三、芬太尼

芬太尼为 μ 受体激动药，属短效镇痛药，作用与吗啡相似，镇痛效力为吗啡的 100 倍。

① 起效快，静脉注射后 1 min 起效，5min 达高峰，维持约 10min，肌内注射 15min 起效，维持 1～2h。

② 主要用于麻醉辅助用药和静脉复合麻醉或与氟哌利多合用产生神经阻滞镇痛，适用于外科小手术。

## 四、纳洛酮

纳洛酮对各型阿片受体均有竞争性拮抗作用。

适用于急性酒精中毒、休克、脊髓损伤、脑卒中以及脑外伤的救治。

# 第十四节　解热镇痛抗炎药

## 一、阿司匹林（乙酰水杨酸）

### （一）临床应用

| 应用 | 内容 |
|---|---|
| 解热镇痛 | 具有较强的解热、镇痛作用，用于头痛、牙痛、肌肉痛、痛经及感冒发热等 |
| 抗风湿 | 迅速缓解风湿性关节炎的症状 |
| 抗凝 | 治疗各种原因导致的血栓形成 |
| 川崎病 | 阿司匹林＋丙种球蛋白联合治疗小儿川崎病 |

### （二）不良反应

（1）胃肠道反应。

(2)加重出血倾向——凝血障碍。
(3)水杨酸反应。
(4)过敏反应。
(5)瑞夷综合征。
(6)对肾脏的影响。

## 二、对乙酰氨基酚（扑热息痛）

### （一）临床应用
主要用于解热镇痛。

### （二）不良反应
过量中毒可引起肝损害；长期大量用药，引起镇痛药性肾病。

## 三、布洛芬

### （一）药理作用
非选择性 COX 抑制剂，抗炎、解热、镇痛。

### （二）临床应用
(1)风湿性关节炎、骨关节炎、强直性关节炎、急性肌腱炎、滑液囊炎等。
(2)痛经。

# 第十五节　钙通道阻滞药

## 一、钙通道阻滞药的分类和代表药

| 分类 | | 代表药物 |
| --- | --- | --- |
| 选择性钙通道阻滞药 | 二氢吡啶类 | 硝苯地平、尼莫地平、尼群地平、氨氯地平等 |
| | 苯烷胺类 | 维拉帕米、戈洛帕米 |
| | 苯并噻氮䓬类 | 地尔硫䓬、克化硫䓬等 |
| 非选择性钙通道阻滞药 | | 普尼拉明、苄普地尔、卡罗维林和氟桂利嗪等 |

## 二、药理作用

对心脏（3负）——负性肌力、负性频率和负性传导。维拉帕米最强。
对平滑肌——松弛，硝苯地平最强。

## 三、临床应用

| 药物 | 临床应用 |
| --- | --- |
| 二氢吡啶类 | 适用于严重的高血压 |
| 维拉帕米、地尔硫䓬 | 适用于轻、中度高血压、不稳定型心绞痛 |
| 硝苯地平 | 变异型心绞痛首选 |
| 维拉帕米 | 阵发性室上性心动过速首选 |
| 尼莫地平、氟桂利嗪 | 脑血管疾病首选 |

# 第十六节　抗心律失常药

## 一、抗心律失常药的分类（助理不考）

1. Ⅰ类　钠通道阻滞药。
(1)Ⅰa类　适度——奎尼丁。

(2) Ⅰb类　轻度——利多卡因。

(3) Ⅰc类　明显——普罗帕酮。

2. **Ⅱ类**　β受体阻断药——普萘洛尔。

3. **Ⅲ类**　选择性延长复极药——胺碘酮。

4. **Ⅳ类**　钙通道阻滞药——维拉帕米、地尔硫䓬。

## 二、临床应用

各种心律失常的首选药如下。

1. **窦性心律失常**　普萘洛尔——Ⅱ类。

2. **室上性心律失常**　维拉帕米——Ⅳ类。

3. **室性心律失常**　利多卡因——Ⅰb类，作用于浦肯野纤维，具有局麻作用又具有抗心律失常作用。

4. **广谱、全能心律失常**　胺碘酮——Ⅲ类。

# 第十七节　治疗充血性心力衰竭的药物

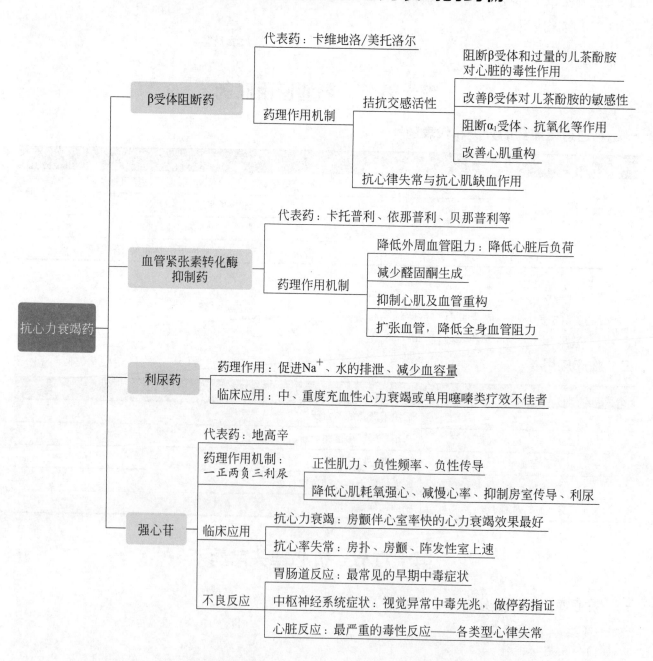

## 第十八节 抗心绞痛药

### 一、硝酸甘油

#### （一）药理作用
（1）松弛血管平滑肌＋改变心肌血液的分布。
（2）扩张外周血管，降低心肌耗氧量；增加缺血区血液灌注。

#### （二）药理机制
释放出 NO，激活鸟苷酸环化酶。

#### （三）服用特点
不宜口服（首关消除强），一般舌下含化。

#### （四）临床应用
（1）抗心绞痛　最有效的药物。稳定型（首选）。
（2）急性心肌梗死。
（3）充血性心力衰竭。

### 二、β受体阻断药——普萘洛尔

#### （一）药理作用
（1）降低心肌耗氧量。
（2）改善缺血区的供血。

#### （二）临床应用
用于治疗稳定型和不稳定型心绞痛，不能用于变异性心绞痛药物。

### 三、钙通道阻滞剂——硝苯地平

机制：抑制心脏、舒张血管、降低心肌耗氧。
硝苯地平（心痛定）——变异型心绞痛的首选。

## 第十九节 抗动脉粥样硬化药

### 一、他汀类药物——HMG-CoA 还原酶抑制剂

#### （一）药理机制
阻断 HMG-CoA 转化为甲羟戊酸，减少胆固醇合成；能增加斑块稳定性或使斑块缩小。

#### （二）药理作用
降低 LDL-C 的作用最强，降 TG 作用很小，不用于——高三酰甘油血症。

#### （三）不良反应
胃肠反应，皮肤潮红、头痛等，可引起横纹肌溶解症，转氨酶、肌酸磷酸激酶（CK）升高。

### 二、贝特类药物（助理不考）

能明显降低患者 TG、VLDL-C、TC-C、LDL-C 含量，而使 HDL-C 升高，对 LDL 作用与患者血浆中 TG 水平有关。

### 三、胆固醇吸收抑制剂——考来烯胺和考来替泊

#### （一）药理作用
被结合的胆汁酸失去活性、减少，食物中脂类（包括胆固醇）的吸收；阻滞胆汁酸在肠道的重吸收。

#### （二）临床应用
适用于Ⅱa 及Ⅱb 及家族性杂合子高脂蛋白血症，对纯合子家族性高胆固醇血症无效。

#### （三）不良反应
常见便秘、腹胀、嗳气和食欲减退等胃肠道症状。

## 第二十节 抗高血压药

| 抗高血压药 | 适用于轻、中度高血压 |
|---|---|
| 钙通道阻滞药 | 代表药：硝苯地平<br>用于轻、中、重度高血压，亦适于合并有心绞痛或肾脏疾病、糖尿病、哮喘、高脂血症及恶性高血压患者 |
| β受体阻断药 | ① 减少心输出量<br>② 抑制肾素分泌<br>③ 降低外周交感神经活性<br>④ 中枢降压作用。适用于心率快的高血压患者<br>禁忌证：支气管哮喘 |
| 血管紧张素转化酶抑制药（ACEI） | 代表药：卡托普利<br>适于各型高血压。为抗高血压治疗一线药物之一合并有糖尿病及胰岛素抵抗、左心室肥厚、心力衰竭、急性心肌梗死的高血压患者首选<br>不良反应：干咳、高钾、低血糖、肾功损害<br>禁忌：高钾血症、双侧肾动脉狭窄、妊娠（致畸）等 |
| 血管紧张素Ⅱ受体阻滞剂 | 代表药：氯沙坦<br>醛固酮生成减少，产生降压作用；无干咳 |

## 第二十一节 利尿药及脱水药

| 利尿药 | | 作用机制 | 临床应用 | 不良反应或禁忌 |
|---|---|---|---|---|
| 高效 | 呋塞米 | 抑制髓袢升支粗段 $Na^+$-$K^+$-$2Cl^-$ 共同转运体 | ① 严重水肿，尤其肺水肿、脑水肿<br>② 高钙血症<br>③ 急性肾衰竭<br>④ 加速毒物排泄 | ① 水与电解质紊乱（低钾、低钠、低氯、低钙等）<br>② 耳毒性（依他尼酸最易引起）<br>③ 高尿酸血症<br>④ 高血糖、高血脂<br>⑤ 过敏反应 |
| 中效 | 氢氯噻嗪 | 抑制远曲小管 $Na^+$-$K^+$-$Cl^-$ 共同转运体 | ① 轻、中度水肿<br>② 轻中度高血压<br>③ 尿崩症 | ① 水与电解质紊乱（低钾、低钠、低氯等）<br>② 高尿酸血症（痛风慎用）<br>③ 高血糖、高血脂<br>④ 过敏反应 |
| 低效 | 螺内酯 | 拮抗醛固酮受体 | ① 肝硬化和肾病综合征水肿<br>② 充血性心力衰竭 | ① 高钾血症（肾功不全禁用）<br>② 性激素样副作用 |
| 甘露醇 | | 渗透性利尿 | ① 急性脑水肿，降低颅内压<br>② 青光眼急性发作，术前应用降低眼内压 | 慢性心功能不全者、活动性颅内出血者禁用 |

## 第二十二节 作用于血液及造血器官的药物

| 类别 | 药物 |
|---|---|
| 体内体外都抗凝药物 | 肝素 |
| 香豆素类抗凝药物 | 华法林 |
| 抗血小板药 | 阿司匹林 |
| 纤维蛋白溶解药 | 链激酶 |
| 促凝血药 | 维生素K |
| 抗贫血药 | 铁剂、叶酸、维生素$B_{12}$ |
| 血容量扩充剂 | 右旋糖酐 |

## 第二十三节　组胺受体阻断药

### 一、$H_1$受体阻断药

（1）氯苯那敏　荨麻疹、过敏性鼻炎。
（2）苯海拉明、异丙嗪　用于晕动病、放射病等引起的呕吐。

### 二、$H_2$受体阻断药

雷尼替丁：治疗十二指肠溃疡，亦可用于——胃食管反流、应激性溃疡。

## 第二十四节　作用于呼吸系统的药物

### 一、抗炎平喘药

糖皮质激素：治疗慢性哮喘——吸入给药。

### 二、支气管扩张药

（1）特布他林　选择性$β_2$受体激动剂。临床用于治疗支气管哮喘、喘息性支气管炎、伴有支气管痉挛的呼吸道疾病。
（2）沙丁胺醇　治疗哮喘、其他原因的支气管狭窄的肺部疾病。
（3）氨茶碱　支气管哮喘、慢阻塞性肺疾病、中枢性睡眠呼吸暂停综合征。

### 三、抗过敏平喘药

色甘酸钠：支气管哮喘的预防性治疗。

### 四、镇咳药

磷酸可待因　各种原因引起的剧烈干咳，对胸膜炎干咳伴胸痛者尤其适用。

### 五、祛痰药

（1）乙酰半胱氨酸　对黏稠的脓性以及非脓性痰液均有良好的疗效；对呼吸道有刺激性，哮喘及肺功能不全的老年人慎用。
（2）溴己新　能抑制气管和支气管腺体，杯状细胞合成酸性黏多糖，同时，使腺体和杯状细胞分泌小分子的黏蛋白，从而使黏稠度降低，痰液易于咳出。

## 第二十五节　作用于消化系统的药物

### 一、抗酸药

① 碳酸钙中和胃酸作用较强作用快而持久。
② 氢氧化镁中和胃酸作用较强、起效较快。
③ 三硅酸镁抗酸作用较弱，作用慢而持久，在胃内生成胶状二氧化硅对溃疡面有保护作用。
④ 氢氧化铝中和胃酸作用较强，起效缓慢，作用持久。
⑤ 碳酸氢钠俗称小苏打，作用强、起效快、作用持续时间短暂。

### 二、抑酸药

$H^+$-$K^+$-ATP酶抑制药（质子泵抑制药）——奥美拉唑（洛赛克）

#### （一）药理作用

①强大持久的抑制胃酸分泌作用，抑制胃壁细胞上的质子泵（$H^+$-$K^+$-ATP酶）活性。
②抗幽门螺杆菌。

#### （二）临床应用

消化性溃疡、食管反流病、上消化道出血、抗Hp感染、卓-艾综合征等，对阿司匹林、乙酸、应激所致的胃黏膜损伤有预防保护性作用。

## 三、黏膜保护药

硫糖铝　治疗消化性溃疡、反流性食管炎、慢性糜烂性胃炎及幽门螺杆菌感染，最常见的不良反应为便秘。

## 四、消化系统功能调节药

（1）助消化药　用于消化不良、消化道功能减弱等，比如胃蛋白酶。

（2）止吐药　治疗恶心、呕吐时应该针对原因选药。

# 第二十六节　子宫平滑肌兴奋药

## 一、缩宫素

临床应用：催产、引产；产后出血。

不良反应及注意事项：凡产道异常、胎位不正、头盆不称、前置胎盘以及3次妊娠以上的孕产妇或有剖宫产史者禁用，以防止引起子宫破裂或胎儿宫内窒息。

## 二、垂体后叶素

临床应用及不良反应：加压素具有抗利尿、收缩血管、升高血压和兴奋子宫的作用，临床上可以用于治疗尿崩症及肺出血。

## 三、麦角生物碱

临床应用：子宫出血、子宫复原、偏头痛、人工冬眠。

不良反应及注意事项：注射麦角新碱可引起恶心呕吐及血压升高等症状，伴有妊娠毒血症的产妇应谨慎使用此药。

# 第二十七节　肾上腺皮质激素类药物

## 一、药理作用

升糖、移脂、解蛋。

## 二、临床应用

（1）严重急性感染或炎症＋抗菌药物＋糖皮质激素。病毒性感染一般不用。

（2）自身免疫性疾病、器官移植排斥反应和过敏性疾病。

（3）抗休克

①过敏性休克——糖皮质激素＋肾上腺素。

②感染中毒性休克——早期、短期、大剂量应用激素。

③低血容量性休克——合用超大剂量激素。

（4）血液病　增加红细胞、血红蛋白、血小板、中性粒细胞。减少淋巴细胞。

（5）局部应用　湿疹、肛门瘙痒、接触性皮炎、牛皮癣。

## 三、不良反应

（1）诱发或加剧溃疡。

（2）诱发或加重感染。

（3）引起高血压和动脉粥样硬化（水、钠潴留、血脂升高）。

（4）糖尿病　糖耐量受损或糖尿病。

（5）骨质疏松、肌肉萎缩、伤口愈合迟缓。

（6）高脂血症——脂肪栓子——股骨头无菌性缺血坏死。

（7）癫痫或精神病史者禁用。

（8）医源性肾上腺皮质功能亢进。

## 第二十八节 甲状腺激素及抗甲状腺药物

**硫脲类——丙硫氧嘧啶**

**（一）临床应用**

（1）甲亢的内科治疗。
（2）甲状腺手术前准备。
（3）甲状腺危象的辅助治疗。

**（二）不良反应**

过敏反应（最常见），粒细胞缺乏症（最严重）。

## 第二十九节 胰岛素及口服降血糖药

### 一、胰岛素

**（一）药理作用**

促进肝脏、脂肪、肌肉等靶组织糖原和脂肪的储存。

**（二）临床应用**

（1）1型糖尿病。
（2）2型糖尿病，经饮食控制或用口服降血糖药未能控制者。
（3）发生各种急性或严重并发症的糖尿病。
（4）合并重度感染、消耗性疾病、高热、妊娠、创伤以及手术的各型糖尿病。
（5）细胞内缺钾者。

### 二、口服降血糖药

| 药物类型 | 磺酰脲类 | 双胍类 | α-糖苷酶抑制剂 | 胰岛素增敏剂（噻唑烷酮类） |
|---|---|---|---|---|
| 代表药物 | 格列本脲<br>氯磺丙脲 | 二甲双胍 | 阿卡波糖 | 吡格列酮<br>罗格列酮 |
| 临床应用 | ①2型糖尿病轻且单用饮食控制无效<br>②尿崩症 氯磺丙脲 | 2型糖尿病伴肥胖或饮食控制无效 | 2型糖尿病餐后血糖高者 | ①胰岛素抵抗<br>②2型糖尿病<br>③防治2型糖尿病血管并发症 |

## 第三十节 β-内酰胺类抗生素

### 一、青霉素类

1. 杀 $G^+$ 菌、螺旋体，对 $G^-$ 杆菌无效。
2. **不良反应** 超敏反应、赫氏反应。

### 二、头孢菌素类

（1）一代到三代 对 $G^+$ 菌作用越来越弱，对 $G^-$ 菌作用越来越强（阴盛阳衰）。
（2）耐酶作用 越来越强；肾毒性：越来越小。
（3）对铜绿假单胞菌 一、二代无效，三代有效。

## 第三十一节 大环内酯类及林可霉素类抗生素

### 一、红霉素

（1）对 $G^+$ 菌有强大的抗菌作用。可用于耐药金黄色葡萄球菌感染和青霉素过敏者。
（2）首选 白喉带菌者、百日咳，支原体肺炎，沙眼衣原体所致婴儿肺炎，空肠弯曲杆菌所致败血症或肠炎及军团菌所致的军团病。

（3）抗菌机制　抑制蛋白质合成。

## 二、林可霉素及克林霉素（助理不考）

（1）金黄色葡萄球菌引起的骨髓炎为首选。
（2）对各类厌氧菌有强大的抗菌作用。

# 第三十二节　氨基糖苷类抗生素

## 一、庆大霉素

治疗各种 $G^-$ 杆菌，为氨基糖苷类的首选药物。

## 二、妥布霉素

铜绿假单胞菌感染首选妥布霉素。

## 三、阿米卡星

对其他氨基糖苷类产生耐药菌所致的感染首选。

# 第三十三节　四环素类

## 一、作用

对流感杆菌、布鲁菌属、霍乱弧菌均有抗菌活性，对立克次体、支原体、衣原体、螺旋体及原虫有抑制作用。

## 二、不良反应

（1）局部刺激作用。
（2）二重感染。
（3）对骨骼、牙齿生长的影响。

# 第三十四节　人工合成的抗菌药

## 一、喹诺酮类

（1）作用机制　抑制 DNA 回旋酶（$G^-$）和拓扑异构酶（$G^+$），阻碍细菌 DNA 复制。
（2）临床应用　泌尿生殖道、呼吸道、肠道感染。
（3）环丙沙星是铜绿假单胞菌性尿道炎的首选药。

## 二、磺胺类

（1）作用机制　抑制二氢叶酸合成酶，影响核酸合成。
（2）流行性乙型脑炎首选。

## 三、甲硝唑

（1）抗菌作用　抗厌氧菌。
（2）作用机制　抑制病原体 DNA 合成。
（3）临床应用　治疗厌氧菌引起的感染。也是治疗阿米巴病、滴虫病、破伤风的首选药物。

# 第三十五节　抗真菌药和抗病毒药

## 一、抗真菌药

氟康唑：广谱抗真菌药，是治疗艾滋病患者隐球菌性脑膜炎的首选药。

## 二、抗病毒药

（1）利巴韦林（病毒唑） 广谱抗病毒药，治疗呼吸道合胞病毒肺炎和支气管肺炎效果最佳。
（2）阿昔洛韦 治疗疱疹病毒感染的首选药。

# 第三十六节 抗结核病药

## 一、异烟肼

### （一）临床应用
结核病首选。

### （二）不良反应
（1）神经系统
① 周围神经炎。常见，补充维生素 $B_6$。
② 大剂量。头痛、头晕、兴奋和视神经炎，严重时可导致中毒性脑病和精神病。
（2）肝脏毒性。

## 二、利福平

### （一）临床应用
（1）结核病。
（2）麻风病。
（3）耐药金葡菌感染和重症胆道感染。
（4）局部用于沙眼、急性结膜炎及病毒性角膜炎。

### （二）不良反应
（1）胃肠道反应。
（2）肝脏毒性。
（3）"流感综合征"。

## 三、乙胺丁醇

### （一）药理作用
与二价金属离子络合，干扰结核杆菌 RNA 的合成。

### （二）临床应用
各型肺结核和肺外结核。

### （三）不良反应
乙胺丁醇会引起球后视神经炎的发生。

# 第三十七节 抗疟药

| 代表药物 | 氯喹 | 青蒿素 | 伯氨喹 | 乙胺嘧啶 |
| --- | --- | --- | --- | --- |
| 类型 | 控制症状的药物 | 控制症状的药物 | 控制复发和传播药物 | 病因预防性药物 |
| 临床应用 | ① 能迅速有效控制疟疾的临床发作<br>② 抗肠道外阿米巴 | ① 能迅速有效控制疟疾的临床发作<br>② 用于脑型疟的抢救 | 防治疟疾远期复发的主要药物，与红细胞内期抗疟药物合用，能根治良性疟疾，可阻断疟疾传播 | 常用于病因预防<br>能阻止疟原虫在蚊体内的发育 |
| 不良反应 | 罕见 | 罕见 | 高铁血红蛋白血症<br>急性溶血 | 巨红细胞性贫血<br>粒细胞减少 |

## 第三十八节 抗恶性肿瘤药（助理不考）

| 常用药物 | 临床应用 |
| --- | --- |
| 甲氨蝶呤 | 儿童急性白血病、绒毛膜上皮癌；鞘内注射治疗中枢神经系统白血病 |
| 氟尿嘧啶 | 消化系统癌（食管癌、胃癌、肠癌、胰腺癌、肝癌）、乳腺癌疗效好 |
| 巯嘌呤 | 急性淋巴细胞白血病的维持治疗、绒癌 |
| 羟基尿 | 对慢性粒细胞性白血病有显著疗效，对黑色素瘤可暂时缓解 |
| 环磷酰胺 | 恶性淋巴瘤疗效显著；对多发性骨髓瘤、急淋白血病、肺癌、乳腺癌、卵巢癌、神经母细胞、睾丸肿瘤有一定疗效 |
| 阿霉素 | 急性白血病、淋巴瘤、乳腺癌、肺癌等 |

# 医学免疫学

医学免疫学大家感觉会比较难，原因是临床不接触，章节又比较多，知识点零散，相关性差，系统性不强。由于本科目占分相对较少，加上大家平时接触不多，大家关注度不够，甚至有部分考生想放弃此部分内容，但是从2019年执业医师考试出题的趋势看，基础科目占的比重越来越大，考查的知识面越来越广，基础医学综合、人文综合和临床综合的比重已经超过了130分，因此，要想保证通过，任何一门课程都不能轻易放弃。而医学免疫学在历年考试中，考点还是相对比较明确和集中的，并且难度不大。只要稍花费一点时间来学习一下，拿到这部分的考分还是比较容易的。

## 第一节 绪论

### 一、免疫的概念

免疫指免疫系统识别和排除抗原性异物的功能。其目的是维持机体的生理平衡。

### 二、免疫系统的组成

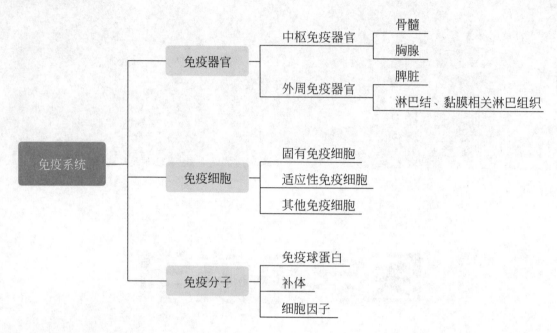

### 三、免疫防御的基本类型

（1）固有免疫　固有免疫是先天的、非特异的，特异性免疫是后天建立的，特异的。
（2）适应性免疫

### 四、免疫系统的主要功能

| 功能 | 生理表现（有利） | 病理表现（有害） |
| --- | --- | --- |
| 免疫防御 | 清除病原微生物及其他抗原性异物 | 超敏反应（过度）<br>免疫缺陷病（不足） |
| 免疫自稳 | 清除损伤或衰老的细胞 | 自身免疫性疾病、过敏性疾病 |
| 免疫监视 | 防止细胞癌变或持续性感染 | 肿瘤发生，持续性病毒感染 |

## 第二节 抗原

### 一、基本概念

**抗原及其特性**

1.抗原（Ag）　是指能与淋巴细胞的受体结合，促使其增殖、分化、产生抗体或致敏淋巴细胞，并与之结合，进而发挥免疫效应的物质。

2.抗原的两个重要特性
（1）免疫原性。
（2）免疫反应性（抗原性）。

3.抗原表位　抗原分子中决定抗原特异性的特殊化学基团。抗原特异性取决于抗原表位。

4.共同抗原　不同抗原之间含有的相同或相似的抗原表位。

5. **交叉反应** 抗体或致敏淋巴细胞可对具有相同和相似表位的不同抗原发生特异性结合。

## 二、抗原的分类

1. **完全抗原** 同时具有免疫原性和抗原性。
2. **半抗原** 仅具备抗原性而无免疫原性。
3. **胸腺依赖性抗原（TD-Ag）** 刺激B细胞产生抗体时依赖于T细胞辅助。
4. **胸腺非依赖性抗原（TI-Ag）** 无需T细胞辅助，可直接刺激B细胞产生抗体。
5. **异嗜性抗原** 存在于不同种系生物间的共同抗原。
6. **异种抗原** 来自另一物种的抗原性物质。
7. **同种异型抗原** 同一种属不同个体间存在的不同抗原性物质。
8. **自身抗原** 隔离的自身组织抗原释放，或自身组织细胞发生改变和修饰，获得了抗原性的自身组织抗原。

## 三、佐剂

1. **概念** 预先或与抗原同时注入体内，可增强机体对该抗原的免疫应答或改变免疫应答类型的非特异性免疫增强性物质。
2. **作用机制**
（1）改变抗原物理性状，延长抗原在体内滞留时间和延缓抗原降解。
（2）刺激抗原提呈细胞，增强其对抗原的加工和提呈能力。
（3）刺激淋巴细胞增殖分化，从而增强和放大免疫应答。

# 第三节 免疫器官

| 分类 | 器官 | 内容 |
|---|---|---|
| 中枢免疫器官 | 胸腺、骨髓 | 胸腺：T细胞分化、成熟；骨髓：B细胞分化、成熟 |
| 外周免疫器官 | 脾脏、淋巴结 | 成熟淋巴细胞定居、发挥功能的场所 |
|  | 黏膜相关淋巴组织 | 与脾、淋巴结功能类似，如肠、鼻、支气管相关淋巴组织 |

# 第四节 免疫细胞

## 一、T细胞、B细胞、NK细胞表面标记及作用

| 项目 | T细胞 | B细胞 | NK细胞 |
|---|---|---|---|
| 表面标志 | CD3（是所有T细胞的表面标志）、CD4、CD8、CD28 T细胞活化最重要的协同刺激因子。TCR、共刺激分子、丝裂原受体和表面分子等 | 免疫球蛋白（mIg）是B细胞的特征性表面标志，CD40是B细胞活化的协同刺激分子 | $TCR^-$、$mIg^-$、CD56、CD16 |
| 作用 | 介导细胞免疫<br>$CD4^+$ 分泌IL-2、IL-4、IL-5和IFN-γ等细胞因子，促进和增强免疫应答<br>$CD8^+$ 分化为效应Tc细胞，可特异杀伤靶细胞，介导细胞免疫 | 产生抗体介导体液免疫应答<br>提呈可溶性抗原，产生细胞因子参与免疫调节 | 参与抗体依赖细胞介导细胞毒作用（ADCC） |

## 二、抗原提呈细胞（APC）

1. **概念** 能够摄取、加工处理抗原，并以抗原肽-MHC分子复合物的形式将抗原肽提呈给T淋巴细胞的一类细胞。

## 2. 抗原提呈细胞的种类

|  | 专职 APC | 非专职 APC |
| --- | --- | --- |
| 表达 | 表达 MHC Ⅱ类分子 | 通常不表达 MHC Ⅱ类分子 |
| 功能 | 具有显著的抗原摄取、加工、处理与提呈功能 | 具有较弱的抗原处理和提呈能力 |
| 细胞种类 | 树突状细胞、单核-巨噬细胞、B 细胞 | 内皮细胞、成纤维细胞、上皮细胞、间皮细胞等 |

## 3. 抗原提呈过程

|  | MHC Ⅰ类分子途径 | MHC Ⅱ类分子途径 |
| --- | --- | --- |
| 抗原来源 | 内源性抗原 | 外源性抗原 |
| 处理和提呈抗原的细胞 | 所有有核细胞 | 专职 APC（树突状细胞） |
| 识别和应答细胞 | $CD8^+$ T 细胞（主要是 CTL） | $CD4^+$ T 细胞（主要是 Th） |

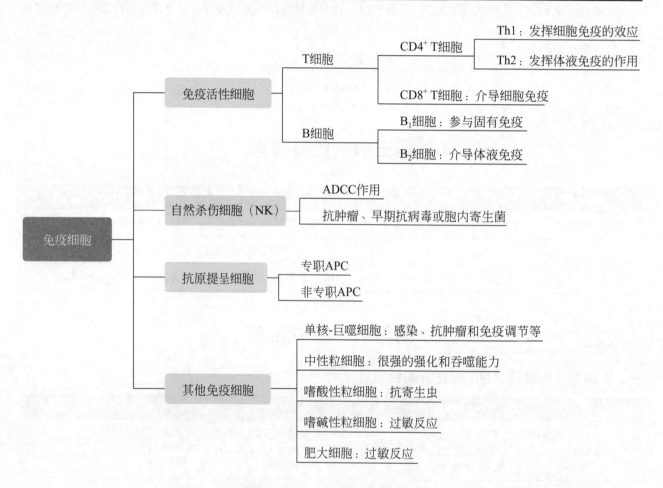

# 第五节 免疫球蛋白

## 一、基本概念

1. **免疫球蛋白（Ig）** 具有抗体活性并具有抗体化学结构的球蛋白。
2. **抗体（Ab）** 具有抗原识别和结合活性的免疫球蛋白。

抗体均为免疫球蛋白，免疫球蛋白并不一定都是抗体。

## 二、免疫球蛋白的结构

1. **Ig 单体** 由两条相同的重链（H）和两条相同的轻链（L）通过二硫键连接组成。

2. **功能区** 轻链有 VL 和 CL 两个功能区，重链有 VH、CH1、CH2、CH3 及 CH4（IgM）。

3. **分类** 重链分为 γ、α、μ、δ、ε 链五种，与此对应的 Ig 分为五类，即 IgG、IgA、IgM、IgD 和 IgE。

### 三、各类免疫球蛋白的特性和功能

1. **IgG** 血清含量最高、唯一能通过胎盘、血清半衰期较长，是机体抗感染的"主力军"。

2. **IgM** 分子量最大，个体发育过程中最早产生的抗体；天然血型抗体为 IgM，是机体抗感染的"先头部队"。

3. **SIgA** 主要存在于分泌液、初乳、唾液和泪液中，在黏膜局部抗染中作用重要，发挥局部抗感染重要作用，是机体抗感染的"边防军"。

4. **IgD** 是 B 细胞成熟标志。

5. **IgE** IgE 为亲细胞抗体，可与肥大细胞、嗜碱性粒细胞 Fc 受体结合，介导 I 型超敏反应。

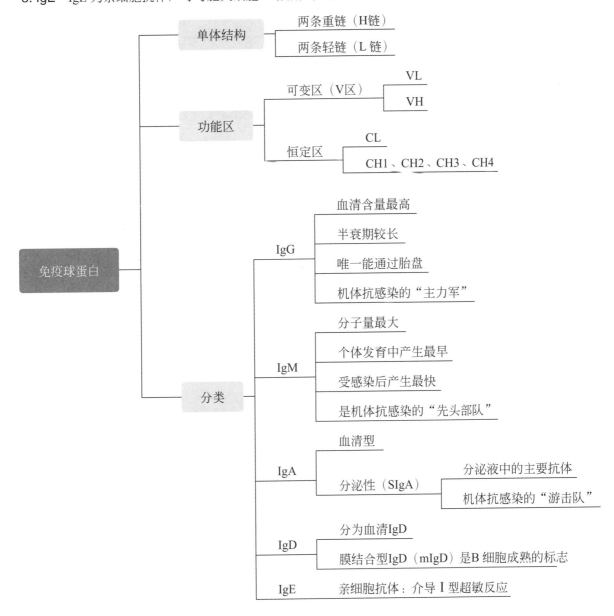

## 第六节　补体系统

### 一、基本概念

1. **补体（C）系统** 是存在于人和脊椎动物血清与组织液中一组经活化后具有酶活性的（辅助特异性抗体使细菌溶解的）免疫球蛋白质。

2. **补体系统的组成** 补体固有成分、补体调节蛋白、补体受体（CR）。

## 二、补体系统的激活

### 1. 补体激活三条途径

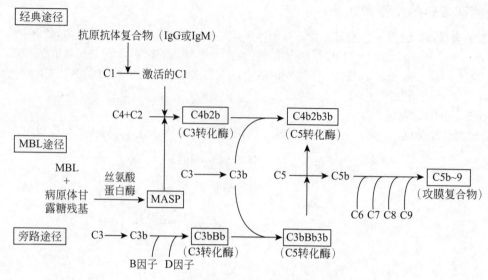

补体激活三条途径示意图

### 2. 补体激活三条途径对比

| 项目 | 经典途径 | 替代途径（旁路途径） | 凝集素途径 |
|---|---|---|---|
| 激活物 | 抗原-抗体复合物（IgG、IgM） | 细菌脂多糖（LPS）、肽聚糖、酵母多糖 IgG、IgA | 病原微生物表面甘露糖残基（MBL） |
| 补体成分 | C1～C9 | B、D、P因子 C3、C5～C9 | MBL、C2～C9、MASP-1，2 |
| C3转化酶 | C4b2a | C3bBb | C4b2a |
| C5转化酶 | C4b2a3b | C3bBb3b | C4b2a3b |
| 功能 | 在特异性体液免疫应答的效应阶段发挥作用 | 参与非特异性免疫，在感染早期发挥作用 | 参与非特异性免疫，在感染早期发挥作用 |

## 三、补体的生物学功能

（1）调理吞噬补。
（2）清除免疫复合物。
（3）炎症介质作用。
① C3a 和 C5a 被称为过敏毒素。
② C5a 对中性粒细胞等有很强的趋化活性。

# 第七节 细胞因子

## 一、基本概念

细胞因子 是由免疫细胞及组织细胞分泌的在细胞间发挥相互调控作用的一类小分子可溶性多肽蛋白。

## 二、细胞因子的种类

### 1. 白细胞介素（IL） 简称白介素。

| | 主要产生细胞 | 主要功能 |
|---|---|---|
| IL-1 | 巨噬细胞、单核细胞、树突状细胞、上皮细胞 | 参与 T 细胞、NK 细胞和巨噬细胞的活化诱导急性期反应蛋白和发热 |
| IL-2 | 活化 T 细胞 | 刺激 T 细胞的生长和分化，激活 NK 细胞和巨噬细胞 |

续表

|  | 主要产生细胞 | 主要功能 |
|---|---|---|
| IL-3 | T 细胞 | 刺激骨髓造血干/祖细胞发育分化，参与早期造血 |
| IL-4 | Th2 细胞，嗜碱性粒细胞 NKT 细胞 | 刺激 B 细胞增殖，促进嗜酸性粒细胞、嗜碱性粒细胞和肥大细胞发育，促进 IgE 生成 |

**2. 干扰素（IFN）**

| 名称 | 类型 | 主要产生细胞 | 主要功能 |
|---|---|---|---|
| IFN-α | Ⅰ型干扰素 | 浆细胞样树突状细胞、淋巴细胞、单核-巨噬细胞 | 抗病毒，免疫调节 |
| IFN-β | | 成纤维细胞 | 抗病毒，抗细胞增殖，免疫调节 |
| IFN-γ | Ⅱ型干扰素 | 活化 T 细胞、NK 细胞 | 激活巨噬细胞、NK、CTL 细胞抗病毒 |

**3. 肿瘤坏死因子（TNF）** 作用如下。
（1）对肿瘤细胞和病毒感染细胞有生长抑制和细胞毒作用。
（2）增强巨噬细胞、NK 细胞吞噬杀伤功能，间接发挥抗感染、抗肿瘤作用。
（3）引起发热。
（4）引起代谢紊乱。
**4. 集落刺激因子（CSF）** 刺激多能造血干细胞和不同发育分化阶段的造血祖细胞分化、增殖的细胞因子。
**5. 趋化因子** 由多种细胞分泌的对不同细胞具有趋化作用的细胞因子。

## 第八节 白细胞分化抗原和黏附分子

### 一、白细胞分化抗原
指造血干细胞在分化为不同谱系淋巴细胞，以及成熟细胞活化过程中，表达的细胞表面分子。

### 二、黏附分子
**1. 细胞黏附分子（CAM）** 是一类介导细胞间或细胞与细胞外基质（ECM）间相互接触和结合的糖蛋白。
**2. 功能**
（1）参与免疫细胞之间的相互作用和活化。
（2）参与炎症过程中白细胞与血管内皮细胞黏附。
（3）介导淋巴细胞归巢。

## 第九节 主要组织相容性复合体

**基本概念**

**1. 主要组织相容性复合体（MHC）** 是一组决定移植物是否排斥，与免疫应答密切相关、紧密连锁的基因群。
**2. 主要组织相容性抗原** 因组织不相容引起的移植物排斥反应中起主要作用。
人的主要组织相容性抗原称人白细胞抗原（HLA）。
HLA-Ⅰ类抗原与 HLA-Ⅱ类抗原对比如下。

| 类型 | 分布 | 功能 |
|---|---|---|
| HLA-Ⅰ类抗原 | 广泛分布于所有有核细胞表面 | 识别和提呈内源性抗原多肽，激活 $CD8^+$ T 细胞，对 CTL 的识别起限制作用 |
| HLA-Ⅱ类抗原 | 专职抗原提呈细胞 | 识别和提呈外源性抗原多肽，过识别和结合 TCR 激活 $CD4^+$ Th 细胞 |

## 第十节 免疫应答

### 一、固有免疫应答

也称非特异性免疫，属于天然免疫。

#### （一）组成

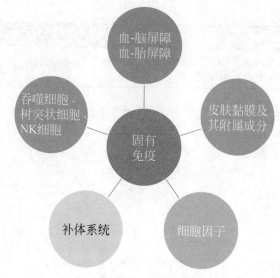

固有免疫应答的组成

#### （二）功能

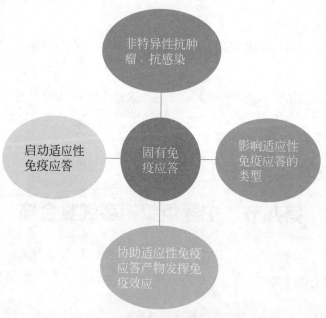

固有免疫应答的功能

### 二、适应性免疫应答

1. **概念** T细胞或B细胞特异识别抗原信号，经过活化、增殖和分化为效应性细胞清除外来抗原的过程。也叫特异性免疫应答，分为三个阶段：识别阶段、活化增殖阶段、效应阶段。
2. **特点** 特异性、耐受性和记忆性。
3. **B细胞介导的体液免疫应答**

（1）概念 外来抗原诱导抗原特异性B细胞活化、增殖，并最终分化为浆细胞，产生特异性抗体，存在于体液中，发挥重要的免疫效应作用的过程，称为特异性体液免疫应答。

（2）再次应答抗体产生的规律　①潜伏期短；②抗体浓度增加快，抗体**滴度高**；③抗体维持时间长；④诱发再次应答所需抗原剂量小；⑤主要产生高亲和力的抗体 IgG。

**4. T 细胞介导的细胞免疫应答**

（1）外源性抗原形成 MHCII⁻抗原肽复合体，CD4⁺初始 T 细胞活化增殖、分化成为 Th 细胞。

（2）内源性抗原形成 MHCI⁻抗原肽复合体，CD8⁺初始 T 细胞通活化增殖、分化成为 CTL。

（3）CTL 主要通过两条途径杀伤靶细胞　穿孔素/颗粒酶途径和死亡受体途径。

## 第十一节　黏膜免疫

### 一、黏膜免疫系统的组成

黏膜相关淋巴组织（MALT）主要包括肠相关淋巴组织、鼻相关淋巴组织和支气管相关淋巴组织。

（1）肠相关淋巴组织（GALT）　包括肠道的派氏淋巴结、淋巴小结、上皮间淋巴细胞、固有层中弥散分布的淋巴细胞等。

（2）鼻相关淋巴组织（NALT）　包括咽扁桃体、腭扁桃体、舌扁桃体及鼻后部其他淋巴组织。

（3）支气管相关淋巴组织（BALT）　分布于各肺叶的支气管上皮下。

### 二、黏膜免疫系统的功能

（1）抗感染　产生 SIgA、参与黏膜局部免疫应答。

（2）参与食物与肠道菌群免疫耐受。

（3）参与免疫调节。

## 第十二节　免疫耐受

### 一、影响免疫耐受的因素

（1）抗原因素　小分子的可溶性、非聚合抗原易诱导免疫耐受；抗原经静脉注射最易诱导免疫耐受。

（2）机体因素　抗原在胚胎期最易诱导免疫耐受，在新生期次之，成年期较难。

### 二、建立免疫耐受

（1）口服或静脉注射抗原。

（2）器官移植前，静脉注射供体的表达同种异型抗原的血细胞，帮助建立一定程度的免疫耐受，延长移植物的存活。

## 第十三节　抗感染免疫

### 一、概述

抗感染免疫是机体免疫系统抵御及清除感染性病原体（细菌、病毒等）的能力。

### 二、机制

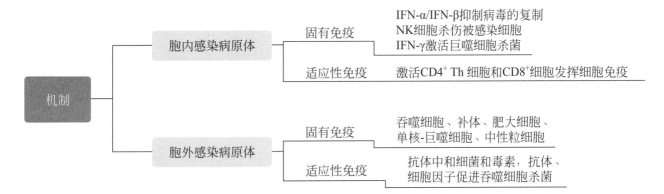

# 第十四节　超敏反应

## 一、Ⅰ型超敏反应

1. 变应原
(1) 药物或化学物质：青霉素。
(2) 吸入性变应原：花粉。
(3) 食入性：奶、蛋、鱼虾。
2. 变应素　IgE 类抗体。
3. 参与的细胞　肥大细胞、嗜碱性粒细胞、嗜酸性粒细胞、B 细胞、Th2 细胞。
4. 临床常见的Ⅰ型超敏反应性疾病
(1) 过敏性休克　药物、血清。
(2) 呼吸道过敏反应　如过敏性鼻炎和过敏性哮喘。
(3) 消化道过敏　过敏性肠炎。
(4) 皮肤过敏反应　荨麻疹。
5. 防治　避免接触变应原、脱敏疗法、药物治疗。

## 二、Ⅱ型超敏反应

1. 参与成分　IgG、IgM 抗体，补体、吞噬细胞和 NK 细胞。
2. 临床常见的Ⅱ型超性疾病
(1) 输血反应。
(2) 新生儿溶血症。
(3) 自身免疫性溶血性贫血。
(4) 药物过敏性血细胞减少症。
(5) 肺出血 - 肾炎综合征。
(6) 甲状腺功能亢进（Graves 病）。

## 三、Ⅲ型超敏反应敏反应

1. 发生机制　中等大小的可溶性抗原 – 抗体复合物，沉积于毛细血管基底膜，激活补体引起炎症反应和组织损伤。
2. 临床常见的Ⅲ型超敏反应性疾病
(1) 局部免疫复合物病　Arthus 反应和类 Arthus 反应。
(2) 全身性免疫复合物病　血清病、链球菌感染后肾小球肾炎。

## 四、Ⅳ型超敏反应（属细胞应答）

临床常见的Ⅳ型超敏反应疾病
1. **感染性迟发型超敏反应**　结核菌素试验为典型的实验性感染性迟发型超敏反应。
2. **接触性迟发型超敏反应**　接触性皮炎为典型的接触性迟发型超敏反应。

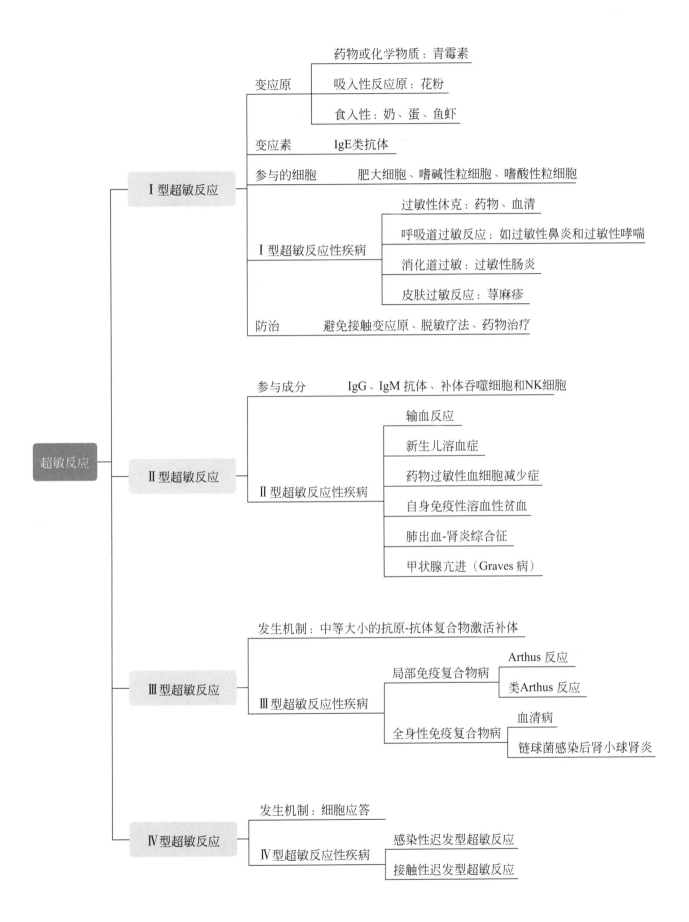

## 第十五节　自身免疫和自身免疫性疾病

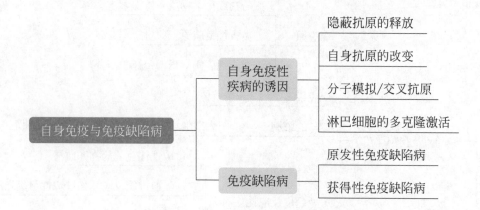

## 第十六节　免疫缺陷病

### 一、免疫缺陷病的概念

免疫缺陷病（IDD）是免疫系统先天发育不全或后天损害而使免疫细胞的发育、增殖、分化和代谢异常并导致免疫功能不全所出现的临床综合征。

### 二、免疫缺陷病的分类

免疫缺陷病按病因不同分为原发性免疫缺陷病（PIDD）和获得性免疫缺陷病（AIDD）两大类；根据主要累及的免疫系统成分不同，可分为体液免疫缺陷、细胞免疫缺陷、联合免疫缺陷（体液和细胞免疫同时发生缺陷）、吞噬细胞缺陷和补体缺陷等。

### 三、获得性免疫缺陷病

获得性免疫缺陷病（AIDD）是后天造成的、继发于某些疾病或使用药物后产生的免疫缺陷病。获得性免疫缺陷综合征是人类免疫缺陷病毒（HIV）感染和破坏 CD4$^+$ T 细胞。

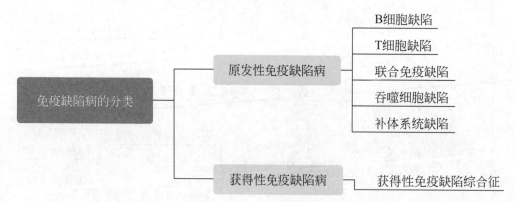

## 第十七节　肿瘤免疫

### 一、肿瘤抗原的概念

细胞癌变过程中出现的新抗原、肿瘤细胞异常或过度表达的抗原物质的总称。

### 二、肿瘤抗原的分类

（1）肿瘤特异性抗原（TSA）　只存在于肿瘤细胞不存在于正常细胞。
（2）肿瘤相关抗原（TAA）　肿瘤细胞和正常细胞均表达，细胞癌变时明显增高。如胚胎抗原。
（3）病毒肿瘤相关抗原　EB 病毒和鼻咽癌，乳头状瘤病毒和宫颈癌，乙型肝炎病毒和肝癌。

## 三、机体抗肿瘤免疫的效应机制

细胞免疫是抗肿瘤免疫的主力，体液免疫通常仅在某些情况下起协同作用。

# 第十八节　移植免疫

## 一、移植分类

自体移植、同系移植、同种异基因移植、异种移植。

## 二、同种移植排斥反应

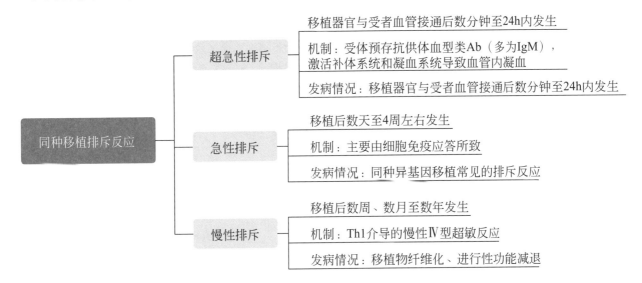

## 三、主要组织相容性抗原（MHC 抗原）

人类 HLA 抗原。本质上，供、受者间 HLA 型别差异是发生急性移植排斥反应的主要原因。

## 四、延长移植物存活的措施

（1）组织配型。
（2）免疫抑制。
（3）诱导耐受。

# 第十九节　免疫学检测技术

## 一、抗原 - 抗体检测常用方法

（1）血凝抑制。
（2）凝集反应和血型的鉴定。
（3）免疫荧光。
（4）放射免疫。
（5）酶免疫（ELISA 和免疫组化）。
（6）免疫沉淀。
（7）免疫印迹。

## 二、免疫细胞的检测技术

（1）流式细胞术　用于分离混合的 T 细胞、B 细胞。
（2）增殖试验。
（3）细胞毒试验。
（4）细胞凋亡检测。
（5）细胞因子的生物活性检测。

# 第二十节 免疫学防治

## 一、免疫治疗

以抗体为基础的免疫治疗。
（1）抗感染免疫血清。
（2）抗淋巴细胞丙种球蛋白。
（3）单克隆抗体和基因工程抗体。
（4）抗体靶向治疗。

## 二、免疫预防

**1. 人工主动免疫** 用疫苗接种机体，使之产生特异性免疫，从而预防感染的措施。
**2. 人工被动免疫** 是给人体注射含有特异性抗体如抗毒素等制剂，使之被动获得适应性免疫应答，以治疗或紧急预防感染。

## 三、疫苗的种类及应用

（1）灭活疫苗 伤寒、霍乱、百日咳、钩端螺旋体病、流感、狂犬病、乙型脑炎等。
（2）减毒活疫苗 卡介苗、脊髓灰质炎疫苗。
（3）类毒素疫苗 破伤风类毒素和白喉类毒素等。
（4）亚单位疫苗 乙型肝炎病毒表面抗原制成的乙型肝炎疫苗。
（5）结合疫苗。
（6）DNA疫苗。
（7）重组载体疫苗。

# 医学微生物学

　　医学微生物学大家感觉会比较难，原因是临床不接触，章节又比较多，知识点零散，相关性差，系统性不强。由于本科目占分相对较少，加上大家平时接触不多，大家关注度不够，甚至有部分考生想放弃此课程，但是从2019年执业医师考试出题的趋势看，基础科目占的比重越来越大，考查的知识面越来越广，基础医学综合、人文综合和临床综合的比重已经超过了130分，因此，要想保证通过，任何一门课程都不能轻易放弃。而医学微生物学在历年考试中，考点还是相对比较明确和集中的，并且难度不大。只要稍花费一点时间来学习一下，拿到这部分的考分还是比较容易的。

## 第一节 微生物基本概念

1. **微生物** 形体微小、结构简单、种类繁多、肉眼直接看不见的微小生物。
2. **三大类微生物及其特点**

| 类型 | 测量单位 | 特点 | 种类 |
| --- | --- | --- | --- |
| 非细胞型微生物 | 纳米（nm） | 无典型细胞结构，仅含RNA或DNA一种核酸，只能在活细胞中繁殖 | 病毒、阮粒（无核酸） |
| 原核细胞型微生物 | 微米（μm） | 双链DNA和RNA组成，无完整细胞核及核膜、核仁、有核糖体，无内质网、线粒体等细胞器 | 细菌、放线菌、支原体（无细胞壁）、衣原体、立克次体、螺旋体 |
| 真核细胞型微生物 | 微米（μm） | 有细胞核和各种细胞器，能在体外生长繁殖 | 真菌 |

**支原体**是最小的原核细胞型微生物、无细胞壁。
真菌经常考到白色念珠菌、新型隐球菌。

## 第二节 细菌的形态与结构

### 一、细菌的大小形态

1. **细菌的测量单位** 微米（μm）。
2. **细菌的形态分类** 球菌、杆菌和螺形菌。

### 二、细菌的结构

1. **基本结构**

| 结构 | 特点及功能 |
| --- | --- |
| 细胞壁 | 主要组分为肽聚糖，功能维持菌体外形，维持渗透压，支原体没有细胞壁，细菌和立克次体的细胞壁中含肽聚糖 |
| 细胞膜 | 功能：渗透和运输作用；呼吸作用；生物合成（肽聚糖、鞭毛、荚膜）；中介体（参与细菌分裂、细胞呼吸） |
| 细胞质 | 细菌进行新陈代谢的主要场所。含以下颗粒<br>核糖体：合成蛋白质的场所<br>胞浆颗粒：储藏营养<br>异染颗粒：嗜碱性强，染成与细菌其他部分不同的颜色<br>鉴别细菌，如：白喉杆菌、鼠疫耶尔森氏菌、结核分枝杆菌<br>质粒：遗传物质 |
| 核质 | 无核膜、核仁，双股环状DNA和RNA聚合而成 |

2. **革兰阳性（$G^+$）菌与革兰阴性（$G^-$）菌细胞壁结构比较**

| 细胞壁结构 | 革兰阳性（$G^+$）菌 | 革兰阴性（$G^-$）菌 |
| --- | --- | --- |
| 厚度 | 20～80nm | 10～15nm |
| 强度 | 较坚韧 | 较疏松 |
| 肽聚糖组成 | 聚糖骨架、四肽侧链、五肽交联桥 | 聚糖骨架、四肽侧链 |
| 结构类型 | 三维立体结构 | 二维网状结构 |
| 层数 | 可达50层 | 仅1～3层 |
| 细胞壁干重比 | 占50%～80% | 占5%～20% |
| 糖类含量 | 占45% | 占15% |
| 脂类含量 | 占1%～4% | 占20% |

续表

| 细胞壁结构 | 革兰阳性（G⁺）菌 | 革兰阴性（G⁻）菌 |
|---|---|---|
| 磷壁酸 | 有 | 无 |
| 外膜 | 无 | 有 |
| 脂多糖（LPS） | 无 | 有 |
| 外膜蛋白（OMP） | 无 | 有 |

3. 细菌胞质内与医学有关的重要结构及意义

| 项目 | 特点 | 临床意义 |
|---|---|---|
| 核糖体 | 蛋白质合成的场所。细菌核糖体沉降系数为70S，由50S和30S两个亚基组成 | 链霉素与30S亚基结合，红霉素与50S亚基结合，干扰蛋白质合成，杀死细菌 |
| 质粒 | 染色体外的遗传物质<br>双股环状DNA<br>携带某些遗传信息，控制某些遗传性状 | R质粒：耐药性质粒<br>F质粒：编码性菌毛<br>Col质粒：产生大肠菌素 |
| 胞质颗粒 | 又称内含物，为细菌贮藏的营养物质多糖、脂类、磷酸盐等。有一种主要成分是RNA和多偏磷酸盐，为异染颗粒 | 异染颗粒常见于白喉棒状杆菌，有助于病原学鉴定 |

4. 细菌的特殊结构

| 结构 | 内容 |
|---|---|
| 荚膜 | 具有黏附宿主细胞核抗吞噬等致病作用，具有侵袭力，例：肺炎链球菌的荚膜 |
| 鞭毛 | 是运动器，具有抗原性并与致病性有关 |
| 菌毛 | 普通菌毛可促使细菌黏附于宿主细胞表面而致病；性菌毛使噬菌体吸附于F⁺菌，并使后者获取致病物质 |
| 芽孢 | 抵抗力强，耐高温。为休眠状态，内含生命物质，可以再生。通常以杀死芽孢作为灭菌指标 |

### 三、细菌形态和结构的检查法

步骤：初染（结晶紫）——媒染（碘液）——脱色（95%乙醇）——复染（复红）。

结果判断：紫色——G⁺菌；红色——G⁻菌。

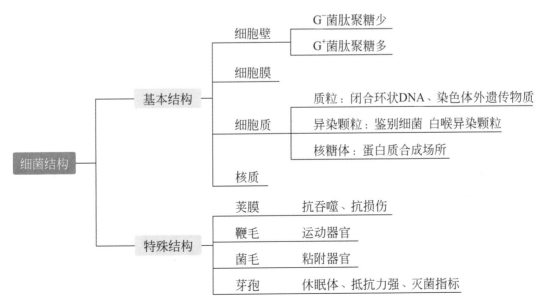

革兰染色的意义：根据细菌细胞壁的结构特点把细菌分为革兰阳性菌和革兰阴性菌，在临床上可以帮助指导用药。

## 第三节　细菌的生理

### 一、细菌生长繁殖的规律
无性繁殖——二分裂方式。

### 二、细菌群体的生长繁殖
#### 细菌的生长曲线
1. 迟缓期　适应阶段。
2. 对数期　细菌的形态、染色性、生理活性都较典型。
3. 稳定期　芽孢、抗生素、外毒素等代谢产物。
4. 衰亡期　细菌死亡逐渐增多，死菌数超过活菌数。

### 三、细菌合成代谢产物及其意义

| 代谢产物 | | 意义 |
| --- | --- | --- |
| 热原质 | | 引起人体发热，为细胞壁的脂多糖 |
| 毒素 | 内毒素 | $G^-$ 菌的脂多糖 |
|  | 外毒素 | $G^+$ 菌产生的蛋白质，毒性强且有高度的选择性 |
| 侵袭性酶 | | 利于细菌在组织中扩散，如卵磷脂酶、透明质酸酶等 |
| 色素 | | 对细菌的鉴别有帮助，如铜绿假单胞菌呈绿色 |
| 抗生素 | | 用于临床治疗药物 |
| 细菌素 | | 细菌产生的蛋白质，仅对近缘菌有抗菌作用，用于细菌分型 |
| 维生素 | | 大肠埃希菌能合成维生素 B 和维生素 K 等 |

细菌代谢产物中抗生素、细菌素、维生素是可以利用的，热原质、毒素、侵袭性酶是致病性的。

## 第四节　消毒与灭菌

### 一、基本概念
1. **消毒**　指杀死病原微生物，但不包括芽孢。
2. **灭菌**　是指杀灭物体上所有微生物，包括芽孢。
3. **无菌**　不含活菌的状态。即灭菌的效果。
4. **防腐**　防止或抑制微生物生长繁殖的方法，一般不至细菌死亡。

### 二、物理灭菌

1. **热力（湿热）灭菌法**　湿热灭菌法的方法和应用如下。

| 方法 | 具体内容 | 应用 |
| --- | --- | --- |
| 巴氏消毒法 | 用较低温度杀灭液体中的常见致病菌，不使蛋白质变性（71.7℃ 15～30s） | 牛奶、酒类的消毒 |
| 煮沸法 | 1 个大气压、100℃、5min 杀灭繁殖体，1～2h 杀灭芽孢。加入 2% 碳酸氢钠，沸点 105℃，可促芽孢杀灭、防止金属器皿生锈 | 消毒食具、剪刀、注射器 |
| 高压蒸汽灭菌法 | 是灭菌效果最好的方法。103.4kPa（1 个大气压）、121.3℃、15～20min 能杀灭包括芽孢在内的所有微生物（不能杀灭朊粒） | 一般培养基、生理盐水、手术敷料、耐湿热物品 |

### 2. 辐射灭菌的原理和应用

| 方法 | 具体内容 | 应用 |
|---|---|---|
| 紫外线 | 波长 265～266nm 杀菌作用最强。可使 DNA 链上两个相邻胸腺嘧啶以共价键结合，形成二聚体，干扰 DNA 复制与转录，穿透力差 | 手术室、传染病房、无菌实验室的空气消毒，不耐热物品的表面消毒 |
| 电离辐射 | 主要利用 β 射线和 γ 射线的作用<br>干扰 DNA 合成、破坏细菌细胞膜 | 一次性医疗塑料制品的消毒，食品、药品及生物制品的消毒灭菌（不耐热医疗器械） |
| 微波 | 主要依靠热效应发挥作用，微波可穿透玻璃、陶瓷、薄塑料等 | 食品、非金属器械、检验室用品、食品用具、药杯的消毒 |

## 三、化学消毒灭菌法

| 类别 | 药品 | 用途 |
|---|---|---|
| 醇类 | 乙醇 70%～75% | 皮肤消毒及体温计浸泡消毒 |
| 重金属 | 1% 硝酸银 | 新生儿滴眼，为预防淋病奈瑟氏球菌感染 |
| 氧化剂 | 3%～6% 过氧化氢 | 口腔黏膜消毒，冲洗伤口防止厌氧菌感染 |
| 氧化剂 | 0.2%～3% 过氧乙酸 | 手及耐腐蚀物品消毒 |
| 烷化剂 | 10% 甲醛 | 浸泡 1h 以上，用于物体表面消毒 |
| 烷化剂 | 2% 碱性戊二醛 | 浸泡 1h，用于各种内镜、导管、口腔科医用器材及透析器械的消毒 |
| 烷化剂 | 0.12%～0.8% 环氧乙烷 | 密闭熏蒸 6～12h，用于电子仪器及不耐高温物品的灭菌 |
| 烷化剂 | 甲醛与高锰酸钾液熏蒸 | 密闭熏蒸 6h，用于室内空气、衣物及物品消毒 |
| 卤素 | 10%～20% 漂白粉 | 地面、厕所及排泄物消毒 |
| 酸碱类 | 生石灰加水 | 排泄物及地面的消毒 |

# 第五节 噬菌体

## 一、噬菌体的生物学性状

| 项目 | 内容 |
|---|---|
| 概念 | 侵袭细菌、真菌、螺旋体和支原体等微生物的病毒 |
| 形态 | 蝌蚪形、球形、细杆状 |
| 应用 | 噬菌体特异性寄居于易感宿主菌体内，故可用于细菌的鉴定与分型 |

## 二、毒性噬菌体和温和噬菌体

### （一）毒性噬菌体的概念
毒性噬菌体的增殖方式是复制，其增殖过程经吸附、穿入与脱壳、生物合成和成熟释放四个阶段。

### （二）温和噬菌体的概念及其与细菌遗传物质转移的关系
（1）概念　噬菌体或称溶原性噬菌体当感染宿主菌后并不增殖，其基因整合于细菌染色体中。
（2）前噬菌体　结合在细菌染色体上的噬菌体基因。
（3）溶原性细菌　被温和噬菌体感染的细菌。
（4）细菌遗传物质转移　科研上就用噬菌体去改造细菌，将我们需要的基因整合到细菌上。

## 第六节 细菌的遗传与变异

### 一、细菌基因组
包括细菌核质内染色体、质粒、噬菌体基因组、转位因子及整合子等。

### 二、质粒

#### （一）本质
细菌染色体外的遗传物质。

#### （二）主要特征
（1）具有自我复制能力。
（2）能编码某些特定性状，如致育性、耐药性、致病性等。
（3）可自行丢失与消除，故质粒并非是细菌生命活动不可缺少的遗传物质。
（4）质粒可通过接合、转化或转导等方式在细菌间转移，其中以接合为主要方式。
耐药质粒（R质粒）转移是细菌产生耐药性的主要原因。

### 三、细菌的变异
（1）细菌的变异现象　主要有细菌的形态结构变异、菌落形态变异、毒力变异、耐药性变异、生化反应及抗原性变异等。
（2）细菌基因转移和重组方式　包括转化、接合、转导、溶原性转换及原生质体融合等。
（3）质粒是闭合的环状DNA，是遗传物质，主要类型有耐药质粒（R质粒），编码细菌的耐药性，F质粒编码性菌毛。

## 第七节 细菌的感染与免疫

### 一、正常菌群与机会致病菌
（1）正常菌群　在人体体表及与外界相通腔道中正常寄居而对人无害的细菌。
（2）机会（条件）致病菌　正常菌群与宿主间的生态平衡可被打破，形成生态失调而导致疾病的发生，使得在正常状态下非致病的正常菌群中某些细菌成为机会性致病菌。
致病条件——免疫力下降、寄居部位改变、菌群失调。
（3）菌群失调症与细菌致病性

| 项目 | | 内容 |
| --- | --- | --- |
| 菌群失调症 | 概念 | 由于菌群失调引起的疾病 |
| | 主要诱因 | 抗生素滥用 |
| | 主要原因 | 正常菌群的组成和数量明显改变 |
| 细菌的致病性 | | 取决于：细菌的毒力（侵袭力+毒素）、侵入数量、侵入部位（呼吸道、消化道、皮肤伤口） |

### 二、细菌的致病性
致病性：细菌引起感染的能力。
毒力：致病性强弱。

#### 1. 侵袭力

| 结构 | 分类 | 内容 |
| --- | --- | --- |
| 使细菌在体内定居的结构 | 黏附素 | 菌毛黏附素 |
| | | 非菌毛黏附素 |

续表

| 结构 | 分类 | 内容 | |
|---|---|---|---|
| 增强抗吞噬作用的结构 | 菌体表面 | 荚膜、菌体表面蛋白（M蛋白）、菌体表面抗原 | |
| | 菌胞外酶 | 血浆凝固酶 | 增强细菌抗吞噬能力 |
| | | 透明质酸 | 均增强细菌的扩散能力 |
| | | 链激酶 | |
| | | DNA酶 | |

**2. 细菌的毒素** 细菌外毒素与内毒素的主要区别

| 项目 | 外毒素 | 内毒素 |
|---|---|---|
| 来源 | $G^+$菌与部分$G^-$ | $G^-$菌 |
| 释放方式 | 分泌到菌体外，少数是崩解释出 | 细胞壁组分，菌体裂解后释出 |
| 化学成分 | 蛋白质 | 脂多糖 |
| 稳定性 | 60～80℃，30min | 160℃，2～4h |
| 毒性作用 | 强，对组织器官有选择性 | 较弱，引起发热、白细胞增多、微循环障碍、休克、DIC等 |
| 抗原性 | 强，刺激机体产生抗毒素；脱毒形成类毒素 | 弱，不能形成类毒素 |

## 三、宿主的固有免疫

由屏障结构、吞噬细胞、正常体液和细胞因子等组成。
胞外菌和胞内菌感染比较如下。

| 项目 | 胞外菌感染 | 胞内菌感染 |
|---|---|---|
| 寄生部位 | 胞外菌寄居于宿主细胞外的组织间隙、血液、淋巴液、组织液中 | 兼性胞内菌可在胞内＋胞外生长繁殖；专性胞内菌只能在活细胞内生长繁殖 |
| 常见细菌 | 大多数致病菌属于胞外菌，如葡萄球菌、链球菌、肺炎链球菌、霍乱弧菌、白喉棒状杆菌、破伤风梭菌、百日咳鲍特菌 | 兼性胞内菌有结核分枝杆菌、麻风分枝杆菌、伤寒沙门菌、布鲁菌、嗜肺军团菌；专性胞内菌有立克次体、衣原体 |
| 致病机制 | 主要是产生外毒素、内毒素和侵袭性胞外酶，并引起局部化脓性炎症 | 主要引起免疫病理损伤<br>常有肉芽肿形成，并伴有迟发型超敏反应 |
| 起病快慢 | 常导致急性感染 | 常导致慢性感染 |
| 免疫机制 | 以体液免疫为主 | 以细胞免疫为主 |

## 四、感染的发生与发展

**1. 菌血症** 病原菌经局部组织进入血液，尚未大量繁殖而是经血液到达体内适宜部位才繁殖致病的临床症状称菌血症，如伤寒病早期有菌血症期。

**2. 毒血症** 致病菌侵入宿主后，只在机体内局部生长繁殖，病菌不进入血液循环，但其产生的外毒素经血到达易感的组织和细胞，引起特殊的毒性症状，如白喉。

**3. 败血症** 病原菌入血后大量繁殖并产生毒性产物，引起严重的全身中毒症状，如高热、皮肤和黏膜瘀斑、肝脾大等，称为败血症。

**4. 脓毒血症** 化脓性细菌入血并大量繁殖，引起严重的中毒症状，并通过血流扩散至其他器官组织中，产生新的化脓病灶，是一种最严重的感染类型，称为脓毒血症。例如金黄色葡萄球菌的脓毒血症，常导致多发性肝脓肿、皮下脓肿和肾脓肿等。

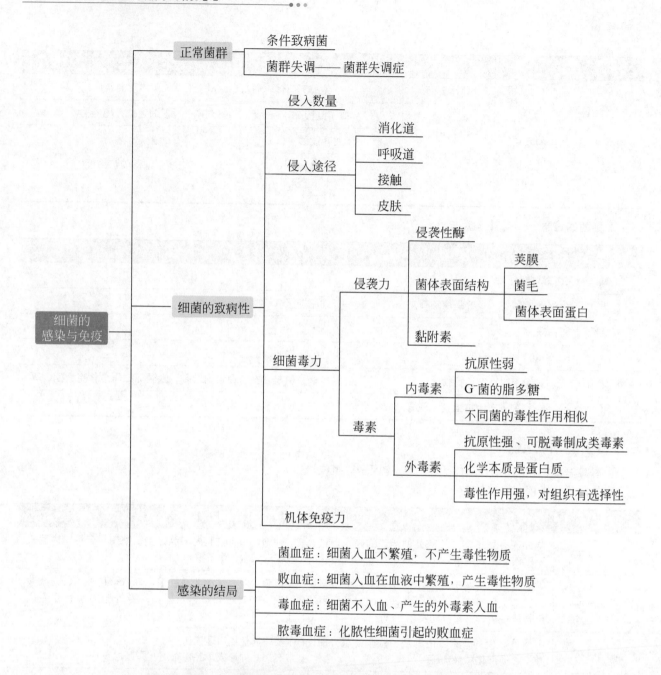

## 第八节 细菌感染的检查方法与防治原则

### 一、标本的采集原则

（1）尽量在发病早期及使用抗生素之前采集。
（2）严格无菌操作采集标本。
（3）根据不同的感染病种及检验目的，采集患者的血液、脑脊液、咽拭子、粪便及尿液等标本。
（4）标本在采样后，做好标记并尽快冷藏送检。

### 二、血清学诊断

在血清学诊断中，通常采取双份血清检测。如果恢复期或1周后血清抗体效价比早期升高≥4倍时，则可确认为现症感染。

### 三、细菌感染的防治原则

**1.人工主动免疫** 打抗原。人工主动免疫是人为地将疫苗或类毒素接种于人体，使机体主动产生特异性免疫力的过程。

**2. 人工被动免疫** 打抗体。输入含有特异性抗体免疫血清或制备好的免疫细胞，使机体立即获得免疫力的过程。用于某些急性传染病的紧急预防和治疗。

# 第九节 病原性球菌

## 一、葡萄球菌属

### （一）形态、染色和分类

葡萄球菌为革兰染色阳性球状菌，无鞭毛和荚膜，不形成芽孢。

### （二）致病物质的种类和所致疾病

**1. 致病物质的种类**

| 致病物质 | 致病机制 |
| --- | --- |
| 血浆凝固酶 | 侵袭性疾病：皮肤局部的化脓性炎症 |
| 葡萄球菌溶素 | 各种器官的化脓性感染 |
| 杀白细胞素 | 可损伤中性粒细胞和巨噬细胞 |
| 肠毒素 | 属于超抗原。直接或间接刺激呕吐中枢，引起呕吐 |
| 表皮脱落毒素 | 烫伤样皮肤综合征 |
| 毒性休克征毒素 | 为外毒素，毒性休克综合征 |
| SPA | 葡萄球菌表面蛋白A（SPA）可与IgG抗体的Fc段结合，抑制吞噬细胞对细菌的吞噬 |

**2. 所致疾病**

| 类型 | 致病机制 | 具体疾病 |
| --- | --- | --- |
| 侵袭性疾病（化脓） | 局部脓肿 | 毛囊炎、疖、痈 |
| | 器官化脓 | 气管炎、肺炎、脓胸、心内膜炎、骨髓炎、中耳炎 |
| | 全身感染 | 败血症、脓毒血症 |
| 毒素性疾病 | 外毒素引起 | 肠毒素性食物中毒、烫伤样皮肤综合征、毒性休克综合征等 |

**3. 致病性葡萄球菌（金葡菌）的鉴别要点**

（1）镜检符合葡萄球菌的形态特征和染色特点。
（2）菌落能产生金黄色色素。
（3）有透明溶血环。
（4）凝固酶试验阳性。
（5）耐热核酸酶试验阳性。
（6）能分解甘露醇产酸。

## 二、链球菌属

### 1. 分类（溶血现象分类）

| 项目 | 甲型溶血性链球菌 | 乙型溶血性链球菌 | 丙型链球菌 |
| --- | --- | --- | --- |
| 别称 | 草绿色链球菌 | 溶血性链球菌 | 不溶血性链球菌 |
| 溶血现象 | 甲型溶血（α溶血） | 乙型溶血（β溶血） | 不产生溶血 |
| 致病力 | 多为机会致病菌 | 致病力最强，引起多种疾病 | 不致病，常存在乳类和粪便中 |

**2. 致病物质的种类**

| 分类 | 致病物质 | 临床意义 |
|---|---|---|
| 胞壁成分 | 黏附素 | 由脂磷壁酸（LTA）和菌毛蛋白（F蛋白）构成，对细胞膜有高度亲和力，有利于细菌定植在皮肤、呼吸道黏膜表面 |
| | M蛋白 | 含M蛋白的链球菌具有抗吞噬和抵抗吞噬细胞内杀菌作用的能力，亦可刺激机体产生特异抗体，损害人类心血管组织 |
| | 肽聚糖 | A群链球菌的肽聚糖可致发热、溶解血小板、提高血管通透性、诱发实验性关节炎 |
| 外毒素类 | 致热外毒素 | 又称红疹毒素，是人类猩红热的主要毒性物质。抗原性强，具有超抗原作用 |
| | 链球菌溶素 | 可溶解破坏红细胞、白细胞、血小板及多种组织 |

**3. 所致疾病** A群链球菌引起的疾病约占人类链球菌感染的90%，所致疾病有

（1）化脓性感染 淋巴管炎、淋巴结炎、蜂窝织炎、乳突炎等。

（2）中毒性疾病 猩红热、链球菌毒素休克综合征等。

（3）超敏反应性疾病 风湿热、急性肾小球肾炎等。

**4. 链球菌溶血素和临床检测的关系** 抗链球菌溶素O（ASO）试验，简称抗"O"试验，常用于风湿热的辅助诊断。

## 三、肺炎链球菌

### （一）形态和染色

革兰染色为阳性，矛头状成双排列，无鞭毛，不形成芽孢，有些毒株可形成荚膜。

### （二）主要致病物质与所致疾病

**1. 主要致病物质**

| 致病物质 | 内容 |
|---|---|
| 荚膜 | 有荚膜的肺炎链球菌的抵抗力强，具有抗吞噬作用，是主要的毒力因子 |
| 肺炎链球菌溶血素 | 可溶解人、马、羊和兔的红细胞，并能活化补体经典途径，引起发热、炎症及组织损伤 |
| 神经氨酸酶和透明质酸酶 | 二酶均与肺炎链球菌在鼻咽部和支气管黏膜的定植、繁殖及扩散有关 |
| 紫癜形成因子 | 可使皮肤出现紫斑、出血点及内脏出血 |

**2. 所致疾病** 主要为大叶性肺炎，其次为支气管炎和化脓性脑膜炎等。

## 四、奈瑟氏菌属

### （一）生物学性状

**1. 形态染色** 肾形或豆形，$G^-$双球菌，新分离菌株大多数有荚膜和菌毛。

**2. 培养特点** 营养要求较高，需用营养培养基，血琼脂（巧克力色）培养基才能培养。

### （二）脑膜炎奈瑟菌和淋病奈瑟菌的对比

| 项目 | 脑膜炎奈瑟菌 | 淋病奈瑟菌 |
|---|---|---|
| 革兰染色 | 阴性 | 阴性 |
| 特殊结构 | 无芽孢，无鞭毛，有荚膜，有菌毛 | 无芽孢，无鞭毛，无荚膜，有菌毛 |
| 寄生部位 | 患者脑脊液中，多位于中性粒细胞内 | 脓汁标本中，多位于中性粒细胞内 |
| 需氧情况 | 专性需氧 | 专性需氧 |
| 致病物质 | 荚膜（抗吞噬）、菌毛（吸附易感菌）IgA$_1$蛋白酶（黏附作用）脂寡糖（LOS具有内毒素活性） | 外膜蛋白（黏附作用）、菌毛（吸附易感菌）、IgA$_1$蛋白酶（黏附作用）脂寡糖（LOS具有内毒素活性） |
| 所致疾病 | 流行性脑脊髓膜炎，人是唯一宿主 | 淋病，人是唯一宿主 |

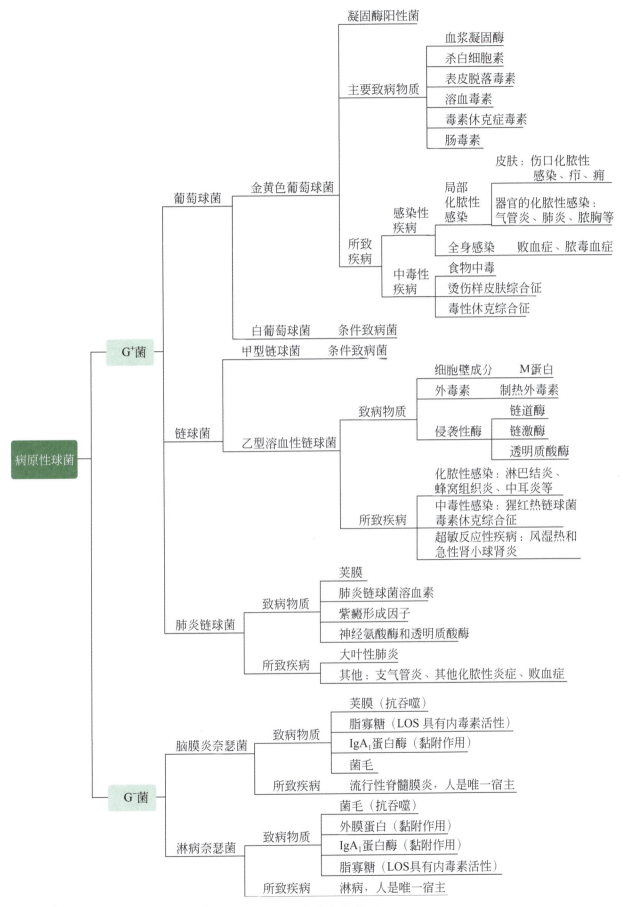

金黄色葡萄球菌引起的炎症特点：脓液黏稠、炎症部位局限。
乙型化脓性链球菌引起的炎症特点：脓液稀薄、炎症部位与正常组织分界不明显。

# 第十节 肠道杆菌

## 一、肠道杆菌的共同特征

是一群生物学性状相似的 G⁻ 杆菌，有菌毛、大多有鞭毛生化反应的特点活泼，致病菌不发酵乳糖，非致病菌大多发酵乳糖。

## 二、埃希菌属

（1）为肠道正常菌群之重要成分，少数携带致病基因的大肠埃希菌珠，可直接引起肠道内感染，导致腹泻等症状。

（2）致病性大肠埃希氏菌的种类

| 菌种 | 作用部位 | 致病物质及其机制 | 主要疾病和症状 |
|---|---|---|---|
| ETEC（肠产毒性） | 小肠 | 分泌不耐热肠毒素（LT）和耐热肠毒素（ST），导致小肠黏膜对水分吸收功能障碍 | 旅行者腹泻、婴幼儿腹泻、水样便、呕吐、腹痛、低热 |
| EIEC（肠侵袭性） | 大肠 | 由质粒介导侵袭和破坏结肠黏膜上皮细胞 | 水样便腹泻，继以少量血便、腹痛、发热 |
| EPEC（肠致病性） | 小肠 | 由质粒介导，破坏肠黏膜上皮细胞微绒毛刷状缘，导致微绒毛萎缩变平即 A/E 组织病理损伤 | 婴儿腹泻，水样便腹泻、恶心、呕吐、发热 |
| EHEC（肠出血性） | 大肠 | 由溶原性噬菌体编码志贺氏毒素[Stx-Ⅰ或（和）Stx-Ⅱ]，导致 A/E 损伤 | 水样便，继以大量血样便和剧烈腹痛，可引起儿童急性肾衰及溶血性尿毒综合征 |
| EAEC（肠集聚性） | 小肠 | 由质粒介导聚集性黏附上皮细胞，阻止液体吸收 | 婴儿腹泻，持续性水样便腹泻、恶心、呕吐、脱水、低热 |

（3）肠出血性大肠埃希菌（EHEC）的血清型及所致疾病　EHECO157:H7 血清型引起以反复出血性腹泻和严重腹痛为特征的出血性结肠炎，表现为大量血样便腹泻。

（4）大肠埃希菌在卫生细菌学检查中的应用　我国的生活饮用水卫生标准（GB 5749—2006）规定，在 100mL 饮用水中不得检出大肠菌群，1mL 饮用水中细胞总数不得超过 100 个菌落形成单位（CFU）。

## 三、志贺菌属

（1）种类　痢疾志贺菌（A 群），福氏志贺菌（B 群），鲍氏志贺菌（C 群）和宋内志贺菌（D 群）。

（2）致病物质　菌毛、内毒素和外毒素。

（3）致病性　该菌属引起急性及慢性细菌性痢疾。

## 四、沙门菌属

### （一）致病性

| 致病物质 | | | 与侵袭力有关 |
|---|---|---|---|
| | 菌毛 | | 与侵袭力有关 |
| | 菌体（O）抗原 | | |
| | 毒素 | 内毒素 | 致肠道局部炎症和全身性中毒症状 |
| | | 肠毒素 | 致严重的腹泻 |
| 对应疾病 | 伤寒和副伤寒 | | 分别由伤寒沙门菌、副伤寒甲、乙、丙沙门菌引起 |
| | 食物中毒 | | 鼠伤寒沙门菌、猪霍乱沙门菌、肠炎沙门菌等污染食物引起 |
| | 败血症 | | 免疫力低下者易发生 |
| 注意 | 部分伤寒及副伤寒沙门菌感染者或发病后因质量不彻底可变为慢性带菌者并成为传染源 | | |

### （二）肠热症采集标本

（1）发病 1 周内应取外周血。

（2）第 2 周起取粪便。

（3）第 3 周起还可取尿液，第 1～3 周均可取骨髓液。

### (三) 肥达试验和结果判断

1. **原理** 用已知伤寒菌体（O）抗原、鞭毛（H）抗原和甲、乙副伤寒 H 抗原的诊断菌液与受检血清作试管或微孔板定量凝集试验。

2. **诊断意义** 若 O 和 H 效价均增高，或患者恢复期抗体效价较急性期增高 4 倍以上，则具有诊断意义。

3. **临床意义**

（1）若 O 和 H 效价的增高不平行，O 效价增高而 H 效价不高，可能为早期感染或者为其他沙门菌交叉感染。

（2）H 效价增高而 O 效价不高，可能是预防接种或者非特异性回忆反应。

（3）O、H 凝集效价均超正常值，则肠热症的可能性大；如两者均低，患者可能性小。

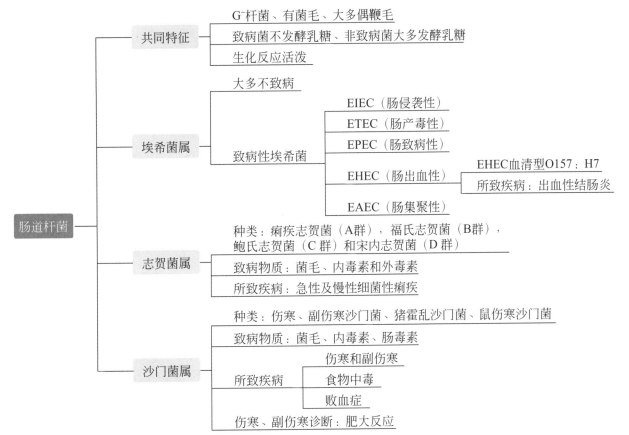

（4）伤寒病血清学检测用肥达反应，正常血清中也存在 O 抗体（一般小于 1∶80），和 H 抗体（小于 1∶160），伤寒病是菌血病。

（5）痢疾志贺菌无鞭毛，可用此特点进行动力试验鉴别埃希菌属和沙门菌属。

## 第十一节 厌氧性杆菌

### 一、厌氧芽孢梭菌

1. **特点** $G^+$ 专性厌氧、形成芽胞、外毒素致病。
2. **分类** 破伤风梭菌、产气荚膜梭菌、肉毒梭菌、艰难梭菌。

几种厌氧芽孢梭菌比较如下。

| 病原菌 | 致病物质 | 培养特点 | 导致疾病 |
| --- | --- | --- | --- |
| 破伤风梭菌 | 破伤风溶血素<br>破伤风痉挛毒素：导致肌肉的强直性收缩 | 血平板上，形成羽毛样菌落，菌落周围伴 β 溶血 | 破伤风（苦笑面容，角弓反张等症状） |
| 肉毒梭菌 | 神经外毒素：肉毒毒素（已知最毒）具有嗜神经性，入机体后作用于神经肌肉接头处，阻止乙酰胆碱的释放，导致肌肉麻痹即肉毒中毒 | 普通琼脂平板上，能产生脂酶 | 食物中毒 |

续表

| 病原菌 | 致病物质 | 培养特点 | 导致疾病 |
|---|---|---|---|
| 产气荚膜梭菌 | 外毒素 | 在牛奶培养基中形成汹涌发酵 | 气性坏疽，食物中毒，坏死性肠炎 |
| 艰难梭菌 | 毒素A和B | — | 抗生素相关性腹泻 |

## 二、无芽孢厌氧梭菌

无芽孢厌氧菌是寄生于皮肤和黏膜上的正常菌群，条件致病菌。

### 1. 感染特点

（1）形成局部脓肿或坏死。

（2）分泌物黏稠为乳白色、血性或黑色，并有恶臭。

（3）分泌物直接涂片镜检可见到细菌。

（4）使用氨基糖苷类抗生素长期无效。

（5）分泌物或脓液使用普通培养基没有细菌的生长，必须采用特殊的培养方式。

### 2. 所致疾病种类

（1）口腔感染　无芽孢厌氧菌单一菌或混合感染，是坏死性溃疡性牙龈炎、牙周炎、坏疽性口腔炎等口腔感染的主要病因。

（2）女性生殖道及盆腔感染。

（3）腹部和会阴感染。

（4）呼吸道感染。

（5）颅内感染　包括硬膜外和硬膜下脓肿、血栓性静脉炎、脑膜炎和脑脓肿等。

（6）败血症　厌氧菌败血症占败血症的10%～20%。

（7）感染性心内膜炎。

（8）皮肤软组织慢性脓肿。

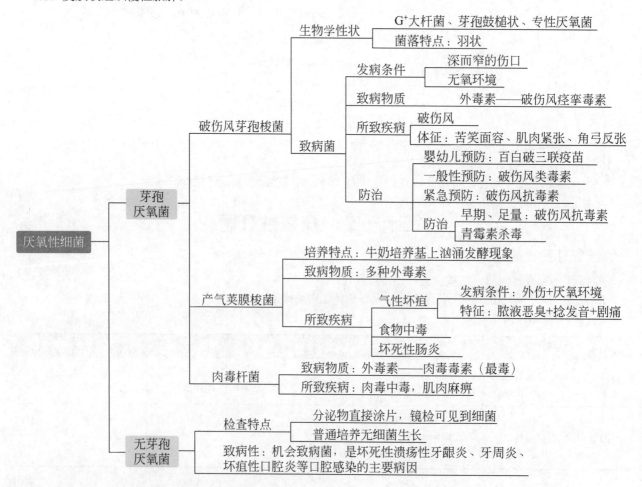

## 第十二节　分枝杆菌属

### 结核分枝杆菌

#### （一）形态、染色、培养特性和抵抗力
（1）细长略弯，有时呈分枝状；无芽孢、鞭毛，抗酸染色呈红色，细胞壁含大量脂质。
（2）培养特性——又馋又懒——专性需氧；营养要求高；生长缓慢。
（3）抵抗能力对酸、碱、自然环境和干燥有抵抗力，但对湿热、酒精和紫外线敏感，对抗结核药物易产生耐药性。

#### （二）结核分枝杆菌感染的免疫学特点
（1）抗结核免疫属于带菌免疫。
（2）抗结核免疫主要是细胞免疫。
（3）抗结核免疫与机体迟发型超敏反应同时并存。

#### （三）结核菌素试验的原理、结果判断和应用

| 硬结直径 | 结果 | 意义 |
| --- | --- | --- |
| <5mm | 阴性 | 不能排除结核，见于未感染过或还处于结核感染早期（4～8周）、重症结核、HIV、使用免疫抑制剂或糖皮质激素等 |
| >5mm | 阳性 | 表示机体细胞免疫功能正常，曾感染过结核分枝杆菌 |
| ≥15mm（水泡或坏死） | 强阳性 | 表明可能有活动性结核 |

结核菌素试验可用于以下情况。
（1）诊断婴幼儿的结核病。
（2）测定接种卡介苗后免疫效果。
（3）在未接种卡介苗的人群中进行结核分枝杆菌感染的流行病学调查。
（4）用于测定肿瘤患者的细胞免疫功能。

## 第十三节　动物源性细菌

| 主要类型 | | 布鲁菌，鼠疫耶尔森菌、炭疽芽孢杆菌 |
| --- | --- | --- |
| 主要特点及致病性 | 布鲁菌特点 | 引起波浪热，孕期动物对布鲁菌最易感，感染后常引起流产，但人感染后不引起流产 |
| | 耶尔森菌属 | 带菌的鼠蚤叮咬而受染——鼠疫 |
| | 炭疽 | 镜下竹节样排列的长链<br>致病：吸入——肺炭疽；接触——皮肤炭疽；食入——肠炭疽<br>治疗：预防重点在家畜感染和牧场卫生，药物青霉素为首选 |

## 第十四节　其他细菌

### 一、白喉棒状杆菌

#### （一）形态、染色、致病物质和所致疾病

| 形态、染色 | 菌体细长略弯，末端膨大呈棒状，分散排列成"V"或"L"形，无鞭毛和荚膜，不形成芽孢。$G^+$菌。 |
| --- | --- |
| 致病物质 | 白喉外毒素 |
| 导致疾病 | 白喉 |
| 毒力试验 | 琼脂平板毒力试验（白板）（Elek平板毒力试验） |
| 异染颗粒 | 亚甲蓝或奈瑟染色，菌体两端或一端可见着色较深的颗粒（特征性） |

## （二）防治原则

| 主动免疫预防 | 白喉类毒素或白百破（DPT）三联疫苗按程序进行主动免疫预防 |
|---|---|
| 紧急预防和治疗 | 密切接触者给予肌肉注射白喉抗毒素进行被动免疫预防，大剂量白喉抗毒素还可用于白喉患者的早期治疗 |

## 二、其他常见致病性细菌

| 细菌 | 生物学性状 | 致病物质与所致疾病 | 防治 |
|---|---|---|---|
| 流感嗜血杆菌 | G⁻小杆菌，多形性，无鞭毛、芽孢与金黄色葡萄球菌在血平板上共同孵育时，在金黄色葡萄球菌菌落周围生长的流感嗜血杆菌的菌落较大，离金黄色葡萄球菌菌落越远的菌落越小，称作"卫星现象" | 致病物质：荚膜、菌毛、内毒素及IgA蛋白酶等<br>所致疾病：原发感染和继发感染两类 | 预防：注射b型流感嗜血杆菌荚膜多糖疫苗<br>治疗：头孢菌素类 |
| 百日咳鲍特氏菌 | G⁻小杆菌，专性需氧菌，无鞭毛，不形成芽孢，有毒株具有荚膜和菌毛 | 致病物质：荚膜、菌毛、内毒素及多种生物活性物质、百日咳毒素、皮肤坏死毒素<br>所致疾病：婴幼儿百日咳，空气飞沫传播 | 预防：白百破（DPT）三联疫苗<br>治疗：红霉素、氨苄西林等 |
| 幽门螺杆菌（HP） | 微需氧菌，弧形、S形或海鸥状，有鞭毛，革兰染色阴性，尿素酶丰富，可迅速分解尿素释放氨 | 与胃溃疡、慢性胃炎及胃癌等密切相关 | 2种抗生素+PPI治疗 |
| 铜绿假单胞菌 | G⁻小杆菌，有荚膜、菌毛和鞭毛；有些菌株能产生带荧光的水溶性色素（绿脓素和青脓素），使培养基变为亮绿色。 | 医院感染主要机会性致病菌之一，主要见于烧伤创伤等局部病灶，也可引起中耳炎、角膜炎、尿道炎等。 | 庆大霉素，多黏菌素等 |
| 军团菌 | G⁻需氧菌，端生或侧生鞭毛，无芽孢，有微荚膜，需氧菌 | 感染来源为污染的中央空调和冷却塔水系统等。有流感样型、肺炎型、肺外感染型，流感样型预后良好 | 红霉素 |
| 弯曲菌属 | 逗点状、弧形、S形、螺旋形或海鸥展翅形，最适生长温度为42℃，营养要求高，抵抗力较弱 | 空肠弯曲菌和大肠弯曲菌主要引起人的急性及慢性肠炎 | 加强饮水和食品卫生管理首选红霉素或氨基糖苷类抗菌治疗 |

# 第十五节　放线菌属和诺卡氏菌属

## 一、放线菌属

（1）特点　革兰阳性，无荚膜和鞭毛的丝状菌。
（2）定植　口腔等外通腔道中正常菌群成员。
（3）致病　抵抗力低下/拔牙/外伤等。
（4）临床表现　慢性脓肿及形成瘘管，向外排出的黄色黏稠的脓液中，肉眼可见的黄色米粒大小颗粒，称作硫黄样颗粒，为放线菌病的指征。

## 二、诺卡氏菌属

（1）特点　为需氧菌，菌落呈白色或黄色或橙褐色的颗粒状，G⁺。
（2）定植　土壤中腐生菌，非人体正常菌群。
（3）致病　星形诺卡氏菌最常见，其次是巴西诺卡氏菌。

# 第十六节　支原体

（1）最小原核细胞型微生物。
（2）无细胞壁。

(3）二分裂繁殖。
(4）多形态性，"油煎蛋样"菌落。
(5）可通过除菌滤器。
(6）能在无生命培养基中生长繁殖的最小微生物。
(7）主要病原性支原体

| 项目 | 肺炎支原体 | 解脲脲原体 |
|---|---|---|
| 引发疾病 | 原发性非典型性肺炎（间质肺炎） | 引起非淋菌型尿道炎的重要病原体，可引起不孕症，可通过胎盘感染胎儿，引起早产、死胎和新生儿呼吸道感染 |
| 传播 | 经空气飞沫传播 | 主要经性接触传播 |

# 第十七节 立克次体

## 一、生物学性状

| 立克次体特征 | 比细菌小，能通过滤器，光镜可见<br>专性细胞内寄生的原核细胞微生物<br>二分裂繁殖<br>多数人畜共患<br>对抗生素敏感（四环素和氯霉素） |
|---|---|
| 所致疾病 | 发热出疹性疾病 |

## 二、主要病原性立克次体

| 病原性立克次体 | 所致疾病 | 传播源/储存宿主 | 传播媒介 |
|---|---|---|---|
| 普氏立克次体 | 流行性斑疹伤寒 | 人 | 人虱 |
| 斑疹伤寒立克次体 | 地方性斑疹伤寒 | 啮齿动物 | 鼠蚤和鼠虱 |
| 恙虫病立克次体 | 恙虫病 | 啮齿动物 | 恙螨 |
| 伯氏考克斯体 | Q热 | 牛、羊 | 蜱 |

# 第十八节 衣原体

## 一、生物学性状

| 生长特点 | | 能通过细菌滤器，严格细胞内寄生，染色G⁻ |
|---|---|---|
| 发育周期 | 原体 | 是发育成熟的衣原体，染色呈红色，具有高度感染性 |
| | 始体 | 无细胞壁，大而疏松，染色呈蓝色，不具感染性，为繁殖体形式，以二分裂繁殖 |
| 培养特性 | | 只能在活的宿主细胞内生长，常用培养衣原体的方法有动物接种、鸡胚接种和细胞培养 |

## 二、主要病原性衣原体

| 沙眼衣原体 | 沙眼亚种 | 通过眼→眼及眼→手→眼，引起沙眼<br>通过性接触传播，引起泌尿生殖道感染和包涵体结膜炎 |
|---|---|---|
| | 性病淋巴肉芽肿亚种 | 主要通过性接触传播 |
| | 鼠肺炎亚种 | 不侵犯人类 |
| 肺炎嗜衣原体（TWAR株） | 感染途径 | 空气飞沫或呼吸道分泌物 |
| | 所致疾病 | 肺炎、支气管炎等 |

## 第十九节　螺旋体

### 一、钩端螺旋体

| 形态和染色 | 形态 | 一端或两端弯曲呈钩状，电镜下可见外膜及两根内鞭毛 |
|---|---|---|
| | 染色 | G⁻ |
| 培养特性 | 特点 | 液体培养基中呈半透明云雾状生长 |
| 所致疾病 | 钩体病 | 流感伤寒型、黄疸出血型、肺出血型、脑膜脑炎型、肾功能衰竭型—炎—寒两血—衰竭 |
| 防治原则 | 预防 | 防鼠，灭鼠，加强对带菌家畜的管理 |
| | 治疗 | 首选青霉素 |

### 二、苍白密螺旋体——梅毒螺旋体

（1）所致疾病　梅毒，人是梅毒的唯一传染源。
（2）传播途径　性接触→梅毒（皮肤黏膜）。
垂直传染（母胎）→先天性梅毒。
输血→输血后梅毒（血液）。
（3）梅毒分为3期
① 第一期。硬性下疳，可自行缓解、传染性极强。
② 第二期（早期梅毒）。玫瑰疹、淋巴结肿大，该期传染性极强。
③ 第三期（晚期梅毒）。梅毒性心瓣膜病，动脉瘤，脊髓瘤。

### 三、稀疏螺旋体

| 形态和染色 | 形态 | 3～10个稀疏而不规则的螺旋，有鞭毛 |
|---|---|---|
| | 染色 | G⁻，不易着色，染色呈紫红色 |
| 所致疾病（莱姆病） | 传播媒介 | 硬蜱 |
| | 人群 | 户外工作者或旅行者 |
| | 表现 | 慢性游走性红斑，并可累及心脏、神经和关节等多系统，晚期伴随有器官的严重功能损伤 |

## 第二十节　真菌

### 一、概述

真菌是真核细胞型微生物。
形态、结构及真菌分类如下。

| 分类 | 特点 |
|---|---|
| 单细胞真菌 | 出芽方式繁殖，如酵母菌（无菌丝）；类酵母型真菌（有菌丝）如白假丝酵母菌 |
| 多细胞真菌（霉菌）孢子+菌丝组成 | 菌丝：由孢子生出嫩芽，长出芽管，芽管逐渐延长呈丝状识别不同菌种的依据<br>孢子：真菌的繁殖体<br>注：细菌芽孢非繁殖方式 |

### 二、主要病原性真菌

#### （一）白假丝酵母菌（白色念珠菌）

（1）微生物学检查　在玉米粉琼脂培养基上，可长出厚膜孢子。

（2）所致疾病　念珠菌病。
（3）致病性　①皮肤、黏膜感染。②内脏感染。③中枢神经系统感染。

### （二）新生（型）隐球菌

（1）生物学性状　致病隐球菌可见透明荚膜；非致病则无荚膜。
（2）致病性在AIDS等免疫力低下患者，尤其易侵犯中枢神经系统，导致亚急性或慢性脑膜炎，预后不良。

## 第二十一节　病毒的基本性状

1. **概念**　病毒为非细胞型微生物，测量单位为纳米（nm），只含一种类型核酸，严格的细胞内寄生。
2. **增殖方式**　复制。病毒的复制周期主要包括吸附、穿入、脱壳、生物合成及组装、成熟和释放等步骤。
3. **结构**　核衣壳。
4. **理化因素对病毒的影响**　大多数病毒耐冷不耐热。对抗生素不敏感。

## 第二十二节　病毒的感染与免疫

### 一、病毒的传播方式

| 传播途径 | 特点 | 备注 |
| --- | --- | --- |
| 水平传播 | 病毒在人群中不同个体间的传播 | 如呼吸道或消化道传播、直接接触和性接触传播、虫媒传播和经输血注射传播 |
| 垂直传播 | 垂直传播指通过胎盘或产道，病毒直接由亲代传播给子代的方式 | 如：风疹病毒、乙型肝炎病毒（HBV）、AIDS病毒（HIV）、丙型肝炎病毒（HCV）、巨细胞病毒（CMV）等十余种，可引起死胎、流产、早产、先天性感染或先天性畸形等 |

### 二、病毒的感染类型

| 感染类型 | 举例 |
| --- | --- |
| 慢性感染 | HBV、巨细胞病毒、EBV |
| 潜伏感染 | 水痘——带状疱疹病毒 |
| 急性病毒感染的迟发并发症 | 麻疹病毒可引起亚急性硬化性全脑炎（SSPE） |
| 慢发病毒感染 | 朊粒感染引起的慢发性致死性震颤 |

### 三、病毒的致病机制

#### （一）病毒对宿主细胞的直接作用

可分为杀细胞效应、稳定状态感染、包涵体形成、细胞凋亡、基因整合与细胞转化等类型。

#### （二）病毒感染的免疫病理作用

### 四、病毒的感染与免疫

（1）体液免疫只能对细胞外的病毒起作用，清除感染细胞内的病毒主要依赖于细胞免疫。
（2）干扰素的概念、抗病毒机制及应用
① 概念。干扰素（IFN）是机体被病毒感染或受其他干扰素诱生剂的作用后，由感染细胞所产生的具有抗病毒功能的可溶性小分子蛋白质。主要有IFNα和IFNβ、IFNγ。
② 干扰素的作用机制。IFN不是直接作用于病毒，而是作用于宿主细胞的基因，诱生合成20多种抗病毒蛋白，这些抗病毒蛋白质可抑制病毒核酸的复制及病毒蛋白质的合成，使病毒不能增殖。干扰素主要通过诱导宿主细胞分成抗病毒蛋白（AVP）发挥效应。
③ 干扰素的应用。临床上应用IFNα治疗发病早期的病毒感染，疗效较好。

## 第二十三节 病毒感染的检查方法与防治原则

### 一、病毒分离培养方法

（1）鸡胚接种。
（2）组织（细胞）培养 最常用。
（3）动物接种。

### 二、病毒感染的防治原则

（1）人工主动免疫是预防某些病毒感染性疾病的主导措施。
（2）人工被动免疫制剂包括抗毒素及抗血清主要用于病毒的早期治疗及辅助预防。

## 第二十四节 呼吸道病毒

| 分类 | 内容 |
| --- | --- |
| 正黏病毒——人流感病毒 | 包膜上有放射状突起糖蛋白，主要是血凝素和神经氨酸酶分子<br>NA（神经氨酸酶）和HA（血凝素）易发生变异<br>变异机制：抗原漂移和抗原转变 |
| 副黏病毒 | 包括：副流感病毒、腮腺炎病毒、麻疹病毒、呼吸道合胞病毒、尼帕病毒、人偏肺病毒 |
| 冠状病毒 | SARS冠状病毒属于冠状病毒科冠状病毒属 |
| 腺病毒 | 可引起腺病毒性肺炎，流行性角膜结膜炎（俗称红眼病）及咽结合膜热，也可导致胃肠炎（呼吸胃肠眼部都感染） |
| 披膜病毒（风疹病毒） | 人是唯一宿主，呼吸道传播<br>垂直传播：孕妇在孕期4个月内感染风疹病毒，导致胎儿出现先天性耳聋、白内障及心脏病等畸形，称作先天性风疹综合征<br>免疫：接种风疹减毒活疫苗，三联疫苗<br>接种对象：育龄期的妇女，孕妇严禁接种风疹疫苗 |

## 第二十五节 肠道病毒

### 一、人类肠道病毒的种类和共性

（1）属于小RNA病毒科，核衣壳裸露无包膜。均为无包膜的裸病毒，呈球形，直径24～30nm，24面体立体对称。
（2）传播途径 主要经粪-口途径传播。
（3）感染特点 不同肠道病毒可引起相同的临床病症，而同一种病毒又可引起不同的临床病症。隐性感染多见。病毒在肠道中增殖，却引起多种肠道外感染性疾病，如脊髓灰质炎，无菌性脑膜炎，心肌炎，急性出血性结膜炎等。

### 二、主要的肠道病毒

**1. 科萨奇病毒**
（1）科萨奇A组 使乳鼠产生广泛性骨骼肌炎，引起迟缓性麻痹。
（2）科萨奇B组 人病毒性心肌炎、心包炎。

**2. A组轮状病毒** 为急性胃肠炎中最常见的病毒感染。

**3. 新型肠道病毒** 儿童手足口病主要由肠道病毒71型（EV71）感染引起。EV71感染的儿童可出现严重的神经系统并发症，手足口病的重症和死亡病例主要由该病毒所致。

# 第二十六节　肝炎病毒

## 一、几种肝炎病毒的对比

| 项目 | HAV | HBV | HCV | HDV | HEV |
|---|---|---|---|---|---|
| 基因组 | 单股正链 RNA<br>小 RNA 病毒科 | DNA 病毒 | 单股正链 RNA（黄病毒属） | 单股环状 RNA | 单股正链 RNA（杯状病毒属） |
| 抗体系统 | IgM，表近期感染持续 8～12w，少数 6m，IgG 可保持多年 | 抗-HBs 保护性抗体<br>抗-HBe 传染性减弱的标志<br>抗-HBc IgM 早期感染，IgG 过去感染 | 不是保护性抗体是 HCV 感染的标志 | 抗-HDV 不是保护性抗体 | 抗-HEV IgM 在发病初期产生是近期感染的标志 |
| 抵抗力等特点 | 100℃ 5min 可完全灭活，紫外线、过氧乙酸等敏感 | HBV 抵抗力强，100℃ 10min 可灭活 | 100℃ 5min 可灭活 | 一种缺陷病毒需 HBV 辅助才能复制 | 消毒剂敏感 |
| 传播途径 | 以粪 - 口传播为主 | 母婴传播，血液、体液传播 | 母婴传播，血液、体液传播 | 母婴传播，血液、体液传播 | 以粪 - 口传播为主 |

## 二、HBV 的抗原抗体系统

| HBsAg⁺ | 最早出现血清标志 |
|---|---|
| 抗-HBs 抗体：曾感染乙肝；接种了疫苗 | 一种保护性抗体 6～12m 逐渐到高峰，10 年内转阴 |
| HBeAg（e 抗原） | HBV 活动性复制和传染性标志 |
| 抗-HBe | 传染性减弱的标志 |
| HBcAg（核心抗原） | 存在于受染肝细胞核中，血液中检测不到，表示有传染性 |
| 抗-HBc | IgM 早期感染 |
| 抗-HBc | IgG 过去感染 |
| HBV DNA | 最敏感最直接的 HBV 感染指标 |

## 三、HBV 抗原、抗体检测结果的临床分析

| HBsAg | HBsAb | HBeAg | HBeAb | HBcAb | 意义 |
|---|---|---|---|---|---|
| + | − | + | − | + | 大三阳 |
| + | − | − | + | + | 小三阳 |
| + | − | − | − | − | 感染早期或携带者 |
| − | + | − | − | − | 疫苗或乙肝恢复 |
| − | − | − | − | + | 感染过 HBV；DNA（+）体内有毒；（−）体内无毒 |
| − | − | − | + | + | 窗口期，HBsAg 已消失，保护性抗体未出现 |
| − | + | − | + | + | 感染过乙肝，已清除，且有保护性抗体 |

# 第二十七节　疱疹病毒

| 项目 | 单纯疱疹病毒 | 水痘 - 带状疱疹病毒 | EB 病毒 | 人巨细胞病毒 |
|---|---|---|---|---|
| 代号 | HSV-1、HSV-2 | VZV | EBV | HCMV |
| 别称 | HHV-1、HHV-2 | HHV-3 | HHV-4 | HHV-5 |
| 所致疾病 | 原发感染（儿童龈口炎）、潜伏感染、复发感染、新生儿感染、孕妇感染 | 原发感染——水痘<br>复发感染——带状疱疹 | 传染性单核细胞增多症、非洲儿童恶性淋巴瘤、淋巴组织增生性疾病、鼻咽癌 | 先天性和围生期感染、儿童和成人原发感染，免疫功能低下者可引起严重的感染 |

## 第二十八节　逆转录病毒

### 人类免疫缺陷病毒 HIV

**1. 形态与结构**　球形。

脂蛋白包膜：其中嵌有 gp120 和 gp41 两种病毒特异的糖蛋白。

内膜：p24 核衣壳组成。

核心：逆转录酶、蛋白酶、整合酶、RNA 基因组。

**2. 基因组结构**　为两条单股正链 RNA。

感染表面有 CD4 受体的细胞，主要是辅助性 T 细胞（CD4+）。主要通过刺突 gp120 与 CD4 分子结合。

**3. 传染源**　HIV 无症状携带者和艾滋病患者。

**4. 传播途径**

（1）性行为传播。

（2）血液传播。

（3）母婴传播。

## 第二十九节　其他病毒

### 一、人乳头瘤病毒（HPV）

（1）传播途径　以直接接触感染为主。

（2）所致疾病　较为常见的是尖锐湿疣，是一种性传播疾病。

（3）人乳头瘤病毒感染中有一部分可能导致恶性肿瘤，宫颈癌、喉癌、皮肤癌等。

### 二、狂犬病病毒

（1）生物学性状　外形似子弹头状，核心单股负链 RNA，有包膜、刺突。

（2）致病性

① 传染源　为狂犬等带毒动物。

② 传播途径　为患病动物咬伤，经伤口进入。

③ 临床表现　所致疾病为狂犬病。人发病时的典型临床表现是神经兴奋性增高，吞咽或饮水时喉头肌肉发生痉挛，故又称恐水病，病死率近 100%。

（3）防治原则　被犬等动物咬伤后，应立即清洗消毒伤口，使用高效价抗狂犬病病毒血清行伤口周围浸润注射及肌内注射狂犬病疫苗。

## 第三十节　朊粒

朊粒（prion）为传染性蛋白粒子。

朊粒病即传染性海绵状脑病，例疯牛病等。

# 医学心理学

心理学问题在当前社会并不少见,在口腔执业医师资格考试中的占一定分值;以概念、分类与特征、方法床为主要考点。题量较少,题型较简单,包括内容不多,应适当掌握。

## 第一节　绪论

| 医学心理学概述 | |
|---|---|
| 医学心理学由德国人洛采（Lotze）在1852年首次提出 | |
| 现代医学研究模式为：生物-心理-社会医学模式 | |
| 医学心理学基本观点 | ① 心身统一的观点<br>② 社会对个体影响的观点<br>③ 认知评价的观点<br>④ 主动适应和调节的观点<br>⑤ 情绪因素作用的观点<br>⑥ 个性特征作用的观点 |

## 第二节　医学心理学基础

心理学的研究对象是个体的心理活动和行为。

### 一、心理现象分类

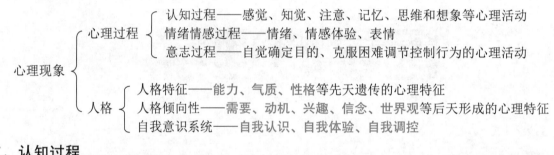

### 二、认知过程

| 内容 | | 概念 | 特征或类型 |
|---|---|---|---|
| 认知 | 感觉 | 人脑对直接作用于感觉器官的客观事物的个别属性的反映 | 感受性和感觉阈值、感觉适应、感觉对比、感觉后像、联觉的相互作用 |
| | 知觉 | 人脑对直接作用于感觉器官事物的整体属性的反映 | 相对性、整体性、理解性、恒常性 |
| | 记忆 | 记忆是指在人脑中积累和保持个体经验的心理过程 | 瞬时记忆（感觉记忆）、短时记忆（初级记忆）和长时记忆（二级记忆） |
| | 注意 | 注意是心理活动对某种事物的指向和集中 | 指向性和集中性 |
| | 思维 | 思维是人脑对客观现实概括的、间接的反映 | 基本特征：间接性和概括性 |

思维的分类如下。
① 根据思维过程中的凭借物分类　动作思维、形象思维和抽象思维。
② 根据探索答案的方向分类　聚合思维和发散思维。
③ 根据思维的主动性和独创性分类　习惯性思维和创造性思维。

### 三、情绪过程与意志过程

| 项目 | 状态 | 概念 |
|---|---|---|
| 情绪 | 心境 | 指微弱、持久、带有渲染性的情绪状态 |
| | 激情 | 是一种迅猛爆发、激动短暂的情绪状态。激情是一种持续时间短、表现剧烈、失去自我控制力的情绪，激情是短暂的爆发式的情绪体验 |
| | 应激 | 是指个体对某种意外的环境刺激所做出的适应性反应，是个体觉察到环境的威胁或挑战而产生的适应或应对反应 |

| 项目 | 状态 | 概念 |
|---|---|---|
| 意志 | 前提 | 明确的目的性 |
| | 核心 | 与克服困难相联系 |
| | 基础 | 以随意活动为基础 |

## 四、需要与动机

### 1. 需要层次论及其应用

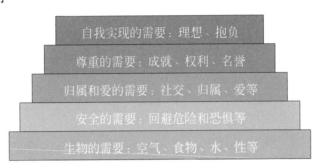

需要层次论及其应用

### 2. 动机冲突的类型及其应用

| 类型 | 特征或类型 |
|---|---|
| 双趋冲突 | 鱼和熊掌不能兼得 |
| 趋避冲突 | 既对人有吸引力又要付出代价 |
| 双避冲突 | 前有大河，后有追兵 |

## 五、人格

1. **概念**　人格是指一个人的整个精神面貌，具有一定倾向性的、稳定的心理特征的总和。
2. **气质**　将气质分为多血质、胆汁质、黏液质和抑郁质四种类型。

## 六、能力与智力

能力是指直接影响活动效率，使活动顺利完成的个性心理特征。能力可分为一般能力和特殊能力两类。一般能力如观察力、理解力、记忆力、运动能力等；特殊能力是指在某种专业活动中表现出来的能力，是顺利完成某种专业活动的心理条件，如音乐家对音色的分辨力，演员的模仿、表现能力等，都属于特殊能力。

智力是指认识方面的各种能力的综合。智力的核心是抽象逻辑思维能力。智力属于一般能力。与能力有关。

对智力的衡量通常采用智力商数，简称智商（IQ）。智商是通过智力测验得出的结果，是对智力水平间接的推测和评估。由于取样和测量等因素可能造成误差，由智商推测的智力并不总是能够代表智力的绝对水平。一般来说，个体的智力水平在一生中是发展变化的，而智商却保持在一个相对稳定的水平。

# 第三节　心理健康

**我国心理学家提出的心理健康的5条标准**　智力正常、情绪良好、人际和谐、适应环境、人格完整。

| 人群 | 心理健康问题 | 对策 |
|---|---|---|
| 青年人 | ① 学习问题<br>② 情绪情感问题<br>③ 恋爱与性的问题 | ① 注意培养青少年独立自主的能力<br>② 促进自我意识的形成和发展对青少年十分重要<br>③ 对青少年的性教育是一项重要的工作 |

续表

| 人群 | 心理健康问题 | 对策 |
|---|---|---|
| 中年人 | ①反应速度与记忆力下降<br>②渴望健康与追求成就的矛盾<br>③人际关系复杂<br>④家庭与事业的双趋冲突 | ①重视自身心理健康的监察<br>②积极合理地应对各种生活压力<br>③努力加强自我心理保健 |
| 老年人 | ①不适应离退休生活<br>②主观健康水平评价差<br>③老年人的性生活<br>④老年人对死亡的态度是否恰当 | ①认同老年人特征,提升自身价值<br>②调整曲解认知,增进心身健康<br>③加强人际交往,提高幸福植数 |

## 第四节 心身疾病

### 一、心理应激反应

应激的心理反应

（1）情绪反应 焦虑、抑郁、恐惧、愤怒。

（2）认知反应 偏执、灾难化、反复沉思、闪回和闯入。

（3）行为反应。

（4）自我防御反应。

### 二、心理应激的应对方法

1. 积极的行为应激 问题解决策略和情绪缓解策略。

2. 适应不良的行为性应激反应 逃避与回避、退化与依赖、敌对与攻击、无助与自怜、物质滥用。

### 三、应激源的种类

应激源按属性可分为躯体性应激源、心理性应激源、社会性应激源、文化性应激源。

| 躯体性应激源 | 躯体性应激源是指对人的躯体直接产生刺激作用的刺激物<br>温度、噪音、化学刺激、食物、微生物等<br>是引起生理反应的主要刺激物 |
|---|---|
| 心理性应激源 | 心理性应激源是指自身的紧张性信息<br>心理冲突与挫折、不切实际的期望、不想的预感、工作的压力和紧张<br>心理冲突的主要形式包括双趋冲突、双避冲突、趋避冲突和多重趋避冲突 |
| 社会性应激源 | 社会性应激源主要指造成个人生活样式或风格的变化,并要求人们对其做出调整或适应的事件或刺激<br>应急性生活事件、日常生活困扰（工资低、求职）、工作相关的应激源（人际关系、劳动条件、工作量）环境应激（自然环境变化、社会环境变化） |
| 文化性应激源 | "文化迁移",如更换居住环境,从语言到生活习惯的改变,顺应新的情况 |

### 四、人格与心身疾病

| 行为 | 性格类型 | 易导致疾病 |
|---|---|---|
| A 型行为 | 脾气暴躁,争强好胜 | 易患冠心病等心血管疾病 |
| B 型行为 | 知足常乐 | 易长寿 |
| C 型行为 | 童年受挫,长大被压抑 | 易患肿瘤 |

## 第五节 心理评估

### 一、心理评估的概述

心理品质包括心理过程和人格特征等内容。

## 二、应用心理测验的一般原则

在应用心理测验时，应坚持标准化原则、保密原则及客观性原则。

## 三、信度、效度和常模

标准化心理测验的技术指标主要包括信度、效度和常模。

| 心理评估方法 | 概念和特征 |
|---|---|
| 观察法 | 通过对被评估者的行为表现直接或间接的观察进行心理评估 |
| 会谈法 | 其基本形式是主试者与被评估者面对面的语言交流，也是心理评估中最常用的一种基本方法<br>会谈的形式包括自由式会谈和结构式会谈两种 |
| 调查法 | 借助于各种问卷、调查表和晤谈等方式了解被评估者的心理特征<br>是一种间接的、迂回的方式 |
| 作品分析法 | 所谓"作品"是指被评估者所作的日记、书信、图画、工艺等文化性创作，也包括他（她）生活和劳动过程中所做的事和东西。通过分析这些作品，可以有效地评估其心理水平和心理状态 |
| 心理测验法 | 是指依据一定的法则，用数量化手段对心理现象或行为加以确定和测定。心理测验是在实验心理学基础上形成和发展起来的一种测量工具 |

# 第六节　心理治疗

### 心理治疗概述

（1）现代科学的心理治疗是19世纪末由弗洛伊德创立的精神分析疗法开始。
（2）心理治疗的性质　自主性、学习性、实效性。
（3）心理治疗的适应证　性心理障碍、应激或挫折后的情绪反应、重性精神病的恢复期等。

| | 理论基础 | 方法和适应证 |
|---|---|---|
| 心理治疗 | 精神分析理论 | 自由联想、精神疏泄 |
| | 行为主义理论 | 最常用的有冲击疗法、系统脱敏法、厌恶疗法、放松训练法等。适应证是：神经症、人格障碍的不良行为、药物和酒精依赖、其他不良习惯等 |
| | 人本主义理论 | 让来访者处于治疗的中心地位，依靠调动来访者的自身潜力来治愈疾病 |
| | 心理治疗原则 | ① 真诚原则<br>② 保密原则<br>③ "中立"原则<br>④ 回避原则 |
| | 心理咨询 | 最常见最有效的方式：门诊心理咨询 |

# 第七节　医患关系

## 一、医患关系的概述

医患关系的实质是以医务活动为中心，以维护患者健康为目的。

## 二、医患沟通的基本理念

以人为本的服务理念；理解与尊重的理念；同情与换位的理念；主动与共同参与的理念。

## 三、医患沟通的基本原则

平等、共同参与、诚信和公正、保密、反馈、知情同意。

**1. 医患沟通的基本方法**　包括言语沟通和非言语沟通。

**2. 医患关系模式的临床应用**

| 类型 | 适应人群 |
|---|---|
| 主动-被动型 | 如意识严重障碍的患者、婴幼儿患者、危重或休克患者、智力严重低下患者及某些精神疾病患者 |
| 指导-合作型 | 适用于急性患者的医疗过程等 |
| 共同参与型 | 适用于大多数慢性病患者 |

# 第八节 患者的心理问题

## 一、患者角色的概述

**患者的四种角色特征**

① 免除或减轻社会职责。
② 不必对疾病负责。
③ 恢复健康的义务。
④ 寻找帮助。

## 二、求医行为

**求医的原因**

① 躯体原因。
② 心理原因。
③ 社会原因。

## 三、患者角色的转化

| 角色行为类型 | 特征 |
|---|---|
| 角色行为缺如 | 否认自己有病，未能进入角色 |
| 角色行为冲突 | 患者角色与其他角色发生心理冲突 |
| 角色行为减退 | 因其他角色冲击患者角色，从事了不应承担的活动 |
| 角色行为强化 | 安于患者角色的现状，期望继续享有患者角色所获得的利益 |

## 四、不同年龄阶段患者的心理活动特征

1. **青年患者的心理** 情绪强烈而不稳定。
2. **老年患者的心理** 对病情估计多，较悲观。

## 五、特殊患者的心理问题

不治之症患者的心理问题：休克-恐惧期、否认-怀疑期、愤怒-沮丧期、接受-适应期。

## 六、心理护理目标

① 提供良好的心理环境。
② 满足患者的合理需求。
③ 消除不良的情绪反应。

# 医学伦理学

# 第一节 伦理学

## 一、伦理学的概念和类型

1. **伦理学的概念** 伦理学是指专门、完全以道德作为研究对象的学说体系。
2. **伦理学的类型** 王海明将伦理学分为三类：元伦理学、规范伦理学和描述伦理学。
3. **伦理的研究对象** 伦理学的研究对象是道德现象。

**伦理学的基本理论**

| 项目 | 美德论（美苏亚） | 义务论（义康德） | 效果论（效果边沁密尔） |
|---|---|---|---|
| 分类 |  | 行为义务论、规范义务论 | 功利论、公益论 |
| 名句 | 美德即知识 | 道德源自理性而不是经验，义务不是来自人性或所处环境，而是来自纯粹推理 | 最大多数人的最大幸福（边沁） |
| 主要研究 | 研究作为人所应该具备的品德、品格等 | 研究准则或规范，社会和人们根据哪些标准判断行为者的某个行为的是非以及行为者的道德责任 | 只有符合人类的整体利益和长远利益的行为才是道德的 |
| 代表 | 苏格拉底、亚里士多德 | 康德 | 边沁、密尔 |

## 二、医学伦理学

医学伦理学是指以医德为研究对象的一门学科。

**1. 医学伦理学基本上历经了三个历史发展阶段** 医德学→医学伦理学→生命伦理学。

| 医德学 | 医学伦理学 | 生命伦理学 |
|---|---|---|
| 医生应有的美德，对待病人的正当态度 | 医患关系、医生对病人的责任 | 生物医学对传统医学道德价值观念挑战的结果 |

**2. 狭义的医学伦理学** 诞生于1803年，具体标志是英国著名医师托马斯·帕茨瓦尔起草了《医院及医务人员行动守则》，同年更名为《医学伦理学》并出版，从此诞生了世界上第一部《医学伦理学》。

**3. 我国医学伦理学的历史发展**

| 时代 | 作者 | 主要内容 |
|---|---|---|
| 西汉 | 儒家 | "医乃仁术" |
| 东汉 | 张仲景 | 《伤寒杂病论》"精研方术""爱人知人"；"上以疗君亲之疾，下以救贫贱之厄，中可保身长全" |
| 晋代 | 杨泉 | 《物理论》"夫医者，非仁爱之士不可托也；非聪明理达不可任也；非廉洁淳良不可信也" |
| 隋唐 | 孙思邈 | 《备急千金药方》"人命至重，有贵千金，一方济之，德逾于此" 名句：大医精诚 |
| 宋代 | 张杲 | 《医说》"医以救人为心篇" |
| 宋代 | 林逋 | 《省心录·论医》中提出"无恒德者，不可以为医" |

**4. 西方国家医学伦理学的历史发展**

| 国别 | 作者 | 主要内容 |
|---|---|---|
| 古希腊 | 希波克拉底 | 《希波克拉底誓言》"不伤害原则，为患者利益原则，保密原则" |
| 古罗马 | 盖伦 | 作为医生，不可能一方面赚钱，一方面从事伟大的艺术——医学 |
| 英国 | 托马斯·帕茨瓦尔 | 《医学伦理学》一书出版，标志着古代和中世纪的医德学向近代和现代医学伦理学的转变 |
| 日内瓦 | 瑞士等 | 1864年《日内瓦公约》规定军队医院和医务人员的中立地位，应受到接待和照顾 |

**5. 医学模式的发展经历了三个阶段** 自然哲学（经验）模式、生物模式、生物-心理-社会模式。

6.医学伦理学的研究对象
(1) 医务人员与患者(包括患者的家属)的关系。
(2) 医务人员之间的关系,医学伦理学的重要研究对象。
(3) 医务人员与社会的关系。
(4) 医务人员与医学科学发展的关系,已成为生命伦理学的主要研究对象。

# 第二节 医学伦理的原则与规范

## 一、医学伦理的指导原则

| 内容 | 特点 |
| --- | --- |
| 防病治病 救死扶伤 | 包括治病与防病,反映了我国新时期的卫生工作方针,也是医疗卫生事业的基本特点 |
| 实行社会主义人道主义 | 要求对人的生命加以敬畏和珍爱,对人的尊严予以理解和维护,对患者的权利给以尊重和保护,对患者的身心健康投以同情和仁爱,以人为本,对患者给予关怀照顾 |
| 全心全意为人民身心健康服务 | 是社会主义医学伦理学原则的最高要求,也是社会主义医学道德的核心内容和目标 |

## 二、医学伦理学的基本原则

| 基本原则 | 概念 | 特点 | 备注 |
| --- | --- | --- | --- |
| 不伤害原则 | 对医务人员,积极效果大于消极效果,最基本的要求;引产救母、必要截肢、隔离治疗等 | 底线原则(最起码原则) | 分为近期伤害和远期伤害 |
| 有利原则 | 把有利于病人健康放在第一位的基本原则 | 医学伦理学的第一位、最高的原则 | 有利包含不伤害。不伤害是有利的起码要求和体现 |
| 尊重原则 | 尊重病人及其家属的人格和尊严<br>① 尊重病人的生命<br>② 尊重病人的人格<br>③ 尊重病人的隐私权<br>④ 尊重病人的自主选择权 | | |
| 公正原则 | 以形式公正与内容公正的有机统一为依据分配和实现医疗和健康利益 | | |

尊重原则的要求如下。
(1) 尊重患者及其家属的人格和尊严。
(2) 尊重患者知情同意和选择的权利。患者缺乏知情和选择的能力,则尊重家属或监护人的选择。
(3) 如果患者的选择不当,此时应该劝导患者。不应该采取听之任之、出问题自负的态度,劝导无效者应尊重患者或家属的自主权。
(4) 如果患者的选择会对他人的健康和生命或对社会造成严重危害,医务人员选择的限制是符合道德的。

## 三、医学伦理学的基本规范

本质——医学伦理学的基本规范是医学道德行为和道德关系普遍规律的反映,是社会对医务人员的基本道德要求,是医德原则的具体体现和补充。

| 项目 | 内容 |
| --- | --- |
| 基本范畴 | 权利和义务、情感与良心、审慎与保密<br>权利和义务、良心与荣誉、情感与理智、胆识与审慎(4版伦理学) |
| 基本原则 | 不伤害原则、有利原则、尊重原则、公正原则 |
| 基本规范 | 救死扶伤,实行人道主义;尊重病人的人格与权利;一视同仁;文明礼貌服务;廉洁奉公;为病人保守医密;互学互尊,团结协作;严谨求实,奋发进取 |
| 尊重原则 | 对患者人格尊严和自主性的尊重。尊重患者的自主决定权——知情同意权、知情选择权 |
| 不伤害原则 | 在医学实践中,不伤害是指在诊治、护理过程中不使患者的身心等受到损害 |

续表

| 项目 | 内容 |
|---|---|
| 有利（有益）原则 | 指医务人员的诊治、护理行为对患者确有助益，既能减轻痛苦又能促进康复 |
| 广义的有利原则 | 不仅对患者有利，而且有利于医学事业和医学科学的发展，有利于促进人群、人类的健康和福利 |
| 公正原则 | 公正的实质原则是根据患者的需要、个人的能力、对社会的贡献、在家庭中的角色地位等分配收益和负担，在现阶段我国稀有贵重卫生资源的分配只有根据实质上的公正 |

## 第三节 医疗人际关系伦理

### 一、医患关系伦理

（1）医患关系的概念 医患关系是指医方与患方在医疗实践活动中基于病人健康利益所构成的一种医学人际关系。

（2）医患关系的特点 医患关系是一种特殊的人际关系，有以下特点。

| 明确的目的性和目的的统一性（健康） | 利益的相关性和社会价值实现的统一性（看好病同和挣钱） |
|---|---|
| 人格权利的平等性和医学知识性的不对称（人格同，知识不同） | 医疗冲突或纠结的不可避免性（各种差异） |

① 明确的目的性和目的的统一性。医患双方的目标都是为了实现病人的生命健康权益。

② 利益的相关性和社会价值实现的统一性。医患双方的利益关系是社会整体利益的反映，体现了社会整体利益的一致性，即消除疾病、维持人类的健康发展。

（3）医患关系的性质

① 法律上讲医患关系是一种契约关系。

② 伦理上讲医患关系是一种信托关系。

（4）医患关系的模式 国际上广泛认可的医患关系模式是萨斯 - 荷伦德模式，如下。

| 模式 | 医生的角色 | 病人的角色 | 临床应用对象 | 模式原型 |
|---|---|---|---|---|
| 主动 - 被动 | 主动命令 | 被动服从 | 难以表述自己主观意见的病人，如麻醉、严重外伤昏迷的病人等 | 父母 - 婴儿 |
| 指导 - 合作 | 指导诊疗 | 配合诊疗 | 急性感染期病人、手术 | 父母 - 儿童 |
| 共同参与 | 帮助病人 | 主动参与诊疗 | 慢性疾病病人和心理疾病病人 | 成人 - 成人 |

（5）我国传统医患关系的模式以"主动 - 被动型"为主。

### 二、构建和谐医患关系的伦理要求

和谐医患关系的伦理要求是坚持以人为本，和谐医患关系的基础是尊重和信任。

### 三、医务人员之间关系伦理

**1. 医务人员之间关系的含义和特点** 医生、护士及其他卫生技术人员之间相互的关系，包括医生之间、医护之间、医护与医辅之间、管理之间等的关系。特点如下。

（1）协作性。

（2）平等性。

（3）同一性。

（4）竞争性。

**2. 处理好医务人员之间关系的意义**

（1）有利于医学事业的发展。

（2）有利于医院整体效应的发挥。

（3）有利于医务人员的成才。

（4）有利于建立和谐医患关系。

**3. 协调医务人员之间关系的伦理要求**　维护患者健康和生命，捍卫患者的正当权益，这是医务人员的共同义务和天职，也是协调医务人员之间关系的思想基础和道德要求。

# 第四节　临床诊疗伦理

## 一、临床诊疗的伦理原则

**1. 患者至上原则**　诊疗过程中以患者为中心，应该把患者的利益放在首位，以公众利益为出发点，以实际行动表明解决疾病的诚意。

**2. 最优化原则**　选择诊疗方案时以最小代价获得最大效果的决策。要求医务人员认真仔细地选择使患者受益与代价比例适当的诊疗措施。

**3. 知情同意原则**　医务人员在选择和确定疾病的诊疗方案时需要让患者了解这些方案，让他们在这个基础上进行自由的选择与决定。患者在诊疗过程中，有询问病情、接受或拒绝或选择诊疗方案的自主权。

**4. 保密守信原则**　医务人员应具有"为病人保守医密，实行保护性医疗，不泄露病人隐私与秘密"。《希波克拉底誓言》中说："凡我所见所闻，无论有无业务关系，我认为应守秘密者，我愿保守秘密。"

## 二、临床诊断的伦理要求

| 项目 | 内容 |
| --- | --- |
| 询问病史的伦理要求 | ① 举止端庄，态度热情<br>② 全神贯注，语言得当<br>③ 耐心倾听，正确引导 |
| 体格检查的伦理要求 | ① 全面系统，认真细致<br>② 关心体贴，减少痛苦<br>③ 尊重患者，心正无私 |

## 三、临床治疗的伦理要求

| 项目 | 内容 |
| --- | --- |
| 药物治疗的伦理要求 | ① 对症下药，剂量安全<br>② 合理配伍，细致观察<br>③ 节约费用，公正分配<br>④ 严守法规，接受监督 |
| 药学技术人员应遵循的伦理要求 | ① 认真审方，调配迅速，坚持查对<br>② 操作正规，准确称量，质量达标<br>③ 忠于职守，廉洁奉公，严格管理 |
| 手术治疗的伦理要求 | 手术前<br>① 严格掌握指征，手术动机纯正<br>② 保证病人的知情同意<br>③ 认真做好术前准备，为手术的顺利进行创造条件 |
| 手术治疗的伦理要求 | 手术中<br>① 关心患者，体贴入微<br>② 态度严肃，作风严谨<br>③ 精诚团结，密切协作<br>手术后<br>① 严密观察，勤于护理<br>② 减轻痛苦，加速康复 |
| 心理治疗的伦理要求 | ① 要掌握和运用心理治疗的知识、技巧去开导患者<br>② 要有同情、帮助患者的诚意<br>③ 要以健康、稳定的心理状态去影响和帮助患者<br>④ 要保守患者的秘密、隐私 |
| 饮食营养治疗的伦理要求 | ① 保证饮食营养的科学性和安全性<br>② 创造良好的进餐环境和条件<br>③ 尽量满足患者的饮食习惯和营养要求 |

| 项目 | 内容 |
|---|---|
| 康复治疗的伦理要求 | ① 理解与尊重，平等相待<br>② 关怀与帮助<br>③ 密切联系与协作 |

### 四、临床急救的伦理要求

（1）争分夺秒，力争使患者转危为安。
（2）勇担风险，团结协作。

## 第五节 安宁疗护与死亡的伦理

### 一、安宁疗护伦理

| 项目 | 内容 |
|---|---|
| 概念 | 向临终患者及其家属提供包括医疗、护理、心理和社会等各方面的照护 |
| 历史 | 1967年英国的桑德斯博士首创圣克里斯多弗临终关怀医院；<br>1988年天津医学院临终关怀研究中心成立 |
| 安宁疗护的特点 | ① 安宁疗护的主要对象——不可逆的临终患者，特别是难以取得积极治疗效果的晚期癌症患者等心身遭受痛苦折磨的患者<br>② 安宁疗护的目的——不是治疗或治愈疾病，而是减轻患者的身心痛苦、控制症状，采取姑息对症和支持疗法，给予患者生活护理、临终护理和心理安慰<br>③ 安宁疗护特别注重患者的生命尊严、生命质量与生命价值，强调个体化治疗、心理治疗和综合性、人性化的护理 |
| 安宁疗护的伦理意义 | ① 安宁疗护体现了人道主义精神<br>② 安宁疗护体现了人的生命神圣、质量和价值的统一<br>③ 安宁疗护展示了人类文明的进步 |
| 安宁疗护的伦理要求 | ① 认识和理解临终患者<br>② 保护临终患者的权益<br>③ 尊重满足临终患者的生活需求 |

### 二、安乐死伦理

#### 1. 按照执行方式分类

| 项目 | 内容 |
|---|---|
| 主动安乐死 | 采用药物或其他手段主动结束病人生命，让其安然死去——无痛致死术 |
| 被动安乐死 | 不再给予积极治疗，而仅仅给予减轻痛苦的适当维持治疗，任其自行死亡——听任死亡 |

#### 2. 按照患者同意方式

| 项目 | 内容 |
|---|---|
| 自愿安乐死 | 患者本人要求安乐死，一心求死 |
| 非自愿安乐死 | 患者未表示过同意，根据患者家属的请求，由医务人员根据具体情况给予安乐死，主要针对那些无行为能力的患者（如昏迷患者、婴儿、精神病患者）——仁慈杀死 |

荷兰2001年4月10日，成为世界上第一个安乐死合法化的国家。
比利时2002年4月，比利时成为世界上第二个安乐死合法化的国家。
我国对安乐死尚未立法，也无相关政策。我国医务人员对于临床患者只能提供临终关怀而不是安乐死。

### 三、死亡伦理

脑死亡：脑死亡是指原发于脑组织严重外伤或脑的原发性疾病，导致脑干在内的全脑不可逆转和永久的丧失，是整个中枢神经系统的全部死亡。

1968年，美国哈佛大学医学院提出"脑死亡"的4条诊断标准，即著名的哈佛标准。

（1）对外部刺激和内部的需要无接受性、无反应性。

（2）自主运动和自主呼吸消失。

（3）诱导反射消失。

（4）脑电波平直或等电位。同时规定，凡符合以上4条标准，持续24h，每次不少于10min，反复检查多次结果一致者，就可宣告死亡。

## 第六节　公共卫生伦理

### 一、公共卫生伦理的含义和理论基础

（1）公共卫生是预防疾病、延长寿命和促进人的身心健康的一门科学。

（2）公共卫生伦理的理论基础是结合公共卫生领域所要处理和解决的问题的特殊性，在伦理学基本理论的基础上予以引入和应用的：功利主义、自由主义和社群主义。

### 二、公共卫生伦理原则

| 原则 | 内容 |
| --- | --- |
| 全社会参与原则 | 要达到预防疾病、促进健康和提高生活质量的预防医学目的，不能单靠预防保健人员的孤军奋战，必须依靠政府、社会、团体和公众的广泛参与才能实现 |
| 社会公益原则 | 预防医学面向的是社会人群，因此在处理社会各种利益关系时，预防保健人员要坚持社会公益原则，坚持个人利益服从社会利益，把社会利益放在首位；坚持局部利益服从全局利益，眼前利益服从长远利益，把全局利益、长远利益放在首位 |
| 社会公正原则 | 在预防医学制定卫生政策、筹资、资源分配以及信息的公开等都要坚持社会公正原则，这样才能体现对人群、社会负责 |
| 互助协同原则 | 在公共卫生实践中必须要坚持互助协同原则。相关领域之间增强联系、互帮互助，公共卫生机构和其从业人员应当联合起来，注重相互协作，与政府、媒体、社区、医疗保健机构等协同工作 |
| 信息公开原则 | 公共卫生工作从业人员应坚持信息公开原则，形成负有社会责任的信息平台，传播健康的社会舆论，在预防疾病、控制疫情和防范等方面起着警示作用，使人们关注和重视可能存在的问题 |

## 第七节　医学科研伦理（助理不考）

### 一、医学科研伦理的含义和要求

医学科研伦理是指医学科研领域中医德现象的综合，主要是指导医学科研人员从事医学科研，调节各种科研利益关系，解决各种伦理问题所必须遵循的行为准则。

《纽伦堡法典》和《赫尔辛基宣言》的问世，使全世界对医学科研伦理的认识进入了一个全新的时代。

医学科研伦理的要求如下。

| 项目 | 内容 |
| --- | --- |
| 动机纯正 | 符合人类健康需要。因此，医学科研人员要坚持为人民健康服务的方向，在选课题研究时首先考虑国家、社会的利益和广大人民的健康需求 |
| 诚实严谨 | 坚持实事求是，尊重客观事实 |
| 敢于怀疑 | 遵从规则，依据科学，努力创新 |
| 公正无私 | 量才用人，按劳分配。也是团队间维持平等竞争与促进医学科学发展的保证 |
| 团队协作 | 和谐共处，发挥集体力量 |
| 知识公开 | 社会效益最大化。医学科研工作中，在保守国家秘密和保护知识产权的前提下，应当主动公开科研过程和结果，追求科研活动社会效益的最大化 |

## 二、涉及人的生物医学研究伦理

人体实验是以健康人或患者作为受试对象，用人为的实验手段有控制地对受试者进行观察和研究，以判断假说之真理性的科学研究及其行为过程。医学的进步或发展离不开研究，而医学研究最终将部分地依赖人体实验。

| 原则 | 内容 |
| --- | --- |
| 维护受试者利益的原则 | 人体试验必须以维护受试者的利益为前提，此为首要伦理原则 |
| 医学目的的原则 | 涉及人的生物医学研究的目的是研究人体的生理机制、疾病的发生和发展机制，以及采取的干预措施的安全性和有效性，以便改进和提高疾病的防治水平，达到促进医学科学发展和维护、增进人类健康的目的 |
| 知情同意的原则 | 知情同意是人体试验受试验者自主权的体现，由受试者决定是否参加人体试验，且这种决定是完全自由的 |
| 随机对照的原则 | 随机对照既是人体试验中科学和标准化的研究程序，又具有道德意义，因为随机对照把受试者按随机原则平均分配到试验组和对照组，可以客观、公正地观察干预措施的安全性和有效性，并且保证了利益和风险的公正分配 |

## 三、动物实验伦理

动物实验指在实验室内，为了获得有关生物学、医学等方面的新知识或解决具体问题而使用动物进行的科学研究；必须由经过培训的、具备研究学位或专业技术能力的人员进行或在其指导下进行。

# 第八节 医学新技术研究与应用的伦理（助理不考）

## 一、人类辅助生殖技术的伦理

（1）现代生殖技术又称为人类辅助生殖技术，主要是指代替人类自然生殖过程某一步骤或全部过程的医学技术。

（2）分类

| 项目 | 内容 |
| --- | --- |
| 人工授精 | 是指收集丈夫或志愿者的精液，由医师注入女性生殖道，以达到受孕目的的一项技术 |
| 体外授精 | 是指用人工的方法，让卵子和精子在人体以外受精，然后将发育到一定程度的胚胎移植到母体子宫中，进一步发育直至诞生的生殖技术 |
| 代孕母亲 | 人工授精和体外授精技术在临床上的运用，出现了代孕母亲。代孕母亲又称为代理母亲，是指代人妊娠的妇女<br>我国禁止代孕 |

（3）人类精子库的伦理原则

| 原则 | 内容 |
| --- | --- |
| 有利于供受者的原则 | 对供精者严格筛查，精液必须进行检疫才能使用<br>禁止使用商业广告形式募集供精者 |
| 知情同意原则 | 需是完全自愿的参加供精，并签署知情同意书 |
| 保护后代原则 | 供精者对于出生后的后代无任何权力和义务 |
| 社会公益原则 | 1位供精者最多供给5名妇女受孕 |
| 保密原则 | 供受者、供者、后代、供者、医务人员保持互盲 |
| 严防商业化原则 | 禁止以盈利为目的的供精行为；禁止买卖精子 |
| 伦理监督原则 | 精子库必须接受生殖伦理委员会的审查、咨询、建议和监督 |

## 二、人体器官移植的伦理

（1）含义　器官移植指的是将健康的器官移植到相应器官因致命性疾病而功能不可逆或器官丧失的另一个人体内，以挽救病人生命的手术治疗。

（2）分类依据供体和受体之间的关系

① 自体移植。器官移植的供、受体为同一个体。

② 同种移植。同一种属的不同个体之间的组织、器官移植。

③ 异种移植。供、受体属于不同种属的器官移植。

（3）利用体外受精、体细胞核移植、单性复制技术或遗传修饰获得的囊胚，其体外培养期限自受精或核移植开始不得超过 14 天。

（4）不得将已用于研究的人囊胚植入人或任何其他动物的生殖系统。

（5）不得将人的生殖细胞与其他物种的生殖细胞结合。

（6）禁止买卖人类配子、受精卵、胚胎或胎儿组织。

（7）进行人胚胎干细胞研究，必须认真贯彻知情同意与知情选择原则，签署知情同意书，保护受试者的隐私。

## 三、基因诊疗

（1）坚持尊严与平等的原则　医务人员因保护患者的基因隐私。

（2）坚持知情同意原则　患者或家属应充分了解有关信息，决定是否接受基因诊疗的决定。

（3）坚持科学性原则　须有严谨的科学态度才能开展基因诊断、治疗。

（4）坚持医学目的原则　基因治疗技术的研究和应用只能用于更有效的预防和治疗疾病，维护和促进人类健康。

# 第九节　医务人员的医学伦理素质的养成与行为规范

## 一、医学道德教育

（1）医德教育是一项复杂的系统工程，但仍有规律可循，它具有自身的特点。

① 专业性与综合性。

② 同时性与层次性。

③ 长期性与渐进性。

④ 理论性与实践性。

（2）医学道德修养的含义　医学道德修养是指医务人员自觉遵守医学道德规范，将医学道德规范要求转化为自己内在医德品质的活动。

## 二、医学道德修养

指一个医务人员经过医学道德修养所达到的不同层次的医德品质水平，也称医学道德境界。各个医务人员的医德境界是不同的，大致可分为四个层次。

| 层次 | 内容 |
| --- | --- |
| 最高境界 | 当医务人员的利益与服务对象的利益发生冲突而不能两全时，医务人员能够无私利他、自我牺牲而绝不损人利己 |
| 基本境界 | 在医务人员的利益与服务对象的利益一致的情况下，能够为己利他，而不损人利己，使医务人员不能无私利他的行为全部为己利他 |
| 最低境界 | 医务人员的纯粹害人、损人利己、纯粹害己等不道德行为不断减少，他的既不能无私利他又不能为己利他的行为全部能够单纯利己 |
| 不道德境界 | 是指医务人员纯粹害人、损人利己、纯粹害己的行为 |

## 三、医学道德评价

（1）医学道德评价包括自我评价、同行评价、社会评价和他人评价，个体评价、群体评价和组织评价等。

（2）目的与手段

① 历史上两种典型理论。a. 目的决定论；b. 手段决定论。
② 医学伦理行为目的和手段之间的辩证关系。两者是统一的，又是对立的。

| 项目 | | 内容 |
| --- | --- | --- |
| 医学道德评价 | 主体 | 广泛的社会成员和社会组织 |
| | 客体 | 医学道德评价的对象，包括医学伦理行为和医德品质 |
| | 首要标准 | 是否有利于患者疾病的缓解和康复 |
| | 依据 | "动机与效果""目的与手段"以及"行为结果与行为过程" |
| | 方式 | 社会舆论、传统习俗、内心信念 |
| | 方法 | 1. 百分制评分法；2. 模糊综合评价法；3. 综合指数法等 |

# 卫生法规

# 第一节 卫生法基础知识

## 一、卫生法的概念、分类和作用

1. **卫生法的分类** 公共卫生法、医疗法、药事法、中医药法和医疗保障法等。
2. **卫生法的作用** 维护社会卫生秩序、保障公共卫生利益、规范卫生行政行为。

## 二、卫生法规的形式、效力和解释

1. **卫生法规的形式** 是指卫生法具体的外部表现形态。
2. **卫生法的效力** 包括卫生法的时间效力、空间效力和对人的效力，即卫生法在何时、何地及对何人发生法律效力。
3. **卫生法对人的效力** 这里的人包括自然人和法所拟制的人。
4. **卫生法的空间效力** 行卫生法主要有两种情形：一是在全国范围内有效，卫生法律、行政法规、部门规章等都在全国范围内有效。二是在一定区域内有效，卫生地方性法规、自治法规、政府规章等只在制定者管辖的区域内有效。
5. **卫生法的时间效力** 是指卫生法效力的起止时间和对其实施前的行为有无溯及力。

## 三、卫生法的守法、执法和司法

1. **卫生法的守法** 其中最主要包括卫生行政部门、医疗卫生机构、卫生技术人员以及从事与卫生相关产品生产经营的单位和个人等。
2. **卫生法的执法** 卫生法的执法，是指县级以上人民政府卫生行政部门及其卫生监督机构。

| 项目 | 内容 |
| --- | --- |
| 行政许可 | 如卫生行政部门发给《医师执业证书》或者《医疗机构执业许可证》等 |
| 行政强制 | 1. 是指行政机关在行政管理过程中，为制止违法行为、防止证据损毁、避免危害发生、控制危险扩大等情形<br>2. 是指行政机关或者行政机关申请人民法院，对不履行行政决定的公民、法人或者其他组织，依法强制履行义务的行为 |
| 行政处罚 | 警告、罚款、没收违法所得、没收非法财物、责令停产停业、暂扣或者吊销许可证等 |
| 行政复议 | 是指公民、法人或者其他组织不服行政机关作出的具体行政行为 |

# 第二节 传染病防治法

## 一、概述

1. **传染病防治方针和原则** 国家对传染病防治实行预防为主的方针，防治结合、分类管理、依靠科学、依靠群众的原则。
2. **传染病的分类** 国家将法定传染病分为甲、乙、丙三类。
3. **甲类传染病预防控制措施的适用范围** 对乙类传染病中传染性非典型性肺炎、肺炭疽和人感染高致病性禽流感。

| 项目 | 内容 |
| --- | --- |
| 甲类传染病 | 鼠疫、霍乱 |
| 乙类传染病 | 传染性非典型肺炎、艾滋病、病毒性肝炎、脊髓灰质炎、人感染高致病性禽流感、麻疹、流行性出血热、狂犬病、流行性乙型脑炎、登革热、炭疽、细菌性和阿米巴性痢疾、肺结核、伤寒和副伤寒、流行性脑脊髓膜炎、百日咳、白喉、新生儿破伤风、猩红热、布鲁菌病、淋病、梅毒、钩端螺旋体病、血吸虫病、疟疾、新型冠状病毒感染、猴痘 |

## 二、传染病预防

1. **预防接种** 国家实行有计划的预防接种制度卫生法的效力。

2. **传染病监测** 《传染病防治法》规定，国家建立传染病监测制度。

3. **传染病菌种、毒种管理** 《传染病防治法》规定，国家建立传染病菌种、毒种库。

| 项目 | 内容 |
| --- | --- |
| 预防接种 | 国家对儿童实行预防接种制度。国家免疫规划项目的预防接种实行免费 |
| 传染病监测 | 国务院卫生行政部门制定国家传染病监测规划和方案——省、自治区、直辖市人民政府卫生行政部门国家规划和方案——制定本行政区域的传染病监测计划和工作方案 |
| 传染病菌种、毒种管理 | 对传染病菌种、毒种和检测样本的采集、保藏、携带、运输和使用实行分类管理，建立健全严格的管理制度 |

### 三、疫情报告、通报和公布

| 项目 | 内容 |
| --- | --- |
| 管理 | 疫情报告遵循属地管理原则 |
| 内容 | 法定的传染病疫情，其他传染病暴发、流行情况，突发原因不明的传染病以及传染病菌种、毒种丢失情况 |
| 要求 | 依法负有传染病疫情报告职责的人民政府有关部门、疾病预防控制机构、医疗机构、采供血机构及其工作人员，不得隐瞒、谎报、缓报传染病疫情 |
| 公布 | 国务院卫生行政部门定期公布全国传染病疫情信息 |

1. **疫情报告人** 传染病疫情报告人分为以下两种。

| 项目 | 内容 |
| --- | --- |
| 责任疫情报告人 | 包括疾病预防控制机构、医疗机构和采供血机构及其执行职务的人员 |
| 义务疫情报告人 | 除上述机构和人员以外的任何单位和个人 |

2. **疫情通报时限**

| 项目 | 内容 |
| --- | --- |
| 2h | 对于甲类传染病、乙类传染病中的肺炭疽、传染性非典。2h内网络报告——县级疾病预防控制机构——2h内寄送出传染病报告卡 |
| 24h | 对于其他乙类、丙类传染病病人、疑似病人在诊断后，24h内网络报告——未实行网络直报的责任报告单位应于24h内寄送出传染病报告卡 |

### 四、疫情控制

（1）**紧急措施** 对已经发生甲类传染病病例的场所或者该场所内的特定区域的人员，所在地的县级以上地方人民政府可以实施隔离措施。

（2）当传染病暴发、流行时，县级以上地方人民政府应当立即组织力量，按照预防、控制预案进行防治，切断传染病的传播途径。

（3）医疗机构发现甲类传染病时，应当及时采取下列措施

| 项目 | 内容 |
| --- | --- |
| 患者、病原携带者 | 单独隔离治疗 |
| 疑似患者 | 单独隔离治疗 |
| 患者、病原携带者、疑似患者的密切接触者 | 在指定场所进行医学观察 |
| 拒绝隔离治疗或隔离期未满擅自脱离治疗 | 公安机关协助医疗机构进行强制隔离治疗 |

## 第三节 突发公共卫生事件应急条例

### 报告与信息发布

医疗卫生机构和有关单位发现下列需要报告情形之一的,应当在2h内向所在地县级人民政府卫生行政主管部门报告。

（1）发生或者可能发生传染病暴发、流行。
（2）发生或发现不明原因的群体性疾病。
（3）发生传染病菌种、毒种丢失。
（4）发生或者可能发生重大食物和职业中毒事件。

任何单位和个人对突发事件,不得隐瞒、缓报、谎报或者授意他人隐瞒、缓报、谎报。

（5）信息发布　国务院卫生行政主管部门负责向社会发布突发事件的信息。必要时,可以授权省、自治区、直辖市人民政府卫生行政主管部门向社会发布本行政区域内突发事件的信息。信息发布应当及时、准确、全面。

## 第四节 艾滋病防治条例

### 一、概述

（1）艾滋病防治原则　艾滋病防治工作坚持预防为主、防治结合的方针。
（2）不歧视规定　任何单位和个人不得歧视艾滋病病毒感染者、艾滋病患者及其家属。艾滋病病毒感染者、艾滋病患者及其家属享有的婚姻、就业、就医、入学等合法权益受法律保护。

### 二、预防与控制

（1）自愿咨询和自愿检测制度　国家实行艾滋病自愿咨询和自愿检测制度。自愿接受艾滋病咨询、检测的人员免费提供咨询和初筛检测。
（2）艾滋病患者隐私权保护　未经本人或者其监护人同意,任何单位或者个人不得公开艾滋病病毒感染者、艾滋病患者及其家属的姓名、住址、工作单位、肖像、病史资料。
（3）采集或使用人体血液、血浆、组织的管理　采集或者使用人体组织、器官、细胞、骨髓等的,应当进行艾滋病检测;未经艾滋病检测或者艾滋病检测阳性的,不得采集或者使用。但是,用于艾滋病防治科研、教学的除外。

### 三、治疗与救助

（1）告知本人　对确诊的艾滋病病毒感染者,本人为无行为能力人或者限制行为能力的,应当告知其监护人。
（2）对孕产妇提供艾滋病防治咨询和检测,对感染艾滋病病毒的孕产妇及其婴儿,提供预防艾滋病母婴传播的咨询、产前指导、阻断、治疗、产后访视、婴儿随访和检测等服务。
（3）防止发生艾滋病医院感染或医源性感染。

## 第五节 母婴保健法及其实施办法

### 一、概述

母婴保健工作方针:以保健为中心,以保障生殖健康为目的,实行保健和临床相结合,面向群体、面向基层和预防为主的方针。

### 二、婚前保健

经婚前医学检查,对患指定传染病在传染期内或者有关精神病在发病期内的,医师应当提出医学意见;准备结婚的男女双方应当暂缓结婚。

婚前医学检查包括对下列疾病的检查。

（1）指定传染病　指《传染病法》规定的艾滋病、淋病、梅毒、麻风病。
（2）有关精神病　指精神分裂症、躁狂抑郁型精神病及其他重型精神病。

## 三、孕产期保健

| 项目 | 孕产期保健的内容 |
|---|---|
| 母婴保健指导 | 对孕育健康后代、严重遗传病和传染病的病因治疗和预防提供医学意见 |
| 孕妇、产妇保健 | 提供卫生、营养、心理等的咨询和指导以及产前检查等医疗保健服务 |
| 胎儿保健 | 为胎儿生长发育进行监护，提供咨询和医学指导 |
| 新生儿保健 | 为新生儿生长发育、哺乳和护理提供医疗保健服务 |

**终止妊娠**：经产前诊断，有下列情形之一的，终止妊娠。
（1）胎儿患**严重遗传性疾病**的。
（2）胎儿有**严重缺陷**的。
（3）因患严重疾病，继续妊娠可能危及孕妇生命安全或者严重危害孕妇健康的。
依照《母婴保健法》规定施行终止妊娠或者结扎手术的，接受**免费服务**。

## 四、技术鉴定

| 项目 | 内容 |
|---|---|
| 鉴定机构 | 县级以上地方人民政府可以设立医学技术鉴定组织 |
| 鉴定人员 | 必须具有临床经验和医学遗传学知识，并具有主治医师以上的专业技术职务。由卫生行政部门提名，同级人民政府聘任 |
| 回避制度 | 凡与当事人有利害关系，可能影响公正鉴定的人员，应当回避 |

# 第六节　献血法

## 一、无偿献血制度

国家实行无偿献血制度。国家提倡 18 周岁至 55 周岁的健康公民自愿献血。无偿献血的血液必须用于临床，不得买卖。

| 项目 | 内容 |
|---|---|
| 原则 | 用血计划，遵循合理、科学 |
| 血液要求 | 必须进行检测，未经检测或者检测不合格的血液，不得向医疗机构提供 |
| 采血量 | 每次量一般为 200mL，最多不得超过 400mL |
| 采血年龄 | 18～55 岁 |
| 采血时间 | 两次采集间隔不少于 6 个月 |
| 临床用血制度 | 无偿、自愿献血 |
| 无偿献血者临床需要用血时 | 免交前款规定的费用 |
| 无偿献血者的配偶和直系亲属用血时 | 可以免交或者减交前款规定的费用 |
| 公民临床用血费用 | 只交付用于血液的采集、储存、分离、检验等 |
| 择期手术的患者 | 自身储血；动员家庭、亲友、所在单位以及社会互助献血 |

## 二、法律责任

**1. 责令整改**
（1）血站违反有关操作规程和制度采集血液。
（2）临床用血的包装、储存、运输，不符合国家规定的卫生标准和要求的。
（3）血站违反规定，向医疗机构提供不符合国家规定标准血液的。

**2. 限期整顿**　情节严重，造成经血液途径传播的疾病传播或者有传播严重危险的。

# 第七节 执业医师法

## 一、执业医师法

参加执业助理医师资格考试的条件：具有高等学校医学专科学历或者中等专业学校医学专业学历，在执业医师指导下，在医疗、预防、保健机构中试用期满1年的，可以参加执业助理医师资格考试。

| 学历 | 试用期/年 | 助理医师 | 工作期/年 | 执业医师 |
|---|---|---|---|---|
| 专科学历 | 1 | 参加 | 2 | 参加 |
| 本科以上学历 | 1 | 不参加 | 0 | 参加 |

## 二、执业注册

取得医师资格的，可以向所在地县级以上人民政府卫生行政部门申请注册。

| 项目 | 内容 |
|---|---|
| 准予注册 | 所在地，县级以上卫生行政部门在收到注册申请后，应在30日内作出予以注册或不予以注册的决定 |
| 不予注册的情形 | ①受刑事处罚，执行完毕至申请注册时，尚不满2年者<br>②受吊销执业医师证书行政处罚的，自决定之日起至申请注册时，不满2年者<br>③因医师定期考核不合格被注销注册不满一年者 |
| 注销注册的情形 | ①考核不合格被暂停3～6个月执业活动，期满再考仍不合格的<br>②终止医师执业活动满2年的<br>③申请个体行医的执业医师，须经注册后在医疗、预防、保健机构中执业满5年 |
| 变更注册 | ①医师变更执业地点、类别、范围，需要到卫生行政部门办理变更手续<br>②注册主管部门应当自收到变更注册申请之日起20日内办理变更注册手续 |

被卫生行政机关注销注册者，对注销注册有异议的，也可自收到通知之日起15日内，依法申请行政复议或者向人民法院提起行政诉讼。

## 三、考核和培训

《医师法》规定，国家实行医师定期考核制度。县级以上人民政府卫生健康主管部门或者其委托的医疗卫生机构、行业组织应当按照医师执业标准，对医师的业务水平、工作业绩和职业道德状况进行考核，考核周期为3年。对具有较长年限执业经历、无不良行为记录的医师，可以简化考核程序。受委托的机构或者组织应当将医师考核结果报准予注册的卫生健康主管部门备案。

对考核不合格的医师，县级以上人民政府卫生行政部门可以责令其暂停执业活动3～6个月，并接受培训和继续医学教育。

## 四、法律责任

（1）以不正当手段取得医师执业证书的，由发给证书的卫生行政部门予以吊销；对负有直接责任的主管人员和其他直接责任人员，依法给予行政处分。

（2）未经批准擅自开办医疗机构行医或者非医师行医的，由县级以上人民政府卫生行政部门予以取缔，没收其违法所得及其药品、器械，并处10万元以下的罚款。

# 第八节 侵权责任法（医疗损害责任）

## 一、概述

| 责任 | 医疗机构的情形 |
|---|---|
| 不承担赔偿责任 | ①患者或者其近亲属不配合医疗机构进行符合诊疗规范的诊疗<br>②在抢救生命垂危的患者等紧急情况下已经尽到合理诊疗义务<br>③限于当时的医疗水平难以诊疗 |

续表

| 责任 | 医疗机构的情形 |
|---|---|
| 承担赔偿责任 | 在诊疗活动中<br>① 未尽到说明义务，造成患者损害的<br>② 未尽到与当时的医疗水平相应的诊疗义务，造成患者损害的<br>③ 泄露患者隐私或者未经患者同意公开其病历资料，造成患者损害的 |

## 二、紧急情况医疗措施的实施

查阅与复制：患者要求查阅、医嘱单、检验报告、手术及麻醉记录、病理资料、护理记录、医疗费用等，复制规定的病历资料的，医疗机构应当提供。

# 第九节 精神卫生法

## 一、概述

（1）精神卫生工作实行预防为主的方针，坚持预防、治疗和康复相结合的原则。

（2）有关单位和个人应当对精神障碍患者的姓名、肖像、住址、工作单位、病历资料以及其他可能推断出其身份的信息予以保密；但是，依法履行职责需要公开的除外。

## 二、精神障碍的诊断和治疗

（1）精神障碍的住院治疗应实行自愿原则。

有下列情形之一的，应当住院治疗。

① 已经发生伤害自身的行为，或者有伤害自身危险的。

② 已经发生危害他人安全的行为，或者有危害他人安全危险的。

住院治疗需经监护人同意。监护人不同意的，医疗机构不得对患者实施住院治疗。

（2）对需要住院治疗的诊断结论有异议，可以要求再次诊断和鉴定。

再次诊断，患者或者其监护人应当自收到诊断结论之日起3日内向原医疗机构或其他具有合法资质的医疗机构提出。

承担再次诊断的医疗机构接到要求后，指派二名初次诊断医师以外的精神科执业医师进行再次诊断，并及时出具再次诊断结论。

患者或者其监护人对再次诊断结论有异议的，自主委托依法取得执业资质的鉴定机构进行精神障碍医学鉴定。

（3）病历资料保存期限不得少于30年。

## 三、法律责任

（1）不符合本法规定条件的医疗机构擅自从事精神障碍诊断、治疗的，由县级以上人民政府卫生行政部门责令停止相关诊疗活动，给予警告，并处五千元以上一万元以下罚款，有违法所得的，没收违法所得。

（2）对直接负责的主管人员和其他直接责任人员依法给予或者责令给予降低岗位等级或者撤职、开除的处分。

（3）对有关医务人员，吊销其执业证书。

# 第十节 医疗机构管理条例及其实施细则

## 一、概述

医疗机构以救死扶伤、防病治病、为公民的健康服务为宗旨。

## 二、医疗机构执业

医疗机构执业，必须进行登记，领取《医疗机构执业许可证》。任何单位或者个人，未取得《医疗机构执业许可证》，不得开展诊疗活动。

① 必须将《医疗机构执业许可证》、诊疗科目、诊疗时间和收费标准悬挂于明显处所。

② 必须按照核准登记的诊疗科目开展诊疗活动。
③ **不得使用**非卫生技术人员从事医疗卫生技术工作。
④ 工作人员上岗工作，必须佩戴载有**本人姓名**、**职务或者职称**的标牌。
⑤ 对危重患者应当立即抢救，对限于设备或者技术条件不能诊治的患者，应当及时转诊。
⑥ 施行手术、特殊检查或者特殊治疗时，必须征得患者同意，并应当取得其家属或者关系人同意并签字；无法取得患者意见时，应当取得家属或者关系人同意并签字，无法取得患者意见又无家属或者关系人在场，或者遇到其他特殊情况时，经治医师应当提出医疗处置方案，在取得医疗机构负责人或者被授权负责人员的批准后实施。

### 三、登记和校验

（1）县级以上地方人民政府卫生行政部门自受理执业登记申请之日起 45 日内，根据本条例和医疗机构基本标准进行审核。审核合格的，予以登记，发给《医疗机构执业许可证》；审核不合格的，将审核结果以书面形式通知申请人。

（2）床位**不满 100 张**的医疗机构，其《医疗机构执业许可证》**每年校验 1 次**；床位在 100 张以上的医疗机构，其《医疗机构执业许可证》每 3 年校验 1 次。

### 四、法律责任

（1）**出卖、转让、出借《医疗机构执业许可证》**的，由县级以上人民政府卫生行政部门没收非法所得，并可以处以 5000 元以下的罚款；情节严重的，吊销其《医疗机构执业许可证》。

（2）**诊疗活动超出登记范围**的，由县级以上人民政府卫生行政部门予以警告、责令其改正，并可以根据情节处以 3000 元以下的罚款；情节严重的，吊销其《医疗机构执业许可证》。

（3）**使用非卫生技术人员从事医疗卫生技术工作**的，由县级以上人民政府卫生行政部门责令其限期改正，并可以处以 5000 元以下的罚款；情节严重的，吊销其《医疗机构执业许可证》。

（4）**出具虚假证明文件**的，由县级以上人民政府卫生行政部门予以警告；对造成危害后果的，可以处以 1000 元以下的罚款；对**直接责任人员**由所在单位或者上级机关给予**行政处分**。没收的财物和罚款全部上交国库。

## 第十一节 医疗事故处理条例

### 一、概述

（1）应当遵循公开、公平、公正、及时、便民的原则。
（2）应当坚持实事求是的科学态度，做到事实清楚、定性准确、责任明确、处理恰当。

### 二、医疗事故的预防和处置

严禁涂改、伪造、隐匿、销毁或者抢夺病历资料。

| 项目 | 内容 |
| --- | --- |
| 告知内容与要求 | 应当将患者的病情、医疗措施、医疗风险等如实告知患者，及时解答其咨询 |
| 医务人员报告 | 医务人员→所在科室负责人→本医疗机构负责医疗服务质量监控的部门或者专（兼）职人员→立即调查、核实→本医疗机构的负责人＋患者通报、解释 |
| 需要医疗机构的报告的情况 | 12h 内向所在地卫生行政部门报告<br>① 导致患者死亡或者可能为二级以上的医疗事故<br>② 导致 3 人以上人身损害后果<br>③ 国务院卫生行政部门和省、自治区、直辖市人民政府卫生行政部门规定的其他情形 |
| 应采取的措施 | ① 发生或发现医疗过失行为，应当立即采取有效措施，避免或减轻对患者身体健康的损害，防止损害扩大<br>② 因抢救急危患者，未能及时书写病历的，应当在抢救结束后 6h 内据实补记，并加以注明 |
| 患者有权复印的资料 | 门诊病历、住院志、体温单、医嘱单、化验单（检验报告）、医学影像检查资料、特殊检查同意书、手术同意书、手术及麻醉记录单、病理资料、护理记录以及国务院卫生行政部门规定的其他病历资料。复印病历资料时，应当有患者在场 |

续表

| 项目 | 内容 |
|---|---|
| 不属于医疗事故的情形 | ① 在紧急情况下为抢救垂危患者生命而采取紧急医学措施造成不良后果的<br>② 在医疗活动中由于患者病情异常或者患者体质特殊而发生医疗意外的<br>③ 在现有医学科学技术条件下，发生无法预料或者不能防范的不良后果的<br>④ 无过错输血感染造成不良后果的<br>⑤ 因患方原因延误诊疗导致不良后果的<br>⑥ 因不可抗力造成不良后果的 |

患者死亡，医患双方当事人不能确定死因或者对死因有异议的，应当在患者死亡后48h内进行尸检；具备尸体冻存条件的，可以延长至7日。尸检应当经死者近亲属同意并签字。

### 三、医疗事故的技术鉴定

（1）医疗事故技术鉴定工作的医学会组织鉴定。

（2）当事人对首次医疗事故技术鉴定结论不服的，可以自收到首次鉴定结论之日起15日内向医疗机构所在地卫生行政部门提出再次鉴定的申请。

| 鉴定专家组 | 由医患双方在医学会主持下从专家库中随机抽取<br>① 有良好的业务素质和执业品德<br>② 受聘于医疗卫生机构或者医学教学、科研机构并担任相应专业高级技术职务3年以上<br>③ 具备高级技术任职资格的法医 |
|---|---|
| 鉴定原则和依据 | ① 合议制原则。专家鉴定组人数为单数。涉及死因、伤残等级鉴定的，应当从专家库中随机抽取法医参加专家鉴定组<br>② 回避原则。是医疗事故争议当事人或者当事人的近亲属；与医疗事故争议有利害关系的；与医疗事故争议当事人有其他关系，可能影响公正鉴定的 |

鉴定程序和要求：医学会 ⟶ 通知争议双方提交鉴定材料 ⟶ 提交材料 ⟶ 医学会组织鉴定并出具鉴定书。

### 四、法律责任

对发生医疗事故的有关医务人员，除依照前款处罚外，卫生行政部门可以责令暂停6个月以上1年以下执业活动；情节严重的，吊销其执业证书。

## 第十二节 放射诊疗管理规定

### 一、概述

放射诊疗分为4类管理：放射治疗、核医学、介入放射学、X射线影像诊断。

### 二、执业条件

（1）安全防护装置、辐射检测仪器和个人防护用品的配备与使用。

（2）设备和场所警示标志的设置。

### 三、安全防护与质量保证

放射诊疗工作人员应当按照有关规定配戴个人剂量计。

（1）不得将核素显像检查和X线胸部检查列入对婴幼儿及少年儿童体检的常规检查项目。

（2）对育龄妇女腹部或骨盆进行核素显像检查或X线检查前，应问明是否怀孕；非特殊需要，对受孕后8至15周的育龄妇女，不得进行下腹部放射影像检查。

## 第十三节 处方管理办法

### 一、概述

（1）由取得药学专业技术职务任职资格的药学专业技术人员审核、调配、核对，并作为患者用药凭证的医疗文书。处方包括医疗机构病区用药医嘱单。

（2）医师应当根据医疗、预防、保健需要，按照诊疗规范、药品说明书中的药品适应证、药理作用、用法、用量、禁忌、不良反应和注意事项等开具处方。

## 二、处方管理的一般规定

（1）处方限于一名患者的用药。
（2）字迹清楚，不得涂改；如需修改，应当在修改处签名并注明修改日期。
（3）名称应当使用规范的中文名称书写，没有中文名称的可以使用规范的英文名称书写；医疗机构或者医师、药师不得自行编制药品缩写名称或者使用代号；书写药品名称、剂量、规格、用法、用量要准确规范，药品用法可用规范的中文、英文、拉丁文或者缩写体书写，但不得使用"遵医嘱""自用"等含混不清字句。
（4）年龄应当填写实足年龄，新生儿、婴幼儿写日、月龄，必要时要注明体重。
（5）西药和中成药可以分别开具处方，也可以开具一张处方，但中药饮片应当单独开具处方。
（6）西药、中成药处方，每一种药品应当另起一行，每张处方不得超过5种药品。
（7）中药饮片处方的书写，一般应当按照"君、臣、佐、使"的顺序排列；调剂、煎煮的特殊要求注明在药品右上方，并加括号，如布包、先煎、后下等；对饮片的产地、炮制有特殊要求的，应当在药品名称之前写明。

## 三、处方的开具

（1）处方开具当日有效。特殊情况下需延长有效期的，由开具处方的医师注明有效期限，但最长不得超过3天。
（2）处方量一般不得超过7日用量。急诊处方不得超过3日用量。对于某些慢性病、老年病或特殊情况，处方量可适当延长，但医师应当注明理由。

| 麻醉药品和第一类精神药品 | 门（急）诊患者 | 门（急）诊癌症疼痛患者 |
|---|---|---|
| 注射剂 | 每张处方1次 | 不得超过3日 |
| 其他剂型 | 不得超过3日 | 不得超过7日 |
| 控缓释制剂 | 不得超过7日 | 不得超过15日 |

（3）第二类精神药品——每张处方不得超过7日常用量；对于慢性病或某些特殊情况的患者，处方量可以适当延长，医师应注明理由。
（4）盐酸二氢埃托啡处方为1次常用量，仅限于二级以上医院内使用；盐酸哌替啶处方为1次常用，仅限于医疗机构内使用。

## 四、处方的开具

出现超常处方3次以上且无正当理由的医师——提出警告，限制其处方。
限制处方权后，仍连续2次以上出现超常处方且无正当理由的——取消其处方权，接受3～6个月培训考核。

| 普通、急诊、儿科处方 | 毒性药品、第二类精神药品处方 | 麻醉和第一类精神药品处方 |
|---|---|---|
| 1年 | 2年 | 3年 |

根据麻醉药品和精神药品处方开具情况，按照麻醉药品和精神药品品种、规格对其消耗量进行注册登记，登记内容包括发药日期、患者姓名、用药数量。专册保存期限3年。

# 第十四节　抗菌药物临床应用管理办法

## 一、概述

抗菌药物临床应用应当遵循安全、有效、经济的原则。

| 抗菌药类型 | 疗效、安全性 | 细菌耐药性 | 价格 |
|---|---|---|---|
| 非限制使用级抗菌药物 | 安全、有效 | 影响较小 | 相对较低 |
| 限制使用级抗菌药物 | 安全、有效 | 影响较大 | 相对较高 |
| 特殊使用级抗菌药物 | 临床资料较少；明显或严重不良反应 | 产生耐药 | 价格昂贵 |

## 二、抗菌药物临床应用管理

抗菌药物遴选申请审核：抗菌药物管理工作组三分之二以上成员审议同意，并经药事管理与药物治疗学委员会三分之二以上委员审核同意后方可列入采购供应目录。

### 1. 抗菌药物品种的清退或更换

| 项目 | 内容 |
| --- | --- |
| 清退或更换药品特点 | 抗菌药物品种或者品规存在安全隐患、疗效不确定、耐药率高、性价比差或者违规使用 |
| 更换意见 | 经药事管理与药物治疗学委员会讨论通过 |
| 清退意见 | 经抗菌药物管理工作组二分之一以上成员同意 |
| 重新进入本机构抗菌药物供应目录 | 12个月内 |

### 2. 细菌耐药预警机制

| 主要目标细菌耐药率 | 预警机制 |
| --- | --- |
| 超过30% | 及时预警通报本机构医务人员 |
| 超过40% | 慎重经验用药 |
| 超过50% | 参照药敏试验结果选用 |
| 超过75% | 暂停针对此目标细菌的临床应用<br>根据追踪细菌耐药监测结果，再决定是否恢复临床应用 |

## 三、抗菌药物的临床应用

药师经培训并考核合格后，方可获得抗菌药物调剂资格。

| 技术任职 | 处方权 |
| --- | --- |
| 高级专业技术职务任职资格医师 | 授予特殊使用级抗菌药物处方权 |
| 中级以上专业技术职务任职资格医师 | 授予限制使用级抗菌药物处方权 |
| 初级专业技术职务任职资格医师 | 授予非限制使用级抗菌药物处方权 |

医疗机构和医务人员应当严格掌握使用抗菌药物预防感染的指征。

| 抗菌药物 | 患者状态 |
| --- | --- |
| 首选非限制使用级抗菌药物 | 预防感染、治疗轻度或者局部感染 |
| 限制使用级抗菌药物 | 严重感染、免疫功能低下合并感染或者病原菌只对限制使用级抗菌药物敏感时 |

因抢救生命垂危的患者等紧急情况，医师可以越级使用抗菌药物。越级使用抗菌药物应当详细记录用药指征，并应当于24h内补办越级使用抗菌药物的必要手续。

## 四、法律责任

医师有下列情形之一的，由县级以上卫生行政部门按照《执业医师法》有关规定，给予警告或者责令暂停六个月以上一年以下执业活动；情节严重的，吊销其执业证书；构成犯罪的，依法追究刑事责任。
① 未按照本办法规定开具抗菌药物处方，造成严重后果的。
② 使用未经国家药品监督管理部门批准的抗菌药物的。
③ 使用本机构抗菌药物供应目录以外的品种、品规，造成严重后果的。
④ 违反本办法其他规定，造成严重后果的。

## 第十五节　医疗机构临床用血管理办法

### 一、概述

① 定期监测、分析和评估临床用血情况，开展临床用血质量评价工作，提高临床合理用血水平。
② 分析临床用血不良事件，提出处理和改进措施。
③ 指导并推动开展自体输血等血液保护及输血新技术。

### 二、临床用血管理

血袋标签核对的主要内容如下。
① 血站的名称。
② 献血编号或者条形码、血型。
③ 血液品种。
④ 采血日期及时间或者制备日期及时间。
⑤ 储存条件。禁止将血袋不合格的血液入库。

| 项目 | 内容 |
| --- | --- |
| 同一患者一天备血量少于800mL | 中级以上专业技术职务任职资格的医师提出申请，上级医师核准签发 |
| 同一患者一天备血量在800mL至1600mL | 中级以上专业技术职务任职资格的医师提出申请，经上级医师审核，科室主任核准签发 |
| 同一患者一天申请备血量达到或超过1600mL的 | 中级以上专业技术职务任职资格的医师提出申请，科室主任核准签发后，报医务部门批准 |

## 第十六节　药品管理法及其实施条例

### 一、概述

药品包括中药材、中药饮片、中成药、化学原料及其制剂、抗生素、生化药品、放射性药品、血清疫苗、血液制品和诊断药品等。

### 二、药品管理

| 项目 | 内容 |
| --- | --- |
| 假药 | 1. 所含成分与国家药品标准规定的成分不符<br>2. 非药品冒充药品或者以他种药品冒充此种药品的 |
| 劣药 | 成分含量不符合国家药品标准规 |
| 按假药论处 | 1. 国务院药品监督管理部门规定禁止使用的<br>2 依照《药品管理法》必须批准而未经批准生产、进口，或者必须检验而未检验即销售的<br>3. 变质的<br>4. 被污染的<br>5. 使用依照《药品管理法》必须取得批准文号而未取得批准文号的原料药生产的；<br>6. 所标明的适应证或者功能主治超出规定范围的 |
| 按劣药论处 | 1. 未标明有效期或者更改有效期的<br>2. 不注明或者更改生产批号的<br>3. 超过有效期的<br>4. 直接接触药品的包装材料和容器未经批准的<br>5. 擅自添加着色剂、防腐剂、香料、矫味剂及辅料的<br>6. 其他不符合药品标准规定的 |

## 三、法律责任

药品管理法规定，药品的生产企业、经营企业、医疗机构在药品购销中暗中给予、收受回扣或者其他利益的由工商行政管理部门。

情节一般——1万元以上20万元以下的罚款，有违法所得的，予以没收。

情节严重——吊销药品生产企业、药品经营企业的营业执照，并通知药品监督管理部门，由药品监督管理部门吊销《药品生产许可证》《药品经营许可证》；构成犯罪的，依法追究刑事责任。

# 第十七节 麻醉药品和精神药品管理条例

## 一、概述

麻醉药品和精神药品是指列入麻醉药品目录、精神药品目录的药品和其他物质。精神药品分为第一类精神药品和第二类精神药品。

## 二、麻醉药品和精神药品使用处方权

医疗机构应当按照国务院卫生主管部门的规定对本单位执业医师进行有关麻醉药品和精神药品使用知识的培训、考核，经考核合格的，授予麻醉药品和第一类精神药品处方资格。

| 项目 | 内容 |
| --- | --- |
| 麻、精一类药品的使用 | 具有麻醉药品和第一类精神药品处方资格的执业医师——对确需使用该药品的患者，合理用药 |
| 麻、精一类药品的借用 | 抢救急需——本医疗机构无法提供时——从其他医疗机构紧急借用<br>抢救工作结束后——及时将借用情况报市级药品监督管理部门和卫生主管部门备案 |
| 麻、精一类药品的配置 | 临床需要而市场无供应的——持有医疗机构制剂许可证和印鉴卡的医疗机构——所在地省、自治区、直辖市人民政府药品监督管理部门批准——配制只能在本医疗机构使用，不得对外销售 |

## 三、法律责任

开具麻醉药品和第一类精神药品处方时。

| 情况 | 处罚 |
| --- | --- |
| 违反或未按照临床指导原则的要求使用 | 取消麻醉药品和第一类精神药品处方资格 |
| 造成严重后果 | 原发证部门吊销其执业证书 |

执业医师未按照临床应用指导原则的要求使用第二类精神药品或者未使用专用处方开具第二类精神药品，造成严重后果的，由原发证部门吊销其执业证书。

# 第十八节 药品不良反应报告和检测管理办法

## 一、概述

药品不良反应，是指合格药品在正常用法用量下出现的与药品目的无关的有害反应。

## 二、法律责任

《药品不良反应报告和监测管理办法》规定，医疗机构有下列情形之一的，由所在地卫生行政部门给予警告，责令限期改正；逾期不改的，处3万元以下的罚款；情节严重并造成严重后果的，由所在地卫生行政部对相关责任人给予行政处分。

①无专职或者兼职人员负责本单位药品不良反应监测工作的。
②未按照要求开展药品不良反应或者群体不良事件报告、调查、评价和处理的。
③不配合严重药品不良反应和群体不良事件。

# 第十九节 医疗废物管理条例

## 一、概述

医疗废物是指医疗卫生机构在医疗、预防、保健以及其他相关活动中产生的具有直接或者间接感染性、毒性以及其他危害性的废物。

## 二、医疗卫生机构对医疗废物的管理

| 收集 | 医疗卫生机构及时收集、按照类别分置专用包装物或者密闭的容器内、有明显的警示标识和警示说明 |
|---|---|
| 暂时贮存 | 不得露天存放医疗废物；暂存时间不得超过2天 |
|  | 远离医疗区、食品加工区和人员活动区、生活垃圾存放场所，并设置明显的警示标识 |
|  | 定期消毒和清洁 |

从事医疗废物集中处置活动的单位，应当符合下列条件：
- 具有符合环境保护和卫生要求的医疗废物贮存、处置设施或者设备；
- 具有经过培训的技术人员以及相应的技术工人；
- 具有负责医疗废物处置效果检测、评价工作的机构和人员；
- 具有保证医疗废物安全处置的规章制度。

医疗废物中病原体的培养基、标本和菌种、毒种保存液等高危险废物，在交医疗废物集中处置单位处置前应就地消毒。

## 三、自行处置医疗废物

应当符合下列基本要求：
- 使用后的一次性医疗器具和容易致人损伤的医疗废物，应当消毒并作毁形处理；
- 能够焚烧的，应当及时焚烧；
- 不能焚烧的，消毒后集中填埋。

# 预防医学

预防医学以概念、影响因素、分类、特点、方法为主要考点。难度中等或以下,题量较少,题型较简单,包括内容不多。考生应适当掌握。

## 第一节 绪论

预防医学的工作对象是全社会整个人群。

| 预防分级 | 概念及特点 |
|---|---|
| 一级预防 | 又称病因预防。是指针对病因所采取的预防措施。如果在疾病的因子还没有进入环境之前就采取预防性措施，称为根本性预防 |
| 二级预防 | 在疾病的临床前期做好早期发现、早期诊断、早期治疗的"三早"预防工作。对于传染病，还需做到疫情早报告及患者早隔离，即"五早" |
| 三级预防 | 对已患病的患者，采取及时、有效和康复措施，防止病情恶化，预防并发症和伤残 |

## 第二节 医学统计学方法

### 一、医学统计学的基本概念和基本步骤

#### （一）统计学中的基本概念
（1）变量分为定量数据、定性数据和有序数据。
（2）将 $P \leq 0.05$ 的随机事件称为小概率事件。

#### （二）统计工作的基本步骤
统计工作包括统计设计、数据整理、统计描述和统计推断4个步骤。

### 二、定量资料的统计描述
（1）集中趋势指标　常用的平均数包括算术平均数、几何平均数与中位数。
（2）离散趋势指标　常用的描述变异程度的统计指标包括极差、四分位数间距、方差、标准差和变异系数。

### 三、分类资料的统计描述
相对数常用指标包括率、构成比、相对数。

### 四、统计表和统计图
统计图的选择方法如下。

| 图形 | 线图 | 直方图 | 直条图 | 圆形图 | 散点图 | 统计地图 |
|---|---|---|---|---|---|---|
| 适用资料 | 资料是连续性的 | 数值变量的频数表资料 | 资料是相互独立的 | 事物内部各部分的百分构成比 | 双变量连续资料 | 地区性资料 |

## 第三节 流行病学原理及方法

### 一、流行病学的概论

临床试验的设计类型包括随机对照试验、同期非随机对照试验、历史对照试验、自身对照试验、交叉对照试验等。

### 二、疾病的分布

疾病的分布是指疾病在时间、空间和人间的存在方式及其发生、发展规律。

#### 1. 疾病分布的常用测量指标

| 项目 | 概念 | 计算公式 |
|---|---|---|
| 发病率 | 指在一定期间内（1年），特定人群中某病新病例出现的频率 | 发病率 = $\dfrac{\text{某期间（年）某人群中某病新病例数}}{\text{暴露人口数}} \times 100\%$ |

续表

| 项目 | 概念 | 计算公式 |
|---|---|---|
| 患病率 | 指特定时间内，总人口中现患某病新旧病例数所占比例 | 患病率 = $\dfrac{\text{某特定时间内一定人群中现患某病的新旧病例数}}{\text{同期的平均人口数（被观察人口数）}} \times 100\%$ |
| 病死率 | 指在一定时期内，某病患者的全部病人中因该病死亡者所占的比例 | 病死率 = $\dfrac{\text{某时期内因某病死亡人数}}{\text{同期患者该病人数}} \times 100\%$ |
| 死亡率 | 指在一定时期（1年）内，某人群中死于某病（或死于所有原因）的频率 | 死亡率 = $\dfrac{\text{某时期内某人群中死亡总数}}{\text{同期平均人口数}} \times 100\%$ |

### 2. 疾病的流行强度

| 项目 | 定义 | 特点 |
|---|---|---|
| 散发 | 发病率维持在历年的一般水平，各病例间无明显时空联系和相互传播关系 | 散在发生，数量不多 |
| 流行 | 指某病在某地区的发病率显著超过历年散发的发病率水平，各病例间有明显时空联系 | 发病率高于散发水平的3～10倍 |
| 大流行 | 当疾病迅速蔓延，涉及地域广短时间内可跨越省界、国界或洲界 | 短时间内跨省、跨国 |
| 暴发 | 是指一个局部地区或集体单位中，短时间内突然出现大量相同病人的现象 | 短时间、小范围、突发大量病例 |

### 3. 诊断试验和筛检试验的评价指标

| 指标 | 定义及特点 | 公式 |
|---|---|---|
| 灵敏度 | 指金标准确诊的病例中被评试验也判断为阳性者所占的百分比 | $a/(a+c) \times 100\%$ |
| 特异度 | 指金标准确诊的非病例中被评试验也判断为阴性者所占的百分比 | $d/(b+d) \times 100\%$ |
| 假阳性率 | 指金标准确诊的非病例中被评试验错判为阳性者所占的百分比 | $b/(b+d) \times 100\%$ |
| 假阴性率 | 指金标准确诊的病例中被评试验错判为阴性者所占的百分比 | $c/(a+c) \times 100\%$ |

## 第四节　临床预防服务

### 一、健康相关行为干预

（1）健康行为是健康教育的核心。
（2）健康促进的基本策略　倡导、促进、协调。

### 二、临床预防概述

| 提供者 | 对象 | 主要预防内容 | | | | |
|---|---|---|---|---|---|---|
| 临床医务人员 | 健康和无症状"患者"的个体 | 强调第一级预防和第二级预防的结合 | | | | |
| | | 健康咨询 | 健康筛检 | 免疫接种 | 化学预防 | 预防性治疗 |

### 三、健康行为干预

行为改变阶段模式及特点如下。

| 阶段 | 特点 |
|---|---|
| 无打算阶段 | 未来6个月没有改变自己行为的考虑，或有意坚持不改 |
| 打算阶段 | 打算在未来6个月内采取行动，改变疾病危险行为 |
| 准备阶段 | 将于未来1个月内改变行动 |
| 行动阶段 | 在过去6个月中目标行为已经有所改变 |
| 行为维持阶段 | 已经维持新行为6个月以上，已达到预期目的 |

## 四、烟草的控制

### 临床戒烟指导

（1）Ask—询问患者关于吸烟的问题。
（2）Advise—建议吸烟者戒烟。
（3）Assess—评估吸烟者的戒烟意愿。
（4）Assist—提供戒烟药物或者行为咨询治疗。
（5）Arrange—安排随访。

## 五、合理营养指导

### 中国居民平衡膳食宝塔

（1）底层——谷类、薯类及杂豆食物，应摄入 250～400g/d。
（2）第二层——蔬菜和水果。
（3）第三层——鱼、禽、肉、蛋等动物性食物。
（4）第四层——乳类、大豆和坚果。
（5）塔尖——烹调油和食盐，烹调油不超过 25～30g/d，食盐不超过 6g/d。

# 第五节 社区公共卫生

## 一、传染病预防与控制

**1.传染病流行过程的三个环节** 传染源、传播途径、易感人群。

**2.病原体基本特性**
（1）传染力。
（2）致病力。
（3）毒力。

**3.传染病预防控制策略**
（1）预防为主。
（2）加强传染病监测。
（3）建立传染病预警制度。
（4）加强传染病预防控制管理。
（5）传染病的全球化控制。

**4.传染病预防控措施**

| 传染源 | 患者 | 病原携带者 | 接触者 | 动物传染源 |
|---|---|---|---|---|
| 措施 | 早发现、早诊断、早报告、早隔离、早治疗 | 做好登记、管理和随访至其病原体检查2～3次阴性后 | 与传染源有过接触者应留验 | 应予彻底消灭 |

## 二、环境卫生

### 职业病、与工作有关疾病

| 项目 | 职业病 | 工作有关疾病 |
|---|---|---|
| 病因 | 唯一直接原因—职业危害因素 | 职业危害因素不是唯一直接原因 |
| 与疾病关系 | 有明确的剂量（接触水平）—反应关系 | 促使潜在的疾病显露或加重已有疾病的病情 |
| 控制职业危害因素 | 可消除或减少疾病发生 | 可使所患疾病得到控制或缓解 |

## 三、食品安全

### 1. 食品中常见的污染物及危害

| 危害物质 | 所致疾病 |
|---|---|
| 汞中毒 | 水俣病 |
| 铅中毒 | 多系统急慢性损害 |
| 镉中毒 | 痛痛病 |
| 黄曲霉素 | 肝癌、胃癌、食管癌等 |
| 亚硝胺 | 胃癌、食管癌、结直肠癌、肝癌 |

### 2. 常见细菌性食物中毒

| 引起中毒细菌 | 常见变质食物 | 症状 |
|---|---|---|
| 沙门菌 | 动物性食物<br>畜肉类、禽肉 | 恶心呕吐，腹泻数次至10余次/日，黏液或血便，发热 |
| 副溶血弧菌 | 海产品：墨鱼、带鱼、螃蟹 | 上腹部疼痛，水样便、血水样、黏液或脓血便，里急后重不明显 |
| 葡萄球菌肠毒素 | 乳、乳制品<br>肉类、剩饭 | 恶心呕吐，呕吐物呈胆汁样或含血黏液，体温多正常或略高 |
| 变形杆菌 | 动物性食品<br>熟肉、内脏熟制品 | 恶心呕吐，脐周阵发性剧烈绞痛，水样便，黏液，恶臭，数次/日 |

# 第六节　卫生服务体系与卫生管理

## 卫生系统及其功能

### （一）卫生系统概述

卫生服务需要是依据人们的实际健康状况与"理想健康状态"之间存在差距而提出的对预防、保健、医疗、康复等服务的客观要求。

### （二）医疗保险

#### 1. 主要医疗保险模式

| 项目 | 国家医疗保险 | 社会医疗保险 | 商业医疗保险 | 储蓄医疗保险 |
|---|---|---|---|---|
| 来源 | 国家财政预算支出 | 雇主和雇员按比例缴纳 | 参保人或雇主自愿购买 | 劳方或劳资双方缴费 |
| 强制性 | 国家财政提供 | 强制建立实施 | 自愿购买，不带强制性 | 立法，强制 |
| 支付方式 | 免费医疗服务 | 保险机构支付一部分，个人支付一部分 | 保险机构按比例支付 | 个人账户支付 |
| 典型代表 | 英国、加拿大 | 德国、日本、法国 | 美国 | 新加坡、斯里兰卡 |

#### 2. 我国医疗保障体系

| 保险类型 | 参保人群 |
|---|---|
| 城镇职工基本医疗保险 | 城镇所有用人单位和职工 |
| 城镇居民基本医疗保险 | 不属于城镇职工基本医疗保险制度，覆盖范围的中小学阶段的学生（包括职业高中、中专、技校学生）、少年儿童和其他非从业城镇居民 |
| 新型农村合作医疗 | 以大病统筹为主的农民医疗 |
| 补充医疗保险 | 单位、企业或特定人群，根据自己的经济承担能力，在基本医疗保险的基础上自愿参加的各种辅助性医疗保险 |
| 商业医疗保险 | 保险公司开办，以营利为目的，参保人员自愿参加的一种保险制度 |
| 社会医疗救助 | 在政府支持下，依靠社会力量建立的针对特殊困难群体的医疗费用实施补助的制度 |

诊断学　内科学　外科学
妇产科学　儿科学

# 第一单元　诊断学

## 第一节　症状

### 一、发热

| 项目 | 内容 |  |
|---|---|---|
| 概述 | 人的正常体温一般为 36～37℃，口腔为 36.3～37.2℃，腋下为 36.5～37.7℃ | |
| 病因 | 分为感染性和非感染性两大类，其中感染性发热更常见 | |
| 临床特点 | 分度 | 低热：37.3～38℃ |
| | | 中等度热：38.1～39℃ |
| | | 高热：39.1～41℃ |
| | | 超高热：41℃以上 |

| 热型 | 表现 | 常见疾病 |
|---|---|---|
| 稽留热 | 体温持续在 39～40℃以上达数天或数周，24 小时内波动范围不超过 1℃ | 见于肺炎链球菌肺炎和伤寒等 |
| 弛张热 | 因常见于败血症，故又称败血症热型，体温常在 39℃以上，而波动幅度大，24 小时内波动范围达 2℃以上，但最低体温仍高于正常水平 | 除见于败血症外，还可见于风湿热、重症肺结核和化脓性炎症等 |
| 间歇热 | 体温骤升达高峰，持续数小时后，骤降至正常，经过 1 天至数天的无热期（间歇期）后，又骤然升高，如此高热期与无热期反复交替发作 | 见于疟疾、急性肾盂肾炎等 |
| 波状热 | 体温逐渐升高达 39℃或以上，持续数天后逐渐下降至正常水平，数天后又逐渐上升，如此反复交替发作多次 | 常见于布鲁氏菌病 |
| 回归热 | 体温骤升达 39℃或以上，持续数天后又骤降至正常水平，数天后又骤然升高，持续数天后又骤降，如此反复发作 | 可见于霍奇金淋巴瘤等 |
| 不规则热 | 发热无一定规律 | 见于结核病、风湿热、支气管肺炎、渗出性胸膜炎等 |

### 二、胸痛

**常见疾病的胸痛特点**

| 项目 | 内容 |
|---|---|
| 心绞痛 | 心肌缺血引起，非尖锐性质的不适，体力活动或情绪激动时发生 |
| 急性心肌梗死 | 性质相近但更严重而持久的胸痛，可能无明显诱因 |
| 急性心包炎 | 尖锐胸痛，左胸，持续数小时至数天，深吸气、吞咽、翻身、转身或弯腰加重 |
| 主动脉夹层 | 突然出现的持续性、非常剧烈的撕裂样胸痛，放射到背部，延伸到腹部、腰部甚至下肢 |
| 食管疾病 | 与进食或吞咽动作有关，位于胸骨下段后方或剑突下，烧灼样，餐后仰卧位时易出现 |
| 剧烈干咳 | 刺激气管黏膜上的神经末梢可引起胸骨后疼痛 |
| 肋间肌肉损伤 | 剧咳、外伤等引起 |
| 肋骨骨折 | 外伤，有时见于长时间剧烈咳嗽 |
| 肋软骨炎 | 好发于第 2、3、4 肋软骨，局部肿胀或包块，有压痛 |
| 骨转移瘤、多发性骨髓瘤 | 侵犯肋骨引起疼痛 |

续表

| 项目 | 内容 |
|---|---|
| 肋间神经炎 | 表浅的刀割样疼痛,病变区域有痛觉过敏或麻木 |
| 带状疱疹 | 烧灼样疼痛,沿肋间神经走行部位分布 |
| 根性痛 | 由神经后根的压迫和炎症刺激引起,剧痛或钝痛,活动尤其是咳嗽加重 |

### 三、咳嗽、咳痰

| 项目 | 内容 |
|---|---|
| 概述 | 咳嗽:一种反射性防御动作,有助于清除呼吸道内的分泌物或异物<br>咳痰:通过纤毛运动、支气管平滑肌收缩及咳嗽时的呼气排出呼吸道内的痰液 |
| 病因 | ① 呼吸系统感染,如急性上呼吸道感染、肺炎、肺结核<br>② 非感染性呼吸系统疾病,如哮喘、COPD、肺癌<br>③ 其他原因,心力衰竭、胃食管反流、药物副作用 |
| 临床特点 | ① 干咳:常见于急性上、下呼吸道感染,肺炎支原体肺炎、病毒性肺炎、胸膜病变、吸入刺激性烟雾或异物<br>② 咳痰:脓性痰是感染的可靠标志,如铁锈色痰(肺炎链球菌肺炎)、砖红色胶冻样痰(肺炎克雷伯菌肺炎)、带臭味的脓性痰(厌氧菌感染) |

### 四、咯血

咯血是指喉以下呼吸道或肺组织出血,经口腔咳出。

| 项目 | 内容 |
|---|---|
| 小量咯血 | <100ml/24h |
| 中等量咯血 | 100～500ml/24h |
| 大咯血 | >500ml/24h 或>100ml/次 |

临床特点

| 疾病 | 病理改变 | 临床表现 |
|---|---|---|
| 支气管炎、支气管肺癌 | 黏膜下血管破裂或毛细血管通透性增加 | 咯血量较小 |
| 支气管扩张、空洞性肺结核 | 血管破坏和通透性增加 | 严重时可以发生大咯血和呼吸衰竭 |
| 急性左心衰竭 | 左心房压力急剧升高可以造成肺泡毛细血管静水压显著升高 | 肺泡出血 |

### 五、呼吸困难

#### 1.呼吸系统疾病

| 项目 | 内容 |
|---|---|
| 吸气性呼吸困难 | 刺激性干咳或吸气性喉鸣,吸气相延长和三凹征 |
| 呼气性呼吸困难 | 小气道狭窄,呼气相延长和哮鸣音 |
| 混合性呼吸困难 | 气体交换面积减少,呼吸浅快,呼吸音异常 |

#### 2.心血管系统疾病

| 项目 | 内容 |
|---|---|
| 左心衰竭 | 夜间阵发性呼吸困难,端坐呼吸 |
| 右心衰竭 | 慢性肺源性心脏病,心包积液等 |

3.异常呼吸形式

| 项目 | 内容 |
|---|---|
| 库斯莫尔呼吸 | 代谢性酸中毒时的深大呼吸 |
| 周期性呼吸 | 重症颅脑疾病,如脑血管意外 |
| 低通气 | 呼吸中枢抑制,呼吸肌无力 |

## 六、腹痛

| 部位 | 通常与病变部位一致,如胃、十二指肠疾病在中上腹 |
|---|---|
| 性质和程度 | 刀割样痛常见于溃疡穿孔,绞痛常见于胆石症 |
| 发作时间 | 餐后痛可能与胆胰疾病有关,饥饿痛见于消化性溃疡 |
| 诱发因素 | 油腻饮食可能诱发胆囊炎,腹部手术可能引起肠梗阻 |
| 与体位的关系 | 特定体位可能加剧或减轻疼痛,如胃黏膜脱垂左侧卧位减轻疼痛 |

## 七、头痛

| 概述 | 最常见的头痛为原发性头痛(偏头痛、紧张性头痛、丛集性头痛等),其次是继发性头痛(外伤、感染、血管病变等) |
|---|---|
| 临床表现 | 紧张型头痛的特点是轻中度的持续性钝痛,无搏动性,也无恶心、呕吐、畏光和畏声;疼痛部位可有压痛点,不影响日常生活<br>偏头痛的特点是中-重度搏动样头痛,持续4小时至3天,伴有恶心、呕吐、畏光、畏声,睡眠后减轻,而简单日常活动则会加重头痛<br>由器质性病变导致的头痛,应深入检查 |

# 第二节 体征

## 一、紫癜

### (一)概述

紫癜是出血性疾病的皮肤表现,通常不高于皮肤表面,颜色随时间变化,最终消失。皮肤出血点(直径<2mm)、瘀斑(直径>5mm)。

### (二)常见病因和发病机制

| 疾病 | 病因 | 发病机制 |
|---|---|---|
| 血管壁结构和功能异常 | 遗传性 | 遗传性出血性毛细血管扩张症、Ehlers-Danlos综合征 |
| | 获得性 | 感染(如肾综合征出血热)、免疫因素(如过敏性紫癜)、药物、生物因素(如蛇毒)、代谢因素(如维生素C缺乏)、机械性损伤 |
| 血小板数量或功能异常 | 血小板减少 | 生成减少(如再生障碍性贫血)、破坏过多(如免疫性血小板减少症)、分布异常(如脾功能亢进) |
| | 血小板增多 | 原发性(病因未明)、继发性(如炎症性疾病、血液病、肿瘤) |
| | 血小板功能缺陷 | 遗传性(如巨大血小板综合征)、获得性(如尿毒症、药物因素) |
| 凝血异常 | 凝血因子缺乏或异常 | 遗传性(如血友病)、获得性(如重症肝脏病) |
| | 纤维蛋白溶解亢进 | 原发性、继发性(如弥散性血管内凝血) |
| | 血液循环抗凝物质 | 如抗凝血因子抗体、肝素样物质增多 |
| 综合因素 | — | DIC(弥散性血管内凝血) |

## 二、淋巴结肿大

### （一）概述

淋巴结是重要的免疫器官，淋巴结肿大指浅表淋巴结直径超过 1.0cm 或深部淋巴结肿大。淋巴结分布于全身，包括浅表和深部淋巴结，深部淋巴结需通过影像学检查发现。

### （二）常见病因

**1. 良性淋巴结肿大**

| 项目 | 内容 |
| --- | --- |
| 感染 | 细菌感染（如结核）、病毒感染（如带状疱疹）、其他感染（如弓形虫病、沙眼衣原体、梅毒） |
| 免疫反应 | 异种蛋白反应（如血清病）、药物过敏、风湿性疾病（如系统性红斑狼疮） |
| 其他 | 组织细胞性坏死性淋巴结炎、嗜酸性粒细胞淋巴肉芽肿 |

**2. 恶性淋巴结肿大**

| 项目 | 内容 |
| --- | --- |
| 淋巴瘤 | 霍奇金淋巴瘤和非霍奇金淋巴瘤 |
| 淋巴细胞白血病 | 急性和慢性淋巴细胞白血病 |
| 单克隆免疫球蛋白病 | 多发性骨髓瘤、华氏巨球蛋白血症 |
| 恶性肿瘤转移 | 如胃癌、食管癌转移到特定区域淋巴结 |

**3. 介于良恶性之间的淋巴结肿大**

血管滤泡性淋巴结增生症：又称 Castleman 病。

### （三）临床特点

（1）局部淋巴结肿大　可能与局部区域的外伤、感染或肿瘤性疾病相关。

（2）全身性淋巴结肿大　涉及两个或以上组群的淋巴结。

| 项目 | 内容 |
| --- | --- |
| 良性反应性 | 有明确原因，非特异性增生，可随病因去除而恢复 |
| 恶性 | 无痛性进行性肿大，淋巴结结构破坏，预后差 |
| 介于良恶性之间 | 易误诊为恶性，部分可能转变为恶性 |

# 第二单元　内科学

## 第一节　呼吸系统

### 一、慢性支气管炎

| 项目 | 内容 |
| --- | --- |
| 概述 | 每年发病持续 3 个月或更长时间，连续 2 年或 2 年以上 |
| 临床表现 | 咳嗽：一般晨间咳嗽为主<br>咳痰：一般为白色泡沫样或黏稠痰<br>喘息或气急<br>急性加重系指咳嗽、咳痰、喘息等症状突然加重<br>急性加重的主要原因是呼吸道感染 |
| 预防 | 戒烟是防治慢支与肺气肿的首要措施 |

## 二、慢性阻塞性肺疾病

| 项目 | 内容 |
|---|---|
| 病因 | 慢性支气管炎反复发作 |
| 临床表现 | 症状：早期慢性咳嗽、咳痰（一般为白色黏液或浆液性泡沫性痰）、气短或呼吸困难（标志性症状）、喘息和胸闷<br>体征：<br>（1）视诊　桶状胸<br>（2）触诊　双侧语颤减弱<br>（3）叩诊　过清音，心浊音界缩小，肺下界和肝浊音界降低<br>（4）听诊　呼吸音减弱，呼气期延长 |
| 预防 | 戒烟：是预防慢阻肺最重要的措施 |

## 三、慢性肺源性心脏病

### （一）概述

| 项目 | 内容 |
|---|---|
| 概述及病因 | 发生本病的先决条件是肺功脉高压。以慢性阻塞性肺疾病为最常见的病因 |
| 临床表现 | 1. 肺、心功能代偿期——主要是慢阻肺的表现<br>2. 肺、心功能失代偿期<br>呼衰症状——呼吸困难加重，严重时出现肺性脑病<br>右心衰体征——颈静脉怒张，剑突下收缩期杂音，肝大，腹水征阳性，肝颈静脉回流征阳性 |
| 辅助检查 | 1. X线诊断标准如下　形成"残根"征<br>2. 心电图检查　可有肺型P波<br>3. 超声心动图　右室大的表现<br>4. 血液检查　合并肺性脑病时的首选检查 |

### （二）治疗

**1. 急性加重期治疗**

| 治疗项目 | | 临床要求 |
|---|---|---|
| 控制感染 | | 是急性加重期的关键治疗 |
| 氧疗 | | 在保持呼吸道通畅的前提下，纠正缺氧和$CO_2$滞留 |
| 利尿剂 | 作用原理 | 减少血容量，减轻右心负荷，消除水肿 |
| | 用药原则 | 应选用作用轻的利尿剂，小剂量使用 |
| | 副作用 | 易出现低钾、低氯性碱中毒，使缺氧加重，痰液黏稠不易咳出和血液浓缩 |
| 洋地黄 | 用药原则 | 宜选用作用快、排泄快的洋地黄制剂 |
| | 用药剂量 | 常用剂量的1/2～2/3（以防洋地黄中毒） |
| | 常用药物 | 毒毛花苷K、毛花苷丙 |
| | 用药指征 | 感染已控制，呼吸功能已改善，利尿剂无效者；右心衰明显且无感染者；急性左心衰 |
| | 注意事项 | 用药前应注意纠正缺氧，防治低钾血症；心率快慢不能作为衡量疗效的指征 |
| 血管扩张剂 | | 可减轻心脏前后负荷，降低心肌氧耗，增强心肌收缩力，对部分顽固性心力衰竭有效 |

**2. 缓解期治疗**

主要是增强患者免疫功能，去除诱发因素，减少或避免急性加重期的发生。

## 四、支气管哮喘

### （一）临床表现

症状：为发作性伴有哮鸣音的呼气性呼吸困难，夜间及凌晨发作或加重常是哮喘的重要临床特征。

### （二）体征

（1）哮喘发作时典型体征是双肺可闻及广泛哮鸣音，呼气音延长。

（2）在非常严重的哮喘发作，哮鸣音反而减弱，甚至完全消失，表现为"沉默肺"，是病情危重的表现。

## 五、支气管扩张

**流行病学**
婴幼儿期曾经患过麻疹，百日咳，支气管肺炎

**临床表现**
典型症状为慢性咳嗽伴大量脓痰（痰液分三层）和反复咯血
干性支气管扩张，部分患者以反复咯血为唯一症状特异性特征；固定而持久的局限性粗湿啰音，部分慢性患者伴有杵状指（趾）

**辅助检查**
X线：典型的X线—蜂窝状，"双轨征"、"环形阴影"确诊支气管扩张的影像学检查为高分辨率CT（HR-CT）纤维支气管镜：可发现部分患者的出血部位或阻塞原因。

**治疗**
控制感染是急性感染期的主要治疗措施

## 六、肺炎

### （一）主要病因

| 分类 | 病因 |
| --- | --- |
| 社区获得性肺炎 | 肺炎链球菌 |
| 医院获得性肺炎 | 金黄色葡萄球菌；革兰阴性杆菌比例高 |

### （二）肺炎链球菌肺炎

| 致病菌 | 肺炎链球菌 |
| --- | --- |
| 临床表现 | 症状：受凉、淋雨、醉酒或上呼吸道感染病史。起病急骤，有畏寒、寒战、高热，体温迅速上升到39～40℃，呈稽留热。痰少，可带血或呈铁锈色 |
|  | 体征：急性热病容，呼吸增速，口角或鼻周可出现单纯性疱疹。有典型肺实变体征，如叩诊浊音、语颤增强和支气管呼吸音 |
| 辅助检查 | ① 突然起病，有寒战高热、咳嗽、痰中带血或咳铁锈色痰、胸痛等症状<br>② 可有肺实变征或细湿啰音等体征<br>③ 血白细胞总数和中性粒细胞增高<br>④ X线检查显示叶、段分布的炎性实变阴影<br>⑤ 根据以上特征可作出临床诊断，细菌学检查可确定病原体 |
| 治疗 | 青霉素G为首选。对青霉素过敏者，用呼吸氟喹诺酮类、头孢噻肟或头孢曲松等药物 |

## 七、肺结核

### (一) 概述

| 项目 | 内容 |
| --- | --- |
| 主要致病菌 | 结核分枝杆菌（抗酸染色阳性） |
| 主要传染源 | 排菌的肺结核患者（痰菌阳性，开放性肺结核） |
| 主要传播途径 | 呼吸道飞沫传染 |

### (二) 临床表现

| 项目 | 内容 |
| --- | --- |
| 呼吸系统症状 | 咳嗽、咳痰：是肺结核最常见的症状 |
| | 咯血：约1/3患者有咯血（我国咯血最常见的原因是结核） |
| | 胸痛、呼吸困难 |
| 全身症状 | 发热为最常见的症状，多为午后潮热。部分患者有乏力、盗汗、体重减轻等 |

### (三) 辅助检查

| 项目 | 内容 |
| --- | --- |
| X线检查 | 是诊断肺结核的重要方法 |
| 痰结核分枝杆菌检查（是确诊肺结核的主要方法） | 痰标本的收集<br>痰涂片检查：简单、快速、易行，但欠敏感<br>痰培养法检查：是结核病诊断的金标准<br>需时较长，一般为2~8周 |
| 纤维支气管镜检查 | 主要应用于支气管结核和淋巴结支气管瘘的诊断，可在病灶部位钳取活体组织进行病理学检查和结核分枝杆菌培养 |
| 结核菌素试验 | 4~8周才建立充分的变态反应，该试验用于检出结核分枝杆菌的感染，而非检出结核病 |
| 硬结大小 | 结果断定 |
| <5mm | − |
| 5~9mm | + |
| 10~19mm | ++ |
| >20mm 或不足20mm但出现水痕和坏死 | +++ |

### (四) 肺结核鉴别诊断

| 项目 | 内容 | |
| --- | --- | --- |
| 原发型肺结核 | 好发于少年、儿童，发病较为隐匿，是最易自愈的类型，X线表现为哑铃型阴影，即原发病灶、引流淋巴管炎和肿大的肺门淋巴结，形成典型的原发综合征 | |
| 血行播散型肺结核 | 胸部X线表现为大小、密度和分布三均匀的播散于两肺的细小如粟粒状阴影 | |
| 继发型肺结核 | 浸润性肺结核 | 成人最常见，多发生在肺尖和锁骨下 |
| | 空洞性肺结核 | 空洞性肺结核患者痰中经常排菌 |
| | 结核球 | 卫星灶 |
| | 干酪性肺炎 | — |
| | 纤维空洞性肺结核 | 肺纹理呈垂柳状 |
| 结核性胸膜炎 | — | |
| 其他肺外结核 | 按部位及脏器命名 | — |
| 菌阴肺结核 | 菌阴肺结核为三次痰涂片及一次培养阴性的肺结核 | |

## （五）治疗与诊断

| 项目 | 内容 | |
|---|---|---|
| 化疗原则 | 早期、规律、全程、适量、联合。短程化疗6～9个月 | |
| 药名 | 特点 | 副作用 |
| 异烟肼（INH, H） | 杀菌剂 | 周围神经炎，偶有肝功能损害 |
| 利福平（RFP, R） | 杀菌剂 | 肝功能损害（出现黄疸应停药）、过敏反应 |
| 链霉素（SM, S） | 杀菌剂 | 听力障碍、肾功能损害、眩晕 |
| 吡嗪酰胺（PZA, Z） | 杀菌剂 | 肝功能损害、高尿酸、关节痛 |
| 乙胺丁醇（EMB, E） | 抑菌剂 | 球后视神经炎 |
| 对氨基水杨酸（PAS, P） | 抑菌剂 | 胃肠不适、肝功能损害、过敏反应 |

## 八、肺癌

### （一）临床表现

**1. 原发肿瘤引起的症状和体征**

| 项目 | 内容 |
|---|---|
| 咳嗽 | 为早期症状，常为无痰或少痰的刺激性干咳或金属音调咳嗽 |
| 痰中带血或咯血 | 多见于中央型肺癌<br>细支气管肺泡癌的弥漫型最明显的临床表现是气急 |
| 气短或喘鸣 | — |
| 发热 | — |
| 体重下降 | — |

**2. 肺外胸内扩展引起的症状和体征**

| 项目 | 内容 |
|---|---|
| 胸痛 | — |
| 压迫或侵犯膈神经 | 引起同侧膈肌麻痹 |
| 压迫喉返神经 | 引起声带麻痹，声音嘶哑 |
| 侵犯胸膜 | 可引起胸膜腔积液，往往为血性；大量积液，可以引起气促；有时癌肿侵犯胸膜及胸壁，可以引起持续性剧烈胸痛 |
| 压迫食管 | 可引起吞咽困难 |
| 上腔静脉阻塞综合征 | 表现为头面部和上半身淤血水肿，颈部肿胀、颈静脉扩张，患者常主诉领口进行性变紧 |
| Horner综合征 | 病侧眼睑下垂、瞳孔缩小、眼球内陷，同侧额部与胸壁少汗或无汗 |

锁骨上淋巴结转移是肺癌转移的常见部位

### （二）诊断

| 项目 | | 内容 |
|---|---|---|
| X线检查 | 中央型肺癌 | 肺门肿块影 |
| | 周围型肺癌 | 边缘模糊毛糙，有细短的毛刺 |
| CT | | 判断有无淋巴结转移 |
| 痰细胞学检查 | | 痰中找到癌细胞即可确诊 |

## 九、肺血栓栓塞症

**临床表现**
症状：呼吸苦难：活动后明显，最多见，胸痛、咯血
体征
呼吸急促最常见

**实验室检查**
螺旋CT：确诊

**治疗方案及原则**
抗凝治疗
溶栓治疗
溶栓治疗主要并发症：出血，最严重的是颅内出血

**预防**
禁止对肢体进行按摩

## 十、呼吸衰竭

### （一）按照动脉血气分析分类

| 分型 | Ⅰ型呼吸衰竭 | Ⅱ型呼吸衰竭 |
|---|---|---|
| 别称 | 低氧血症型 | 高碳酸血症型 |
| 血气 | $PaO_2<60mmHg$ | $PaO_2<60mmHg$<br>$PaCO_2>50mmHg$ |
| 机制 | 肺换气功能障碍 | 肺通气功能障碍 |
| 常见疾病 | 严重肺部感染、炎症，急性呼吸窘迫综合征、急性肺栓塞等 | COPD最常见 |

### （二）慢性呼吸衰竭临床表现

| 项目 | 内容 |
|---|---|
| 呼吸困难 | 病情较轻时表现为呼吸费力伴呼气延长，严重时发展为浅快呼吸 |
| 神经症状 | 性呼吸衰竭伴$CO_2$潴留时，随$CO_2$分压的升高可表现为先兴奋后抑制 |
| 循环系统 | 浅表静脉充盈，皮肤充血多汗 |

### （三）慢性呼吸衰竭的诊断与治疗

| 诊断 | 动脉血气分析（最主要） |
|---|---|
|  | 肺功能检测 |
| 治疗 | 氧疗 |
|  | 抗感染慢性呼吸衰竭急性加重的常见诱因是感染 |

## 十一、急性呼吸窘迫综合征

| 项目 | 内容 |
|---|---|
| 概念 | 是指由心源性以外的各种肺内和肺外致病因素所导致的急性进行性呼吸衰竭 |

续表

| 项目 | 内容 |
|---|---|
| 病因 | 肺内因素（直接因素：吸入性肺损伤、肺挫伤、重症肺炎）<br>肺外因素（间接因素：严重休克、感染中毒症状、大面积烧伤） |
| 临床表现 | 症状<br>① ARDS 大多数于原发病起病后 72 小时内发生，几乎不超过 7 天<br>② 除原发病的相应症状和体征外，最早出现的症状是呼吸增快，并呈进行性加重的呼吸困难、发绀，常伴烦躁、焦虑、出汗等 |
| 诊断 | 诊断根据 ARDS 柏林定义，满足如下 4 项条件方可诊断 ARDS<br>① 明确诱因下 1 周内出现的急性或进展性呼吸困难<br>② 胸部 X 线平片/胸部 CT 显示双肺浸润影，不能完全用胸腔积液、肺叶/全肺不张和结节影解释<br>③ 呼吸衰竭不能完全用心力衰竭和液体负荷过重来解释<br>④ 低氧血症：目前，临床上常用的肺氧合功能指标 |
| 治疗 | 原发病的治疗是治疗急性肺损伤（ALI）/急性呼吸窘迫综合征（ARDS）的首要原则。而 ALI/ARDS 又易并发感染，治疗上宜选择广谱抗生素<br>① 纠正缺氧高浓度给氧（但避免长时间高浓度给氧）<br>② 机械通气一旦诊断为 ARDS，应尽早进行机械通气 |

## 十二、胸腔积液

### （一）血胸

#### 1. 临床表现

（1）失血表现　患者会出现不同程度的面色苍白、脉搏细速、血压下降和末梢血管充盈不良等低血容量休克表现。

（2）胸腔积血　表现呼吸急促、肋间隙饱满、气管向健侧移位、患侧叩诊浊音和呼吸音减低或消失的临床表现。

（3）进行性血胸判定标准
① 血压降低、持续脉搏加快，或虽经补充血容量血压仍不稳定。
② 闭式胸腔引流引流量每小时超过 200mL，持续 3 小时。
③ 血红蛋白、红细胞计数、红细胞比容进行性降低。
④ 胸腔引流液迅速凝固。

#### 2. 诊断方法

胸膜腔穿刺抽出血液可确诊。

#### 3. 治疗

（1）非进行性血胸　可根据积血量的多少，采用胸腔穿刺或闭式胸腔引流术治疗。
（2）进行性血胸　抗休克，及时行开胸探查手术止血。

### （二）脓胸

#### 1. 急性脓胸

| 项目 | 内容 |
|---|---|
| 病因 | 肺炎球菌、链球菌，以金黄色葡萄球菌最多见 |
| 临床表现 | 高热、脉快、呼吸急促、食欲缺乏、胸痛、白细胞增多等全身感染症状；积脓较多者尚有胸闷、咳嗽、呼吸道症状 |
| 诊断 | ① 胸部 X 线检查患部显示有积液所致的致密阴影。若有大量积液，患侧呈现大片浓密阴影，纵隔向健侧移位<br>② 超声检查有助于脓胸诊断和定位穿刺<br>③ 胸腔穿刺抽得脓液是最确切的诊断措施 |
| 治疗 | 有效抗生素，至体温正常后 2 周以上<br>控制原发感染，全身支持治疗 |
| 脓胸的感染途径 | 直接进入、淋巴途径和血源性传播 |

2. 慢性脓胸

| 项目 | 内容 |
| --- | --- |
| 病因 | 急性脓胸未及时治疗，经6～8周逐渐进入慢性期 |
| 临床表现 | 长期低热，一般无盗汗 |
| 治疗原则 | 1. 改进引流术<br>2. 胸膜纤维板剥除术　是治疗慢性脓胸的主要原则之一<br>3. 胸廓成形术　坚硬组织，使胸壁内陷<br>4. 胸膜肺切除术　慢性脓胸合并肺内严重病变的患者 |

# 第二节　心血管系统

## 一、冠状动脉粥样硬化性心脏病

### （一）病因
最常见病因是不稳定斑块破溃，继发血栓形成阻塞。

### （二）诊断

| 诊断要点 | | 内容 |
| --- | --- | --- |
| 临床表现 | 症状 | 疼痛（最先出现症状）+全身症状+胃肠道症状+心律失常+低血压和休克+心力衰竭 |
| | 体征 | 心脏浊音界扩大、心包摩擦音、收缩中晚期喀喇音、心律失常、血压降低 |
| | 并发症 | 乳头肌功能失调或断裂（并发症中发生率最高）、心脏破裂、室间隔破裂、栓塞、心室壁瘤、心肌梗死后综合征 |
| 辅助检查 | | 心电图病理性Q波+肌红蛋白+肌钙蛋白I（cTnI）+肌钙蛋白T（cTnT）+肌酸激酶同工酶（CK-MB）升高 |

### （三）治疗原则
尽早开通梗死相关血管、挽救濒死心肌、缩小梗死面积、保护心功能、防治并发症、改善预后。

## 二、自体瓣膜感染性心内膜炎

### （一）概述
急性者主要由金黄色葡萄球菌引起。亚急性者，草绿色链球菌最常见。

### （二）诊断

| 诊断要点 | | 内容 |
| --- | --- | --- |
| 临床表现 | 症状体征 | 发热（最常见症状）+心脏杂音+周围体征（瘀点、指和趾甲下线状出血、Janeway损害、Osler结节、Roth斑）+动脉栓塞+感染的非特异症状 |
| | 并发症 | 心脏并发症（心力衰竭为最常见）、细菌性动脉瘤、迁移性脓肿、神经系统、肾脏并发症 |
| 辅助检查 | | 血培养（首选检查，是确诊方法，也是金标准）+超声心动图（赘生物、瓣周并发症） |

### （三）治疗原则
抗微生物药物治疗（最重要的治疗措施）用药原则：早期应用、充分用药、静脉用药为主。

## 三、原发性高血压

### （一）临床表现
**1. 一般表现**

常见症状有头晕、头痛、颈项板紧、疲劳、心悸等。查体血压升高，心脏听诊可有主动脉瓣区第二心音亢进。

## 2. 恶性高血压

急进型高血压、高血压危象、高血压脑病。

### （二）高血压治疗

**1. 改善生活行为**

控制体重，限盐、限酒、限脂肪，补钾、补叶酸，适当增加运动。

**2. 血压控制目标**

（1）一般主张血压控制目标值至少 <140/90mmHg。

（2）对于老年收缩期高血压患者，收缩压控制于 150mmHg 以下，如果能够耐受可降至 140mmHg 以下。

**3. 药物治疗**

（1）降压药物的治疗其原则为从小剂量开始、优先选择长效制剂、联合用药和个体化。

（2）**常用降压药物** 利尿剂（轻、中度高血压）、β受体阻断药、钙通道阻滞药（CCB）、血管紧张素转换酶抑制剂（ACEI）、血管紧张素Ⅱ受体拮抗剂（ARB）。

## 四、心搏骤停

| 定义 | 心脏射血功能突然终止（脑血流中断，十秒左右可出现意识丧失） |
|---|---|
| 临床表现 | 前驱期：胸痛、疲乏、心悸等非特异性症状 |
| | 终末期：心血管儿急剧变化到心脏骤停发生前的一段时间 |
| | 典型表现：严重胸痛、急性呼吸困难、眩晕 |
| | 心搏骤停：脑血流量急剧减少，意识忽然丧失；皮肤苍白或发绀；瞳孔散大；可出现大小便失禁 |
| | 生物学死亡：心搏骤停发生后，4～6min 开始发生不可逆性脑损害，随后经数分钟过渡到生物学死亡 |
| 处理 | ①识别心搏骤停并启动急救系统；②尽早进行心肺复苏；③快速除颤；④有效的高级生命支持；⑤综合的心搏骤停后治疗 |

# 第三节　消化系统

## 一、急慢性胃炎

### （一）急性胃炎

| 病因 | 药物、应激、酒精等 |
|---|---|
| 临床表现 | 上腹痛、恶心，呕吐、食欲缺乏 |
| | 药物和应激引起的：腹部症状轻 |
| | 感染和中毒引起的：上腹痛、恶心，呕吐；常合并肠炎伴腹泻 |
| 确诊 | 胃镜检查（出血后 24～48h） |
| 治疗 | 抑酸药，奥美拉唑、替丁类药物 |

### （二）慢性胃炎

| 慢性萎缩性胃炎 | 多灶萎缩性胃炎（B 型胃炎） | 幽门螺杆菌感染 |
|---|---|---|
| | 自身免疫性胃炎（A 型胃炎） | 自身抗体→壁细胞破坏→内因子缺乏→维生素 $B_{12}$ 缺乏→恶性贫血 |

## 二、消化性溃疡

消化性溃疡可分为胃溃疡（GU）、十二指肠溃疡（DU）、混合性溃疡。损伤深度至少达黏膜肌层；十二指肠溃疡最常见。

**1. 病因** 幽门螺杆菌感染为主要病因。

**2. 临床表现** 消化性溃疡的主要症状是上腹痛。

(1) 反复发作。
(2) 周期性。
(3) 节律性。
3. **主要并发症** 出血。
4. **鉴别诊断**

| 疾病 | 疼痛时间 | 并发症 |
|---|---|---|
| 胃溃疡 | 餐后1小时疼痛 | 易癌变，不易穿孔 |
| 十二指肠溃疡 | 餐前痛、饥饿痛、夜间痛 | 不易癌变，易穿孔 |

5. **辅助检查** 首选检查：胃镜+活检；X线钡餐：龛影
6. **治疗** ①药物：奥美拉唑；②手术：胃大部分切除。

### 三、肝硬化

#### （一）概述
引起肝硬化的原因以病毒性肝炎为主，乙肝最常见。

#### （二）诊断

| 项目 | | 内容 |
|---|---|---|
| 临床表现 | 代偿期 | 缺乏特异性 |
| | 失代偿期 肝功能减退 | 全身营养差+消化系统症状+出血和贫血+乳房发育、蜘蛛痣及肝掌 |
| | 失代偿期 门静脉高压症 | 脾肿大+侧支循环的建立和开放（是肝硬化特征性改变）+腹水（失代偿期最常见、最突出表现） |
| | 并发症 | 上消化道出血（最常见）+肝性脑病（最严重）+肝肾综合征（三低一高） |
| 辅助检查 | | A/G倒置+食管吞钡X线检查虫蚀样充盈缺损、门静脉主干内径>13mm+腹水为漏出液+肝活检假小叶（诊断金标准） |

### 四、炎症性肠病

| 诊断 | 项目 | 克罗恩病 | 溃疡性结肠炎 |
|---|---|---|---|
| 临床表现 | — | 腹痛（最常见）、腹泻（无脓血）和体重下降 | 腹泻和黏液脓血便及腹痛；里急后重，便后缓解 |
| | 重要表现 | 瘘管形成（特异的临床特征） | 黏液脓血便 |
| 辅助检查 | 影像学检查 | 纵行性溃疡或裂沟 | — |
| | 结肠镜检查 | 节段性、非对称性分布，纵行溃疡、鹅卵石样改变，肠腔狭窄或肠壁僵硬 | 节段性、非对称性分布，纵行溃疡、鹅卵石样改变，肠腔狭窄或肠壁僵硬；瘘管形成、假息肉形成。 |
| | 活组织检查 | 非干酪性肉芽肿 | 非干酪性肉芽肿 |

## 第四节 泌尿系统

### 慢性肾衰竭

#### （一）常见病因
主要病因——慢性肾小球肾炎，其次为糖尿病肾病、高血压肾病等。

#### （二）临床表现
水、电解质和酸碱平衡失调（最常见代谢性酸中毒）、消化系统表现（最早出现的症状）、心血管系统（贫血表现明显）、血液系统、神经肌肉系统。

## 第五节　血液系统

### 一、贫血概论

#### （一）诊断

**1. 分类**

（1）按贫血进展速度　①急性贫血；②慢性贫血。

（2）按发病机制和病因　①红细胞生成减少；②红细胞破坏过多；③失血性贫血。

（3）按红细胞形态学　①正常细胞性贫血（再生障碍性贫血）；②大细胞性贫血（巨幼细胞贫血）；③小细胞低色素性贫血（缺铁性贫血）。

**2. 临床表现**　贫血最常见的症状是疲乏无力，最常见的体征是皮肤发绀。心血管最常见的表现为心悸气短。

**3. 诊断步骤**

（1）确立诊断。

（2）明确贫血类型。

（3）病因诊断（贫血诊断最重要）。

#### （二）治疗原则

（1）对症治疗

（2）对因治疗　针对贫血发病机制进行治疗（最关键）。

### 二、缺铁性贫血

#### （一）铁代谢

1. 来源　外源性铁和内源性铁

2. 吸收　二价铁，在十二指肠和空肠上段吸收。

3. 转运　三价铁转运。

4. 分布与贮存　贮存形式有两种：即铁蛋白和含铁血黄素。

#### （二）病因

（1）摄入不足而需要量增加。

（2）丢失过多（成人缺铁性贫血的主要原因）。

（3）吸收不良。

#### （三）临床表现

贫血临床表现+如皮肤干燥，发白、毛发干枯、反甲等。还可出现神经、精神系统表现，如异食癖。

### 三、再生障碍性贫血

#### （一）概述

再生障碍性贫血是造血干细胞数量减少和（或）功能异常，引起全血细胞减少的一个综合病征。

#### （二）诊断

1. 临床表现　贫血+出血（颅内出血可危及生命）+感染。

2. 实验室检查　血常规（全血细胞减少，网织红细胞绝对减少）+骨髓细胞学检查（多部位增生重度减低，三系造血细胞明显减少，巨核细胞减少）。

3. 诊断标准　临床表现（无肝脾肿大）+血常规（全血细胞减少）+骨髓细胞学检查+排除。

#### （三）治疗

重型再障应尽早进行造血干细胞移植。

### 四、急性白血病

#### （一）概述

急性白血病是造血干/祖细胞的恶性克隆性疾病。

## （二）诊断

| 诊断要点 | 内容 |
|---|---|
| 临床表现 | 贫血＋发热（G⁻杆菌感染多见）＋出血（颅内出血是最常见致死原因）＋组织和器官浸润 |
| 辅助检查 | 血常规（大多数患者白细胞超过 $10 \times 10^9$/L）＋骨髓细胞学检查（原始细胞≥骨髓有核细胞的 30% 作为诊断急性白血病的标准） |

## （三）治疗原则

**1. 一般治疗**

**2. 化疗** 诱导缓解、巩固强化、维持治疗［急性淋巴细胞白血病诱导缓解常用 VP 方案；M3（APL）：多采用全反式维 A 酸（ATRA）＋蒽环类药物］。

**3. 骨髓移植** 是目前治疗白血病最好的方式。

## 五、淋巴瘤

### （一）概述

根据组织病理学，可将淋巴瘤分为霍奇金淋巴瘤（HL）（R-S 细胞对 HL 诊断有重要意义）和非霍奇金淋巴瘤（NHL）两大类。

### （二）诊断

**1. 临床表现** 淋巴结肿大（首发症状是无痛性颈部或锁骨上淋巴结进行性肿大）＋饮酒后淋巴结疼痛＋全身症状（发热、消瘦、盗汗等）。

**2. 临床分期** Ⅰ期、Ⅱ期、Ⅲ期、Ⅳ期。

## 六、多发性骨髓瘤

| 概述 | 为浆细胞（骨髓瘤细胞）克隆性异常增生的恶性肿瘤，骨髓瘤细胞分泌大量异常单克隆免疫球蛋白（M 蛋白） |
|---|---|
| 临床表现 | 骨髓瘤细胞大量增生浸润引起骨骼疼痛（早期症状、扁骨多见）、髓外浸润、贫血 |
| | M 蛋白引起感染、高黏滞综合征、出血 |
| | 肾功能损害：出现蛋白尿、管型尿、急性肾衰竭 |

## 七、特发性血小板减少性紫癜

### （一）概述

特发性血小板减少性紫癜（ITP）是多种机制共同参与的获得性自身免疫性疾病，表现为血小板减少。

### （二）诊断

| 诊断要点 | 内容 |
|---|---|
| 临床表现 | 皮肤黏膜出血（紫癜不对称分布）、关节肌肉水肿少见、内脏出血少见 |
| 辅助检查 | 血常规（血小板减少）＋骨髓细胞学检查（巨核细胞成熟障碍，幼稚型增加）＋血小板抗体检查：PAIg（血小板相关抗体）阳性＋PAC3（血小板补体）阳性 |

诊断标准：临床表现（脾脏一般不增大）血象＋骨髓象＋排除其他疾病。

## 八、血友病

### （一）概述

血友病是一组遗传性凝血因子缺乏引起的出血性疾病。包括血友病 A、血友病 B 及遗传性 FXI 缺乏症。

### （二）诊断

**1. 临床表现** 出血（特点：出血不止）＋血肿压迫症状及体征（口腔底部、咽后壁、喉及颈部出血可致呼吸困难甚至窒息）。

**2. 诊断标准** 男性（可有 X 连锁隐性遗传）+ 临床表现 + 实验室检查（出血时间、PLT、PT 正常；APTT 可延长；FIX 抗原及活性减低或缺乏）。

## 九、弥散性血管内凝血

### （一）概述
弥散性血管内凝血（DIC）是一组严重的出血综合征。

### （二）诊断
**1. 临床表现** 出血倾向（是 DIC 最突出的临床表现）+ 微血管栓塞 + 休克或微循环障碍。
**2. 诊断标准** 基础疾病 + 临床表现 + 实验室检查（PLT；血浆纤维蛋白原含量；3P 试验阳性、FDP、D-二聚体、PT、APTT）。

### （三）治疗
消除诱因治疗原发病、抗凝治疗（普通肝素治疗监测最常用的指标为 APTT）、替代治疗。

# 第六节 代谢、内分泌系统

## 一、甲状腺功能亢进症

### （一）概述
血循环中甲状腺自身合成和分泌甲状腺激素（FT3、FT4 增高、TSH 降低）过多引起的甲状腺毒症称为甲状腺功能亢进症。

### （二）临床表现
（1）代谢亢进（易饿、多食、消瘦，怕热、多汗等）。
（2）多系统兴奋性增高（消化系统、心血管系统、精神神经系统、造血系统、生殖系统、肌肉骨骼系统）。
（3）甲状腺肿大（弥漫性、对称性、随吞咽动作上下移动），可闻及血管杂音和扪及震颤（是甲亢最特异性体征）。
（4）甲状腺眼征。

## 二、甲状腺结节

### （一）概述
单发结节甲状腺癌的发生率较高。

### （二）诊断
血清促甲状腺素和甲状腺激素 + 血清降钙素水平的测定 + 甲状腺超声检查（高清晰甲状腺超声检查是评价甲状腺结节最敏感的方法）+ 甲状腺核素显像

### （三）治疗
实质性单结节中的冷结节多需手术治疗。

## 三、原发性慢性肾上腺皮质功能减退症

### （一）概述
原发性慢性肾上腺皮质功能减退症，又称 Addison 病，由于双侧肾上腺的大部分被毁损所致。

### （二）临床表现
最具特征的表现全身皮肤色素加深 + 其他（低钠血症、血容量减少、高血钾、抗感染能力减弱、低血糖、血象异常、内分泌失调）。

## 四、糖尿病

### （一）概述
糖尿病是以慢性高血糖为特征。

## （二）临床表现

| 临床表现 | 内容 |
|---|---|
| 一般症状 | 典型"三多一少"：为多尿、多饮、多食和体重减轻 |
| 代谢综合征 | 肥胖、高血糖、血脂异常和高血压 |
| 并发症 | 急性：糖尿病酮症酸中毒（DKA）是 1 型糖尿病最常见并发症 |
| | 慢性：<br>（1）大血管病变　心脑血管疾病，是 2 型糖尿病最主要死亡原因<br>（2）微血管病变<br>① 糖尿病肾病，是 1 型糖尿病最主要死亡原因<br>② 糖尿病性视网膜病变；<br>③ 糖尿病心肌病<br>（3）神经病变　以周围神经炎最常见<br>（4）眼的其他病变<br>（5）糖尿病足 |

## （三）诊断标准

糖尿病症状 + 任意时间静脉血浆葡萄糖 ≥ 11.1mmol/l 或空腹血浆葡萄糖 ≥ 7.0mmol/L 或 OGTT 2 小时血糖 ≥ 11.1mmol/L。症状不典型者，须另一天再次证实，不主张做第三次 OGTT。

## （四）分型

共分为 1 型糖尿病（胰岛 β 细胞破坏，引起胰岛素绝对缺乏）、2 型糖尿病（胰岛素抵抗为主伴胰岛素分泌不足）、其他特殊类型和妊娠糖尿病四型。

## （五）治疗

**1. 糖尿病治疗管理的"五驾马车"**　糖尿病教育、医学营养治疗、运动治疗、血糖监测和药物治疗。

**2. 降糖药物治疗**

| 药物 | 首选 | 不良反应 |
|---|---|---|
| 双胍类 | 2 型肥胖的糖尿病 | 消化道反应为最主要，乳酸性酸中毒最严重 |
| 磺脲类 | 非肥胖的 2 型糖尿病 | 低血糖反应最常见且最重要 |
| 格列奈类 | 非磺脲类促胰岛素分泌剂 | |
| α- 葡萄糖苷酶抑制剂 | 空腹血糖正常（或不太高）而餐后高血糖为主要表现的患者 | |
| 噻唑烷二酮类 | 胰岛素增敏剂 | |

胰岛素治疗：是控制高血糖的重要和有效的手段；短效胰岛素静脉注射可用于抢救 DKA；主要不良反应是低血糖。

## 五、系统性红斑狼疮

病因：自身免疫性疾病

| 临床表现：<br>面颊部蝶形红斑；盘状红斑；关节痛（无畸形）；<br>口腔溃疡：疾病活动期<br>肾脏损伤造成尿毒症死亡是 SLE 的常见死因 | 辅助检查：<br>抗核抗体（ANA）：筛查指标<br>抗双链 DNA（dsDNA）：与病情轻重相关<br>抗 Sm 抗体：标志性抗体<br>C3、C4 成分，提示狼疮活动 | 治疗：<br>糖皮质激素：泼尼松<br>免疫抑制剂<br>抗疟药：羟喹酮 |
|---|---|---|

# 第七节 精神、神经系统

## 一、精神障碍概述

遗传是最重要的致病因素之一。遗传方式最可能的是多基因遗传。

## 二、精神障碍症状学

### 1. 感觉障碍

| 项目 | 感觉减退 | 感觉过敏 | 内感性不适 |
| --- | --- | --- | --- |
| 定义 | 对外界强烈刺激产生轻微的感觉或不能感觉，感觉阈值增高 | 对外界一般刺激即产生强烈感觉，感觉阈值降低 | 机体内部产生的异常不适感和难以忍受的痛苦 |
| 临床意义 | 抑郁、分离障碍 | 更年期综合征 | 疑难病症及精神分裂症 |

### 2. 知觉障碍
包括错觉、幻觉和感知综合障碍。
（1）错觉 指对客观事物歪曲的知觉。
（2）幻觉 指没有现实刺激作用于感觉器官时出现的知觉体验，是一种虚幻的知觉。
根据其涉及的感官分为以下两种。

| 分类 | 定义 | 实例 | 意义 |
| --- | --- | --- | --- |
| 幻听 | 最常见，是一种缥缈虚幻的听觉，听到了并不存在的声音 | 如：经常听到门铃响，家人却没有听到 | 评论性幻听，议论性幻听多见精神分裂症 |
| 幻视 | 看到了并不存在的事物 | 如：房间内有鲨鱼在游 | 精神分裂 |

### 3. 思维障碍
（1）思维形式障碍

| 项目 | 临床特点 |
| --- | --- |
| 思维迟缓 | 言语缓慢、语量减少、语声变低、反应迟缓 |
| 思维奔逸 | 联想加快，患者表现话多，速度快，内容十分丰富 |
| 思维破裂 | 指概念之间联想断裂，建立联想的各种概念内容之间缺乏内在联系。表现为患者的言语或书写内容有结构完整的句子，但各句含意互不相关，变成语句堆积，整段内容令人不能理解 |
| 思维中断 | 患者在意识清晰、无外界干扰等情况下，思维过程突然中断 |
| 语词新作 | 指概念的融合、浓缩以及无关概念的拼凑，患者自创一些新的符号、图形、文字或语言并赋予特殊的概念 |

（2）根据妄想的内容 分为以下类型。

| 项目 | 临床特点 |
| --- | --- |
| 钟情妄想 | 患者坚信自己被异性钟情 |
| 被害妄想 | 患者坚信他被跟踪、被监视、被诽谤、被隔离等 |
| 关系妄想 | 患者将环境中与他无关的事物，都认为与自己有关 |
| 夸大妄想 | 患者病态地夸大自我的重要性 |
| 嫉妒妄想 | 患者无中生有的坚信自己的配偶对自己不忠实有外遇 |

（3）精神运动性抑制 主要包括以下几类。

| 项目 | 临床特点 | 临床意义 |
|---|---|---|
| 木僵 | 指动作行为和言语活动被完全抑制，表现为患者不语、不动、不饮、不食，肌张力增高，面部表情固定，对刺激缺乏反应，经常保持一种固定姿势。症状较轻者，可表现为少语、少动、表情呆滞，无人时能自动进食，可自行大小便，称为亚木僵状态 | 精神分裂症、严重抑郁发作、应激障碍、脑器质性精神障碍 |
| 蜡样屈曲 | 是在木僵基础上出现的，患者出现肢体任人摆布，即使是不舒服的姿势，也较长时间似蜡塑一样维持不动 | 紧张型精神分裂症 |

### 三、精神障碍的检查和诊断

#### （一）病史
主要来源于患者和知情者。

#### （二）采集病史的注意事项
采取病史应尽量作到客观、全面和准确，重点内容要突出。对一些重要的症状可将患者原话记录。记录时要避免用医学术语。能清楚地反映疾病的发生发展过程以及各种精神症状特点，对病史资料医护人员应保密，勿做闲谈资料。

#### （三）精神检查的一般原则
建立良好医患关系是精神检查的基础，只有建立良好的医患关系才能进行有效地精神检查。检查时先问一般性问题，后问特殊性问题，先提开放式问题，后提封闭式问题。先通过开放性问题了解病情，然后用封闭式问题核实病情或症状内容。在与患者交谈过程中对患者的症状不要纠正，更不要予以反驳或辩驳。

### 四、脑卒中

#### （一）出血性脑血管疾病

| 疾病 | 发病时间 | 发病急缓 | 临床表现 | 注意事项 |
|---|---|---|---|---|
| 脑出血 | 白天多见 | 迅速，症状多在数小时内达高峰 | 脑出血颅内压增高，迅速出现意识障碍，鼾声，抽搐或大小便失禁，部分有上消化道出血，短期内形成脑疝而致死亡。内囊出血最多见，可出现对侧偏瘫、偏身感觉障碍、对侧同向偏盲，即"三偏征" | 禁用吗啡与哌替啶 |

#### （二）缺血性脑血管疾病

| 分类 | 发病时间 | 发病急缓 | 临床表现 | 注意事项 |
|---|---|---|---|---|
| 短暂性脑缺血（TIA） | 数秒钟或数分钟，不超过24h | 起病突然，历时短暂 | 偏身感觉障碍、偏瘫或单瘫、单眼失明、眩晕、眼震、共济失调、恶心、呕吐等症状。在24h内恢复正常 | 急性缺血性卒中在起病4.5h内可以通过溶栓治疗降低残疾发生率，在起病6h内对于合适的患者， |
| 脑血栓形成 | 常在睡眠或安静休息 | 进展缓慢 | 前驱症状如头痛、头晕等，梗死后出现偏瘫性、偏身感觉障碍、失语等，多无意识障碍 | |

### 五、三叉神经痛

#### （一）临床表现
1. **好发部位** 以面部三叉神经一支或几支分布区内突发的短暂剧痛为特点。可长期固定在某一分支，尤以上颌神经、下颌神经多见，亦可两支同时受累。以面颊、上下颌及舌疼痛最明显。
2. **扳机点** 以口角、鼻翼、颊部和舌等处最为敏感，轻触即可诱发，故有"触发点""扳机点"之称。
3. **痛性抽搐** 严重病例可因疼痛可引起反射性面肌抽搐，口角偏向患侧，并有面红、流泪和流涎，称痛性抽搐。严重者正常生活起居（如：洗面、刷牙、说话、咀嚼等）都可诱发，以致不能做这些动作。
4. **疼痛** 每次发作时间仅数秒钟至1～2min，突发突止。间歇期间完全正常。

#### （二）诊断和鉴别诊断
1. **继发性三叉神经痛** 常表现为三叉神经麻痹并持续性疼痛；有面部感觉减退、角膜反射迟钝等，且常合并其他脑神经麻痹，可由多发性硬化、原发性或转移性颅底肿瘤等所致。

2. **牙痛** 一般牙痛呈持续性钝痛。

### （三）处理原则

1. **药物治疗** 卡马西平为首选，有效率70%～80%，苯妥英钠次选。
2. **手术治疗** 最安全有效的手术方法。三叉神经显微血管减压术常用。

## 六、偏头痛

### （一）有先兆偏头痛（典型偏头痛）

以视觉先兆最为常见。可出现暗点、亮光或较复杂的幻觉，先兆持续10～40分钟，然后迅速消失。先兆消退后，很快发生头痛。头痛常为搏动性，伴恶心、呕吐。

### （二）无先兆偏头痛（普通偏头痛）

最常见的类型，头痛性质与有先兆偏头痛表现相似但发作频率更高，严重影响日常生活。

### （三）发作时治疗

（1）对发作时不很强烈的偏头痛可选用非甾体抗炎药（NSAID）。
（2）对不常发作但很强烈的偏头痛，可在发作早期给咖啡因麦角胺。

### （四）预防性用药

对发作频繁或急性期治疗无效者，可选用下列药物。
（1）普萘洛尔（心得安）。
（2）苯噻啶。
（3）硝苯地平，或选用其他钙离子通道阻滞剂。
（4）抗癫痫药，丙戊酸钠，托吡酯。

# 第八节 传染病

## 一、总论

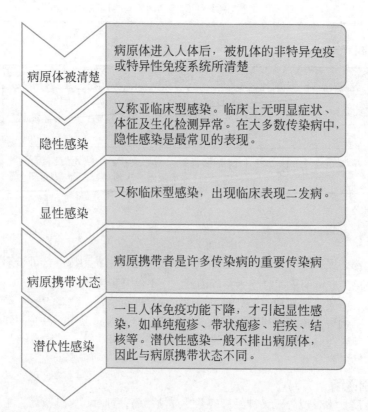

| 传播途径 | 传播过程 | 举例 |
|---|---|---|
| 呼吸道传播 | 经空气、飞沫或尘埃 | 麻疹、百日咳、肺结核、禽流感、严重急性呼吸综合征、非典型肺炎 |
| 消化道传播 | 经水、食物等 | 伤寒、霍乱、细菌性痢疾 |
| 接触传播 | 与传染源直接接触 | 炭疽、钩端螺旋体病、血吸虫 |
| 虫媒传播 | 通过节肢动物叮咬吸血 | 流行性乙型脑炎、疟疾 |
| 血液体液传播 | 性传播、输血注射或母婴垂直传播 | 慢性乙型肝炎、艾滋病 |
| 母婴传播 | 通过胎盘传播 | 梅毒、弓形虫病 |

| 传染病分级 | 内容 |
|---|---|
| 甲类传染病 | 鼠疫、霍乱 |
| 乙类传染病 | 传染性非典型肺炎（SARS）、肺炭疽列入乙类传染病并按照甲类传染病管理。 |

## 二、病毒性肝炎

### （一）乙肝五项常见检查结果

| 项目 | HBsAg | 抗-HBs | HBeAg | 抗-HBe | 抗-HBc |
|---|---|---|---|---|---|
| 大三阳 | + | − | + | − | − |
| 小三阳 | + | − | − | + | + |

### （二）五种肝炎病毒的比较

| 项目 | 甲型肝炎病毒 | 乙型肝炎病毒 | 丙型肝炎病毒 | 丁型肝炎病毒 | 戊型肝炎病毒 |
|---|---|---|---|---|---|
| 缩写 | HAV | HBV | HCV | HDV | HEV |
| 基因组 | 单链 RNA | 双链 DNA | 正单链 RNA | 负单链 RNA | 正单链 RNA |
| 抗原 | HAV Ag | HBsAg、HBeAg HBcAg | HCV Ag | HDV Ag | HEV Ag |
| 抗体 | 抗-HAV | 抗-HBs、抗-HBe 抗-HBc | 抗-HCV | 抗-HDV | 抗-HEV |

### （三）流行病学

| 项目 | 甲型肝炎 | 乙型肝炎 | 丙型肝炎 | 丁型肝炎 | 戊型肝炎 |
|---|---|---|---|---|---|
| 传染源 | 急性患者少见；隐性感染者多见 | 急慢性患者病毒携带者 | 急慢性患者；无症状病毒携带者 | 急慢性患者病毒携带者 | 类似于甲肝 |
| 传播途径 | 主要为粪口感染；密切接触；输血感染 | 输血最常见；体液传播；母婴传播；破损消化道、黏膜 | 输血及血制品常见注射、针刺、移植、血液透析、密切接触、性传播、母婴传播 | 与乙肝类似，常与 HBV 重叠感染或同时感染 | 类似于甲肝 |

### （四）临床表现

| 肝炎分型 | 内容 | | | |
|---|---|---|---|---|
| | 项目 | 黄疸前期 | 黄疸期 | 恢复期 |
| 急性黄疸型肝炎（病程小于半年） | 临床表现 | 全身乏力、恶心呕吐、厌油、腹胀、肝区疼痛、尿色加深等 | 发热消退，尿黄加深，黄疸，可有一过性阻塞性黄疸，肝脾大，肝区叩痛 | 症状逐渐消失黄疸消退肝脾回缩 |
| | 肝功能 | 主要为 ALT、AST 升高 | ALT 和胆红素升高，尿胆红素阳性 | 肝功能逐渐恢复正常 |
| | 持续时间 | 5~7 天 | 2~6 周 | 1~2 个月 |

续表

| 肝炎分型 | 内容 |
|---|---|
| 急性重型肝炎<br>（<14天） | 肝浊音界进行性缩小，黄疸急剧加深、肝功能明显异常（特别是血清胆红素≥17μmol/L），大量肝细胞坏死。应重视昏迷前驱症状（行为反常、性格改变、意识障碍、精神异常）以便做出早期诊断 |
| 淤胆型肝炎 | 肝浊音界进行性缩小，黄疸急剧加深、肝功能明显异常（特别是血清胆红素≥17μmol/L），大量肝细胞坏死。应重视昏迷前驱症状（行为反常、性格改变、意识障碍、精神异常）以便做出早期诊断 |

## 三、细菌性痢疾

概述：
主要经消化道传播，其主要病理变化为直肠、乙状结肠的炎症与溃疡，主要表现为腹痛腹泻、排黏液脓血便及里急后重

| 病原体：<br>志贺菌属，我国以B群（福氏菌群）为主 | 传染源：菌痢病人和带菌者<br>传播途径：消化道传播<br>发病率：儿童最高<br>流行季节：夏秋季 | 确诊：需要靠粪便细菌培养痢疾杆菌阳性<br>治疗：喹诺酮类 |
|---|---|---|

## 四、艾滋病

| 概述 | 艾滋病是由人类免疫缺陷病毒（HIV）引起的一种慢性传染病，主要通过性接触和血液传播。HIV病毒主要破坏 $CD4^+$ T淋巴细胞，导致免疫功能受损，最终可能并发各种机会性感染和恶性肿瘤 | |
|---|---|---|
| 临床表现 | 急性期 | 感染HIV后6个月内，可能出现发热、咽痛、盗汗、恶心、呕吐、腹泻、皮疹、肌肉关节痛和淋巴结肿大等症状。此期可检测到p24抗原与HIV RNA，CD4 T淋巴细胞数量下降，CD4/CD8 T淋巴细胞比例倒置 |
| | 无症状期 | 可从急性期进入，或无明显急性期症状直接进入。此期无明显临床症状，但可出现淋巴结肿大。血清中可检测到HIV RNA、p24抗原和抗-HIV抗体。此期一般持续4~8年 |
| | 艾滋病期 | 包括HIV相关症状（如持续发热或腹泻、体重减轻、神经精神症状等），以及各种机会性感染和肿瘤。具体包括：<br>　呼吸系统：肺孢子菌肺炎（PCP）等<br>　消化系统：口腔炎、食管炎、溃疡等<br>　神经系统：头痛、癫痫、痴呆等<br>　皮肤黏膜：卡波西肉瘤、舌乳头状瘤等<br>　眼部：巨细胞病毒视网膜炎、弓形虫视网膜炎等 |
| 诊断 | 流行病学史 | 急性期和婴幼儿HIV感染的重要参考。包括不安全性生活史、静脉注射毒品史、输入未经抗HIV抗体检测的血液或血液制品、HIV抗体阳性者所生子女或职业暴露史等 |
| | 临床表现 | 各期表现不同 |
| | 实验室检查 | 包括HIV抗体检测、HIV核酸定性和定量检测、$CD4^+$ T淋巴细胞计数、HIV耐药检测等。HIV抗体检测是诊断的金标准，包括抗体筛查试验和抗体补充试验。HIV核酸检测也用于诊断。HIV核酸定量和$CD4^+$ T淋巴细胞计数有助于判断疾病进展、疗效和预后。HIV耐药检测可用于指导抗病毒治疗 |
| 预防 | ① 管理传染源、切断传播途径、保护易感人群<br>② 未感染HIV的人群，在暴露于高感染风险后（如与HIV感染者或感染状态不明者发生明确的体液交换行为），尽早（不超过72h）服用抗病毒药物，以降低被感染风险，即暴露后预防 | |

# 第三单元 外科学

## 第一节 无菌术

### 1. 灭菌、消毒法

| 项目 | 内容 |
|---|---|
| 高压蒸汽法 | 分为下排气式和预真空式。<br>使用时注意事项：<br>① 灭菌的包裹不超过 40cm×30cm×30cm<br>② 包扎不宜过紧，不用绳扎<br>③ 灭菌器内的包裹不宜排得过密<br>④ 预置专用的包内及包外灭菌指示纸带，包外指示纸带出现黑色条纹，包内指示带由无色变为黑色，表示已达到灭菌的要求<br>⑤ 已灭菌的物品应注明有效日期，通常为 2 周 |
| 化学灭菌法 | 有环氧乙烷气体灭菌法、过氧化氢等离子体低温灭菌法 |
| 煮沸法 | 适用于金属器械、玻璃制品及橡胶类等物品。在水中煮沸至 100℃持续 15～20min，一般细菌即可被杀灭，但带芽孢的细菌至少需煮沸 1h 才能被杀灭 |
| 药液浸泡法 | 适用于锐利器械、内镜等。采用 2% 中性戊二醛为浸泡消毒，30min 达到消毒，灭菌时间为 10h |

### 2. 手术室的管理

| 手术顺序 | 当一个手术室须连续做多个手术时，应先做无菌手术，后做污染或感染手术 |
|---|---|
| 消毒 | 手术室内应定期进行空气清毒 |
| 清洁 | ① 每次手术完毕后和每天工作结束时，都应彻底擦拭地面，清除污液、敷料和杂物等<br>② 每周应彻底大扫除一次<br>③ 凡进入手术室的人员，必须换上手术室的清洁鞋帽、衣裤和口罩 |
| 注意事项 | ① 患有急性感染性疾病，尤其是上呼吸道感染者，不得进入手术室<br>② 参观手术的人员不宜超过 2 人 |

## 第二节 水和钠的代谢紊乱

### 一、概述

在细胞外液中，$Na^+$ 是主要的阳离子。

### 二、各型水和钠的代谢紊乱

| 类型 | 病因 | 临床表现 | 诊断 | 治疗 |
|---|---|---|---|---|
| 等渗性缺水血钠<br>（血钠 135～145mmol/L） | 体液丢失过多：消化液的急性丧失、炎性渗出液的引流等 | 一般脱水表现<br>血容量不足表现（5%）<br>休克表现可伴代酸（6%～7%） | 病史+临床表现+辅助检查（血常规、血清电解质、尿比重、动脉血气分析） | 病因治疗<br>补液治疗：平衡盐溶液（首选）<br>补钾治疗 |
| 低渗性缺水<br>（血钠<135mmol/L） | 体液丢失过多：尤其是胃肠道消化液持续性丢失<br>补水过多 | 一般表现<br>休克（出现早）易发生脑水肿 | 病史+临床表现+辅助检查［血常规、血清钠、尿液检查（尿比重<1.010）、尿素氮］ | 病因治疗<br>补液治疗：含盐溶液或高渗盐水 |

续表

| 类型 | 病因 | 临床表现 | 诊断 | 治疗 |
|---|---|---|---|---|
| 高渗性缺水（血钠>150mmol/L） | 摄入水分不够 水分丧失过多 | 轻度：口渴 中度：极度口渴乏力、尿少和尿比重增高等 重度：躁狂、幻觉、谵妄、甚至昏迷 | 病史+临床表现+辅助检查（血常规、血清钠、尿液检查、尿比重） | 病因治疗 补液治疗：脉滴注5%葡萄糖溶液或低渗的0.45%氯化钠溶液 |

## 第三节 低血钾症

### 一、概述

钾的总含量98%在细胞内，正常血钾浓度为3.5～5.5mmol/L。

### 二、低钾血症

| 项目 | 内容 |
|---|---|
| 病因 | 摄入不足、排出过多、细胞内外转移 |
| 临床表现 | 早期肌无力（先是四肢软弱无力），还可有软瘫、腱反射减退或消失、肠麻痹表现、心脏受累、代谢性碱中毒 |
| 诊断 | 病史+临床表现+辅助检查（血钾浓度<3.5mmol/L 有确诊意义） |
| 治疗 | 补钾治疗（禁用静脉注射法） |

## 第四节 代谢性酸中毒

### 一、概述

代谢性酸中毒是临床最常见的酸碱平衡失调。

### 二、诊断

| 诊断要点 | 内容 |
|---|---|
| 临床表现 | 重者：疲乏、眩晕、嗜睡等、kussmaul 呼吸（呼出气带有酮味）心血管表现、神经系统表现 |
| 辅助检查 | 血气分析：血液 pH 和 $HCO_3^-$ 明显下降 |

### 三、治疗原则

包括病因治疗（宁酸勿碱）、补碱治疗（$HCO_3^-$<10mmol/L 的重症酸中毒患者，应立即输液和用碱剂进行治疗）。

## 第五节 休克

### 一、概述

休克的临床表现、诊断、治疗

### 二、诊断

| 诊断要点 | 内容 |
|---|---|
| 临床表现 | 精神症状+口渴+皮肤色泽+皮肤温度+脉搏+血压+尿量+估计失血量 |
| 辅助检查 | 血压（收缩压<90mmHg，脉压<20mmHg→休克）+休克指数+尿量（是反映肾血流灌注的有效指标）+中心静脉压（CVP）+肺毛细血管楔压（PCWP）、肺动脉压（PAP） |

## 三、治疗

一般措施、补充血容量（是纠正休克引起的组织低灌注和缺氧的关键）、积极处理原发病、纠正酸碱平衡失调、血管活性药物的应用。

## 四、低血容量休克治疗

主要包括补充血容量和积极处理原发病、制止出血两方面。

## 五、感染性休克治疗

（1）病因治疗。
（2）补感激、慢活乱，重点保护心肺肾。

# 第六节　外科感染

**1. 常见的外科感染及其致病菌**

| 特异性感染 | | 非特异性感染 | |
|---|---|---|---|
| 结核 | 结核杆菌 | 疖 | 金黄色葡萄球菌 |
| 破伤风 | 破伤风梭菌 | 痈 | |
| 气性坏疽 | 梭状芽孢杆菌 | 丹毒 | 链球菌 |
| 真菌 | 真菌 | 蜂窝织炎 | |

**2. 诊断及治疗**

| 项目 | 内容 | |
|---|---|---|
| 诊断 | 局部症状<br>红、肿、热、痛和功能障碍是急性炎症的典型症状 | |
| | 细菌<br>大肠埃希菌<br>溶血性链球菌<br>铜绿假单胞菌<br>金黄色葡萄球菌 | 脓液特点<br>大稠厚，有恶臭<br>稀薄、淡红色<br>淡绿色，特殊腥臭味<br>稠厚，黄色，无臭味 |
| | 波动征：诊断脓肿的主要依据<br>局部压痛：深部化脓性感染<br>压痛最剧烈：局部诊断性穿刺 | |
| 治疗 | 患部制动与休息：制动的目的是防止炎症扩散<br>外敷药物：消肿、止痛（脓肿尚未形成）<br>热敷、理疗或放射疗法<br>外科疗法：脓肿的切开引流和发炎脏器的切除（脓肿已形成） | |

# 第七节　浅部组织细菌性感染

| 疾病 | 概念 | 病原体 | 特点及治疗 | 注意事项 |
|---|---|---|---|---|
| 疖 | 单个毛囊化脓 | 金黄色葡萄球菌 | 危险三角不能挤（化脓性海绵状静脉窦炎） | 局部治疗为主，全身症状重者，感染不易控制而需做切开引流术。切开一般用"+""++"或"川"形切口（无"井"字切口）。切口应超出炎症范围少许，深达筋膜，尽量剪除坏死组织 |
| 痈 | 多个相邻毛囊化脓 | | 糖尿病易发，易发生全身感染，唇痈不能切开（海绵窦血栓形成） | |

| 疾病 | 概念 | 病原体 | 特点及治疗 | 注意事项 |
|---|---|---|---|---|
| 急性蜂窝组织炎 | 皮下、筋膜下蜂窝组织，弥漫性化脓 | 溶血链 | 口底、颌下和颈部的急性蜂窝织炎可侵及喉、气管与纵隔，造成呼吸困难（故一旦发现，尽早切开引流，防止窒息死亡） | |
| 丹毒 | 网状淋巴管，好发于下肢和面部 | | 局部表现为片状红疹，颜色鲜红，中间较淡，边缘清楚且略隆起。不化脓，象皮肿。抬高患肢。外敷。首选青霉素 | |

## 第八节 脓毒症

**脓毒症病原菌**：大肠埃希菌、金黄色葡萄球菌

**诊断**：典型脓毒症的表现
实验室检查：白细胞计数明显增高，核左移；寒战高热时易发现细菌

**确定致病菌**：应多次、最好在发生寒战、发热时抽血作细菌培养可提高阳性率

## 第九节 骨与关节化脓性感染

### 急性化脓性骨髓炎

**病因**
一般为血源性感染，病原菌以金黄色葡萄球菌为最多

**临床表现及诊断**
好发部位：儿童多见，好发于胫骨上段和股骨下段
全身症状：寒战、高热，严重者可发生昏迷或感染性休克局部症状 早期患区剧痛，肢体半屈曲状，局部皮温高，压痛肿胀并不明显。

**实验室检查**
大剂量有效抗生素治疗，抗生素持续应用至体温正常、症状消失后2周左右。

**治疗**
手术治疗宜早，最好在抗生素治疗后48～72h仍不能控制症状时进行手术。
局部辅助 治疗患肢可做皮肤牵引或石膏托固定，可以起到下列作用：
①止痛；
②防止关节挛缩畸形；
③防止病理性骨折

# 第十节 特殊性感染

## 一、破伤风

**1. 临床表现** 累及肌肉及顺序出现症状。

| 抽搐肌肉及顺序 | 临床症状 |
|---|---|
| 咀嚼肌（最先） | 张口困难（牙关紧闭） |
| 面部表情肌 | 苦笑面容 |
| 颈项肌 | 颈项强直 |
| 背腹肌 | 角弓反张 |
| 四肢肌 | 屈膝半握拳 |
| 膈肌 | 呼吸停止、窒息死亡 |

**2. 治疗**

| 治疗方法 | 内容 |
|---|---|
| 伤口处理 | 改变破伤风梭菌的厌氧环境，使其不能生长繁殖（过氧化氢溶液冲洗） |
| 大剂量破伤风抗毒素 | 可中和游离毒素，只在早期有效，对已与神经组织结合的毒素无效 |
| 破伤风人体免疫球蛋白 | 早期应用有效，一般只用一次 |
| 避免刺激 | 避免光、声等刺激，避免骚扰病人，可减少抽搐次数 |
| 镇静解痉药物 | 10%水合氯醛保留灌肠，冬眠1号合剂静脉滴注等 |
| 防治并发症 | 防止窒息——窒息是破伤风的主要死因（最重要的治疗措施） |
| 营养支持 | 保证能量供应，纠正水电解质失衡 |
| 抗生素 | 青霉素和甲硝唑可抑制厌氧菌生长 |

## 二、气性坏疽

### （一）临床表现

皮肤表面可出现如大理石斑纹。伤口内肌肉坏死而呈暗红色或土灰色，失去弹性，刀割时不收缩也不出血，犹如煮熟的肉。伤口周围常扪到捻发音，轻轻挤压患部，常有气泡从伤口逸出，并有稀薄、恶臭的浆液样血性分泌物流出。

### （二）治疗

**1. 紧急手术处理（急症处理）** 是气性坏疽最关键的治疗措施。在病变区做广泛、多处切开，切除已无活力的组织。不用止血带，伤口敞开，用氧化剂冲洗、湿敷。必要时可做截肢术。

**2. 高压氧疗法** 控制气性坏疽杆菌的生长繁殖。

**3. 抗生素** 大剂量（每天应在1000万U以上）使用青霉素（首选）或四环素类等。

**4. 全身支持疗法** 少量多次输血，纠正水、电解质代谢失调，营养和对症治疗，改善全身状态。

# 第十一节 创伤和战伤

## 清创术

### （一）目的

目的是将污染伤口变成清洁伤口，为组织愈合创造良好条件。清创时间越早越好，伤后 6～8h 内清创一般都可达到一期愈合。

如果伤口污染较重或处理时间已超过伤后8～12h，但尚未发生明显的感染，皮肤的缝线暂不结扎，伤口内留置盐水纱条引流。24～48h后伤口仍无明显感染者，可将缝线结扎使创缘对合（延期缝合）。如果伤口已感染，则取下缝线按感染伤口处理。

急救首要的是抢救生命。

优先抢救的急症有心搏骤停、窒息、大出血、开放性和张力性气胸、休克、腹部内脏脱出等。

### （二）闭合伤的处理

软组织挫伤：早期局部冷敷，后期温敷和理疗。

### （三）开放伤处理

**1. 清洁伤口** 清洁伤口（清洁伤口通常是指"无菌手术"的切口）和污染程度轻的伤口经处理，使其成为清洁伤口，可以当即缝合。

**2. 污染伤口** 指沾有细菌但尚未感染的伤口，一般认为伤后8h以内的伤口属此类。经过清创处理使其转变成接近于清洁伤口，当即缝合或延期缝合，争取达到一期愈合。

**3. 感染伤口** 包括延迟处理的开放性创伤、脓肿切开、手术感染等，有渗液、浓液、坏死组织等。伤口需经过换药，逐渐达到二期愈合。

**4. 存留异物** 原则上取出，某些深部的异物，或数量多而分散者，如不损及重要组织器官，可以保留和观察。应用抗生素和破伤风抗毒血清。

## 第十二节 火器伤

（1）全面了解伤情，积极防治休克，维持呼吸、循环的稳定。
（2）充分显露伤道，清除坏死和失活的组织。
（3）清创后不宜一期缝合。此时应保持伤口引流通畅3～5天。

## 第十三节 热烧伤

### 烧伤面积计算

面积计算目前多采用中国新九分法和手掌法相结合估计烧伤面积。

**1. 中国新九分法**（记忆口诀） 三三三；五六七；十三 十三 会阴一；臀为五足为七；小腿大腿十三二十一。

注：成人女性臀部和双足各占6%。

**2. 深度的判断**

| 分度 | 损伤深度 | 水疱 | 创面 | 感觉 | 愈合时间 | 愈合情况 |
|---|---|---|---|---|---|---|
| Ⅰ度烧伤 | 表皮 | 无 | 红斑状 | 烧灼感 | 3～7天 | 脱屑愈合，无瘢痕 |
| 浅Ⅱ度烧伤 | 真皮乳头层 | 大小不一的水疱 | 红润 | 感觉过敏 | 1～2周 | 无瘢痕，色素沉着 |
| 深Ⅱ度烧伤 | 真皮深层 | 可有小水疱 | 红白相间 | 感觉迟钝 | 3～4周 | 瘢痕愈合 |
| Ⅲ度烧伤 | 皮肤全层 | 无 | 焦黄、焦痂 | 感觉消失 | >4周 | 植皮 |

**3. 补液方法**

（1）Ⅱ度、Ⅲ度烧伤的补液量的计算见下表。

| 项目 | | 第一个24h内 | | | 第二个24h内 |
|---|---|---|---|---|---|
| 每1%面积、千克体重补液量（为额外丢失） | | 成人1.5mL | 儿童1.8mL | 婴儿2.0mL | 第一个24h的1/2 |
| 晶体液：胶体液 | 中、重度 | 2:1 | 1:1 | 1:1 | 同左 |
| | 广泛深度及小儿 | 1:1 | 1:1 | 1:1 | 同左 |
| 基础需水量 | — | 2000mL | 60～80mL/kg | 100mL/kg | 同左 |

（2）Ⅱ度、Ⅲ度成人烧伤补液量的计算

第一个24h补液量 = 体重（kg）× 烧伤面积 × 1.5（成人）+ 基础需水量2000mL。

第二个24h补液量 = （体重 × 烧伤面积 × 1.5）÷ 2 + 基础水量2000mL。

前8h输入总量的一半，以后16h输入总量的另一半。

## 第十四节　气胸

**自发性气胸**
原发性自发性气胸：胸瘦高体型的青壮年
继发性自发性气胸：肺结核、慢性阻塞性肺疾病（COPD）

**开放性气胸**
空气自由进出，纵隔向健侧移动
可致纵隔扑动

**闭合性气胸**
空气不能自由进出胸膜腔

**张力性气胸**
空气只进不出，纵隔向健显著移动，可有纵隔和皮下气肿

## 第十五节　急性胆囊炎

### （一）临床表现

典型过程表现为突发右上腹阵发性绞痛，常在饱餐、进油腻食物后或在夜间发作。

疼痛常放射至右肩部、肩胛部和背部，伴恶心、呕吐、厌食等。Murphy征阳性。

### （二）辅助检查

超声检查：胆囊增大、囊壁增厚（>4mm），明显水肿可见"双边征"，囊内结石显示强回声。

## 第十六节　急性阑尾炎

| 项目 | | 内容 |
|---|---|---|
| 临床表现 | 症状 | 转移性右下腹痛 |
| | 体征 | 右下腹麦氏点压痛（最常见的重要体征）；右下腹肿块 |
| 辅助检查 | | B超——明确诊断 |
| 治疗原则 | | 阑尾切除术 |

不同位置的阑尾炎腹痛也有差异：盲肠后位阑尾炎疼痛在右侧腰部 - 腰大肌试验阳性（psoas征），盆位阑尾炎腹痛在耻骨上区 - 闭孔内肌试验阳性（obturator征）。

## 第十七节 腹外伤

### 一、腹部闭合性损伤

#### （一）临床表现
（1）腹壁损伤　常见表现受伤部位疼痛是局限性腹壁胀、压痛，有时见皮下瘀斑。
（2）实质性脏器破裂　肝、脾、胰、肾等或大血管损伤主要表现是腹腔内出血。
（3）空腔脏器破裂　如胃肠道是弥漫性腹膜炎。通常是胃液、胆汁、胰液刺激最强，肠液次之，血液最轻。

#### （二）辅助检查
（1）B超　安全、简便、无创，主要用于诊断实质性脏器的损伤。
（2）诊断性腹腔穿刺术和腹腔灌洗术　在床旁进行，不必搬动伤者，阳性率高（90%以上）。尤其适用于伤情较重的患者。
（3）影像学检查　胸腹部X线检查，观察到膈下积气、腹内积液。

#### （三）观察期间注意事项
（1）不随便搬动伤者，以免加重病情。
（2）不注射止痛剂，以免掩盖病情。
（3）暂禁食水，以免万一有胃肠道穿孔而加重腹腔感染。

消化道出血者，如果没有腹腔内大出血，则应对腹腔脏器进系统、有序的探查。探查次序原则上应先探查肝、脾等实质性器官，同时探查膈肌、胆囊等有无损伤。接着从胃开始，逐段检查十二指肠第一段、空肠、回肠、大肠以及其系膜。然后探查盆腔脏器。

### 二、常见腹部内脏损伤

#### 肝脾损伤
（1）肝破裂　临床表现：空腔脏器和实质脏器损伤的双重表现，包括腹腔内出血、腹膜炎体征（胆汁溢出）、黑便、呕血（胆道出血）。
（2）脾破裂　发病率：脾是腹部脏器最容易受损的器官之一。

### 三、小肠损伤的临床特点与治疗

腹膜炎出现早，但较轻。十二指肠水平部为腹膜外位，十二指肠球部为间位。十二指肠或结直肠穿孔，可出现腹膜后积气。

## 第十八节 颅内肿瘤

| 项目 | | | 内容 |
|---|---|---|---|
| 临床表现 | | 一般表现 | 颅内压增高症状在大多数颅内肿瘤病例中都会出现，严重者或肿瘤晚期者常有脑疝形成。这常是导致患者死亡的直接原因 |
| | 局部症状和体征 | 精神症状 | 主要是人格改变和记忆力减退，最常见于额叶肿瘤 |
| | | 癫痫发作 | 额叶肿瘤常为癫痫大发作、中央部肿瘤为局灶性发作、颞叶肿瘤为伴幻嗅的精神运动性发作 |
| | | 锥体束损害症状 | 中央前回肿瘤引起进行性运动功能障碍，一个或多个肢体的无力、瘫痪、肌张力增高、反射亢进等 |
| | | 失语 | 分为运动性和感觉性失语两种基本类型，见于优势大脑半球肿瘤，通常右利者为左半球顶叶下部角回和缘上回肿瘤可有失算、失读、失用、命名性失语 |
| | | 视野改变 | 颞叶深部和枕叶肿瘤影响视辐射神经纤维，可出现视野缺损、同向偏盲等改变 |
| 诊断 | | | 核磁是诊断颅内肿瘤的首选 |
| 治疗 | | | 切除肿瘤是降低颅内压的根本措施 |

## 第十九节 颅底骨折

| 骨折部位 | 部位 | 瘀斑部位 | 脑脊液漏 | 可损伤的脑神经 |
| --- | --- | --- | --- | --- |
| 颅前窝 | 眶顶和筛骨 | 熊猫眼征 | 鼻漏 | 嗅神经、视神经 |
| 颅中窝 | 蝶骨 | 耳后乳突区 | 耳、鼻漏 | 面神经、听神经 |
| 颅后窝 | 颞骨外侧 | 耳后及枕下部、咽后壁 | 无 | Ⅸ～Ⅻ对脑神经 |

# 第四单元 妇产科学

## 第一节 女性生殖系统生理

### 一、女性一生各阶段的生理特点
1. **女性第二性征**最早出现 乳房发育。
2. **青春期的重要标志** 月经初潮。

### 二、卵巢功能与卵巢周期性变化

| 时期 | 时间 | 激素 | 特点 |
| --- | --- | --- | --- |
| 卵泡期 | 月经第1天至卵泡发育成熟 | 雌激素 | 使子宫内膜增生 |
| 排卵期 | 下次月经来潮前14天左右 | 雌激素高峰 | 400～500个卵泡发育成熟并排卵 |
| 黄体期 | 14天 | 雌孕激素 | 7～8天达高峰，9～10天开始萎缩 |

### 三、子宫内膜周期性变化

| 内容 | 时间 | | 分期 |
| --- | --- | --- | --- |
| 月经期 | 1～4天 | | 月经期 |
| 子宫内膜增殖期 | 5～14天 | 5～7天 | 增殖早期 |
| | | 8～10天 | 增殖中期 |
| | | 11～14天 | 增殖晚期 |
| 排卵 | 第14天 | | 排卵期 |
| 子宫内膜分泌期 | 15～28天 | 15～19天 | 分泌早期→出现糖原小泡 |
| | | 20～23天 | 分泌中期 |
| | | 24～28天 | 分泌晚期 |

### 四、雌孕激素的生理作用
1. **雌激素** 排卵前来自卵泡，排卵后来自黄体，有两个高峰期。
2. **孕激素** 排卵前不分泌，排卵后来自黄体，有一个高峰期。

| 项目 | 雌激素的生理作用 | 孕激素的生理作用 |
| --- | --- | --- |
| 阴道上皮 | 阴道上皮增生和角化，黏膜变厚，富含糖原 | 阴道上皮皱缩卷曲，加快脱落 |
| 子宫平滑肌 | 增加子宫平滑肌对缩宫素的敏感性，促进子宫肌细胞增生肥大 | 降低子宫平滑肌兴奋性及对缩宫素的敏感性，抑制宫缩 |

续表

| 项目 | 雌激素的生理作用 | 孕激素的生理作用 |
| --- | --- | --- |
| 子宫内膜 | 子宫内膜增生 | 子宫内膜分泌期 |
| 宫颈 | 宫颈口松弛、开放、分泌稀薄黏液，镜下呈"羊齿状结晶" | 宫颈口紧张、关闭、分泌黏稠黏液，镜下呈"椭圆体" |
| 输卵管 | 输卵管平滑肌节律振幅增强 | 输卵管平滑肌节律振幅减弱 |
| 下丘脑 | 正负反馈 | 负反馈 |
| 乳房 | 促使乳腺腺管增生、乳头乳晕着色 | 促进乳腺腺泡发育 |
| 其他 | 促进水钠潴留 | 促进水钠排泄，基础体温升高 0.3~0.5℃ |

### 五、月经周期的调控

下丘脑
↓
垂体 ➡ LH（黄体生成素）、FSH（尿促卵泡素）。
↓
性腺（卵巢）➡ 类固醇激素（甾体激素）、雌孕激素。

记忆总结：
① 排卵前，有 1 个高峰期，排卵后期还有 1 个高峰期 = 雌激素。
② 排卵前没有高峰，排卵后期还有一个高峰期 = 孕激素。

## 第二节 妊娠生理与妊娠诊断

### 一、受精

卵子在输卵管壶腹部与峡部连接处，与精子结合，4 天进入宫腔，6~7 天着床。

记忆总结：
① 精子的获能部位→子宫腔和输卵管。
② 卵子受精的部位→在输卵管壶腹部与峡部连接处。

### 二、胎儿发育及生理特点

胎儿发育分期：受精后小于 8 周称胚胎，大于等于 9 周称胎儿。
不同孕龄胎儿发育特征如下。

| 孕周 | 生理特点 |
| --- | --- |
| 6 周末 | 胎儿甲状腺开始发育，为最早开始发育的内分泌腺，只发育不分泌 |
| 8 周末 | B 超可见胎心搏动 |
| 12 周末 | 生殖器开始发育，并能合成甲状腺激素、胰岛素 |
| 14 周末 | 胎儿膀胱开始出现尿液 |
| 16 周末 | 可确认胎儿性别，胃肠功能建立 |
| 20 周末 | 能听到胎心 |
| 24 周末 | 各脏器均已发育，出现眉毛 |
| 28 周末 | 有呼吸运动。出生后易患呼吸窘迫综合征 |
| 32 周末 | 出现脚指甲，睾丸下降，生活力尚可 |
| 36 周末 | 指（趾）甲已达指（趾）端 |
| 40 周末 | 男性睾丸已降至阴囊内，女性大小阴唇发育良好 |

## 三、胎儿附属物的形成及其功能

| 分类 | | 构成 | 特点 |
|---|---|---|---|
| 胎盘 | 羊膜 | 胎儿部分 | 靠近胎儿 |
| | 底蜕膜 | 母体部分 | 靠近子宫底 |
| | 叶状绒毛膜 | 中间部分 | 物质交换 |
| 羊水 | 早期 | 母亲血清 | 妊娠 38 周，羊水量最大 1000mL，足月 40 周羊水量 800mL |
| | 中期 | 胎儿的尿液 | — |
| | 晚期 | 胎儿肺参与羊水的形成 | — |
| 脐带 | — | 两条脐动脉一条脐静脉 | 平均长度 55cm |

## 四、胎盘合成的激素

（1）HCG（人绒毛膜促性腺激素）　妊娠 8～10 周高峰，产后 2 周消失；作用：维持月经周期黄体寿命，导致黄体不萎缩。

（2）HPL 胎盘生乳素　为泌乳做准备。

（3）雌孕激素（少量）　类固醇激素。

## 五、妊娠期母体变化

（1）子宫　妊娠 12 周以后子宫超出盆腔、耻骨联合。

（2）子宫峡部　未孕时 1cm，孕时 7～10cm。

（3）妊娠 12～14 周，偶尔出现不规则无痛性收缩，为正常现象，称 BraxtonHicks 收缩。

（4）妊娠后卵泡停止发育，停止排卵，妊娠 10 周前雌孕激素由黄体产生，妊娠 10 周后被胎盘取代。

（5）妊娠期乳房变化　乳晕变深呈黑色，出现小隆起→蒙氏结节。

（6）体内 PRL（泌乳素）随妊娠进展逐渐增加。

（7）循环系统变化　妊娠后期，膈肌抬高，心脏向左上前移位（正常的）；妊娠后心率增快 10%，心脏容量增加 10%，血容量增加 40%～45%；妊娠 10 周后心输出量增加，收缩期轻度杂音是正常；孕 32～34 周心输出量，血容量达到最高峰→容易引起心衰。

# 第三节　自然流产

## 一、概念

妊娠 <28 周、胎儿体重 <1000g 而终止称流产。

| 项目 | | 妊娠期 | 病因 |
|---|---|---|---|
| 流产分期 | 早期流产 | 妊娠 <12 周终止 | 染色体异常 |
| | 晚期流产 | 妊娠 12～28 周终止 | 宫颈内口松弛 |
| 临床表现 | | 停经后阴道流血 + 腹痛 | |
| 首选检查 | | B 超 | |

## 二、临床分类

| 分类 | 宫口情况 | 子宫大小 | 处理 |
|---|---|---|---|
| 先兆流产 | 宫口关闭 | 与停经周数相符 | 静卧保胎 |
| 难免流产 | 宫口开 | 与停经周数相符 | 清宫 |
| 不全流产 | 宫口开 | 子宫小于周数 | 立即清宫（最易休克与感染） |
| 完全流产 | 宫口关闭 | 子宫正常大小 | 无须处理 |
| 稽留流产（死胎） | 宫口关闭 | 子宫不大反小 | 备血，对缩宫素敏感后清宫 |

## 第四节 异位妊娠

| 项目 | 内容 | |
|---|---|---|
| 病因 | 慢性输卵管炎症 | |
| 好发部位 | 流产 | 输卵管壶腹部妊娠——8~12周流产 |
| | 破裂 | 输卵管峡部妊娠——6周破裂 |
| 临床表现 | 停经+腹痛+阴道流血+晕厥休克 | |
| 体征 | 阴道后穹隆饱满；宫颈举痛或摇摆痛；子宫漂浮感；肛门坠胀感 | |
| 辅助检查 | 阴道后穹隆穿刺 | |
| 治疗 | 无破裂；无大出血——甲氨蝶呤保守治疗 | |
| | 症状重出血多——积极抗休克并同时手术 | |

## 第五节 前置胎盘

| 类型 | 临床表现 | 特点 | 首选检查 | 治疗 |
|---|---|---|---|---|
| 完全性（中央型）前置胎盘 | 妊娠晚期无痛性阴道流血，胎先露高浮，不能入盆 | 28周左右出血 | B超 | ①妊娠<34，周期待疗法<br>②大出血或胎儿窘迫，立即剖宫产<br>③>36周且肺成熟，终止妊娠 |
| 部分性前置胎盘 | | — | | |
| 边缘性前置胎盘 | | 37~40周 | | |

## 第六节 妊娠期高血压疾病

| 妊娠期高血压 | 妊娠20周后出现高血压，收缩压≥140mmHg或舒张压≥90，产后12周恢复正常，尿蛋白阴性 |
|---|---|
| 子痫前期 | 妊娠20周后收缩压≥140mmHg或舒张压≥90；尿蛋白≥0.3g/24h |
| 子痫 | 抽搐 |
| 慢性高血压并发子痫前期 | 慢性高血压患者前期无蛋白尿，妊娠20周后出现，或者妊娠前有蛋白尿，妊娠后期明显增加，或血压进一步升高，或出现血小板减少，或出现肝肾功能损伤、神经系统异常等 |
| 妊娠合并慢性高血压 | 妊娠20周前收缩压≥140mmHg或舒张压≥90，妊娠期无明显增高或妊娠20周首次诊断高血压持续到产后12周以后 |

## 第七节 子宫肌瘤

| 类型 | 特点 | 临床表现 | 检查 | 治疗 |
|---|---|---|---|---|
| 肌壁间肌瘤 | 最常见 | 经量增多、经期延长、严重贫血 | 首选B超 | ①近绝经期的、肌瘤较小无症状者随访观<br>②年轻或者需保留生育功能——肌瘤切除术<br>③年龄较大、无生育要疑有恶变——子宫全切术 |
| 黏膜下肌瘤 | 突出宫腔，易出血月经量多 | | | |
| 浆膜下肌瘤 | 易发生扭转 | | | |

# 第八节　功能失调性子宫出血

功能失调性子宫出血（DUB）简称功血，是由于下丘脑-垂体-卵巢轴功能失调，而非器质性病变引起的异常子宫出血。根据有无排卵，可分为无排卵性功血和排卵性功血两类。

|  | 无排卵性功能失调性子宫出血 | 排卵性功能失调性子宫出血 | |
| --- | --- | --- | --- |
| 体温 | 单相体温 | 双相体温 | |
| 好发人群 | 青春期和更年期 | 黄体功能不足 | 黄体萎缩不全 |
| 特点 | 子宫内膜只有增生期改变，绝对无分泌期改变 | — | 子宫内膜分泌期不良<br>子宫内膜不规则脱落 |
| 临床表现 | 周期紊乱、经量紊乱、经期紊乱 | 周期缩短<br>经期正常 | 周期正常，经期延长 |
| 实验室检查 | 青春期——单项体温无高峰<br>更年期——诊断性刮宫 | 经前期诊刮 | 月经期第5～6天诊刮 |
| 治疗 | 青春期——止血；调整周期<br>更年期——刮宫 | 青春期与生育期患者治疗以止血、调整周期、促排卵为主；绝经过渡期患者治疗以止血、调整周期、减少经血量、防止子宫内膜病变为原则 | |

注意：诊断性刮宫——为已婚患者首选方法，既可诊断，同时又可以止血。

# 第九节　激素避孕

| 项目 | 内容 |
| --- | --- |
| 避孕机制 | 抑制排卵（抗排卵）；改变宫颈黏液性状（抗穿透）；改变输卵管的功能（抗受精）；改变子宫内膜形态与功能（抗着床） |
| 种类 | ① 口服避孕药<br>② 长效避孕针<br>③ 探亲避孕药<br>④ 缓释避孕药 |
| 适应证 | 生育年龄的健康妇女均可 |
| 禁忌证 | 严重心血管疾病、血栓性疾病；急、慢性肝炎或肾炎；恶性肿瘤，癌前病变；内分泌疾病；哺乳期；年龄>35岁、吸烟妇女；精神病长期服药 |

# 第十节　宫颈癌

| 项目 | 内容 |
| --- | --- |
| 好发部位 | 宫颈外口鳞柱状上皮交界处 |
| 病因 | 人乳头瘤病毒HPV |
| 转移方式 | 直接蔓延——最常见 |
| 临床表现 | 接触性出血+宫颈有菜花状赘生物 |
| 诊断 | 首选（筛查）——宫颈刮片；确诊——宫颈活检 |

## 一、宫颈上皮内瘤变CIN分期

（1）CIN Ⅰ　异型细胞局限于上皮层的下1/3。

（2）CIN Ⅱ　异型细胞局限于上皮层的1/3～2/3。

（3）CIN Ⅲ　异型细胞超过上皮层2/3，但绝对未突破基底膜，称为原位癌（突破基底膜是浸润癌），CIN需要5～10年才可转变为浸润癌。

## 二、临床分期

| 分期 | 范围 | | | 特点 |
|---|---|---|---|---|
| Ⅰ期 | 局限在宫颈 | Ⅰ_A | Ⅰ_{A1} | 深度 <3mm |
| | | | Ⅰ_{A2} | 深度 3～<5mm |
| | | Ⅰ_B | Ⅰ_{B1} | 癌灶浸润深度≥5mm，最大径线 <2cm |
| | | | Ⅰ_{B2} | 癌灶最大径线 2～<4cm |
| | | | Ⅰ_{B3} | 癌灶最大径线≥4cm |
| Ⅱ期 | 超出子宫 | Ⅱ_A | | 阴道上 2/3 无明显宫旁浸润 |
| | | Ⅱ_B | | 有明显宫旁浸润未达骨盆壁 |
| Ⅲ期 | 到骨盆壁、阴道下 1/3 | Ⅲ_A | | 阴道达下 1/3 未到骨盆壁 |
| | | Ⅲ_B | | 达盆壁或有肾盂积水或肾无功能 |
| | | Ⅲ_C | | 不论肿瘤大小和扩散程度，累及盆腔和 / 或主动脉旁淋巴结 |
| Ⅳ期 | 邻近器官、远处 | Ⅳ_A | | 侵犯邻近的盆腔器官 |
| | | Ⅳ_B | | 有远处转移 |

## 三、治疗

| 分期 | 治疗方式 |
|---|---|
| Ⅰ_{A1} | 筋膜外全子宫切除术 |
| Ⅰ_{A2} | 改良广泛子宫切除术 + 盆腔淋巴结切除术 |
| Ⅰ_{B1}/Ⅱ_{A1} | 广泛性子宫切除术 + 盆腔淋巴结切除术 |
| Ⅰ_{B2}/Ⅱ_{A2} | 广泛性子宫切除术 + 盆腔淋巴结切除术 + 腹主动脉旁淋巴结取样 |
| Ⅱ_B 及以后 | 放化疗 |

# 第五单元　儿科学

## 第一节　小儿年龄分期

| 分期 | 时间段 | 特点 |
|---|---|---|
| 胎儿期 | 受精卵形成到分娩 | 易流产、先天畸形或发育不良 |
| 围生期 | 从怀孕 28 周到产后 1 周 | 围生期小儿发病率与死亡率最高 |
| 新生儿期 | 从胎儿娩出脐带结扎至生后 28 天止 | |
| 新生儿早期 | 胎儿娩出脐带结扎至生后 1 周 | 死亡率第二高 |
| 婴儿期 | 从出生脐带结扎到 1 周岁 | 小儿生长发育最迅速的时期 |
| 幼儿期 | 1 周岁到 3 周岁 | 意外事故发生最高，易出现营养障碍性疾病 |
| 学龄前期 | 3 周岁到 6～7 周岁 | 智力发育、性格形成的关键时期 |
| 学龄期 | 6～7 周岁到青春期前 | 龋齿增多 |
| 青春期 | 女孩 11～12 周岁到 17～18 周岁<br>男孩 13～14 周岁到 19～20 周岁 | 体格生长发育快（第二个高峰），生殖系统发育最快 |

## 第二节 小儿生长发育规律

（1）连续性、有阶段性。
（2）个体差异性。
（3）各系统、器官的生长发育不平衡 先快后慢——淋巴系统；先慢后快——生殖系统；快慢快——体格发育。
（4）**生长发育的一般规律** 由上到下，由近到远，由简单到复杂，由粗到细，由低级到高级。

## 第三节 体格生长的常用指标

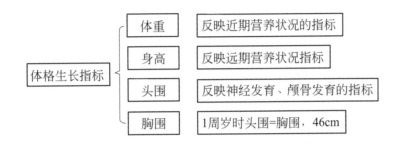

### 一、体重

（1）出生后 1 周内体重下降 3%～9%，1 周后又恢复正常，为生理性体重下降。
（2）一般在 3～4 个月时体重可达出生时的 2 倍，1 岁时达 3 倍（10kg），生后第 2 年体重增加 2.5～3.5kg，2 岁后到 12 岁前（青春期前）平均每年增长 2kg。

| 3～12月龄 | 体重（kg）=[年龄（月）+9]/2 |
|---|---|
| 1～6岁 | 体重（kg）=年龄（岁）×2+8 |
| 7～12岁 | 体重（kg）=[年龄（岁）×7-5]/2 |

### 二、身高

正常足月新生儿出生时身长约 50cm，前半年平均每月增长 2.5cm，后半年平均每月增长 1.5cm，第 1 年身长约增长 25cm，第 2 年增长 10～12cm。

| 年龄 | 身高/cm |
|---|---|
| 出生 | 50cm |
| 1岁 | 75cm |
| 2岁 | 87cm |
| 2～6岁 | 年龄（年）×7+75 |
| 7～10岁 | 年龄（年）×6+80 |

### 三、头围

测量方法：经眉弓上缘、枕骨结节最高点绕头一周的长度。1 岁内增加：前3=后9。

| 出生 | 3个月 | 1岁 | 2岁 | 5岁 |
|---|---|---|---|---|
| 34cm | 40cm | 约46cm | 约48cm | 约50cm |

## 第四节　骨骼发育

**颅骨**

1. **前囟**　是由额骨和顶骨边缘形成的菱形间隙，1～1.5岁闭合。最迟不超过2岁。
前囟测量：两边中点连线的距离。

| 前囟 | 后囟 | 颅缝 |
| --- | --- | --- |
| 1～2岁 | 6～8周 | 3～4个月 |

2. **脊柱**　3个月抬头 → 颈曲；6个月会坐 → 胸曲；1周岁会走 → 腰曲。
3. **骨化中心**　拍片位置：婴儿早期应摄膝部X线片（3个月以内）；年长采用左腕、掌、指骨正位X线片。
正常值：10岁出齐，共10个。6个月出现2个骨化中心，以后每年出1个。
1～9岁腕部骨化中心的数目≈年龄+1。

## 第五节　运动和语言发育

### 一、运动发育（记忆口诀）

二抬四握六会坐，七翻八爬周会走，1、2、3岁走、跳、跑。
能抬头3个月，抬头稳4个月；能独坐一会6个月，能滚7个月，能坐稳8个月。

### 二、语言发育规律

发音—理解—表达。

### 三、语言发育（记忆口诀）

1哭2喔（发喉音）3咿呀，4哈（能发出笑声）6名（听懂自己的名字）7爸妈（无意识），8模9懂（理解）周说话，2岁用勺会吃饭，3岁会背儿歌，4岁会唱歌。

## 第六节　儿童保健原则

计划免疫是1岁内的，其他的都不是计划内免疫。

| 年龄 | 接种疫菌 |
| --- | --- |
| 出生 | 卡介苗　乙肝疫苗（第一次） |
| 1个月 | 乙肝疫苗（第二次） |
| 2个月 | 脊髓灰质炎（第一次） |
| 3个月 | 脊髓灰质炎（第二次）、百白破（第一次） |
| 4个月 | 脊髓灰质炎（第三次）、百白破（第二次） |
| 5个月 | 百白破（第三次） |
| 6个月 | 乙肝疫苗（第三次） |
| 8个月 | 麻疹疫苗 |
| 1.5～2岁 | 百白破（复种） |
| 4岁 | 脊髓灰质炎（复种） |
| 6岁 | 麻疹（复种）、百白破（复种） |

记忆口诀：姐赶回白马；0/016/234/345/8

# 第七节 儿童营养基础

## 一、营养和营养障碍性疾病

### 1. 常见的营养素

| 项目 | 糖类/碳水化合物 | 脂肪 | 蛋白质 |
| --- | --- | --- | --- |
| 最佳配比 | 50%～60%糖 | 30%～35%脂肪 | 8%～15%蛋白质 |
| 每克提供能量（kcal） | 4 | 9 | 4 |

### 2. 小儿能量代谢

（1）五大方面　基本需要量、生长发育所需（小儿特有）、排泄丢失、活动所需、食物热力作用。

（2）1岁以内小儿　需要能量100 kcal/(kg·d)，需要水150mL/(kg·d)，每长3岁，能量所需减少10 kcal。

（3）临床常用8%的糖牛奶，100mL 8%的糖牛奶正好提供100kcal能量（1kcal=4.8kJ）。

## 二、小儿腹泻脱水程度、性质、处理方法

### 1. 判定脱水程度

| 程度 | 丢失液体量/(mL/kg) | 临床表现 | 补液总量/(mL/kg) |
| --- | --- | --- | --- |
| 轻度脱水<br>（失水量为体重5%） | 30～50 | 精神尚可、有泪、有尿 | 90～120 |
| 中度脱水<br>（失水量为体重5%～10%） | 50～100 | 精神萎靡、四肢发凉、少泪、少尿 | 120～150 |
| 重度脱水<br>（失水量为体重10%以上） | 100～120 | 昏休克、皮肤花纹、四肢厥冷、无泪、无尿（周围循环衰竭） | 150～180 |

### 2. 脱水的性质

| 脱水的性质 | 等渗性脱水 | 低渗性脱水 | 高渗性脱水 |
| --- | --- | --- | --- |
| 血清钠 | 130～150mmol/L | <130mmol/L | >150mmol/L |
| 液体选择（张力） | 盐：糖：碱=2:3:1含钠液（1/2张） | 盐：糖：碱=4:3:2含钠液（2/3张） | 盐：糖：碱=2:6:1含钠液（1/3张） |

### 3. 如何补液

（1）第1天补液总量=丢失量+生理需要量+继续丢失量。

（2）只有重度脱水伴有休克的患儿需要扩容；轻、中、重度脱水无休克直接快速补液。

### 4. 补液要点

（1）不提倡禁食（有呕吐可暂时禁食，不禁水）。

（2）一般不用止泻剂。

（3）轻中度脱水可选择口服补液盐（ORS），张力为1/2张。

| 补液盐 | 原则 |
| --- | --- |
| 补钾 | 见尿补钾，浓度<0.3%，每日不少于8h，持续4～6天 |
| 补钙 | 见痉补钙，10%糖酸钙稀释后静脉注射 |
| 补镁 | 无效补镁，25%硫酸镁每次0.1～0.2mL/kg深部肌内注射 |

## 第八节 婴儿喂养方法

### 一、母乳与人工喂养特点

| 项目 | 人乳 | 牛乳 |
|---|---|---|
| 蛋白质 | 总蛋白质少、乳清白蛋白多 | 总蛋白质多、酪蛋白多 |
| 不饱和脂肪酸 | 多，占8% | 少，占2% |
| 乳糖 | 乙型乳糖多、有利于双歧、乳酸杆菌生长 | 甲型乳糖、有利于大肠杆菌生长 |
| 微量元素 | 种类多比例好，缺维生素D和维生素K | 少 |
| 最大区别 | 含SIgA、乳铁蛋白等免疫因子 | 无 |
| 最大缺点 | 缺乏维生素D | — |

羊乳缺叶酸和维生素$B_{12}$——容易导致巨幼红细胞性贫血。

### 二、辅食添加

| 小儿年龄 | 食物 |
|---|---|
| 1~3月 | 汁 |
| 4~6月 | 泥：菜泥、果泥、蛋黄泥；不包括肉泥、鱼泥 |
| 7~9月 | 末各种沫状食物，肉末、鱼泥、肝泥、鸡蛋、蛋清 |
| 10~12月 | 碎：各种碎状食物 |

记忆口诀：春夏秋冬，支离破碎。

## 第九节 维生素D缺乏性佝偻病

### 1.概述

| 项目 | 内容 |
|---|---|
| 病因 | 皮肤内7-脱氢胆固醇7-DHC（在太阳光照下）→维生素$D_3$ |
| 诊断要点 | 冬季出生＋各种各样骨骼畸形 |
| 实验室检查 | 1.最敏感、最可靠指标——血清25-(OH)$D_3$<br>2.血生化——钙、磷都下降；碱性磷酸酶明显增高 |
| 治疗 | 最简单方法：多晒太阳，补充辅食 |
| | 补充维生素D制剂，持续4~6周（1个月）；后改为预防量 |

### 2.临床表现（分为4期）

| 分期 | 临床表现 |
|---|---|
| 初期 | 出生3月内，最早表现为非特异性神经兴奋性增高、易激惹，表现为夜间哭闹、枕秃 |
| 激期（活动期） | 3~6个月：乒乓球样颅骨软化（最早） |
| | 6个月以上：手足镯 |
| | 7~8个月：方颅（头部骨组织增生） |
| | >1岁：四肢出现膝外翻（X型腿）、膝内翻（O形腿）；由于缺钙，肋骨被膈肌牵拉或凹陷，形成肋膈沟或赫氏沟、畸形、鸡胸、漏斗胸 |
| | X线：骨骺端临时钙化带模糊或消失呈毛刷样、杯口样改变 |
| 恢复期 | X线重新出现临时钙化带 |
| 后遗症期 | 3岁以后只留有少许骨骼畸形、其他正常 |

# 第十节 川崎病

川崎病又称皮肤黏膜淋巴结综合征。

| 项目 | 内容 |
|---|---|
| 特点 | 中小动脉全身血管炎（特别好发于冠状动脉的分支） |
| 临床表现 | 发热 5 天以上，抗生素无效；累及冠脉，出现心肌炎表现，发病 2～4 周破坏冠状动脉，出现冠状动脉破裂，是发生猝死的主要原因 |
| 治疗 | 首选阿司匹林 + 静脉注射丙种球蛋白 |

# 第十一节 急性上呼吸道感染

| 疾病 | 病因 | 临床表现 |
|---|---|---|
| 咽结合膜热 | 腺病毒（3、7 型） | 结膜炎，眼结膜充血，发热，颈后淋巴结肿大 |
| 疱疹性咽峡炎 | 柯萨奇 A 组病毒 | 咽峡部充血有疱疹 |

临床表现：发热、头痛、咽痛（扁桃体肿大）。若同一群体均出现以上症状，则为流感。

# 第十二节 儿童肺炎

肺炎是由各种不同病原体引起的肺组织急性渗出性炎症。是呼吸系统的常见病、多发病。

**不同病原体所致肺炎的特点**

| 分类 | 临床表现 |
|---|---|
| 金黄色葡萄球菌肺炎 | 多见于新生儿及婴幼儿。临床起病急、病情重、发展快。多呈弛张热，婴幼儿可呈稽留热。中毒症状明显，面色苍白，咳嗽，呻吟，呼吸困难。肺部体征出现早 |
| 呼吸道合胞病毒肺炎 | 多见于婴幼儿，尤以 1 岁以内婴儿多见，轻症表现为发热、呼吸困难等；中、重度表现为低至中度发热，高热，有较明显的呼吸困难、喘憋、口唇发绀、鼻翼扇动、三凹征等 |
| 肺炎支原体肺炎 | 常见学龄儿童及青年，突出症状为咳嗽，于病后 2～3 天开始，初为干咳，后转为顽固性剧咳，常有黏液，肺部体征多不明显。婴幼儿起病急，病程长，病情较重，见于呼吸困难、嘴憋、喘鸣音较为突出，肺部锣音比年长儿多 |

# 第十三节 幼儿急疹

| 病原 | 人类疱疹病毒 6 型 |
|---|---|
| 临床表现 | 潜伏期 5～15 天，平均为 10 天<br>发热期：高热，高温，发热持续 3～5 天，患儿可伴惊厥。头颈部浅表淋巴结轻度肿大<br>出疹期：发热第 3～5 天体温开始骤退，患儿出现皮疹。皮疹为红色斑疹或斑丘疹，压之退色。见于躯干、颈面部和近端肢体。1～2 天消退，不见脱屑及色素沉着 |
| 治疗原则 | 对症支持治疗及一般治疗 |